骨科的生物治疗
Bio-orthopaedics:
A New Approach

原　著

Alberto Gobbi

João Espregueira-Mendes

John G. Lane

Mustafa Karahan

顾　问

邱贵兴

张兴栋

主　译

付维力

李　箭

周宗科

余家阔

北京大学医学出版社

GUKE DE SHENGWU ZHILIAO

图书在版编目（CIP）数据

骨科的生物治疗 /（意）阿尔贝托·戈比（Alberto Gobbi）等原著；付维力等主译 . – 北京：北京大学医学出版社，2021.8
书名原文：Bio-orthopaedics: A New Approach
ISBN 978-7-5659-2427-9

Ⅰ.①骨… Ⅱ.①阿… ②付… Ⅲ.①骨疾病—生物疗法 Ⅳ.① R683.05

中国版本图书馆 CIP 数据核字 (2021) 第 102463 号

北京市版权局著作权合同登记号：图字：01-2021-2953

First published in English under the title
Bio-orthopaedics: A New Approach
edited by Alberto Gobbi, João Espregueira-Mendes, John Lane and Mustafa Karahan,
Copyright © ISAKOS, 2017
This edition has been translated and published under licence from Springer-Verlag GmbH, part of Springer Nature.

Simplified Chinese translation Copyright © 2021 by Peking University Medical Press.
All Rights Reserved.

骨科的生物治疗

主　　译：付维力　李　箭　周宗科　余家阔
出版发行：北京大学医学出版社
地　　址：（100191）北京市海淀区学院路 38 号　北京大学医学部院内
电　　话：发行部 010-82802230；图书邮购 010-82802495
网　　址：http ://www.pumpress.com.cn
E — mail：booksale@bjmu.edu.cn
印　　刷：北京信彩瑞禾印刷厂
经　　销：新华书店
责任编辑：刘　燕　　责任校对：靳新强　　责任印制：李　啸
开　　本：889 mm×1194 mm　1/16　印张：25.5　字数：748 千字
版　　次：2021 年 8 月第 1 版　2021 年 8 月第 1 次印刷
书　　号：ISBN 978-7-5659-2427-9
定　　价：265.00 元
版权所有，违者必究
（凡属质量问题请与本社发行部联系退换）

译者名单

（按姓名汉语拼音排序）

陈　俊	复旦大学华山医院运动医学科
陈　晓	浙江大学基础医学院干细胞与再生医学系
陈有荣	北京大学第三医院运动医学研究所
代岭辉	北京大学第三医院运动医学研究所
董世武	陆军军医大学生物医学工程与影像医学系
冯　琛	河北医科大学第三医院骨科研究所
付维力	四川大学华西医院骨科
郭炯炯	苏州大学附属第一医院骨科
郭全义	中国人民解放军总医院骨科研究所
郭维民	中山大学附属第一医院骨科
苟马玲	四川大学华西医院国家生物治疗重点实验室
何　帆	苏州大学骨科研究所
黄　诚	中日友好医院骨科
冀全博	中国人民解放军总医院骨科
江　东	北京大学第三医院运动医学研究所
蒋　佳	上海交通大学附属第六人民医院运动医学科
雷鹏飞	中南大学湘雅医院骨科
李　箭	四川大学华西医院骨科
李宇晟	中南大学湘雅医院骨科
林　海	四川大学国家生物医学材料工程技术研究中心
林　航	匹兹堡大学骨科系
刘　珅	上海交通大学附属第六人民医院骨科
满振涛	山东省立医院骨关节科
秦　岭	香港中文大学医学院矫形外科与创伤学系
屈　雪	华东理工大学材料科学与工程学院

邵振兴	北京大学第三医院运动医学研究所
沈炜亮	浙江大学医学院附属第二医院骨科
史冬泉	南京鼓楼医院运动医学与成人重建外科
王乐禹	南方医科大学生物医学工程学院生物材料研究中心
王启光	四川大学国家生物医学材料工程技术研究中心
王少杰	厦门大学附属中山医院关节外科与运动医学科
吴　南	北京协和医院骨科
解慧琪	四川大学华西医院干细胞与组织工程研究室
谢　兴	北京大学第三医院运动医学研究所
姚庆强	南京市第一医院骨科
余家阔	北京大学第三医院运动医学研究所
张承昊	宾夕法尼亚大学医学院
张　辛	北京大学第三医院运动医学研究所
张　宇	哈佛医学院布莱根和妇女医院
张正政	中山大学孙逸仙纪念医院骨科
张智勇	广州医科大学再生医学与3D打印转化研究中心
周广东	上海交通大学附属第九人民医院整形外科
周宗科	四川大学华西医院骨科
朱敬先	北京大学第三医院运动医学研究所

译者前言

随着全民健身的普及和人口老龄化的加剧，肌肉骨骼系统疾病的发病率日益升高，严重影响人们的正常工作和生活。骨科作为极其重要的临床医学学科，在满足患者不断增长的服务需求中不断创新发展。传统上骨科医生倾向于追求力学和结构的恢复而忽视生物学功能，现有的骨科治疗手段如清理、修复和替代手术难以达到组织结构和功能的完美统一。再生医学交叉前沿新兴学科的发展对疾病的发病机制研究和临床转化带来医学治疗上的巨大变革，其新的理念、策略和方法与骨科疾病的新需求、新技术和新产品的有机结合和相互渗透，极大地推动了骨科新兴生物治疗临床转化的发展，为国内再生骨科学的发展创造了机会和条件。

意大利著名骨科运动医学专家和OASI生物医学研究基金会创始人Alberto Gobbi教授是骨科生物治疗的先驱。他组织全球17个国家的160多名骨科医生、科学家和产业界人士通力合作撰写了这本《骨科的生物治疗》，并由国际权威学术组织——国际关节镜—膝关节外科与骨科运动医学学会（International Society of Arthroscopy, Knee Surgery and Orthopedic Sports Medicine, ISAKOS）和Springer出版社联合出版。2019年付维力教授参加在坎昆举办的ISAKOS双年会时，发现该书是一本关于再生骨科和骨科生物治疗不可多得的好书。在征得原书主编和出版社的同意，并获准北京大学医学出版社立项后，我们迅速组织了国内外骨科一线医生和科学家通力合作，高质量地完成了本书的翻译。

本书首次全面系统地提出了再生骨科和骨科生物治疗的概念，内容包括概述、肌肉、肌腱、韧带、半月板、骨和软骨生物治疗7部分53章。本书从临床骨科医生的角度介绍了令人兴奋的骨科生物治疗基础研究和临床应用的进展，论述了一系列新兴的治疗方法，以激发机体的天然愈合能力，促进肌肉骨骼系统组织的再生，有望为组织损伤的治疗提供不同且优于传统治疗方案的新思路和新策略。同时本书介绍了一系列创新产品，包括细胞、生物材料、生长因子、自体或同种异体组织等。这些因素单独或联合作用，为肌肉骨骼系统组织结构的再生提供基础。该书从交叉学科的角度起到连接骨科基础研究和临床实践的桥梁作用，可促进研究更快地向临床转化，也加深了临床医生对疾病进一步的认识。该书读者群较广，包括骨科医生、医学生、生物学和生物材料等多学科科研人员、产品研发人员等。

在本书即将付梓之际，感谢参与翻译的骨科医生和研究人员等多个团队的辛勤工作和付出，感谢华西医院近年来对临床学科科研发展的支持，感谢家人的全力支持和理解，感谢北京大学医学出版社的选择和合作。我们在翻译的过程中力争体现原书的原汁原味。目前骨科的生物治疗仍面临诸多挑战，如何平衡创新发展和法规监管、技术和伦理的关系，需要临床、科学、伦理、产业界、市场及监管法规等部门的密切合作和共同努力。希望本书的出版能够填补我国再生骨科领域的空隙，促进我国骨科生物治疗理念和临床转化的发展，打通从实验室研发到临床实践的"最后一公里"，也更期待中国特色相关领域的专著能够早日问世，使中国骨科早日迈向再生骨科和骨科生物治疗的新时代。

付维力 李箭 周宗科 余家阔
2021 年 8 月

将此书献给我的父亲。他告诉我，当一个人离去时，那是因为有另一个人会到来。将此书献给我的母亲，她八十多岁了，在每天日出时仍带着孩童般兴奋的微笑。将此书献给 Emanuela。她一直告诉我，我没有时间，但是，我知道，总有一天，我会找到合适的词，然后一切会变得简单……

将此书献给我的孩子们，他们成长得太快了！我从他们身上学到，如果你一生都在追求自己的传奇，努力实现自己的梦想，人生之路将是坎坷的；然而，唯一使这成为不可能的是对失败的恐惧。上帝保佑那些与我一同经历过的朋友们。

—Alberto Gobbi

谨将此书献给我的团队和我的家人们。

—Espregueira-Mendes

我想把这本书献给我的父母，感谢他们对我坚定不移的支持和赋予我的职业道德。感谢我的家人，尤其是我的妻子，感谢他们对我所有工作的支持和理解。

—John G. Lane

我们从事的职业需要对知识有一种永不满足的渴求，不断地学习和教学是我们所从事的职业的特点。我把这本书献给我的第一位老师。她不仅是我在家里的老师，也是在学校里的老师。她就是我的母亲 Guzide Karahan，是她给了我无尽的力量。

—Mustafa Karahan

鸣 谢

我要感谢 Jane Elizabeth Hayward，感谢她一路上协助我所做出的选择、编写和对我的鞭策，感谢她能与我联合编写此书以及她为此书做出的全部贡献。

—Alberto Gobbi

我要感谢我所有的研发团队。他们在本书的撰写过程中提供了宝贵的帮助。感谢我的合作编者，他们指导并组织了这本书的内容，感谢所有的贡献者。因为他们，这本书成为了有用的知识来源。

—Espregueira-Mendes

感谢我的导师 David Amiel 教授的指导和影响，以及 Frances Shepherd 的细致工作。

—John G. Lane

在撰写这本书的过程中，我得到了许多学生、住院医师和同事的帮助。我特别要感谢 Sarper Gursu 副教授和 Ersin Ercin 博士给予的无价帮助。

—Mustafa Karahan

原著序

治愈关乎时间，但也关乎机会。

—Hippocrates

治疗不能强加于人，但可以鼓励。

—Girdlestone, 1932

　　受伤组织的愈合能力是预测手术效果的基本依据。正如 Girdlestone 和 Hippocrates 指出的，组织的愈合是不能保证的，因为它受各种局部和全身因素影响。尽管在过去的 20 年中，细胞和分子生物学的进步极大地提高了我们对组织愈合基本生物学过程的理解，但在所有组织中，确保、优化或增强这一修复过程的能力并没有齐头并进。

　　在传统意义上，骨科医师对组织愈合的操控一般仅限于优化生物力学环境（如修复肌腱、替换韧带和稳定骨折）以及避免额外的组织损伤，剩余部分是靠患者的自身环境。复杂的机体因素，如糖尿病、吸烟、高胆固醇、年龄以及局部因素（不良的血供、组织退变和细胞死亡等）会阻碍愈合反应并导致不良的临床结果。在过去几年里，骨科界已经开始探索增强结缔组织生物愈合的方法，以优化修复过程和改善临床效果。这些进展主要体现于细胞治疗、细胞因子治疗和支架治疗。这本《骨科的生物治疗》为骨科生物治疗的现状提供了卓越的写照。

　　Alberto Gobbi 教授是骨科和运动医学生物治疗发展和临床应用的关键人物。作为《骨科的生物治疗》的主编，Alberto Gobbi 教授召集了一批临床医师和科学家，以分享他们在各种创新模式的科学原理和临床应用方面的见解、经验和专业知识，以优化对结缔组织的治疗。在本书的前几章中，作者巧妙地提出了一个强有力的科学基础来预测骨科生物治疗基本原理的重要性，然后对肌肉骨骼疾病相关的临床问题进行了均衡而全面的回顾。此书论述组织的相关章节可视为关于肌肉骨骼组织（肌肉、肌腱、韧带、骨、半月板、软骨）新兴生物治疗章节的精彩续篇。虽然此书并没有对特定的生物治疗临床有效性做最终结论，但是此书就生物制品在骨科应用中的潜在作用，为医学生、住院医师和临床医师提供了一个重要和实用的最新参考意义。此外，本书为今后的临床研究提供了一个有价值的基准。

　　骨科的生物治疗是一个不断发展的领域。我有信心，《骨科的生物治疗》将为骨科生物治疗的持续发展做出显著贡献。我赞扬 Alberto Gobbi 教授和联合主编 Espregueira-Mendes 教授、John Lane 教授、Mustafa Karahan 教授，以及为此书做出贡献的编者们。

Steven Paul Arnoczky, D.V.M.

导　言

Alberto Gobbi 教授是退行性疾病新技术开发和细胞治疗研究的先驱。他是第一个入选美国骨科医师学会（American Academy of Orthopaedics Surgen）和北美关节镜协会（Arthroscopy Association of North American）荣誉会员的意大利外科医师。

他是意大利米兰 O.A.S.I. 生物医学研究基金会 NPO 的创始人和董事。

作为这本书的主编，在编写工作中，他投入了大量时间和精力，对当前和传统的骨科临床实践标准治疗的表述提出了巨大异议。本书通过为作者提供在每一章讨论骨科生物治疗的机会，强调了解组织修复和再生的生物学基础。虽然肌肉骨骼组织生物学一直是传统骨科的研究重点，但大多数临床解决方案都涉及患者问题的力学和结构方案。在这个新时期，生物治疗是指如何利用组织的固有能力来修复或再生缺损组织，而不仅仅是利用钢板和螺钉作为骨科的治疗。这些章节的重点是如何管理身体自身的再生能力，为受伤或有缺损的组织提供解决方案。可以通过使用释放信号分子的生物材料或添加启动细胞来处理损伤部位来实现。这些启动细胞或对释放的信号分子做出反应的宿主内源细胞不是干细胞，而是能够提供特定位点的生物活性分子的分泌细胞。这些活性分子既能启动再生过程，又能为之后复杂的系列组织形成过程提供支撑[1]。

在 20 世纪 80 年代末，我建议可以从成人骨髓中分离间充质干细胞（mesenchymal stem cells, MSC），再进行体外培养和扩增。这将成为骨科重建的一项新技术，因为通过细胞培养，我们可以使这些细胞分化为骨、软骨、肌肉、骨髓基质和其他间充质表型[2]。实际上我已创办了一家名为 Osiris Therapeutics 的公司。这是一家使用多能祖细胞进行肌肉骨骼组织工程重建生物治疗的公司。这些建议的基础是当时公认的修复细胞来自骨髓间质的理论。在随后的几年中，MSC 从大量的血管化人体组织中被分离和扩增。2008 年，Crisan 等[3]清楚地证明了 MSC 来源于血管周细胞，并证明了原位 MSC 来源于血管周细胞，在体内并没有发挥多能祖细胞的功能。事实上，MSC 并不来自间质（如结缔组织）。一旦这些细胞被重新引入损伤部位，这些细节将在细胞的免疫调节和营养功能方面引发新的逻辑和解释[4]。对这些新现象也做了大量临床试验，将这些 MSC 的特性应用于移植物抗宿主病、肌萎缩侧索硬化、多发性硬化、糖尿病及肾移植等一系列非骨科临床问题上。我们最近回顾了所有 MSC 相关的新的细胞和分子信息。一些被释放的分子形成生物产物，从血管周围的锚定物中释放 MSC，并刺激和维持对再生活动的控制。我们在《自然实验手册》（Nature Protocols）杂志的海报中对大部分相关内容做了总结[5]。

自亚里士多德时代起，骨髓就被用来促进骨骼重建。我们假设有骨祖细胞参与了骨形成和自然再生的过程。骨髓中存在这样的骨祖细胞[5]。但是，骨髓在骨骼重建中的治疗能力可能是来源于 MSC[6]和骨髓中的造血祖细胞中的一系列分泌分子。因为众所周知，这两种细胞都有很强的旁分泌功能。

旁分泌能力和多种分泌的生物活性分子的作用使骨骼重建的现代观点受到关注。它强调细胞和大量信号分子是在局部再生组织位点合成的。这些生物活性因子存在于细胞内、细胞上或细胞外，并进入、附着或与细胞外基质结合，在损伤和受到创伤时释放，这是这些细胞所经历的局部微环境的天然功能。事实上，上述复杂的事件是骨科的生物治疗基础，也是本书许多章节的基础。生物治疗不是新的概念，但它是现代骨科应用中一个关键的要素。这本书强调了骨科生物治疗及其中心的重要性，以及在骨科治疗新标准基础上及时展开的讨论。虽然运用生物制品治疗受伤的骨骼组织起步较慢，但现在正是应用这些新材料和理念的时候。这本书有许多章节关注骨科生物治疗的新理念。

Arnold I. Caplan, *教授*

凯斯西储大学生物骨科研究中心，

克利夫兰多，美国

参考文献

1. Caplan AI. Adult mesenchymal stem cells: when，where, and how. StemCells Int. 2015; 2015:628767.
2. Caplan AI. Mesenchymal stem cells. J Orthop Res. 1991; 9:641–50.
3. Crisan M, Yap S, Casteilla L, et al. A perivascular origin for mesenchymal stem cells in multiple human organs. Cell Stem Cell. 2008; 3:301–13.
4. Caplan AI. Why are MSCs therapeutic? New data: new insight. J Pathol. 2009; 217:318–24.
5. Somoza RA, Correa D, Caplan AI. Roles for mesenchymal stem cells as medicinal signaling cells. Nat Protoc 2015; 11.
6. Meirelles Lda S, Fontes AM, Covas DT, et al. Mechanisms involved in the therapeutic properties of mesenchymal stem cells. Cytokine Growth Factor Rev. 2009;20:419–27.

（仵维力　刘婧晓　译）

目　录

第五部分　半月板

第六部分　骨

第七部分　软　骨

本书参考文献请扫描二维码。

第一部分
概　述

优化组织的天然愈合能力

第 **1** 章

Christopher Rogers、Alberto Gobbi 著

尹玉玲、付维力 译

1.1 引言

> 未来的医师不再为患者开具药物，而是鼓励患者关注自己的身体健康、饮食合理、生病的原因以及对疾病的预防。
>
> ——Thomas Edison（1847—1931）

自 Edison 时代至今，这一观点的正确性得到了大量科学证据的支持。保持健康的饮食习惯、进行规律的锻炼以及避免可能造成疾病的因素已经得到了广泛的认识。若将该"自然疗法"用于肌肉骨骼系统疾病的治疗，似乎并无不妥，但实际上这些治疗方案还未得到充分的科学评估。作为"纯粹的自然疗法"，这些方案的安全性或有效性无法得到保证。再生医学的医师需要基于同行评议的相关文献，从而达到最优的临床疗效。

近来研究发现成人体内平均含有约 37.2 万亿个细胞 [1]，并可能存在大量细菌 [2]。"细胞"（cell）一词源自拉丁文 *cella*，意为"小的房间"。1665年 Robert Hooke 发现了细胞，并因它们与基督教徒在修道院的房间相似而由此命名 [3]。在这些"小房间"里包含着所有令人惊叹的生命构成：能量的产生、蛋白质的合成以及肌肉骨骼系统所有组织的修复。

人体一直处于持续更新的状态。一个成人平均每秒会新生 110 万个血小板和 240 万个红细胞 [4, 5]。相对而言，骨和肌肉细胞的更新就显得十分缓慢，但在人的一生中，骨骼和肌肉细胞也会出现几次完全的更替 [6]。所有细胞的活性和我们的健康状态都受到日常活动以及所处环境的影响。能够促进健康的行为自然有益于组织愈合。相对地，优化愈合亦能促进机体的整体健康。

在临床上，组织愈合表现为三个方面：结构、感觉和功能的愈合。愈合的本意指受伤、退化或病态的组织得到修复，功能得到恢复。然而，目前在临床实践中很难达到这样理想的标准。到目前为止，无论是自然恢复，还是治疗干预，都还未发现能够达到完全愈合的方法。诸如注射糖皮质激素以缓解慢性炎症、注射麻药缓解未解决的疼痛，以及通过手术来修复受损的肌腱和关节等治疗手段仅能达到暂时缓解的效果，难以实现功能的完全恢复 [7-9]。然而，这些十分有限的治疗方法已经是多年来骨科的标准治疗方案。对于多数患者而言，缓解症状就足以使他们满意。他们只想感到更加舒适。同时，他们也能理解目前医疗手段的局限性。因此，一种能够减轻他们痛苦的快速治疗就是他们所希望的。

在所有努力都不能缓解症状的情况下，医师可通过支持性咨询、行为规范以及健康宣教等疼痛管理以减轻患者的痛苦。这些尝试使患者能够更好地应对他们原本无法控制的情况。一般情况下，聆听患者的困扰和简单的健康宣教都能取得不错的效果。除此以外，教会患者进行积极的情绪管理，加强主观意识的作用，提高对环境影响的意识，能够使得患者在长时间内受益 [10]。

在临床转化中，再生医学是通过细胞生物学和组织工程来替代、恢复或再生人体的细胞、组织或器官，从而达到维持功能的目的。这个新兴学科的出现为骨科的发展注入了前所未有的活力。在再生医学的帮助下，我们将进一步深入对细胞生物学、人类遗传学、组织工程学以及临床转化等的认识。作为临床医师和科学家，随着我们努力消除肌肉骨骼疼痛和功能障碍，我们和患者将

拥有越来越多的治疗选择。借助基于细胞的疗法，患者可能最终不必再为更好的治疗或仅仅是感觉更好而欣慰，而是将能够实际上取得更好的康复。再生医学在此方面有巨大希望，并且已经开始实现这些希望。

1.2 组织愈合的分期

愈合是指组织在应对疾病或创伤时的自我修复。组织修复是一个动态的过程。原位细胞与迁移而来的细胞共同作用，在细胞外基质的参与下，共同促进受伤组织的修复。该愈合过程不仅复杂，还极易失败，容易受到干扰或失败而形成慢性不愈合组织，出现疼痛或功能丧失。阻碍组织愈合的因素有糖尿病、心脏疾病、感染和代谢水平低下等[10]。组织愈合的过程可分为四期：止血期、炎症反应期、增生期和重塑期。

1.2.1 止血期

在该期内，血液中的血小板在受伤后被激活，几分钟内黏附于受伤部位。受损的血管收缩，激活凝血级联反应，以减少血液丢失。血小板释放细胞因子，激活纤维蛋白，从而导致血凝块形成，为后续血小板的聚集提供纤维网结构。至此，血凝块封闭受伤血管，阻止进一步的血液丢失[11,12]。这个由纤维蛋白、纤维连接蛋白、玻连蛋白、血管性血友病因子和凝血栓蛋白形成的纤维蛋白凝块为细胞迁移提供了临时载体[13]。

血小板所含有的 α 颗粒能够释放血小板衍生生长因子（platelet derived growth factor，PDGF）、胰岛素样生长因子 1（insulin-like growth factor 1，IGF-1）和转化生长因子 β（transforming growth factor，TGF-β）。这些生长因子能够吸引并激活成纤维细胞、巨噬细胞和内皮细胞。此外，血小板的致密体还可释放血管活性胺类，如血清素。它能增加微血管通透性，从而导致组织水肿。

1.2.2 炎症反应期

在这个阶段，细菌、受损或死亡的细胞以及

细胞碎片通过白细胞的吞噬作用被清除。在随后的 24～48 h 内，激活的补体刺激粒细胞或多形核粒细胞浸润。多形核粒细胞通过渗出作用迁移并黏附于血管的内皮细胞上。伤口处的细菌由释放的酶和氧自由基杀死，再被细胞吞噬。巨噬细胞同时也参与细胞碎片的吞噬。

单核细胞在补体、IgG 片段、胶原、弹性蛋白裂解产物和细胞因子（白三烯 B4、血小板因子Ⅳ、PDGF 和 TGF-β）[10] 等化学刺激下转移至伤口，经过表型变化后成为组织巨噬细胞，通过释放细胞因子和生长因子募集成纤维细胞和内皮细胞。组织巨噬细胞释放胶原酶溶解坏死组织，同时释放其他生长因子［TGF-α、肝素结合表皮生长因子和碱性成纤维细胞生长因子（basic fibroblast growth factor，bFGF）］加强炎症反应。72 h 后，淋巴细胞通过白介素 -1（interleukin-1，IL-1）、IgG 和补体迁移至受伤部位，参与胶原合成和细胞外基质的重建[14]。

1.2.3 增生期

自受伤后 3 天左右开始为增生期。在这个阶段会出现血管生成、胶原沉积、肉芽组织生成、上皮形成和伤口收缩[15]。血管内皮细胞在血管内皮生长因子（vascular endothelial growth factor，VEGF）的刺激下形成新生血管[16]。在血管生成的早期，血小板分泌的 TGF-β 和 PDGF 吸引巨噬细胞和粒细胞。巨噬细胞进而释放促血管生成的 TNF-α 和 bFGF。与此同时，在纤维蛋白凝块中的微血管网状系统逐渐形成肉芽组织。肉芽组织由增生的成纤维细胞、毛细血管、组织巨噬细胞以及胶原、糖胺聚糖和糖蛋白（纤维连接蛋白和生腱蛋白）组成的基质共同构成。

在受伤 2～4 天后成纤维细胞和肌成纤维细胞开始出现。成纤维细胞被 PDGF 和 TGF-β 吸引活化，增殖后产生纤维连接蛋白、透明质酸、胶原和蛋白多糖等细胞外基质蛋白[10,16]。成纤维细胞合成的 Ⅰ 型和Ⅲ型胶原保证了结缔组织的强度和完整。由此形成的细胞外基质为细胞的进一步生长提供了条件。不产生细胞基质的细胞将凋亡并被清除[10]。

1.2.4　重塑期

在这个阶段，细胞基质开始成熟，胶原束的直径增加并沿着组织的张力方向进行排列。胶原合成和细胞外基质降解一直持续到第 21 天，直到两者达到一个稳定的平衡状态。成纤维细胞、粒细胞和巨噬细胞会产生基质金属蛋白酶（matrix metalloproteinases, MMP）来降解胶原。同时，金属蛋白酶组织抑制剂（tissue inhibitors of metalloproteinase, TIMP）也在发挥作用参与重建。早期的胶原沉积是杂乱无序的，但随着伤口的收缩，会变得更加规则。重塑期可能会持续很长一段时间，最终导致毛细血管生成减少，血流和代谢活动降低，形成一个无细胞、无血管的瘢痕。

1.3　组织愈合受损

上述愈合过程中的任一阶段受到破坏时，都可能导致不完全的愈合。多数慢性损伤的愈合停留在炎症反应期或增生期。这样慢性炎症或不完全的组织愈合就会导致疼痛和功能障碍（图 1.1）。

蛋白酶活性改变是不完全愈合的一个生物标志。在正常的伤口愈合过程中，蛋白酶的生成和活性都受到严格的调控，但在慢性损伤中，这种调控被打乱了。研究发现在慢性伤口的渗液中，多种 MMP 和丝氨酸蛋白酶的水平显著升高。在压疮渗出液中发现 MMP-1（胶原酶）、MMP-2（明胶酶 A）以及 MMP-9（明胶酶 B）水平明显升高[17]。此外，在慢性溃疡的肉芽组织形成中，MMP 水平下降，而相应的拮抗剂 TIMP 的含量则有所升高[18]。这可以解释在慢性伤口中观察到的细胞应答受损和细胞外基质重组的机制。

类似地，在骨关节炎（osteoarthritis, OA）中可以看到软骨细胞、软骨下骨和细胞外基质的合成与分解代谢失衡。MMP-13 作用下的 II 型胶原降解与破坏被认为是骨关节炎发病过程中的关键因素[19]，而其中代表 II 型胶原（collagen II, Col II）合成的前 II 型胶原（Col II procollagen, CP-II）的羧基肽等生物标志物，或其裂解产物 C2C 和 CTX-II，持续地以一定比例升高，展现出了作为早期诊断骨关节炎标志的巨大潜力[20]。

促炎细胞因子［TNF-α，白介素 -1β（interleukin-1β, IL-1β）及 TGF-β1 等］的水平在慢性伤口中升高[21]。随着伤口的愈合，这些因子有所下降[22]。巨噬细胞的激活在慢性伤口中被抑制，从而导致炎症反应无法进行[23]。多形核粒细胞则在慢性伤口中产生更多的活性氧自由基（reactive oxygen species, ROS）[24]。共同参与软骨退化和伤害性刺激的分解代谢因子有 IL-1、IL-6、TNF-α、PGE$_2$、FGF-2 以及 PKCδ[25]。

慢性溃疡中的成纤维细胞无法产生 PDGF 和 TGF 等生长因子[26]，并且从慢性伤口中分离得到的成纤维细胞运动和迁移能力都有所减退[27]。

自由基是含有一个或多个未配对电子的短效反应性化学物质，可分为 ROS、活性氮自由基（reactive nitrogen species, RNS）和活性氯自由基（reactive chlorine species, RCS）。低水平的自由基参与细胞的分化和迁移、白细胞黏附、血栓形成、血管形成、血管张力和神经递质的合成和释放。但过多的自由基则会氧化脂质、蛋白质或 DNA 等细胞成分和分子，从而导致细胞损伤[28]。

自由基的产生源于有机化合物与氧或受微生物刺激的中性粒细胞的内源性反应[29]。体内的吞噬作用、前列腺素合成、细胞色素 P450 系统、呼

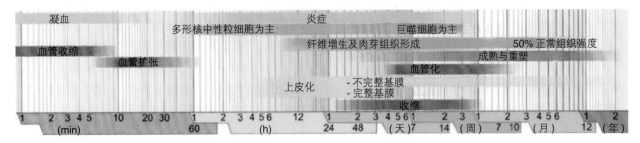

图 1.1　组织愈合的不同阶段（https://en.wikipedia.org/wiki/File:Wound_healing_phases.png#References）

吸链反应和线粒体内的有氧呼吸过程中都有自由基的生成。

超氧自由基（O_2^-）是细胞内的一种主要 ROS，由免疫系统产生，可杀死外来入侵的微生物。此外，它也参与细胞的老化和破坏。超氧化物歧化酶催化超氧自由基（O_2^-）反应生成氧分子（O_2）或过氧化氢（H_2O_2），从而有效地减轻氧化应激。在现代工业社会存在大量外源性自由基，如电离辐射、铅、农药、镉、酒精、香烟烟雾、紫外线、石棉、汽车尾气、微波辐射和火灾或火山活动造成的空气污染[30, 31]。氧化自由基反应与多种疾病的产生相关，如阿尔茨海默病、帕金森病、多发性硬化、肌萎缩侧索硬化、动脉粥样硬化、高血压、缺血性心脏病、哮喘、慢性阻塞性肺疾病、类风湿性关节炎、肾衰竭、肺癌、乳腺癌和血液系统肿瘤等[32, 33]。

1.4 影响组织愈合的因素

1.4.1 肥胖

超重是影响膝 OA 发生和发展的主要因素[34, 35]。全球各地的研究均表明 OA 相关的膝痛与体重指数（body mass index, BMI）密切相关[36-44]。肥胖人群患膝 OA 的发生风险是非肥胖人群的 7 倍[45]。Garver 等发现即便 X 线检查显示控制了 OA，BMI 最高级别的研究对象的疼痛和功能障碍较其他 BMI 较低的人群更为显著[46]。

特别是在运动不活跃的人中，轻度增加运动可以缓解 OA 患者的膝痛，同时降低功能障碍风险[34]。随机对照试验（randomized controlled trial, RCT）显示运动锻炼对于超重和肥胖的 OA 患者是安全且有效的[47]。

Messier 等[48]针对节食伴或不伴锻炼对膝关节疼痛和减重的影响，在 399 名成年膝 OA 患者（>55 岁，BMI 为 27～41）中进行了研究。18 个月后，节食伴锻炼组体重平均减轻了 11.4%，单纯节食组体重减轻了 9.5%，单纯锻炼组减轻了 2%。节食伴锻炼组患者的疼痛程度和血清 IL-6 水平较单纯节食组及单纯锻炼组均有所降低。同时，节食伴锻炼组患者的健康相关生活质量评分和功能评分也更高。由此可见，虽然目前还不明确膝

OA 的主要致病原因，但减轻体重是缓解其疼痛重要的可控因素[34, 48]。

1.4.2 化学物质

在全球范围内有超过 10 亿人吸烟。吸烟是可预防死亡的主要因素。仅在美国，每年就有 48 万人因吸烟而死亡[49]。据美国卫生与公共服务部（United States Department of Health and Human Services）调查显示，香烟至少含有 250 种对人体健康有害的物质，包括氰化氢、一氧化碳和氨等，其中至少 65 种化学物质可以致癌[49, 50]。

香烟中含有的尼古丁具有成瘾性，能够收缩血管，减少皮肤血流，同时刺激蛋白酶释放，加速组织损伤，抑制免疫反应，从而增加了感染的风险[51]。几乎所有关于吸烟对软骨或韧带受损的手术患者影响的临床研究均发现吸烟患者的预后更差[52]。在肩袖损伤修复的患者中，吸烟患者的肌腱修复质量下降，生物力学性能降低，临床效果更差。MRI 也显示轻到中度撕裂的愈合受损[53]。而在骨折患者的愈合过程中，吸烟会导致延迟愈合，需要更长的时间恢复[54]。

戒烟是促进愈合唯一最有效的干预措施。戒烟几周后，心率、血压、一氧化碳水平、氧化反应以及血液循环就能恢复正常。戒烟后组织微环境能够得到迅速的改善，炎症细胞的功能也能在 4 周内恢复正常，不过增殖能力仍然受损[51]。若在手术前 4 周开始戒烟，能明显减少术后并发症的出现[55]。戒烟的长期益处包括降低肿瘤、心脏疾病和肺部疾病的患病风险[56]。想要戒烟的患者可以通过美国国家肿瘤研究所的戒烟热线得到戒烟的建议和帮助 [1-800-QUIT-NOW（www. smokefree.gov ）]。

酒精是全球使用得最广泛的化学物质之一。美国物质滥用与精神健康服务管理局的报告显示，在北美人口酗酒率高达 10%。酒精是一种中枢性系统抑制剂，具有广泛且有害的全身影响[57]。酒精所导致的胰岛素抵抗和高血糖不利于正常愈合[58]。

长期酗酒极可能导致营养不良，从而造成应对组织损伤的炎症和免疫反应降低，成纤维细胞迁移能力减弱，血管生成及 I 型胶原生成减少[59]。此外，酒精还会使骨质丢失，延缓骨折的愈合[60, 61]。

糖皮质激素自 1951 年起就被用于治疗类风湿

疾病和 OA 的炎症反应，如泼尼松（强的松）和地塞米松。然而，长期使用糖皮质激素可通过炎症、成纤维细胞增殖、胶原合成和降解、结缔组织基质沉积、血管生成、伤口收缩和再上皮化，进而导致延迟愈合[62]。地塞米松皮下注射会显著影响Ⅰ型和Ⅲ型胶原的生成和降解[63]。动物实验显示，若在围术期使用糖皮质激素 [15 ~ 40 mg/（kg·d）]，伤口的拉伸强度将降低 30%[64]。

体外试验发现局部注射糖皮质激素会降低肌腱细胞的活性和增殖能力，减少胶原的合成，同时显著降低肌腱的力学性能[65]。注射糖皮质激素将抑制胶原肌腱的修复，是潜在肌腱撕裂的预测指标[66]。

长期或大量关节腔内注射糖皮质激素可能诱导软骨细胞凋亡，干扰软骨稳态[67]。体外试验发现，在短期糖皮质激素暴露下，软骨细胞的自噬增加。这被认为是一种保护性反应，但长期、持续的糖皮质激素暴露会导致细胞自噬减少，凋亡增加[67]。不过，低剂量地塞米松在体外试验中没有被发现有软骨细胞毒性[68]。

在术后患者接受单次剂量糖皮质激素注射的临床试验中，没有出现不良反应[69]。通过对文献的回顾发现，即使是大剂量使用糖皮质激素，若不超过 10 天，临床上伤口愈合不会受到显著的影响。但若术前使用超过 30 天，伤口并发症的发生率可增加 5 倍[64]。目前还需要进一步的研究来确定单次糖皮质激素注射剂量和长期使用对接受再生医学治疗的患者愈合的影响。

非甾体抗炎药（nonsteroidal anti-inflammatory drugs, NSAID）常用于镇痛和抗炎。环氧化酶（cyclooxygenases, COX-1 和 COX-2）催化花生四烯酸转化为前列腺素，在正常骨愈合、破骨细胞活性、骨形成和血管生成中发挥重要作用[70]。这些物质被认为会影响骨折和骨科手术部位的愈合过程。NSAID 通过降低粒细胞炎症反应[71]，抑制血管和皮肤的增殖能力[72]，从而延缓创面的愈合。

NSAID 在骨科疾病愈合中的效果还不明确[73]。传统的 NSAID 使用被认为与骨折的延迟愈合和脊柱融合抑制有关[74-77]。这类药物的使用效果在多种骨、韧带和肌腱修复的动物模型中得到了不同的结果[78]。在大鼠模型中，COX-2 特异性的 NSAID 塞来昔布和吲哚美辛显著抑制了腱骨愈合[79]。但是，最近的文献回顾发现，低剂量 NSAID 和 COX-2 抑制剂的短期使用似乎对软组织损伤没有不良影响[73]。虽然目前有大量关于 NSAID 对愈合影响的动物研究，但对于临床转化的意义还十分有限。

1.5　自然愈合的促进因素

1.5.1　睡眠

睡眠应该是优化健康活动中的最佳选择。美国人每天的平均睡眠时间从 1910 年的 9 h 减少到现在的 6.8 h[80]。在一项调查中，只有 56% 的受访者认为他们每晚得到了充足的睡眠[80]。而在骨科患者中，睡眠情况则更不理想。超过 70% 的腰痛患者在主观及客观评估中都受到了睡眠障碍的困扰[81]。Sasaki 等调查了膝 OA 患者的睡眠障碍情况，发现 Kellgren-Lawrence 0、1、2、3 和 4 级患者的睡眠障碍患病率分别为 3.6%、6.9%、19.4%、32.7% 和 75.0%[82]。

众所周知，睡眠障碍会导致一系列生理和心理的不良影响。睡眠不足与认知能力下降、糖代谢改变和内分泌功能失衡有关[83]。糖耐量降低和交感神经张力增加也与睡眠不足有关[83]。长此以往，这些影响将导致抑郁、肥胖、2 型糖尿病、高血压和冠状动脉疾病等严重的健康问题[84, 85]。

睡眠不足会导致分解代谢和合成激素代谢活性失衡[86-88]。人体的睡眠减少和阻塞性睡眠呼吸暂停会对代谢和激素通路产生不良影响[83, 89, 90]。在睡眠不足的情况下分解代谢增强，与皮质醇的夜间水平升高有关[91, 92]。慢性失眠症与下丘脑 - 垂体轴（hypothalamic pituitary axis, HPA）的活性升高相关，后者导致皮质醇和促肾上腺皮质激素（adrenocorticotropic hormone, ACTH）水平升高[83, 89, 93, 94]。睡眠和运动可能通过与肌肉减少相关的内分泌和炎症途径相互作用[95]。老年人的运动训练可能通过减少炎症因子（IL-6 和 TNF-α）从而改善睡眠[96]。

褪黑素是松果体分泌的一种诱导并调节睡眠的神经激素，光照会抑制其分泌。褪黑素多用于调节恢复正常的睡眠模式。也正是由于可以调节生物节律内部时间，包括促进和调控睡眠，外源性褪黑素成为最常用的非处方助眠药物[97]。褪黑素能够帮助人们快速入眠，调整人体的睡眠-觉醒周期[98]，还可以增加睡眠受限或睡眠模式紊乱患者的总睡眠时间，缓解与时差有关的白天疲劳[99]。

美国国家睡眠基金会（National Sleep Foundation）推荐偶尔失眠的人可在睡前60 min服用0.3~5.0 mg褪黑素。因为合成的褪黑素不受FDA监管，剂量可能并不准确，所以建议从最低剂量开始服用。服用褪黑素后可能出现的副作用包括白天困倦、情绪低落、易怒、腹痛、头晕和头痛。

虽然褪黑素因调节睡眠生理而闻名，但它对创伤相关的软骨退化也具有保护作用。Hong等针对褪黑素联合跑台运动对软骨损伤的影响进行了研究[100]。经关节腔内注射胶原酶的大鼠会出现软骨纤维化、异常软骨细胞聚集以及TGF-β1 mRNA低表达，但在单独使用褪黑素和褪黑素联合跑台运动组中几乎没有上述表现。此外，胶原酶注射可显著上调血清TNF-α和IL-6水平。但无论运动与否，褪黑素均能显著降低分解代谢介质和细胞死亡标志物的表达，且矿化度较低，表明运动与褪黑素对预防软骨退变具有协同作用。

镁是调节中枢神经系统兴奋性的重要矿物质。缺镁可出现睡眠质量差、入睡困难。以轻度慢波睡眠为主、深度慢波睡眠减少以及快速眼动睡眠减少[101]。短暂的睡眠时间与更高的IL-6和C反应蛋白等炎症指标水平有关[102]。其中睡眠呼吸暂停和高BMI患者为甚[103]。研究证实51岁以上的人群通过补充镁剂可以改善睡眠质量[104]。

NIH对于50岁以上男士和女士，镁推荐日摄入量（recommended daily allowance, RDA）分别为420 mg和320 mg。据统计，38%的成年人每日镁摄入量低于该推荐量[105]。血清镁浓度不足0.75 mmol/L为镁缺乏，患有营养吸收障碍疾病（克罗恩病、腹腔疾病和肠道手术史）、2型糖尿病、酗酒、肾病或服用利尿剂的患者镁缺乏的风险更高。镁在绿叶蔬菜、坚果、豆类和全谷类中含量丰富。由于高生物利用度和低副作用风险，与其他形式的补充镁相比，首选通过饮食补充300 mg甘氨酸镁。镁摄入过量可导致腹泻、低血压、嗜睡、精神错乱和心律失常。

睡眠健康教育是一项安全且经济的干预方式，受睡眠障碍困扰的患者可以参考以下建议：

1. 每天早晨晒15~20 min太阳。昼夜节律系统需要通过明亮的光线来重置。晒太阳的时间应随着年龄的增加而增加。

2. 每天白天都接受一次阳光照射，以保证褪黑素的足量生成。

3. 睡前几个小时内不喝含咖啡因的饮料。部分不能正常代谢咖啡因的人群应该避免摄入。

4. 睡前3 h内洗一个热水澡。洗完后，身体核心温度的下降即意味着是时候睡觉了。

5. 洗完热水澡后，伸展或按摩10 min，以减少睡眠过程中因疼痛而出现的觉醒。

6. 睡前至少1 h内不看电视或电脑。这些电子设备辐射出的蓝光会抑制褪黑素的产生，干扰昼夜节律系统，影响细胞周期的调节和代谢。此外，如今的电视节目内容并不有助于入睡。

7. 使用黄色、橙色或红色灯光的低功率夜灯。这些波长较蓝色光源而言，不会干扰褪黑素的生成。

8. 使用窗帘或眼罩，以保持睡眠环境的完全黑暗。松果体产生褪黑素受光照调控，即使是闹钟所发出的一点亮光，也会干扰睡眠。

9. 保持卧室温度不高于21 ℃（70 ℉）。最适合睡眠的温度是15.5~20 ℃（60~68 ℉）。

10. 睡觉时远离电子产品。电脑和路由器等电子设备所产生的电磁场会干扰松果体以及褪黑素的生成。

11. 不要使用太大声的闹钟。条件允许的话，不要用闹钟。

12. 如果您的大脑无法停止思考，尝试将这些想法写下来或者花几分钟把这个关心的问题处理了再入睡。

1.5.2 昼夜节律

昼夜节律即24 h内机体内部出现的生理性波动。这些节律是由位于免疫系统等功能细胞内的生物钟所调节。免疫系统及其调节在组织愈合中起着至关重要的作用。免疫系统的紊乱直接影响组织愈合的效果。大部分免疫细胞通过生物钟基因的表达来调控细胞的功能，如通过合成释放细胞因子、趋化因子和细胞溶解因子来影响每日节律[106]。

在大量动物实验中，生物钟基因突变所导致的昼夜节律改变同样影响了免疫应答状态[106]。

在昼夜节律紊乱的大鼠模型中，胶原合成减少，IL-1、IL-6、TGF-α 和应激激素对成纤维细胞的作用减弱[107]。近期一项分子水平研究也表明，心脏中性粒细胞的高低对心肌梗死的大小和恢复有直接影响[108]。褪黑素是促进昼夜节律的关键激素，可直接影响小鼠皮肤伤口的愈合。将经褪黑素预处理的脐带血 MSC 移植到小鼠的皮肤伤口处，促进了伤口的愈合、肉芽形成和再上皮化[109]。

当今时代，昼夜节律紊乱会影响在全球远距离出差的工作人员、运动员以及上夜班的大量人群的组织愈合。在人类时间生物学领域的进一步研究有助于更好地理解昼夜节律的作用及其对人类组织愈合的影响。

1.5.3 营养

许多慢性或退行性疾病如肿瘤[110]、心脏病[111]和神经元变性[112, 113]的发生和发展可归因于氧化应激。氧化应激与衰老[114]和 OA[115]也有一定的联系。氧化应激诱导端粒基因不稳定、OA 的软骨细胞功能障碍和复制性衰老[115]。在软骨外植体组织培养中，暴露于 ROS 的软骨组织中残留的硝基酪氨酸染色、软骨细胞端粒长度和糖胺聚糖减少。然而，在用抗坏血酸抗氧化处理的软骨中可以看到软骨细胞的端粒长度和蛋白多糖的保留。这表明氧化应激导致软骨细胞端粒不稳定以及软骨基质结构和组成的分解代谢变化[115]。

ROS 含量的增加会抑制 MSC 增殖，促进其衰老和脂肪分化，减少成骨分化和抑制 MSC 的免疫调节[116, 117]。此外，氧化应激会降低 MSC 的增殖能力[117]。学者认为 MSC 可能天然存在一定的抗氧活性，并且与其他分化程度更高的细胞相比，对氧化应激更加敏感[118, 119]。

抗氧化剂是指能够清除自由基和防止细胞损伤的物质。一些水果和蔬菜含有天然抗氧化剂，增加此类食物的摄入可能对健康有益[120, 121]。

非酶类抗氧化剂分为代谢性和营养性抗氧化剂。代谢性抗氧化剂由内源性细胞代谢产生，包括辅酶 Q10、褪黑素、尿酸、胆红素、L- 精氨酸、转铁蛋白和谷胱甘肽。营养性抗氧化剂则主要存在于食物中，包括硒、锰、锌、类黄酮、维生素 E 和 C、ω-3 和 ω-6 脂肪酸。氧自由基吸收能力（oxygen radical absorbance capacity, ORAC）是测定营养性抗氧化剂对过氧自由基氧化抑制程度的指标。在对 326 种食物抗氧化活性的研究中，学者发现许多水果、蔬菜、草药和香料具有高抗氧化活性[122]，其中具有较高 ORAC 值的食物包括蓝莓、覆盆子、草莓、蔓越莓、黑莓、苹果、梨、柑橘类水果、醋栗、无花果、洋葱、西兰花、洋蓟、茄子、芦笋、大蒜、百里香、牛至、罗勒、薄荷、黑胡椒、姜、肉桂、咖喱粉、孜然、辣椒粉、花生、杏仁、山核桃、核桃、开心果和豆类。

营养不良一直以来被认为是健康状况不佳的一个指标。骨科手术后，白蛋白或锌水平降低的患者更可能出现延迟愈合和并发症。Greene 发现白蛋白水平低于 3.5 g/dl 的患者在髋关节或膝关节置换术后出现严重创伤并发症的风险增加了 7 倍[123]。肾或肝疾病、营养吸收不良或低蛋白饮食都能导致低白蛋白水平。

低蛋白摄入通过减少胶原合成、血管生成和成纤维细胞增殖而产生不良影响。人体内无法生成组氨酸、异亮氨酸、亮氨酸、赖氨酸、蛋氨酸、苯丙氨酸、酪氨酸、苏氨酸、色氨酸和缬氨酸等必需氨基酸，仅能从食物中摄取。这些必需氨基酸参与构成酶、激素、细胞因子、生长因子和抗体的成分。蛋白质摄入不足会阻碍组织的维持和愈合，可以通过血清白蛋白、前白蛋白或淋巴细胞总数来评估蛋白质的摄入情况。20 岁以上健康成人的日推荐蛋白质的摄入量为每千克体重 80 mg。营养不良患者的蛋白质的摄入量可能需要增至每千克体重 1.5 g[59]。鸡蛋、牛奶、奶酪、肉、鱼、大米、小麦、燕麦片、花生酱和豆类都是可吸收蛋白质的优质来源。

此外，锌也是重要的营养元素之一。Zorrilla 的研究表明在半髋置换术的骨折患者中，血清锌含量低于 95 μg/dl 的患者发生伤口并发症的风险增加了近 12 倍[124]。50 岁以上男性和女性锌的每日推荐剂量分别为 11 mg/d 和 8 mg/d。锌的良好来源包括肉类、海鲜、牛奶、奶酪、坚果、豆类和全谷物。

1, 25- 二羟基维生素 D_3 是维生素 D 的活性形式，对骨骼生长、维持和修复具有不可替代的作用。它可能是大多数健康的非骨骼组织所必需的，而且几乎体内的所有细胞均具有维生素 D 受体。充足的维生素 D 能够显著降低长期培养的 MSC 的凋亡，同时延缓复制性衰老的发生[125]。

关于维生素 D 的最佳血清水平存在争议，为
25 ~ 80 ng/ml 不等。有人将维生素 D 缺乏定义为
含量低于 30 ng/ml[126]。按此标准，近 90% 的健康
美国成人缺乏维生素 D[127]，而在运动医学和创伤
患者中分别有 52.3% 和 66.1% 的患者存在维生素
D 缺乏[128]。

在有维生素 D 缺乏的全髋关节置换患者中术
后的 Harris 髋关节评分较维生素 D 正常的患者更
低[129]。高达 83% 的慢性腰痛患者维生素 D 水平
低于正常，而补充维生素 D 后能够改善临床症
状[130]。此外，Hansson 等发现维生素 D 缺乏也影
响着恶性肿瘤儿童患者的造血干细胞移植治疗。维
生素 D 水平正常的儿童表现出更快的中性粒细胞水
平增加、更低的排斥反应以及更高的存活率[131]。

维生素 D 是皮肤在光照下由 7- 脱氢胆固醇合
成的。但很多人没有得到足够的光照，尤其是寒
冷地区的居民患维生素 D 缺乏的风险更高。因此，
专家建议大多数成年人常规补充维生素 D。Singh
等研究了补充维生素 D 对血清维生素 D 的影响，
发现血清维生素 D 水平受年龄、BMI 和血清白蛋
白浓度的影响[132]。他们建议维生素 D 缺乏患者
每日补充 5000 IU/d，持续 3 个月。3 个月后复查
维生素 D 血清浓度，得到纠正后再维持 2000 IU/d
的剂量补充。

维生素 C（L- 抗坏血酸）是胶原生物合成、
蛋白质代谢和伤口愈合所必需的一种水溶性维生
素，同时也是体内重要的抗氧化剂，可在体内再
生抗氧化剂包括维生素 E（生育酚）[133]。维生素
C 的优质来源主要包括柑橘类水果、西红柿、土
豆、辣椒、西兰花、草莓、布鲁塞尔芽菜和哈密
瓜。推荐在必要的情况下可以每天补充 1 g 维生
素 C。但超过该剂量时，吸收率会低于 50%，未
经代谢的抗坏血酸会经尿液排出[133]。每一种维生
素和矿物质达到足够的含量即可发挥相应的作用，
没有必要过多地摄取。

此外，锰、维生素 B$_6$（吡哆醇）和维生素 E（α-
生育酚）也与肌腱的健康有关。在健康机体这些营
养素缺乏很少见。这些必需营养素广泛存在于海
产品、坚果、全麦、种子、豆腐、鸡肉、火鸡和
绿叶蔬菜中。一般营养良好的人极少出现这些营
养素的缺乏。

1.5.4 膳食补充

"营养食品"一词来源于"营养"和"药品"，
指提供健康益处的食品[134]。但是美国 FDA 并不
使用该术语，而是采用"膳食补充"一词。FDA
指出，补充剂不是用来治疗、诊断、预防或治愈
疾病的。因此，生产它们的公司不能声称其产品
有上述功效。

尽管有高质量证据表明富含水果、蔬菜、全
麦食品和瘦肉蛋白的饮食对健康有益，但很少有
研究表明多样的膳食补充对骨科损伤患者有积极
作用。尽管如此，约 62.5% 的成人 OA 患者至少
服用了一种膳食补充剂，其中最常见的是氨基葡
萄糖和硫酸软骨素[135]。

Eriksen 等针对氨基葡萄糖治疗疼痛性关节
炎的随机安慰剂对照试验进行了系统评价和分层
Meta 分析，发现氨基葡萄糖具有中度的疼痛缓解
作用[136]，但是试验间的异质性较高。研究者认
为这是由药物品牌差异所导致的，其中 12 项使
用 Rottapharm/Madaus 的试验显著改善了患者的疼
痛，尽管敏感性分析显示结果并不十分令人满意。

美国 NIH 的一项大型研究对轻度膝 OA 患者
使用氨基葡萄糖、软骨素、氨基葡萄糖及硫酸软
骨素联合塞来昔布或安慰剂进行了比较。接受塞
来昔布治疗的患者在 6 个月时的短期疼痛缓解效
果优于接受安慰剂的患者。虽然在同时使用两种
补充剂组中观察到小部分中度至重度疼痛亚组患
者有所改善，但氨基葡萄糖和硫酸软骨素组的患
者膝关节疼痛或功能没有明显改善[137, 138]。美国
风湿病学会（American College of Rheumatology,
ACR）不推荐将氨基葡萄糖或硫酸软骨素用于治
疗手、髋或膝 OA，因为目前还没有足够的证据能
证明其有效性[139]。

Fusini 等对营养补充剂在肌腱病治疗中的应
用进行了评述[140]。结果是令人鼓舞的，但是无法
证实氨基葡萄糖、硫酸软骨素、维生素 C、Ⅰ 型
胶原、精氨酸 α- 酮戊二酸、菠萝蛋白酶、姜黄素、
乳香酸或甲基磺酰甲烷（methylsulfonyl-methane,
MSM）等补充剂对肌腱病有益。但是不少补充剂
被认为可以缓解 OA 和类风湿关节炎相关的慢性
炎症反应。Ghasemian 等在一篇综述中得出结论，
生姜、迷迭香、琉璃苣、乳香和荨麻（刺荨麻）已
经在临床前或临床试验中被证实了其疗效和安全

性[141]。

OA 是一个多方面复杂的疾病过程，包括关节软骨分解代谢、滑膜组织炎症和软骨下骨吸收。这些病理改变与促炎因子的过度产生有关，如 IL-β 和 TNF-α。一项针对 OA 相关膳食补充剂的综述阐述了这些补充剂的生物作用[142]：

石榴汁含有大量可水解的单宁和花青素，后者是一种具有抗氧化和抗炎能力的多酚化合物，因此石榴汁具有很强的抗氧化活性。在 OA 软骨细胞中，石榴果实提取物（pomegranate fruit extract, PFE）被证明能够抑制 OA 的软骨细胞 COX-2 酶活性，减少 IL-1β 诱导的前列腺素 E_2（prostaglandin E_2, PGE_2）和一氧化氮的产生[143]。IL-1β 诱导的 MMP-1、MMP-3 和 MMP-13 的表达也受到 PFE 的抑制[144]。但目前还没有 PFE 治疗 OA 炎症有效性的临床研究。

绿茶（山茶属）含有儿茶酚，具有抗癌、抗炎、抗菌和神经保护作用[142]。其中，表没食子儿茶素 -3- 没食子酸（epigallocatechin-3-gallate, EGCG）能够显著降低人软骨细胞中 ROS 介导的细胞毒性[145]。EGCG 能抑制炎性关节疾病中的一些炎症介质以及人软骨细胞中 IL-1β、TNF-α、IL-6、一氧化氮和 PGE_2[146, 147]。目前已有体外及动物试验证实了绿茶抗炎及抗关节炎的作用，但还没有足够的临床对照试验予以证实。

乳香油是从乳香属树中提取得到的芳香型树脂。体外试验发现齿叶乳香提取物能够抑制人软骨细胞中白三烯的生物合成[148]、Ⅳ型胶原和弹性蛋白的水解[149]、IL-1β 介导的软骨基质降解以及软骨细胞中的核因子 κB（nuclear factor kappa B, NFκB）[150]。人体临床试验发现每天服用含有齿叶乳香提取物的复方草本制剂[151, 152] 或含有 Aflapin 或 Laxin 的齿叶乳香提取物[153]1000 mg[154]，较安慰剂相比，能够缓解疼痛、肿胀并改善功能。

菠萝蛋白酶来自菠萝的茎秆和未成熟的果实。它可以通过减少 PGE_2、血栓素 A_2 和调节免疫细胞表面的黏附分子以抑制炎症[155]。在为期 4 周的临床试验中发现，Phlogenzym（含有 90 mg 菠萝蛋白酶、胰蛋白酶和芦丁的复合制剂）较 100～150 mg 双氯芬酸而言，80% 膝 OA 患者的疼痛缓解更加明显[156]，同时没有出现严重的不良反应。而在另一项与 100～150 mg 双氯芬酸比较的 12 周研究中[157]，含有 540 mg 菠萝蛋白酶的 Phlogenzym 显著缓解了中到重度 OA 患者的疼痛，同样没有严重不良事件的出现。虽然菠萝蛋白酶的临床疗效已经得到了证实，但尚未明确最佳剂量。

猫爪藤（钩藤）是在亚马逊河附近发现的一种具有抗炎作用的藤蔓植物。它能够抑制 COX-1、COX-2、TNF-α 和 PGE_2 的活性，同时减少一氧化氮的生成和脂多糖诱导的 iNOS 基因表达[158, 159]。在为期 4 周的猫爪藤皮提取物与安慰剂的对照试验中，Kellgren-Lawrence 2～3 级的膝 OA 引起的日常活动性疼痛显著减少，但对夜间疼痛没有改善[160]。

魔鬼爪（南非钩麻）是一种发现于南非的沙漠植物，对消化、关节和腰痛有好处。在大鼠实验中发现具有剂量依赖性的镇痛和抗炎作用[161]。魔鬼爪抑制 PGE_2、TNF-α、IL-1β、IL-6、MMP 和一氧化氮的产生[162-164]。与安慰剂相比，在 OA 或非特异性腰痛的患者中，每天服用南非钩麻提取物 harpagoside 360 mg[165]、57 mg[166] 和 100 mg[167] 可显著缓解疼痛。

姜黄来源于姜黄根，含有姜黄素（姜黄素、去甲氧基姜黄素和双 - 去甲氧基姜黄素）等天然多酚，具有较强的抗氧化能力。一项随机双盲安慰剂对照试验研究了姜黄素降低膝 OA 患者系统氧化负荷的能力[168]。40 位轻中度膝 OA 患者每天服用 1500 mg 姜黄素胶囊（分 3 次给药）或安慰剂，持续 6 周。为了提高姜黄素的生物利用度，将胡椒碱（15 mg/d 黑胡椒）与姜黄素合用。研究者对超氧化物歧化酶（superoxide dismutase, SOD）和丙二醛（malondialdehyde, MDA）的水平进行了检测。丙二醛来源于多不饱和脂肪酸脂质过氧化反应，是血栓素 A_2 合成的产物。与安慰剂组相比，治疗组血清 SOD 活性显著升高，MDA 浓度显著降低，提示短期补充姜黄素可减轻轻中度 OA 患者的系统性氧化应激。

Comblain 对 OA 犬模型的膳食补充进行了综述[169]。大部分研究主要针对硫酸软骨素、氨基葡萄糖、胶原水解物、鳄梨大豆未皂化物（avocado-soybean unsaponifiables, ASU）、姜黄素和多不饱和脂肪酸。总结发现，膳食补充剂有一定的治疗前景，副作用小，但目前仍然缺少大样本量高质量的研究。

一氧化氮是由一氧化氮合酶（nitric oxide synthase, NOS）产生的一种小自由基。Murrell 等[170]

在长达 15 年的一系列实验中发现，一氧化氮在肌腱愈合过程中由三种 NOS 亚型诱导合成，通过促进胶原和基质生成来恢复肌腱功能。

静脉溃疡的发生与氧自由基有关，因此，通过抗氧化疗法清除自由基可加速此类损伤的愈合[171]。一氧化氮与羟基自由基结合可形成过氧硝酸盐。这是一种能引起组织损伤的自由基。因此，一氧化氮的过表达可能造成过氧硝酸盐的产生，从而影响血管、炎症和胶原沉积，进而参与伤口延迟愈合。

三项随机双盲临床试验探究了一种一氧化氮贴剂对肌腱病的疗效。三项研究均表明一氧化氮贴剂对跟腱病变[172]、网球肘[173]和冈上肌腱病变[174]的患者具有显著的症状和功能改善作用。在这三项研究中，患者被随机分配接受每 24 h 提供 1.25 mg 硝酸甘油（glyceryl trinitrate, GTN）的硝酸甘油贴片或安慰剂贴片。在网球肘的患者中，最终 81% 的治疗组无症状，而对照组为 60%。针对跟腱病变的研究显示，治疗组中 78% 的患者在 6 个月时症状消失，而对照组为 49%。最后，在冈上肌腱病变的患者中，治疗组中有 46% 的患者解除了症状，对照组中仅有 24%。除了减轻疼痛外，患者的力量得到了增强，且功能得到了改善。

有学者建议通过补充牛胶原蛋白水解物以改善关节胶原和蛋白多糖的代谢。Schadow 等发现不同的胶原水解产物具有不同胶原片段的化学结构，但都不能刺激人体内的胶原生物合成[175]。但也有研究表明富含亮氨酸的饮食结合体育锻炼可以刺激肌腱中的胶原合成[176]。

迄今为止，没有一种单一的营养素或补充剂能够有效地改善关节或肌腱的愈合。保持健康的最好建议是拥有一个多元化、营养丰富的饮食习惯，包括水果、蔬菜、必要的脂肪和蛋白质。

1.5.5 运动锻炼

理想的愈合恢复是以正常的心血管功能、肌肉力量和关节活动度为前提的。美国运动医学学会（American College of Sports Medicine, ACSM）认为，对于大多数成年人而言，保持规律的运动锻炼是有必要的[177]。成年人每周应进行至少 150 min 的中等强度运动，推荐可以通过每周 5 天 30 ~ 60 min 中等强度的锻炼或每周 3 天 20 ~

60 min 的高强度锻炼来达到最佳的心血管健康状态。建议运动的时长、频率和强度可以根据自身的情况逐渐增加，制订适合自己的运动方案能够减少受伤并且有助于长期保持。即使不能达到建议的水平，进行一定量的运动也能带来好处。

此外，也建议成人每周进行 2 ~ 3 天的抗阻力量训练。2 ~ 4 组的抗阻力量训练将有助于提高肌肉力量。对于每项抗阻力量训练，8 ~ 12 次一组的重复锻炼可提高肌肉力量，10 ~ 15 次一组可提高中年人和刚开始运动的老年人的力量，15 ~ 20 次一组重复则可提高肌肉耐力。成年人在两次抗阻训练之间需至少间隔 48 h，以便机体得到充分的恢复[177]。

拉伸也是必不可少的。每周应该进行 2 ~ 3 天的拉伸，通过多种方式的拉伸（静态、动态和弹震式拉伸）来保持肌肉和关节的灵活性。通过轻度有氧运动使得肌肉活动开后再进行柔韧性拉伸是最有效的。每次拉伸时应该达到身体感到轻度不适的程度，并保持 10 ~ 30 s，才能达到最佳的效果。

长时间坐在电脑前或电视的久坐行为，已经被证明是一项独立的健康风险。即使达到了指南推荐的运动量，也不能弥补久坐所带来的危害。

离心运动能够促进胶原纤维的交联形成和肌腱的重塑[178]。研究也证实离心运动对患有慢性跟腱炎的运动员和非运动员的治疗有效[178, 179]。20 世纪 90 年代，在慢性跟腱炎患者中推行离心运动，得到了 100% 的治疗有效率[180]。通过超声和 MRI 影像学检查，可以看到在经过 12 周的离心运动后，肌腱的结构恢复了正常[181, 182]。而不同类型的跟腱病变对离心运动的反应存在一定差异，其中跟腱实质部病变较止点跟腱病变疗效更佳[183]。力量训练对肩袖肌腱病和肱骨外上髁炎也有一定疗效[184, 185]。

不过目前还没有得到离心运动后肌腱的组织学改变证据，因此它是如何改善这些疾病的机制还不清楚，不能确定是诱导了肌腱愈合（愈合更好），还是仅仅缓解了肌腱的疼痛感觉（感觉更好）[186]。尽管目前已有最佳的证据表明离心运动对肌腱疾病的治疗有效，但还不足以证明它优于其他治疗训练[187]。

骨科损伤的患者很难达到 ACSM 的推荐运动标准，但参与规律锻炼对这些患者仍然是有效的。ACR 建议膝 OA 患者应该参与心血管相关、陆上阻力训练、水中阻力训练、手法治疗或太极的运动方案[139]。此外，一项纳入了 4000 多名患者、48 项随机对照试验的 Meta 分析发现，针对单一运动项目的锻炼方案较多种运动同时开展的方案能够更有效地缓解疼痛，改善功能障碍[188]。有氧运动的次数越多，其效果就越好。运动量对疼痛的缓解和功能的改善更加重要，而运动强度对此的影响不大。集中于伸膝肌肉的运动方案能够加强抗阻运动的益处。不论年龄、性别、BMI、影像学分级或疼痛基线的差异，运动对膝 OA 患者似乎都有积极作用。运动方案应该在监督下每周进行 3 次，至少持续 4 周，以达到最佳效果[188]。这些建议分别来自国际骨关节炎研究协会（Osteoarthritis Research Society International, OARSI）针对膝 OA 的非手术治疗指南[189]、美国骨科医师协会（American Academy of Orthopaedic Surgeons, AAOS）的循证指南以及欧洲抗风湿病联盟（European League Against Rheumatism, EULAR）的针对髋膝 OA 非药物治疗的推荐建议[190]。

1.5.6　认知控制/生物反馈

恢复失去的神经或认知控制对于优化组织愈合过程和预防再损伤至关重要。生物反馈是通过仪器来训练、操作或控制生物系统，从而获得对身体功能的认识的一个过程。在过去几年里，生物反馈及其方法主要是应用于心理卫生领域，心理治疗师用其治疗认知疾病或改善患者的行为模式。最近，这种方法已经开始进入多种肌肉骨骼疾病的物理康复治疗领域。

在生物反馈治疗中，表面肌电图的应用对缓解慢性腰痛患者的疼痛，改善卒中患者的步态以及增强慢性踝关节不稳患者的踝关节肌肉力量和平衡能力有显著的效果[191-193]。生物反馈治疗也明显改善了髋膝关节置换术后患者的步态[194, 195]。而在运动损伤相关疾病中，前交叉韧带（anterior cruciate ligament, ACL）重建术后患者在生物反馈辅助的康复治疗下获得了更好的肢体平衡力[196]。

小结

骨科患者体内的细胞和细胞产物处于高利用状态，以加速骨、肌腱和软骨组织的再生。高质量的证据表明富含水果、蔬菜、优质蛋白质和低碳水化合物的饮食有助于健康和组织愈合。OA 患者保持理想的体重对于缓解疼痛是必要的。任何形式的持续温和运动都能够改善循环，增强机体力量以及促进组织愈合。没有充分的证据证实口服氨基葡萄糖、软骨素、牛胶原、维生素 C 或镁等其他膳食补充剂的有效性。一些草本植物和香料有一定的炎症疾病的改善作用，但还需要进一步的研究证明。

临床医师可以通过讨论适当的健康行为的好处来优化患者的健康。营养、营养补充和运动在基于细胞的临床治疗中的特定作用还需要进一步的研究。本文所提供的建议将有助于医师和患者共同制订出有益于自然愈合的优化方案。

参考文献见本书数字资源。

第 **2** 章 骨科生物治疗和生物力学概论

Jorge Chahla、Mark Cinque、Robert F. LaPrade、Bert Mandelbaum 著

徐宝鋆、付维力 译

2.1 引言

生物治疗发展迅猛，为影响运动员和老龄化人口的多种肌肉骨骼疾病的治疗带来了希望[1-3]。目前，有50%的年轻成年人群将会出现肌肉骨骼疾病[4]。到2030年，有6700万人（成年人口的25%）将被诊断出患有某种类型的骨关节炎（OA）[5]。基于组织再生或免疫调节机制的干细胞及祖细胞治疗方法可能对于其临床结局有所裨益[6]。在骨科领域内，局灶性软骨病变、OA、骨折愈合以及软组织修复（肌腱、腱骨界面、半月板、肌肉及韧带）正是生物治疗的沃土。现已提出多种生物及手术治疗策略用于治疗上述疾病，包括富血小板血浆（platelet-rich plasma，PRP）、骨髓穿刺浓缩物（bone marrow aspirate concentrate，BMAC）以及细胞治疗。手术方式包括骨髓刺激技术以及将干细胞移植于基质上（细胞膜中的干细胞或扩增的干细胞）[7]。

组织工程为生物治疗的发展奠定了基础，并确定了体内组织再生的生物力学刺激方式。另外，对退变及撞击损伤的生物力学研究，阐明了其病理机制及可行的治疗方案。生物增强或工程化组织构建的生物力学评估是后期临床使用的主要评估方法之一（图2.1）。

本章的目的是回顾现有的治疗策略，文献中生物制品的临床结局、并发症和安全性，以及在文献中使用生物制品的生物力学依据。

2.2 自体 PRP

PRP在皮肤和口腔颌面外科中的应用已经有50多年，但是这种治疗方法在骨科领域的研究和应用近年来不断发展[8]。PRP的生物学原理包括生长因子的局部作用、炎症反应的修饰以及对细胞增殖和分化的影响[9]。PRP曾传统地被定义为"一定量的血浆中含有高于其正常值的血小板数量"[10]。最近的文献对PRP中的血小板进行了更加定量化的阐述：每毫升血清PRP含有大于100万个血小板或高于血小板基线浓度的5倍[11]。

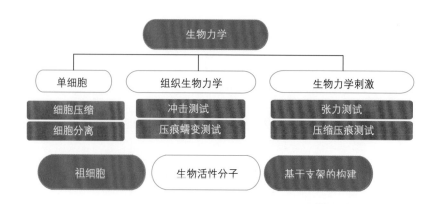

图 2.1 组织生物力学评估方法示意图

PRP 中的高血小板含量对于有效地刺激靶向损伤细胞的增殖是必需的[12, 13]。相反，Fleming 等[14]的最新研究显示，在传统前交叉韧带重建中只有处于基线浓度的血小板才可以改善预后，而且当血小板浓度增加到基线值的 5 倍时，并未证明其可以进一步改善移植物的力学性能。

在 PRP 内有众多增强细胞黏附和再生能力的生物活性物质，包括 IGF-1、TGF-β1、血管内皮生长因子（vascular endothelial growth factor，VEGF）和肝细胞生长因子（hepatocyte growth factor，HGF）、血小板衍生生长因子（PDGF）、成纤维细胞生长因子（FGF）和血小板因子 4（platelet factor-4，PF-4）。其他蛋白，如纤维蛋白、玻连蛋白、纤维蛋白原、凝血酶原、IGF-1 和 HGF 会在血浆中自发地浓聚，并且也会从血小板活化后的 α 颗粒中释放出来[15]。某些生长因子会由颗粒蛋白选择性地调节，以激活或抑制生长因子[16]。内源性和外源性刺激可以激活血小板 α 颗粒，使其在 7 天内分泌高浓度的生长因子、细胞因子和趋化因子[15]。

目前，对于 PRP 的每种临床适应证的最佳制备方法和组分尚未达成共识[17]。没有确切的证据表明 PRP 制剂的作用机制，并且不确定是否一种化合物能有效治疗多种疾病。不同 PRP 制剂之间的巨大差异和对于 PRP 治疗的不同反应是尝试分析 PRP 数据时所遇到的真正问题[18]。据报道，低白细胞 PRP 通过刺激软骨细胞合成代谢能使细胞生长更为迅速，而富白细胞 PRP 促进了分解代谢，其中涉及多种细胞因子，则可能产生更多的副作用[20]。Dragoo 等发现在急性炎症的环境下使用富白细胞 PRP 治疗肌腱病，可以在早期诱导更多的细胞增殖及血管化的发生[21]。与慢性肌腱病病理相比，在急性炎症期可能会更好地诱导周围组织自然愈合，但是，炎症可能对 OA 或其他形式退变的治疗有害。尽管临床研究尚未得出结论，但体外研究表明，在关节内环境中使用富白细胞 PRP 可能对其有害[22]。

多年来，血小板在骨科及运动医学中的应用使得其科学依据不断发展。血小板和血浆在生物学上是多样的，却是互补的。血小板和血浆都因其固有的生长因子而在上清液中相互作用，可以基于外源性或内源性因素对其激活。生长因子是一种多功能蛋白，可以激活一系列生物反应，同时促进彼此的共表达。例如，TGF-β1 亚型与 IGF-1 可以共同激活成骨细胞和软骨细胞[23]，IGF-1 本身也可以通过相同的通路促进成骨细胞活化[24]。为了更好地了解如何激活某些通路以实现组织完美再生和修复，必须在模仿体内环境的模型中研究生长因子的病理生理相互作用。

有大量关于使用 PRP 增强膝关节[25-29]、肩关节[30-33]、踝关节[34-38]、脊柱[39-42]和肘关节[43-47]重建或修复的报道。PRP 已经应用在诸如膝[48-54]和髋[55-57]这类运动关节中，用于治疗局灶软骨缺损及 OA，但对于关节治疗的结果褒贬不一。膝关节是应用 PRP 最多的关节，已证实关节内 PRP 治疗局灶性软骨缺损和 OA 可以减轻疼痛，同时改善关节活动度和生活质量。在大多数临床观察中，PRP 仅在短期内有益[49]。Campbell 最近进行的系统评价评估了使用 PRP 治疗软骨缺损后的临床相关结局，发现关节内 PRP 注射对于早期 OA 是一种可行的治疗方式，并可带来长达 12 个月的症状缓解，同时也观察到多次注射 PRP 后局部不良反应的风险增加[58]。

目前尚不清楚 PRP 治疗的推荐剂量或频率，以及应用于关节内治疗的 PRP 类型。Cole 等对所有研究乏白细胞和富白细胞 PRP 对比透明质酸在治疗膝 OA 的随机对照试验（RCT）的临床效果进行了系统评价。与透明质酸相比，3 项使用乏白细胞 PRP 的 RCT 报告了阳性结果，但只有 1 项 RCT 使用富白细胞 PRP 产生了积极的作用[59]。一些研究报道了其减轻疼痛、改善功能以及减少手术翻修和关节粘连的发生率，但是需要进一步的基础科学证据来确定乏白细胞或富白细胞 PRP 在关节内治疗的作用。PRP 最常被应用于前交叉韧带中以研究其对体内韧带愈合的影响。一些研究在测量了生物力学、MRI 或疼痛评估结果后证明前交叉韧带愈合得到了改善[60-62]。相反，另一些研究采用相同的参数分析，发现 PRP 对前交叉韧带愈合并无益处[63, 64]。除了前交叉韧带外，还存在 PRP 对韧带愈合潜在益处相互矛盾的报道，再加上缺乏基础科学研究，为这种治疗的使用正名还有很长的路。

总而言之，尽管一些临床研究已经报告了在受损组织中使用 PRP 治疗后患者报告结局有所改善，并且疼痛评分显著降低[65]，但始终缺乏标准的方法学来处理 PRP 的结果，使得在进行 PRP

治疗后很难再现类似的临床结果，或者很难在研究之间比较采用 PRP 治疗各种肌肉骨骼疾病的效果。

2.3 BMAC

BMAC 已成为骨科医师重要的生物治疗选择，因为它是目前已经获得美国 FDA 批准的少数几种负载祖细胞和生长因子载体的方法之一。然而，据报道，在骨髓穿刺液中，经密度梯度离心去除红细胞、粒细胞、未成熟的髓样前体细胞和血小板后，MSC 仅占单核细胞的 0.001% ~ 0.01 % [66, 67]。但是，BMAC 提供多种来源的生长因子，可以协同促进软骨生成，也具有促进合成代谢和抗炎作用 [68]。BMAC 的主要成分是白介素 1 受体拮抗剂（interleukin-1 receptor antagonist, IL-1 RA），抑制 IL-1 的分解代谢。Cassano[69] 等报道 BMAC 具有大量单核细胞和 IL-1 RA。这被认为是自体条件血清发挥生物治疗早期有效的原因 [70]。

文献报道了 BMAC 的多种治疗应用，包括术中注射增强、支架增强以及保守注射治疗。最近的一项研究表明，与未治疗组相比，跟腱断裂注射 BMAC 后的修复组患者能更早运动，并在 2 年内未再发生跟腱断裂 [71]。然而，前交叉韧带移植物整合部位组织学观察发现，第 4 周和第 8 周治疗组与未治疗组之间并无显著差异 [72]。在一项系统评价中，有 11 个研究 BMAC 治疗膝 OA（n=8）和局灶性软骨缺损（n=3）的报告显示了良好至优异的患者报告结果。作者得出的结论是，BMAC 似乎是一种安全的治疗方法，但是此研究使用了不同的处理技术、适应证和结局指标。这种异质性很难得到可靠的结论 [73]。

PRP 与 BMAC 之间的结果差异提出了一个问题，即哪种肌肉骨骼疾病适用哪种生物治疗？此外，为了提高生物治疗的外科应用质量，还需要进一步观察以阐明生物活性与 BMAC 衍生因子和支架之间的关系。一些研究表明，BMAC 可以改善患者报告结局和生活质量，并恢复软骨的形成和功能，但是需要进一步的随机人类临床试验和基础科学分析来阐明 BMAC 治疗的有效性（图 2.2）。

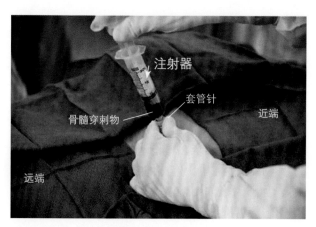

图 2.2 图中显示了右髂后上棘的骨髓穿刺。将骨髓穿刺套管针突破髂后上棘骨皮质进入骨松质后，用注射器抽取骨髓液从而获得标本

2.4 细胞治疗

干细胞包括任何能增殖形成后代并能分化成衍生组织的细胞。干细胞具有"自我更新能力"，而祖细胞是干细胞的一个特殊亚群 [74-78]。自我更新是一个细胞不对称分裂而产生两个子细胞的过程。第一个子细胞与母细胞相同，并且仍可进行另一次不对称的"自我更新"。第二个细胞是祖细胞，与干细胞不同，它会继续分裂和分化为其他组织。在任何组织中，祖细胞比干细胞普遍得多，但是"干细胞"经常被错误地用来描述整个干细胞和祖细胞 [79, 80]。

使用准确、标准的命名对于促进科学交流，了解体内和体外细胞的生物学行为至关重要。干细胞可按以下分类：①自体或同种异体；②成熟、胚胎或诱导性多能干细胞；③天然干细胞（来源于组织或培养扩增）。

有许多术语被用来描述天然组织中相同的成体干细胞和祖细胞群。为了更好地说明这些细胞群，提出了结缔组织祖细胞（connective tissue progenitors, CTP）这个概念 [81]。CTP 包括天然组织驻留的整个异质干细胞和祖细胞群，并有可能被激活分化为一种或多种结缔组织（如骨、脂肪、软骨、纤维组织、血液和肌肉等）[74, 75, 82]。CTP 驻留在骨髓、脂肪、软骨和其他组织中，并且可以从这些组织中获取。但不同组织中的 CTP 通常具有不同的微环境、生物学特性和潜能。术语 CTP 能识别出这些组织来源的细胞并非一致。在获得详细的特征之前，CTP 只能通过它们在二维表面或三维黏性介质中的集落形成单位的能力来检测 [74, 75, 82]。

对单细胞力学的评估使人们对控制软骨细胞、肌腱细胞和肌肉细胞的生物力学机制有了更好的了解。通过模拟细胞对形变的生物反应，在单细胞水平对细胞负荷和力学传导的应答有了更深入的理解。深入了解单细胞水平的力学传导可以为组织工程选择合适的刺激物提供依据。

细胞分离用于量化细胞黏附力。这些方法用于测量附着细胞分离所需的力。细胞黏附对于胚胎的发育具有重要作用。这对于组织工程的应用而言也是十分重要的。通过量化从每个基质底物上使细胞分离所需的力，表明了不同的细胞如何黏附于不同的材料。这项工作具有广泛的意义，因为许多组织工程技术涉及在基质材料上培养细胞。

细胞压缩改变基因表达并使细胞核变形。压缩软骨细胞可能影响基因表达，其可能是由于核的变形。例如，发现静态压缩的软骨细胞会以剂量依赖的方式调节细胞外基质的基因表达。细胞承受的力越大，就会从分解代谢方面改变单细胞的蛋白聚糖、II 型胶原以及金属蛋白酶 -1 组织抑制物的 mRNA 水平。这项工作表明，单细胞通过改变与细胞外基质合成和维持有关的基因表达来响应静态压力。

2.5 生物制品与生物力学

随着针对直接和合成生物制品的研究数量不断增加，人们越来越想要找到最理想的骨科生物治疗方法，而生物力学则是评估和进一步改进生物治疗方法的关键因素。

2.5.1 关节软骨再生

关节软骨退变可能是由于损伤和（或）衰老所致。反复的细微损伤、不稳定或未发现的关节内外损伤可能会加速关节表面的退变，此过程可能会迅速发生，也可能会持续数十年。由于患有 OA 的年轻患者不断增加，因此，更多的注意力转向

了打断或逆转 OA 发展过程的组织工程技术 [83]。最近的生物力学研究报道了体外制备新生软骨的缝合维持强度。作者发现，新生软骨具有天然软骨 33% 的张力强度。该研究还报道了缝合到兔骨软骨缺损中的新生软骨的存活状况。作者得出的结论是可以通过缝合可靠地固定新生软骨 [84]。另外的生物力学研究表明，采用缝线固定软骨移植物的患者，其周围组织有早期的关节炎改变 [85]。但是，最近对修复软骨和天然软骨的体外纳米压痕研究表明，修复软骨的接触刚度低于天然软骨的 1/10 [86]。其他生物力学研究也报道了与天然关节软骨相比，修复软骨的接触刚度和模量降低 [87]。尽管制造新生软骨的技术已经出现，但仍需要进一步的研究来开发与天然关节软骨更相似的组织。

目前许多外科医师将微骨折技术作为小软骨缺损（小于 1.5 cm^2）修复的金标准 [88]。然而，最近的研究表明，尽管微骨折在短期随访中使软骨退变延迟，但是其效果很难持续超过术后 5 年 [89, 90]。此外，研究报道，不管骨软骨缺损大小如何，微骨折技术都有失败的可能 [91, 92]。由于微骨折技术的缺点，人们越来越想要开发一种在长期随访中能完全恢复关节软骨的治疗方法。基于此，最近的一项研究显示，与微骨折相比，使用透明质酸支架联合活化的 BMAC 修复软骨损伤，能产生更好的临床结局，中期随访能提供更持久的软骨修复效果 [93]。

Gobbi 等使用骨髓衍生的 MSC 和第二代基质一步手术对一组大面积全层膝软骨缺损的活动较多患者进行了治疗。MRI 显示 80% 患者的植入物具有良好的稳定性并完全填补了缺损，并且在至少 3 年的活检组织学分析中发现了透明样软骨组织，且未发现不良反应或术后并发症 [94]。

ACI 已发展成为软骨修复的新领域，其结果可能比微骨折更为稳定。经过 10 年以上随访的病例系列研究表明，ACI 对于大面积软骨缺损（>4 cm^2）有效且生物力学评估持久 [95, 96]。Peterson 等评估了每个 ACI 移植物中央部分的压痕测量结果，结果位于 0.3 ~ 3.7，达到对照组观察值的 90% 以上 [95]。Gooding 等 [97] 最近在 10 年的随访中将 ACI 与骨软骨移植进行了比较，发现 ACI 组的结果优于骨软骨移植组。其他研究 >3 cm^2 骨软骨病变的报道也有类似的发现 [98, 99]。这些研究增加了人们对于 ACI 作为可靠的软骨再

生治疗的信心。然而，需要进一步的研究来确定 ACI 的具体适应证以及在关节内长期应用的生物力学益处。ACI 的一个主要缺点是需要一种生物基质，以确保 ACI 在治疗的关节中的准确放置。一些研究报道了猪来源的混合 I 型和 III 型胶原膜和（或）透明质酸支架的修复软骨的研究[97, 100, 101]。但是，使用这些移植物可能会发生免疫反应，从而使 ACI 失败。在 ACI 中使用基质是必要的，但是，未来的研究应集中在开发非免疫原性和生物力学稳定的 ACI 基质。

基于支架的软骨细胞移植也已成为治疗骨软骨缺损的一种有前景的方法。在早期病例系列中，已证明以透明质酸为基础的支架可在植入后 1 年产生类透明软骨[101, 102]。在最近的一项前瞻性队列研究中，Kon 等报道了接受透明质酸为基础的基质诱导自体软骨细胞移植（matrix-induced autologous chondrocyte implantation, MACI）与接受微骨折治疗的患者表现相似的患者报告结局[102]。但是在 7.5 年的随访中，基于透明质酸的 MACI 组较微骨折组有更高的 IKDC 评分。此外，作者还对其队列中重返运动的运动员进行了亚组分析。发现微骨折组需要 8 个月的恢复期，而透明质酸支架的 MACI 组则需要 12.5 个月的恢复期[102]。Gobbi 等对比了两组有髌股关节全层软骨损伤的患者。两组使用相同的支架，然后分别加入 MACI 或 BMAC，从术前到最终随访（P=0.001）两组所有的评分都有显著改善，但是除了 BMAC 组的 IKDC 主观评分（P=0.015）更高外，两组之间并无明显的差异。该结果更支持 BMAC 组。从术后 2 年到最终随访期间，MACI 组的评分恶化，而 BMAC 组的评分则在改善，但两组无显著差异[103]。鉴于支架 +MACI 组的康复时间较长，未来的研究必须着眼于在减少康复时间的同时保持 MACI 治疗的生物力学生存能力。

无支架构建也提供了软骨替代的选择，即通过在高密度模具中培养牛软骨细胞超过 8 周制备而成。到第 1 周，就可以处理这些结构[104]。到第 4 周时，它们的生物力学特性就与未成熟软骨相似[105]。然而，其他生物力学研究表明，与正常关节软骨相比，修复的软骨具有更快的循环压缩值。尽管无支架的构建体可降低植入时的免疫反应风险，但仍需要进一步研究，以确保植入后的支架能够承受关节的生物力学。

软骨再生的未来在于体外支架种植软骨细胞技术的发展，其涉及将软骨细胞植入三维基质，随后在体外培养 4~6 周[106]。此过程产生的新组织能带来有潜力的长期和短期患者报告结局[107-109]。行走使关节软骨承受的压力为人体重的 4~5 倍[110]，因此，体外发育的软骨细胞种植支架构建可能没有强健的生物力学结构。正因为如此，研究人员已开始将充满细胞的基质暴露于静水压[107]或动态压力[108]下，以增强基质的成熟和生物力学强度。在 FDA 的 I 期临床试验中，对 8 名患者植入了含有自体软骨细胞的 I 型胶原蛋白支架。所有支架在植入前承受了静水压。术后 1 年，7 名患者的软骨缺损几乎完全修复，并且具有成熟的结构[111]。在随后的 II 期临床试验中，发现支架技术的安全性与微骨折技术相当，并且在随访 2 年后有更高的临床评分。

组织工程已经证明了软骨再生的独特能力，通过提供功能等效的生物组织来替代丢失或受损的组织，可以促进局灶软骨缺损以及 OA 的治疗。组织工程的标准概念是在三维生物材料支架上种植细胞，以帮助受损的组织再生。设计用于创建三维环境。该环境可通过支架内的细胞促进组织再生[112, 113]。现已提出了多种用于组织工程的支架。Shimomura 等比较了羟基磷灰石（hydroxyapatite, HA）或 β 磷酸三钙（β-tricalcium phosphate, β-TCP）人工骨联合基于 MSC 的无支架组织工程复合物（tissue-engineered construct, TEC）与单纯 HA 修复兔骨软骨缺损的效果。作者发现，在 1 个月时使用 TEC/β-TCP 治疗的骨软骨缺损软骨下骨修复得更快。但是在植入 6 个月后，软骨组织的情况随着时间逐步恶化。与 TEC/β-TCP 植入物相比，用 TEC/HA 植入物治疗的骨软骨缺损在植入 6 个月仍保持良好的组织学结构，并且在 6 个月时还表现出更好的生物力学性能[114]。

此外，可生物降解水凝胶有望成为关节软骨组织工程的支架材料。使用水凝胶的主要优点是能够将水凝胶作为溶液原位注入，然后在体内聚合。而且生物打印技术的飞速发展，使得水凝胶能够更好地被运用于仿生结构和功能组织工程组织器官。水凝胶还可用作载药，从而可以长时间地向关节内缓释药物[115]，以治疗 OA 或类风湿性关节炎等关节疾病（图 2.3）。

动物软骨组织工程的新研究正在飞速发展。但是据报道，在动物研究中成功的新方法中有 90% 随后未能通过临床试验[116]。因此，提倡对现有的短期临床结果进行谨慎细致的分析，用于指导混合仿生及生物治疗，从而获得更可靠的临床结果。

2.5.2　肩袖增强修补

大部分骨科生物力学文献集中在部分肩袖撕裂的加强或修补术。早期研究的重点是确定理想的支架，以增强肩袖的修补强度。Barber 等[117] 使用了一种同种异体脱细胞人真皮来加强冈上肌修补，使用 10 对人尸体样本，以 20 N/s 的频率对增强和非增强修复在 10 N 和 100 N 间进行了 10 次循环测试，然后以 33 mm/s 的频率进行了破坏性测试。生物力学评估显示，增强修补后的肩部有更大的极限载荷。此外，两组肌腱断裂的机制不同：非增强型修复在腱 - 缝线锚钉交界处断裂，而增强型修复因缝线断裂而失败。Moffat 等[118] 设计了一种聚乳酸 - 羟基乙酸共聚物 [poly (lactide-co-glycolide)，PLGA] 纳米纤维支架，通过引导成纤维细胞黏附和纤维取向来加强肩袖修复强度。生物力学分析显示，尽管在体外测试中 PLGA 支架会分解，但 PLGA 支架上的细胞分布和纳米纤维组织在生物力学上优于支架区域之外的部分。在后来的研究中，Derwin 等研究了 8 只接受了双侧肩手术的成年犬：对一侧肩部进行了肌腱松解和修复，而另一侧肩部进行了肌腱松解和增强修

补。在最初的阶段，增强组的肩关节有明显更高的极限载荷。在 12 周，左旋聚乳酸 (poly-L-lactide, PLLA) 增强组相对于采用修复而无增强组来说，有更大的横截面积、刚度和极限载荷。最后作者得出结论：尽管使用支架增强为宿主组织沉积和长入提供了介质，但它不能完全防止肌腱的回缩[119]。

进一步的研究表明，细胞外基质肩袖增强修复补片的生物力学性能不如天然肩袖[120]。然而，如今已有许多技术能够创造出具有与天然肩袖类似特性的细胞外基质补片[121-124]。在动物模型中，与传统的修复相比，猪小肠补片增强的肩袖表现出更好的刚度，但未能达到肩袖的极限载荷[125]。有趣的是，大多数猪小肠补片的研究显示，此移植物在术后 1 ~ 2 周时强度最低，但到了 3 个月时其强度与天然肩袖肌腱类似[126, 127]。但遗憾的是，这些猪小肠补片研究得出的良好结果还没有扩展到人类模型中。Scalmbert 等在 MRI 下证实了 11 位有较大肩袖撕裂的患者采用了猪小肠补片后有 10 位手术失败[128]。

研究者还提出了细胞因子治疗，并对其进行了评估，以加强肩袖的强度。Rodeo 等在绵羊肩袖肌腱止点处采用 I 型胶原海绵联合 FGF、BMP-（2-7）和 TGF（β1-3）生长因子增强重建。术后 6 周和 12 周，与传统重建组相比，细胞因子加胶原支架组的极限载荷更高。但是，将这些数据依据组织容积进行标准化后，两组之间并没有发现显著差异。这项研究表明，尽管细胞因子治疗可以加速肩袖愈合，但它可能并不具备加强重建肩袖强度的能力。

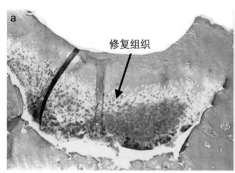
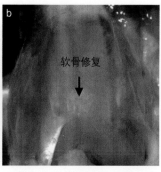

图 2.3　在兔左膝制造的骨软骨缺损，用接种 MSC 的水凝胶治疗 3 mm 的滑车临界缺损，并进行光聚合。最终结果在（a）组织学切片和（b）大体标本中得到证实

2.5.3 半月板移植

目前市面上有两种商品化的部分半月板替代物：一种是由牛跟腱的 I 型胶原纤维制成，另一种是由相互交错的半降解硬段聚酯纤维和聚氨酯聚合物制成。对 I 型胶原植入物进行的早期研究显示其在人体内 36 个月没有不良反应，有新组织形成，并且临床效果良好[130]。后来的一项研究比较了使用胶原半月板替代物治疗和接受半月板部分切除术的结果。结果显示胶原半月板替代物具有更好的临床结果[131]。相反，Rodkey 等研究了 311 名 Outbridge 评分低于 IV 级的患者，分别接受胶原半月板替代物植入或半月板部分切除术。结果显示，胶原半月板置换可改善内侧半月板缺损患者的临床结果，但对急性软骨损伤或外侧半月板缺损的患者无效[132]。尽管临床发现其具有前景，但是 MRI 研究已经揭示了胶原半月板替代物一些明显的生物力学变化。在随访期间半月板替代物的大小明显减小，在任何随访时间半月板替代物的 MRI 信号强度也与天然半月板不匹配[133, 134]。这些发现表明，尽管半月板替代物的临床结果令人欣慰，但仍需要进一步的研究来评估半月板替代物的生物力学整合性，以便患者在长于 10 年的长期随访中也能够保持这个效果。

对于采取半月板完全切除术的患者，同种异体移植仍然是治疗有症状患者的金标准[135]。然而，同种异体半月板移植物会出现胶原重塑[136]和皱缩现象[137]。这可能导致其生物力学特性的改变。由于以上缺点，人们开始将研究重点转向人工合成的全半月板替代物。早期的研究主要集中在探索聚四氟乙烯和涤纶作为半月板替代物的生物力学可行性[138-140]。但是，这些研究由于缺乏生物相容性材料和材料不良的生物力学性能而使其发展受到了限制。随后又研究出了将多孔聚氨酯作为整个半月板替代的支架。根据以前的研究对孔的大小和抗压特性进行了改良，以刺激局部纤维软骨组织的生长和分化[141, 142]。植入物的抗压特性在植入后 24 个月有所增加，与天然半月板相比并无明显差异[143]。然而，半月板植入物的强度仍不足以抵抗膝关节的剪切力，并在进一步的评估中发现其胶原的类型和取向也不似天然半月板[143]。尽管已有关于半月板替代物的临床和生物力学研究报道，但临床医师必须确保这些植入物能够承受日常生活和体育运动的应力，以期良好的临床效果能够长期维持。

小结

尽管生物治疗方法正在迅速发展，但伴随这一发展的证据有限。目前由于缺乏大量关于骨科生物治疗的 RCT，因此其安全性和长期结果尚不确定。虽然文献中显示其有良好的临床结果，但是在不同的文献中适应证、技术和结局指标的异质性对最终的结果评估和比较提出了挑战。我们鼓励进行长期随访的高质量研究，以阐明这些生物治疗的效果，并最终为在骨科领域使用生物治疗奠定坚实的基础。

参考文献见本书数字资源。

骨科生物制品的历史和发展 第 **3** 章

Steven Sampson Hunter Vincent、Mary Ambach 著
林　航译

在过去十年中，骨科生物制品领域发展迅速，目前其已经开始成为一种潜在的安全有效的替代疗法，其用于治疗各种肌肉骨骼损伤（包括各类关节疾病，如 OA 和慢性肌腱病）。随着预期寿命的增加以及婴儿潮一代的人口老龄化，对行之有效的微创治疗的需求达到了空前的高度。这种需求促使许多医师尝试将再生治疗整合到临床实践中。然而，不同于骨科生物制品的迅猛发展，与之匹配的研究工作未能跟上其脚步，特别是缺乏高水平的证据研究。随着越来越多的医师开始应用骨科生物制品，作为该领域的创新者，我们有责任努力提高学科凝聚力，实现标准化，从而为患者提供最高水平的安全及有效的疗法。为了履行这一职责，并促进骨科生物制品领域的发展，有必要对当前的治疗方案建立统一的定义和理解，提高继续教育水平，促进全球医学界的研究合作。

首先，我们需要定义什么是骨科生物制品。在肌肉骨骼领域，利用体内固有细胞的愈合潜力，将其重新引导用于加速受损或患病组织的愈合的任何治疗方式都可以称为骨科生物制品[1]。它们通常通过注射的方式作用于需要修复的关节、肌腱或韧带。大多数此类注射治疗需要在超声或荧光镜等影像引导下进行[2]。然而，关节镜也可以提供高清的彩色即时图像，以实现精确的细胞定点输送。自骨科生物制品这一概念诞生以来，其领域不断发展，但目前该治疗可以分为以下四代：透明质酸（hyaluronic acid, HA）、富血小板血浆（platelet-rich plasma，PRP）、骨髓浓缩物（bone marrow concentrate，BMC）和脂肪组织衍生物或提取物。

自 20 世纪 90 年代末以来，HA 被用于关节内润滑剂来治疗 OA，也被认为是第一代生物制品。HA 是关节滑液中天然存在的一种蛋白，有助于减轻滑膜关节内的摩擦[3]。尽管 HA 是一种关节内滑液的天然成分，但目前尚不存在自体来源的注射剂，所以合成的透明质酸注射剂的具体制作方法可能因制造商和生产技术而异。有证据表明，HA 注射可减轻 OA 的疼痛症状，而且相比于持续使用非甾体抗炎药（NSAID），该疗法具有更高的安全性[4-6]。同时，透明质酸也被证明可以延长老年 OA 患者从诊断到膝关节置换术的时间[7]。最新的 OARSI 指南表明，关节内 HA 治疗 OA 的证据水平为"良好"[8]。

第二代人工生物制品为 PRP，它也是第一代自体骨科生物制品。尽管直到 2006 年才有运动医学相关文献报道 PRP，但 1987 年 Ferrari 等已经将此类制品用于体外循环心脏手术术后治疗[9]。目前 PRP 已经在不同医学领域中使用了多年，包括耳鼻喉科、口腔颌面外科、眼科、泌尿外科、牙科、皮肤科、神经外科以及伤口愈合。PRP 富含多种抗炎、促炎、合成代谢和分解代谢分子。这些组分可刺激身体的自然愈合反应。因此，从理论上讲，将有效浓度的血小板注射到软组织中或关节内可以刺激超生理炎症反应及后续的修复。目前 PRP 的血浆通常来源于患者的静脉血。通过特定条件的离心之后，提取富含血小板的棕黄色层[10]可直接用于注射治疗。

迄今为止，有关 PRP 的大多数文献是小样本病例系列，但仍有大样本的随机对照试验（RCT）已证明 PRP 在慢性肌腱病[11, 12]和膝 OA[13]等领域具有优越的疗效。有研究表明，联合使用多种生物制品疗法[14]或依序使用不同的生物制品可提高特定的肌肉骨骼疾病的疗效[15]。此外，目前已有 OA 术后恢复和康复锻炼的规范化治疗。这为医师

和治疗师提供了初步的框架，能够为患者重返运动提供标准化的临床及康复治疗[16]。

许多研究人员强调，并非所有PRP的组分都是相同的。目前存在多种用于提取PRP的细胞处理技术，例如，有些医师使用标准化的PRP提取试剂盒，而不同的制造商在细胞组成和输送方法方面存在很大差异。同时，其他医师采用一次离心和两次离心以及更精确的实验室流程来执行更个性化的技术[16]。近年来，越来越多的临床医师正在利用即时细胞计数分析血液制品并建立更多的可注射PRP的细胞标准化流程。为了促进统一的PRP分类，研究人员建立了PLRA［血小板浓度（platelets，P），白细胞浓度（leukocytes，L），红细胞（red blood cells，R），激活方法（activation，A）］–PRP分类。该分类基于血小板浓度、白细胞浓度、红细胞和激活方法对PRP进行分类[17]。推广使用此分类将会使个性化定制PRP治疗成为可能，从而最大限度地提高对特定肌肉骨骼疾病的疗效，同时也有利于分析临床治疗效果。初步研究表明，在关节内应用时，乏白细胞PRP可能具有更强的疗效[18, 19]。随着PRP领域研究的不断扩大，最新一代的骨科生物制品的治疗框架将会逐渐完善。

骨髓浓缩物是第三代骨科生物制品，是由间充质干细胞（MSC）、造血细胞、血小板和细胞因子组成的复合组分，具有再生、抗炎、调节免疫以及促进软骨生成的潜在功能[20]。虽然确切的作用机制尚不明确，但人们认为骨髓浓缩物形成的微环境具有先天的软骨形成潜能以及诱导干细胞增殖分化的能力[20]。临床上通常利用超声或荧光引导，从髂棘后方抽取骨髓，然后利用与获取PRP类似的方法处理抽取的骨髓。目前有多种方法可以进行骨髓浓缩，包括标准化的试剂盒或个性化的实验室技术。与PRP相似，骨髓浓缩物的量和浓度因不同医师的操作而存在很大差异，增加了标准化治疗难度及研究工作中的不确定性。此外，作为新一代的骨科生物制品，骨髓浓缩物的研究尚缺乏进一步高等级研究或随机试验的支持。不过早期的研究表明，采用骨髓浓缩物治疗OA具有很高的安全性和疗效[15, 20-23]。一些研究者也利用细胞计数仪处理骨髓浓缩物，方法类似于PLRA–PRP分类，但是目前仍未建立标准的分类方法。

随着骨科生物制品领域的不断发展，我们对这一领域的科学认知也日趋完善，为其今后的发展奠定了基础。近期有文献认为MSC事实上来源于血管的外周，以周细胞的形式存在[24]。这一理念促进了对所有自体来源MSC的探索，包括第四代骨科生物制品——脂肪组织提取物或脂肪MSC。现在，已经有人提议将MSC改名为"药物信号细胞"。相比于骨髓浓缩物，脂肪抽吸物或脂肪来源的MSC（adipose-derived MSC, ADMSC）更易于大量获取，并且利用局部麻醉和真空辅助脂肪切除技术也极大地减小了创伤。与骨髓浓缩物相似，在谱系特异性因子的诱导下，ADMSC可以分化为成软骨细胞、骨细胞、脂肪细胞、肌肉细胞及神经谱系细胞[25, 26]。一些研究表明，脂肪中实际上存在更多的MSC[24]，但是关于ADMSC是否具有与骨髓浓缩物相同的成骨潜能尚无定论[27, 28]，但初步研究表明，ADMSC对OA患者的软骨细胞和滑膜细胞也具有抗炎作用[29]。

此外，羊膜组织作为一种新兴的同种异体生物制品被证实可以作为另外一个MSC的来源[30, 31]。但其所含MSC的细胞数量与骨髓浓缩物和ADMSC不一样[24]。目前关于人羊膜在临床试验上应用的报道很少。小样本病例研究显示，羊膜MSC对肘部肌腱病[32]和足底筋膜炎[33]有治疗效果。亦有初期动物研究表明，其在肌腱损伤[34]和OA[35]治疗方面可能有良好的应用前景。羊膜来源MSC是目前研究最多、也是最新的MSC来源之一。

如何以坚实的科学基础来平衡学科发展和学科多样化是骨科生物制品领域面临的挑战。并且，随着学科分支的增多，标准化和统一性缺失的现象变得越来越明显。更重要的是，如果学科合作和继续教育缺位，按照目前的研究速度继续发展下去，该领域可能会面临核心原理缺失的风险。当前，有许多组织和医学会已将再生骨科纳入其中，其中包括AAOS、Isokinetics、ICRS以及许多其他脊柱和骨科学会。此外，一些教育会议和讲习班已经开始建立，讲授新兴的治疗方法、细胞处理和注射技术。但是目前骨科生物制品学完整的教育体系尚未形成，使得临床医师难以获取最新的研究进展和必要的临床操作技能。

骨科生物制品学领域内最全方位的活动应该旨在为骨科医师提供一站式服务，以解决所有相关的临床应用问题，而不是仅仅为大型骨科会议提供分组讨论。为了推动这个领域的发展，骨科生物治疗协会（Orthobiologic Institute, TOBI）已经建立了一个前沿年度会议，聚焦 PRP、骨髓浓缩物、脂肪组织提取物和新兴的骨科生物治疗领域的发展。8 年前，仅有 25 名医师参加了第一次年会，如今有 30 多个国家的 500 多名与会者参与，包括来自诸多相近领域的专家和外科医师。TOBI 年会不仅对最新的研究文献和进展进行总结，而且各个领域的领军人物还会在世界上最大的尸体实验室进行世界级的实际操作培训。

将来，提供骨科生物制品学领域继续教育的会议和国际组织可能会颁发培训认证证书。大多数医师是在住院医师培训结束后通过会议和学习班学习骨科生物治疗原理，但年轻一代的医师可以通过某些医学专业（如物理医学和康复、疼痛管理、运动医学或骨科）更早地接触到该领域。此外，近来已经形成了许多非正式的奖学金项目，为新毕业的住院医师提供了更多的跟随骨科生物治疗导师特别培训的机会。

因为整个行业的治疗方式存在巨大差异，未来的骨科生物治疗研究会着重于结合国际数据注册软件对患者的预后进行跟踪观察，追踪患者的安全情况，并分析生物制品的组成。这样大量具有统计学意义的 PRP、骨髓浓缩物和脂肪组织提取物研究数据将有助于提高治疗效率和制订标准化的治疗手段，同时还能提供更多的治疗特异性。此外，预测性分析及整合精准医学在将来也有可能用于指导研究工作和制订治疗方案。

尽管经过二十年的开拓和发展，四代骨科生物制品的定义和应用领域仍未完全统一。总体而言，骨科生物制品学较最初已有了长足的发展。到目前为止，我们可以有信心地说，HA、PRP、骨髓浓缩物及脂肪组织提取物在将来的临床治疗中占有一席之地。但是，相比于它广泛的临床应用产品而言，骨科生物制品技术在应用标准、最佳细胞组成结构及治疗方案的研究上仍明显落后。随着越来越多商业化产品的出现，在研发新产品之前，业界应该为现有的生物产品建立适当的框架。鉴于目前的骨科生物治疗现状，医师有责任通过诸如 TOBI 这样的年会进行学习，并进行更多的合作研究。我们无法预测该领域在未来 10 年内的发展方向，但通过为医师教育和合作研究创造更多的机会，我们可以帮助提高骨科生物治疗作为微创治疗工具在治疗肌肉骨骼疾病中的声誉，确保其长远的发展。

参考文献见本书数字资源。

第 **4** 章 骨科生物制品：世界各地的法规

Jason A. Grieshober、Eyitayo Fakunle、Ralph A. Gambardella 著
罗泽宇、张 宇 译

4.1 引言

1902 年《生物制品管控法》(Biologics Control Act) 将生物产品广义地定义为"适用于预防、治疗或治愈人类疾病或损伤的任何病毒、治疗性血清、毒素、抗毒素或类似产品"[1]。"骨科生物制品"是指在骨科领域中使用的生物产品，以增强骨科疾病生物愈合或改变自然过程。骨科生物制品包括透明质酸（ HA ）、生长因子、细胞因子、富血小板血浆、同种异体移植物、干细胞治疗以及多种基于细胞和组织的产品[2-4]。对所有这些产品的完整概述不在本章范围之内，但是我们将讨论干细胞治疗及其相关问题，以便可以更清楚地了解监管环境。

4.1.1 干细胞治疗

"干细胞"通常在口语中用于描述大量尚未最终分化的细胞。这种细胞具有分化成多种细胞谱系的能力，包括软骨细胞、成骨细胞和脂肪细胞[2]。间充质干细胞（ MSC ）治疗的作用机制尚未完全阐明。这些细胞具有通过减少炎症、促进愈合、提供细胞信使和再生生物组织的能力来影响生物愈合的潜力[2]。

干细胞可大致分为"全能"或"多能"[5]。成体干细胞被认为是"多能干细胞"。这些细胞与全能干细胞相比，在伦理和安全方面的问题较少[5]。因此，我们有关干细胞治疗的许多研究都集中在成体 MSC 产品上[5]。MSC 的来源包括骨髓穿刺、脂肪组织、滑膜组织、骨膜组织以及外周血和血管周细胞等[2, 5]。在每种来源中，干细胞的浓度和提取方法都不尽相同。

全能干细胞是干细胞治疗的"圣杯"。这些细胞具有分化成为任何类型细胞的能力。这些细胞可以来自胚胎，也可以通过体细胞核转移（ somatic cell nuclear transfer, SCNT ）或将成体干细胞诱导为诱导性多能干细胞（ induced pluripotent stem cells, iPSC ）的方式产生[5]。胚胎干细胞引起了许多伦理方面的关注，因为这些细胞源自遗弃的胚胎或体外受精[5]。这些伦理问题也使其成为一个有争议的政治问题。自从奥巴马政府改变了现行联邦资助限制的政策以来，美国对胚胎干细胞研究的监管一直在变化[5]。iPSC 这个热点也为规避与胚胎干细胞有关的某些伦理方面的问题创造了一条途径。然而，从理论上讲，关于这些细胞的致癌性和用于基因重编程的病毒载体的安全性依然令人担忧[6]。

干细胞的培养也颇有争议。这些细胞可以被诱导并分化成特定谱系。另外，干细胞需要扩增达到数量的要求，通常在血清的培养基中培养。血清则为该过程带来了免疫反应和感染的潜在风险[2]。

世界各地的骨科生物制品的监管原则因国家和地区而异。本章的目的是评述美国和全球其他几个国家的监管体系。我们将探索不断发展的干细胞产业及其潜在的利益和风险。我们还将讨论 Carticel® 自体软骨细胞移植（ autologous chondrocyte implantation, ACI ）（ Genzyme Corporation, Cambridge, MA ）是如何成功地成为美国监管体系下的第一种骨科生物制剂品的细胞疗法。最后，我们将简述与骨科生物制品报销的有关问题。

4.2 美国骨科生物制品的监管

4.2.1 FDA

在美国，负责管理骨科生物制品使用的机构是 FDA。骨科生物制品的法规起源可以追溯到 1902 年的《生物制品管控法》、1938 年的《联邦食品药品和化妆品法》(Federal Food, Drug and Cosmetic Act) 和 1944 年的《公共卫生服务法》(Public Health Service Act)。与这些产品的监管最相关的 FDA 部门包括设备和放射健康中心 (Center for Devices and Radiologic Health, CDRH)、生物制品评估和研究中心 (Center for Biologics Evaluation and Research, CBER) 以及药物评估和研究中心 (Center for Drug Evaluation and Research, CDER)。CDRH 负责监管所有有放射性的医疗设备和产品。CBER 的任务是监管生物制品和器械及其相关产品。CDER 负责药物和某些治疗性生物制品的监管 [1]。

从广义上讲，生物制品可以分类为医疗器械、药物或生物制剂。每个生物制品的不同方面可能涉及多种分类。因此，关于这些产品的分类方式比较混乱 [4]。当针对哪个部门应该对给定产品进行监管产生争论时，FDA 组合产品办公室则会根据产品的主要作用方式做出决定 [1]。当归类为医疗器械时，其允许进入市场监管的途径要简单得多。根据产品的风险分层，医疗器械被分为 I 至 Ⅲ 类。总体而言，监管的力度与产品的潜在风险相关 [1]。1976 年《食品药品和化妆品法》(Food, Drug, and Cosmetic Act) 医疗器械修正案的第 510 (k) 条允许一种医疗器械在被证明与已获准销售的某种器械"基本相当"之后便可让该器械进入市场 [1]。510 (k) 标识使得医疗器械可以更快地投放市场，对临床数据的要求也更少。这种条款通常保留给 I 类或 Ⅱ 类器械 [1]。虽然尚没有用于软骨修复的专门器械，但 510 (k) 标识更适用于应用软骨修复过程中使用的器械 [1]。

4.2.2 监管法规概述

在美国，从新产品到临床应用的过程比较复杂。新产品必须先经过当地机构审查委员会 (Institutional Review Board, IRB) 和 FDA 的审查。接下来，必须使用动物模型进行临床前研究，以证明其安全性，并评估该产品的药理学 [4]。研究人员必须提交针对器械产品的临床试验器械豁免 (investigational device exemption, IDE) 申请，或为生物制品和药物产品的临床试验新药 (investigational new drug, IND) 申请 [1]。随后可能会进行临床试验。I 期试验会向一小群健康志愿者给药，以评估其生物活性并确定最佳剂量。Ⅱ 期试验涉及对较大患者群体的对照研究，在此阶段评估短期疗效并跟踪不良反应。Ⅲ 期试验通常是涉及大量患者的随机双盲对照的多中心研究。该阶段为产品标签提供数据，并进行充分的风险收益评估 [4]。该过程的下一步是提交上市申请。对于归类为器械的产品，需要进行上市前申请 (pre-market application, PMA)。对于归类为药品的产品，需要进行新药申请 (new drug application, NDA)。对于归类为生物制剂的产品，需要进行生物制品许可申请 (biologic license application, BLA)，来证明产品的"安全性、纯度和效力" [1]。不管申请的类型如何，涉及的监管流程都是相似的。此过程可能既昂贵又耗时，并且只有在产品获得批准后才能上市。因此，通常需要通过私人投资者和产业伙伴合作才能完成临床试验阶段 [7]。即使在上市申请获得批准后，FDA 仍然可能需要进行批准后调查 [1]。

4.2.3 三层监管方法

《联邦法规》(Code of Federal Regulations) 第 21 章第 1271 条概述了基于风险的三层方法来监管人体细胞、组织以及基于细胞和组织的产品 (human cells, tissues/products, HCT/P) [8]。第一类产品被认为是低风险产品，因此不受监管。此类产品的例子包括全血、血液来源的产品、骨髓、用于移植的人体器官以及提取的人类产品（如胶原蛋白）。对这些生物制剂必须进行最小操作，以同源的方式使用，并且不得与任何其他制剂组合 [5]。使用一类产品的医师需要遵循当前的良好组织规范 (good tissue practices, GTP)，但无须在 CBER 中注册 [5]。

第二类产品（《公共卫生服务法》第 361 条），也叫"361's"，是那些只需要很少监管的 HCT/P。FDA 的主要目标是确保此类产品的安全性。第

361 条分类的产品包括生物制剂。这些生物制剂的操作最小，以同源方式使用，不与其他细胞或化学物质结合使用，并且没有全身作用（除非用于自体或一级、二级亲属使用）。第 361 条分类要求医师遵循 GTP，在 FDA 注册其机构，并且每年向 CBER 提供制造的 HCT/P 列表。这些产品不需要经过繁琐的上市前批准程序 [5]。

第三类产品（《公共卫生服务法》第 351 条），也叫"351's"，是需要严格监管和上市前批准的HCT/P。该类别包括非最小操作，以非同源方式使用，与其他药物或细胞结合，具有全身作用或以同种异体方式使用的生物产品 [5]。有 351 种产品被认为是生物药物，其要求与传统药物相似 [9]。第 351 条分类产品的生产商需要遵守 GTP，在FDA 进行注册，每年向 CBER 提供 HCT/P 的清单，获得 FDA 的正式上市前批准以及按照 FDA 指南对这些产品进行说明 [5]。

FDA 的三层管理方法带来了"最小操作"生物制品的概念。这种程度的特点是仅对细胞或组织进行轻微修饰，并保留了产品固有的生物学特性 [9]。最小操作的示例包括从组织中提取细胞、离心、切割、研磨、抗生素处理、γ 射线照射、环氧乙烷灭菌、冻干和冷冻保存等 [10]。

"非最小操作"的定义为改变细胞或组织生物学特性的过程 [10]。这将包括细胞或组织的激活、封装、遗传修饰或扩增 [10]。非最小操作的其他示例包括酶促降解或向产品中添加化学或生物元素 [9]。这个概念非常重要，因为不符合最小操作要求的产品需要经过繁琐的 FDA 上市前批准程序 [11]。Regenexx 程序是产品被认为涉及非最小操作的一个突出例子 [11]。此过程涉及 MSC 的提取，以及将这些细胞运输到实验室进行培养和扩增。培养一段时间后，细胞被运回其提取的设施并用于患者治疗各种骨科疾病 [5]。FDA 指控该程序涉及的操作为非最小操作，应视为第 351 条分类产品。2014 年，联邦上诉法院就此事支持 FDA。FDA 的后续行动禁止了该诊所在美国执行此版本的 Regenexx 程序 [5]。

创建第 351 条分类是为了确保患者安全，但确实会使过程变得更加复杂、昂贵且耗时。有些人将美国的监管体系称为"死亡之谷" [9]。产品通过 I 期临床试验并不少见，但更多的是由于资金不足或无法达到临床疗效的终点而逐渐退出 [9]。

第 361 条分类为规避这一充满挑战的法规环境提供了更大的灵活性。这样的结果便是大多数商业产品以第 361 条分类为目标 [2]。

4.2.4 替代途径

在美国，有几种方法可以加快 FDA 的批准过程，并使生物制品更早地应用于临床。这些方法包括"快速通道"程序、"加速批准"程序、"优先批准"程序、"突破性治疗"标示和"人道同情"豁免。一些州也已经在尝试针对生物治疗的"试用权"（right-totry, RTT）法规 [9]。

"快速通道"程序是一项实验性监管措施，可加快审核过程。如果产品是"用来治疗严重的疾病并填补了医疗需求的空缺"，则可以考虑将其用于此程序 [9]。FDA 的"加速批准"程序着重于加快实际的批准过程。该方法通过将典型的临床终点重新定义为更容易实现的替代终点而发挥作用 [9]。"优先审查"是加快监管过程的另一种方法。该计划在申请 6 个月内要求 FDA 采取行动，而不是标准的 10 个月 [9]。

2012 年，FDA 引入了"突破性治疗"的概念，以加快创新性产品的审批流程。为了符合标准，该产品必须提供其相对于现有方法"重大改进"的初步数据 [9]。尽管此方法提供了更多的灵活性，但其尚未应用于干细胞治疗 [9]。该方法下的绝大多数产品是单克隆抗体和传统药物 [9]。

"人道同情"为越来越多的绝症患者提供了获得生物治疗的途径。为了达到人道同情的标准，患者的医师和产品制造商必须就建议的治疗方案达成一致，然后必须从 FDA 获得授权才能继续使用。人道同情这一类别可使产品直接从 I 期安全性试验进入临床使用，从而绕过 II 期和 III 期试验 [9]。据报道，FDA 批准了多达 99% 的人道同情请求 [9]。

在美国，一件有趣的事是通过了特定州的RTT 法规。这种立法是在州一级通过的，并在多种情况下似乎与现有的联邦法规直接对立 [9]。为了适用 RTT 法规，患者必须患有"重症"，并且该产品必须在 I 期临床试验中证明了其安全性 [9]。目前已制定 RTT 法规的州是科罗拉多州 [9]。结果，科罗拉多州已成为无数寻求实验治疗患者的目的地。RTT 法规为医疗行业和监管机构提出了一个颇为有趣的伦理问题。

4.2.5 Carticel® 实际案例

1997 年，Genzyme 公司（位于马萨诸塞州剑桥市）成为首家成功地通过复杂的美国监管体系而上市的软骨修复细胞治疗产品的公司[1]。在撰写本文时，Carticel®（Vericel Corporation, Cambridge, MA）是美国 FDA 唯一批准的用于骨科细胞治疗的产品。ACI 技术最初由 Peterson 和 Brittberg 等于 1987 年描述，随后由 Genzyme 公司开发和制造[12]。这是科学发展速度快于监管体系的一个例子。Carticel® 实际上是从 1995 年作为人体组织库开始在美国上市的。该产品被认为是一种皮肤移植物，类似于已经用于治疗烧伤的、自体培养的角质形成产品 EPICEL（Genzyme Corporation, Cambridge., MA）。该产品是在有关细胞培养的 FDA 指南成型之前出现的。因此，FDA 必须做出相应调整，并在 1996 年 5 月由 CBER 发布了关于操作自体培养结构（autologous cultured structural, MAS）细胞的第一份指南。该指南的标题为"活体外自体细胞操作并用于结构修复或重建的产品应用指南"[1]。这份新指南为 Carticel® 进入美国市场创造了途径。基于临床前动物测试的数据、瑞典的 153 名患者的临床经验以及 191 名患者的美国注册研究，BLA 于 1996 年被提交[13]。BLA 于 1997 年 8 月在允许加快批准用于严重或危及生命的疾病的生物制品的 21CFR601.40 条款下获得批准。这种有条件的批准需要进行批准后研究以验证长期的临床益处。在美国进行的一项针对 97 名患者的注册研究[14]以及对 154 名患者进行关节修复的研究（study of treatment of articular repair, STAR）证明了 Carticel® 的益处和安全性[15]。

多年来，FDA 对基于细胞和组织的产品监管不断发展。在 2000 年，FDA 对 Carticel® 的批准缩小到"二线治疗"。在 2007 年，FDA 修改了 Carticel® 说明，以包括 STAR 研究的结果。FDA 在 2007 年发布了另一份指南草案，标题为"用于修复或替换膝关节软骨的产品 IDE 和 IND 的行业准备指南"[1]。该指南扩展了处理生物产品开发的过程，并阐明了这些产品如何能够到达临床应用。迄今为止，在美国已有 13 000 多名患者接受了 Carticel® 治疗。对于该主题，已经有超过 500 篇包括 10～20 年随访结果的文章发表[16-19]。但是，自从 Carticel® 获批以来，在美国尚无新的 351 细胞策略来治疗软骨缺损。然而，自从本章撰写 MACI（猪胶原蛋白膜上的自体培养软骨细胞）以来，下一代 Carticel 已获得 FDA 的批准。诸如 DeNovo NT Natural Tissue（Zimmer, Inc., Warsaw, IN）和 BioCartilage 公司（Arthrex Inc., Loaples, FL）之类的产品已利用第 361 条分类来进行审批[20]。

4.3　世界各地骨科生物制品的监管法规

世界各地的骨科生物制品的监管法规变化很大，并且因国家而异。尽管许多国家和地区的运作方式与美国和欧盟（European Union, EU）类似，但仍然存在很多差异。一些国家在该领域基本上处于放松管制。通过提供其他国家无法获得的干细胞治疗，相关国家可以获得积极的经济优势[11]。但是，当这些技术不受监管时，就无法保证安全性或有效性。不安全或无效的疗法有可能损害全球行业的声誉和发展势头[11]。

4.3.1　欧洲

欧盟的监管基础组织良好，在许多方面与美国的体系相似。负责管理骨科生物制品的中央管理机构是欧洲药品管理局（European Medicines Agency, EMA）。若干指南提供了欧洲政策的基础，包括 EC 1394/2007 号指令以及《人类细胞与组织指令》（Human Cells and Tissues Directive, 2004/23/EC）[21, 22]。于 2008 年生效的 EC 1394/2007 号指令定义了前沿治疗医用产品（advanced therapy medicinal products, ATMP）的概念以及如何对其进行监管。ATMP 包括基因治疗产品、体细胞产品和组织工程产品。这些产品以非最小操作或以非同源方式使用[11]。与美国的体系类似，离心、放射或添加抗生素等过程并不被认为是非最小操作[11]。

欧洲生物产品到达临床使用的过程类似于美国系统。临床前试验是在用于人类使用药品注册的统一技术要求的国际协调会议（International Conference on Harmonisation, ICH）指导下进行的，以确定产品的安全性[4]。为了启动临床试验，需要临床试验授权（clinical trial authorization, CTA）。该许可是在国家层面授予的，而不是由 EMA 授予的 [23]。欧盟的临床试验以类似于美国体系的方式通过 I – III 期研究进行。完成临床试验后，需要上市许可申请（marketing authorization application, MAA）才能实现商业化 [4]。EC 1394/2007 号指令创建了前沿治疗委员会（Committee on Advanced Therapies, CAT）。该委员会通过监测临床试验的质量来定义 ATMP 的安全性和有效性 [23]。在对产品进行科学审查之后，CAT 向 EMA 的人类使用医用产品委员会（Committee for Medicinal Products for Human Use, CHMP）提出建议，以期最终批准 [23]。

欧洲存在几种规避传统监管体系的途径。EC 1394/2007 号指令定义了"医院豁免"。该条款允许在医院内医师的照护下，对个别患者进行非常规的 ATMP 给药 [23]。这类似于美国的体系。在该体系中，此类超说明书程序被视为"医学实践"的一部分，并且不在 FDA 的管辖范围之内 [21]。尽管医院豁免在监管体系中造成漏洞，但豁免的产品在国家层面受到监管，并且必须按照良好的临床实践指南进行生产 [23]。此外，产品可以申请有条件的上市许可。即便需要更多的证据支持，当其显示出对公共健康的益处超过其固有风险时，则可使该产品以更快捷的方式到达临床应用 [24, 25]。

尽管欧盟体系在很多方面与美国体系相似，但还是有一些不同之处。首先是财政方面。在美国，在联邦（NIH）与私人资金之间有明显的区别，而在欧盟，则没有这种区别 [23]。这一概念对于胚胎干细胞的研究特别重要。在美国，这方面一直是争论不休的政治问题。George W. Bush 政府对涉及人类胚胎干细胞的研究施加了联邦资助限制 [23]。这一政治行为使得美国在干细胞研究的发展方面处于明显的劣势。同时，包括欧盟在内的其他国家则能够继续进行这些研究。奥巴马政府放宽了美国对胚胎干细胞研究的政策，试图促进这一领域的发展 [23]。

尽管 ATMP 是由中央监管，但各个成员国在实施个体治疗方面仍保留相当大的自主权 [23]。结果，在国家级别上关于 ATMP 的处理仍然存在相当多的差异。英国的监管结构遵循与欧盟相同的中央结构。药品和医疗产品监管局（Medicines and Healthcare Products Regulatory Agency, MHRA）集

中监督批准 ATMP 的制造和引进。对于自体使用的、经过最少操作的或在同一外科手术中使用的成体干细胞，可豁免而不受组织框架指令的约束。尽管英国有医院豁免，但根据 1983 年的《医疗法》规定，这是英国医学总理事会（General Medical Council, GMC）的权限。这种监督提供的问责制被视为英国在研究部门之外进行的干细胞疗法比其他国家更少的原因 [21]。国家层面差异的另一个例子是意大利。尽管意大利的监管体系遵循欧盟的主要指导方针，但在过去几年中，国家层面发生了重大变化。2013 年 4 月，意大利参议院通过立法，将 MSC 输注疗法重新分类为移植程序。该决定通过规避意大利药品管理局（Italian Medicines Agency, IMA）的临床试验要求，增加了获得治疗的机会。但是，该立法也消除了对于良好的生产工艺的要求 [11]。2013 年 5 月，意大利下议院推翻了这一决定，重申了对良好生产工艺和 IMA 监督的需求 [11]。

4.3.2 澳大利亚

澳大利亚的监管框架与美国相当类似。药品管理局（Therapeutic Goods Administration, TGA）是负责监管基于细胞和组织的产品行业的机构。澳大利亚的监管体系也分为三层 [21]。第一类产品是作为治疗产品受到管制的生物制剂。这些产品包括血液、血浆、疫苗和冷冻保存的造血祖细胞。TGA 认为这些是药品，需要进行类似于美国药品要求的安全性和有效性试验 [21]。第二类产品是被管制的生物制剂。这些产品包括干细胞、组合的细胞和组织产品以及转基因和扩增的细胞产品。澳大利亚生物制品监管准则（Australian Regulatory Guidelines for Biologicals, ARGB）适用于这些产品，并将它们从 1 到 4 进行分类。该分类基于风险分层，第三类和第四类产品涉及非最小操作和非同源使用。第三类和第四类产品需要以安全性和有效性监控的形式进行额外的监督。最后一类产品包括那些不属于生物制品的产品。这些产品包括人体器官、用于生殖治疗的生殖组织、造血祖细胞，以及从患者收集的细胞和组织产品。它们需要在医师的监督下进行单次治疗。此类产品不在生物制品法规的管辖范围 [21]。

4.3.3 加拿大

加拿大的监管体系在许多方面也类似于美国的体系。加拿大卫生部通过其《食品和药品法》（Food and Drugs Acts）来管控生物制品。产品必须经过临床前评估、临床试验和上市批准，然后才能到临床应用。生物制品必须遵守《食品和药品法》的要求，尤其是第 1A、2、4、5 和 8 部分[26]。临床试验证明其安全性和有效性后，将发布合规通知（Notice of Compliance, NOC），然后可以上市。另外，制造场所则需要建立许可证[26]。

与美国类似，加拿大体系使用基于风险的三层方法进行生物制品监管。产品要么被排除在法规之外，要么受到严格的《食品和药物法》法规的约束，或者受《人类细胞、组织和器官移植安全性》（Cells, Tissues, and Organs, CTO）法规中一种基于标准的方法的约束。低风险生物制品不受任何监管计划的约束。此类别包括无全身影响的自体、同源且操作最少的产品。这些产品被认为是安全的，不受法规审查。CTO 法规适用于具有确定安全性的产品，如骨髓、外周血、脐带血或胰岛细胞。同种异体、操作最少且以同源方式使用的细胞产品受 CTO 指南的监管。此类产品不需要进行上市前审查或 NOC。这些产品必须符合生产标准，并需要企业对生产现场进行注册。根据《食品和药品法》第五部分，高风险的生物制品需要经过更加严格的上市前批准程序。此类别的产品包括非最小操作的细胞、异种细胞、非同源使用的细胞以及具有全身作用的细胞。加拿大的监管体系也可能既耗时又昂贵。据报道，将新产品做到上市认可的成本约为数亿美元[26]。

4.3.4 俄罗斯

俄罗斯是干细胞疗法几乎不受管制的国家之一[27]。其卫生部负责制定政策和规范干细胞产业。总体指导意见指出，干细胞可以被提取并将其存储，但是这些细胞的管理需要许可证。但是，没有关于所使用产品中所含细胞的安全性、功效甚至细胞类型的监管标准。医学科学院负责对研究机构的监察，但对私营部门则没有权限。因此，许多私人诊所都能够提供干细胞疗法，而这种干细胞疗法在薄弱的监管环境中几乎无法制止[27]。

不受监管的细胞产品的管理当然并非没有风险。之前便有关于俄罗斯未经证实的疗法引起不良结果的报道[27]。这是一个普遍的问题，以至于一群科学家推动卫生部在 2005 年成立了一个专家委员会来调查这个问题。该委员会发现许多诊所违反了法规和安全标准。尽管许多诊所因此关闭了，但据估计，仅在莫斯科，2007 年约有 500 家诊所仍在提供未经许可的干细胞疗法[27]。

4.3.5 印度

印度是发展干细胞旅游业的另一个国家。尽管印度的监管体系比俄罗斯更为严格，但据报道该国的干细胞治疗方法不符合国际标准[27]。卫生部负责监管此类生物疗法。印度医学研究理事会（Indian Council of Medical Research, ICMR）的任务是资助和监督涉及这些技术的研究。印度的监管结构有些令人迷惑。2001 年，生物技术部（Department of Biotechnology, DBT）制定了一套有关干细胞研究的准则。次年，ICMR 就同一主题形成了自己的一套准则。这两个准则在一定程度上彼此矛盾。2007 年，DBT 和 ICMR 共同制定了《国家干细胞研究与治疗指南》（National Guidelines for Stem Cell Research and Therapy）。该指导方针建立了一个国家尖端委员会，以监督印度所有与干细胞相关的工作。它还成立了干细胞研究和治疗机构委员会，以监督干细胞研究。但是，人们普遍认为不合规。一些人质疑国家尖端委员会的权威，因为目前尚不清楚如何处理违反这些规定的情况[27]。作为新兴经济体，印度似乎认识到成为干细胞治疗领域的领导者可能带来的经济利益[28]。该国已投入大量财政资源来建立干细胞研究计划，并已产生了数种胚胎干细胞系和同行评审的论文。尽管存在一些监管上的不足，但印度似乎致力于成为干细胞研究领域的主要参与者[27]。最近，ICMR 邀请公众和医学界发表意见，分享他们各自与干细胞治疗有关的经验。ICMR 旨在将科学经验纳入政策。

4.3.6 墨西哥

墨西哥是医疗旅游业的常见目的地[11]。在美国和加拿大无法获取生物或干细胞疗法的患者中尤其如此[11]。这种医疗旅游业的经济影响巨大，但并非没有风险。墨西哥负责生物疗法监督的监管机构是联邦卫生风险保护委员会（Federal Commission for the Protection Against Sanitary Risk, COFEPRIS）[11]。该委员会是卫生部的一个独立机构，负责监测干细胞和脐带血的生产和临床使用情况[11]。但是，COFEPRIS似乎有些缺乏权威性，部分原因是由于资源的有限以及一套标准化准则的缺失[11]。

墨西哥的《普通健康法》（General Health Law）适用于生物医学研究，可以防止在没有支持证据的情况下虚假地宣传所提议的医学治疗益处[11]。然而，这些法律不适用于干细胞疗法。在墨西哥，只有少数提供干细胞治疗的私营公司与COFEPRIS进行了临床试验[11]。墨西哥的干细胞旅游业在2012年得到了进一步推动，当时立法允许将以前不允许的"器官、组织和细胞"商业化[11]。但是，如果没有适当的监管，我们将无法确保这些生物疗法的安全性和有效性。政府需要更加主动地要求这些公司提供信息，以便创建可行的监督方案[11]。

4.3.7　中国

中国已经在干细胞研究上进行了大量投资，因此，中国成为全球相关论文第二多产的国家也不足为奇[11, 29]。中国的劳动力受过的教育程度较高，每年大约有40万毕业生进入科学和医学领域[29]。在2009年之前，中国的监管体系相对宽松。中国曾是干细胞旅游的常见目的地[29]。近年来，中国在确保干细胞疗法的安全性和合乎伦理的使用方面一直非常积极。科学技术部和卫健委已经制定了人类胚胎干细胞的研究指南[11]。国家干细胞研究与协调委员会负责监督与干细胞疗法有关的研究和技术[11]。进行干细胞研究的小组需要注册他们的研究。目前中国政府在消除非法或不安全的干细胞产品方面更加积极[11]。

4.3.8　日本

在日本，与美国和欧盟的法规一样，对骨科生物制品的监管也属于类似的体系。2013年的《药品和医疗设备法》（Pharmaceutical and Medical Devices Act）创建了"再生医学产品"的新分类[30]。药品和医疗设备局（Pharmaceuticals and Medical Devices Agency, PMDA）根据该法规对产品进行科学审查。PMDA将报告提交给厚生劳动省（Ministry of Health, Labor, and Welfare, MHLW）。后者最终就产品批准做出决定[11]。日本似乎致力于干细胞研究领域的科学创新。随着PMDA建立了基于细胞和组织的产品办公室[11]，针对生物制品研究的临床试验的数量在2012年有所增加。该办公室的目的是监督临床试验。该试验的阶段类似于FDA程序[11]。在日本，"临床研究"与"临床试验"之间存在区别。"临床研究"是指出于学术或私人医学实践目的的产品开发。这些研究受《再生医学安全法》（Act on the Safety of Regenerative Medicine, ASRM）的管辖。"临床试验"是指出于上市目的而进行的产品开发研究。这些研究受PMDA的管辖[30]。

2013年，日本通过了《再生医学促进法》[30]。该法律的目的是简化和加快再生医学产品到达临床的过程[21]。这项法律允许公司在早期试验中证明产品的安全性和可能的功效后提交上市许可申请（marketing authorization application, MAA）。一旦获得批准，该产品便可以在一定时间范围内的有条件准许下进入市场。进一步的数据将在上市后继续收集，并且需要患者的知情同意。在7年的有条件准许结束之前，制造商必须重新向MHLW申请完全批准[30]。《再生医学促进法》确保产品可以通过广告和商业化形式更快地进入市场，而不必等待在临床试验结束时的批准。现在，患者可以更早地获得这些疗法，并且有条件的批准后仍将继续监测这些产品的安全性和有效性[30]。这项立法在承认与新产品商业化相关的挑战方面具有革命性意义。日本正在尝试通过允许制造商在开发的临床试验阶段保持活力来适应不断变化的生物制品市场。

4.4　干细胞旅游业

有关精英运动员出国旅行以接受尚未获得FDA批准的疗法的新闻报道，引起了人们对医疗旅游业的关注。医疗旅游业是一个价值数十亿美元的产业，每年估计有60 000～750 000名患者参与医疗旅游[31, 32]。"干细胞旅游"是医疗旅游的一个子类，患者前往不同地区寻求他们所居住的地方无法获得的干细胞治疗[9]。医疗旅游可以为进行治疗的所在国提供经济刺激[9]。这个行业的大部分内容是基于口碑和在线推荐，通常很少有支持证据。但是，患者在不受监管的环境中可能会受到安全威胁，甚至有与干细胞旅游业有关的死亡报告[9]。

4.4.1 直接消费产业

干细胞旅游的常见目的地包括墨西哥、中国、印度、乌克兰和巴哈马[33, 34]。这些目的地往往是干细胞治疗监管较为宽松的国家。干细胞旅游业已发展成为一个主要基于互联网的直接面向消费者的产业[35]。Connolly 等已经对 1000 多个宣传干细胞疗法的国际网站进行了大规模的在线搜索[31]。这项搜索发现了遍布 21 个国家和 5 大洲的 224 个不同的干细胞诊所。在美国，干细胞诊所的密度最高，占所有诊所的 27%。在欧洲仅发现 11% 的诊所，并且超过一半的诊所定位于"发展中国家"的地区。大多数干细胞疗法是来自骨髓或脂肪组织的成体自体 MSC，并通过静脉输注给药（60%）[31]。这些干细胞治疗据称可治疗多种疾病，包括多发性硬化、衰老、帕金森综合征、脊髓损伤和卒中，但只有 1/4 的网站提供了结果数据，只有 3% 的网站引用了同行评议的研究结果[31]。这些治疗的费用从 5000 美元到 50 000 美元不等。除了传统的网站外，作者发现超过一半的诊所利用了社交媒体进行广告宣传[31]。

4.4.2 美国医疗旅游

当提及干细胞旅游时，我们通常会想到出国旅行以寻求特定的治疗方法。然而，在美国境内有许多公司提供未经批准的干细胞疗法[36]。此类疗法包括非同源、同种异体、异种和诱导性多能干细胞治疗[36]。Turner 等最近发表的一篇文章详细探讨了这种现象。作者们发现了 351 家美国企业和 570 家诊所在线销售干细胞疗法。作者指出，这些诊所集中在人口稠密的地区，如南加州、迈阿密、丹佛、达拉斯和纽约[36]。这种聚集的原因尚不确定，但可能反映了当地法规、人口类别

和财务考虑等因素[36]。大多数公司提供自体干细胞治疗，但多达 20% 的公司提供来自各种来源的同种异体细胞[36]。一些诊所甚至提供了未经批准的模式，如诱导多能细胞、胚胎干细胞和异体细胞[36]。这些公司的网站声称可以治疗各种疾病，从骨科疾病到自闭症[36]。这些诊所的问题在于，他们经常将自己的产品"自我分类"为第 361 条分类，或他们可能坚持认为治疗是医学实践的一部分，因此不受 FDA 法规的约束[9]。这种行动可能会挑战整个美国的监管基础[9]。

4.4.3 可疑的行为

干细胞旅游业以一群弱势患者群体的希望为基础。不道德的人可能会因此利用愿意接受风险和昂贵的疾病治疗的患者[27]。重要的是，在进行干细胞治疗时，应充分告知消费者，但是找到有关干细胞治疗的可靠信息却具有挑战性。Master 等评估了 175 个科学组织、患者倡导团体和干细胞研究网络的在线教育内容。作者们发现，这些网站分享的有关干细胞疗法研究的信息非常少[35]。此外，网站经常对干细胞疗法的功效提出不切实际的宣传。联邦贸易委员会（Federal Trade Commission, FTC）的消费者保护局负责保护消费者，使其免受美国生物产品虚假和欺诈的广告宣传。广告宣传未经批准的干细胞疗法广告属于重罪，可处以民事和刑事处罚[11]。

对于去一个以较低的成本获得经过证实的治疗的国家与去国外寻求未经证实的或实验性的治疗，应当区别对待[27]。干细胞疗法的不安全或无效使用不仅对患者有害，而且对需要持续支持的该行业也很危险。俗话说"一颗老鼠屎坏了一锅粥"，而这样的说法当然也适用于干细胞诊所。未经证实的疗法和可疑公司带来的不良结果可能会破坏干细胞产业的声誉，从而阻碍其发展[37]。至少，这些诊所提供的产品应该保证对患者是安全的。

4.5 REGROW 法案

2016 年 3 月，伊利诺伊州参议员 Kirk 提出了一项法案，题为 S. 2689，《可靠且有效地改

善健康的再生医疗法案》(Reliable and Effective Growth for Regenerative Health Options that Improve Wellness, REGROW)[38]。这项两党法案的产生是因为人们认识到再生医学克服各种医学挑战的能力。该法案的目的是简化监管政策，并加快产品进入市场的过程[38]。

该法案首先明确指出它将不会限制或修改《公共卫生服务法》第351和361条分类中定义的现有途径。REGROW 法案修正了第351条分类，增加了有关批准细胞疗法的第351（b）条。本节声明将创建一个方案，以允许在Ⅲ期临床研究之前有条件地批准 HCT/P[38]。该法案详细说明了有条件的批准，即该产品"必须在5年的有条件使用期限内制造，并将其引入洲际贸易中，并在使用该产品时遵守当时的相关法规（包括良好的生产规范），而无须根据第351（a）条分类申请的批准"[38]。

REGROW 法案提出了与日本类似的变化。它允许制造商在完成Ⅲ期临床试验之前将其产品推向市场。这些变化将使产品更快地到达临床应用，同时也有助于抵消与产品开发和临床试验相关的成本。这些变化有可能促进骨科生物制品领域的经济增长和创新。该法案最后强调监管机构与公司合作，为建立再生医学产品开发更清晰的体系[38]。尽管参议院不太可能通过该法案，但它无疑代表了朝着不同方向迈出的一步。

4.6 生物制品的报销

在全球范围内，骨科生物制品的报销环境存在很大差异。这种多变性在很大程度上取决于一个国家的监管环境和财务手段。其他重要的变量包括产品管理的临床环境和治疗提供的额外收益[24, 25]。在报销方面，治疗负担高的疾病和针对填补医疗空缺产品的需求最高。同样，针对较小人群的产品更有可能获得报销补偿[39]。

4.6.1 美国的承保范围和报销

美国的健康保险形势是来自各种公共和私人保险支付者的500多种保险的复杂结合。公共支付者包括 Medicare、Medicaid 和 Veterans 系统。私人保险支付者是商业保险公司，向个人、雇主和工会出售保单。截至 2015 年，美国 90.9% 的人口拥有医疗保险[40]。在美国获保的人群中，有 67.2% 的人拥有私人保险，而 37.1 % 的人拥有公共保险[40]。尽管美国拥有最大的药品市场，但它并没有规范药品的定价[41]。取而代之的是，支付者必须与制药商协商定价和报销[41]。公共保险支付者经常从制造商的价格中获得回扣[41]。私人保险支付者试图通过分层处方确定市场份额来影响药品定价[41]。但是，诸如生物制剂之类的产品不适合这种传统范式。

骨科生物制品领域相对较新，其报销系统也在不断发展。报销过程始于制造商研究和了解市场。制造商应熟悉现有的报销难度和计费途径。此过程的下一步是获得 FDA 批准或给定产品的许可[42]。但是，仅获得 FDA 批准并不能确保产品将被囊括进入承保范围。各个支付方必须根据其临床安全性和功效数据评估该产品。受到更严格审查的产品，如通过 BLA/NDA 流程批准的 351 类产品通常具有更多的辅助临床数据。承保范围很大程度上基于证据，因此，增加的数据有助于承保范围的批准。关于承保范围的决定取决于支付者的类型、产品的类型、临床证据的质量、审查周期以及各种其他变量[42]。根据 FDA 的审查结果，Medicare 往往相对较快地确定承保范围。但是，商业支付者可能要花费数月至数年的时间才能确定是否要承保某种产品[42]。但是，某些产品将被视为"实验性"或"研究性"产品，因而并不会被承保[42]。

一旦一个产品由保险支付方承保，则必须确定其报销水平。报销是指将偿还给服务提供者的金额。该决定基于许多因素，包括支付方的类型、给药的临床情况、临床数据的质量、产品的附加值以及产品的相关成本[42]。报销取决于产品或服务适当的计费和编码途径。对于新的骨科生物制品，可能没有现有的编码途径来准确描述这些产品。在这种情况下，制造商的任务是确保产品有新的代码或修改现有的代码。这个过程可能要花费几个月甚至几年的时间才能实现[42]。

在美国有几种上市的骨科生物制品，包括黏弹性补充剂、富血小板血浆、BMAC、Carticel® 和多种同种异体移植物。FDA 目前批准了七种 HA 产品[43, 44]。HA 注射剂的支付方承保范围通常限于有症状的膝骨关节炎患者。这种患者对保守治疗无效。这些产品已发布了国家药品代码（national drug codes, NDC）和医疗通用程序编码系统（Healthcare Common Procedure Coding System, HCPCS）J 代码，以方便其使用[42]。在美国市场上有几种同种异体移植产品，包括新鲜冷冻同种异体移植产品或其他产品，如 Cartiform®（Arthrex Inc., Naples, FL）、BioCartilage®（Arthrex Inc., Naples, FL）和 DeNovo NT Natural Tissue（Zimmer Inc., Warsaw, IN）。同种异体移植的覆盖范围和报销因支付方和产品类型而异。例如，北卡罗来纳州的 Blue Cross Blue Shield 公司在认为有医疗需要的情况下，可提供自体移植物或同种异体移植物治疗膝关节局灶性软骨损伤的承保和报销。然而，将骨软骨同种异体移植物应用于距骨等其他关节则被认为是研究性的，保险将不涉及[45]。

在美国，Carticel® 是目前市场上唯一用于骨科适应证的 FDA 批准的培养扩增细胞疗法。联邦医疗保险和商业保险支付方的承保范围仅限于 15～55 岁的患者。Carticel® 已获得唯一的 HCCCS J 代码。联邦医疗保险在其网站上列出了 J 代码计费产品的指定销售价格（assigned sales price, ASP），但 Carticel® 的最新 ASP 还是 2014 年的价格[46]。联邦医疗保险和医疗补助服务中心（Center for Medicare and Medicaid Services, CMS）已经通知制造商，由于联邦医疗保险人群 Carticel® 使用数量少和使用受限的综合原因，他们将不再在该数据库中列出 Carticel®。2016 年，Carticel® 的当前制造商 ASP 为 $36 299.657[47]。自从本章 MACI（猪胶原膜上的自体培养软骨细胞）撰写以来，下一代 Carticel 已获得 FDA 的批准。其信息可在线获取：https://www.fda.gov/BiologicsBloodVaccines/CellularGeneTherapyProducts/Approved Products/ucm533177.htm。

目前有许多可商购的器械用于制备富血小板血浆和 BMAC。这些器械已获得 FDA 的 510（k）许可[48]。在临床上使用最少操作的富血小板血浆或 BMAC 不需要 FDA 的批准，并被认为是医学实践的一部分[5, 48]。但是，大多数保险认为将富血小板血浆或 BMAC 用于骨科适应证是"研究性"的，从而不提供保险报销。寻求这些治疗的患者被迫自付费用。每次治疗的费用从几百美元到数千美元不等。

总体而言，由于复杂的 FDA 法规和多保险系统，美国骨科生物制品的报销情况非常复杂，使得其存在进入市场的重大障碍。为了获得成功，公司需要在获得 FDA 批准之前制订一项全面的保险报销计划。制造商必须考虑要治疗的疾病类型、可用的临床证据水平、现有的法规、开具账单的挑战以及产品相对于当前医疗标准的额外优势。制造商有责任建立其产品的独特性，并证明其融入市场的合理性[42]。

4.6.2 欧盟的生物制品费用报销

在欧盟，生物制品的生产过程与传统药品的生产过程相同。报销可以通过几种方式确定，包括基于价值的评估、基于竞争对手的评估和基于成本的评估。基于价值的评估根据给定产品在当前医疗标准之上的增加值来确定报销方法。基于竞争对手的报销取决于参考群体的定价。该方式在欧洲市场很普遍。基于成本的报销在欧洲并不常见[39]。在法国和德国等集中市场中，大多数决定是在国家层面做出的。因此，报销条款更加统一，产品更可能被包含在医院处方中。由此，资金从保险公司转移到各个医院[39]。另一方面，在诸如意大利和西班牙这样的权力下放国家中，有关支出的决定更加分散，并且发生在区域层面。报销的最高价格是在国家层面确定的，而具体和采用的价格在地区层面确定。该规则的例外是带有"创新分类"的产品，必须在所有地区都采用[39]。英国拥有一个有趣的系统。在该系统中，国家卫生与医疗卓越研究院（National Institute for Health and Care Excellence, NICE）根据质量调整寿命年（quality-adjusted life years, QALY）对产品进行了基于价值的评估和成本效益分析。关于定价和报销的最终决定由卫生署决定。通常被认为具有成本效益的产品（通常低于 30 000 英镑）更容易获得批准[39]。

对于潜在的制造商来说，提前计划报销至关重要，并且应该进行基于价值的评估，以便从给定治疗的收益中获利。细胞疗法的开发成本很高，因此与现状相比，增量利润必须是可观的。结果，产品通常针对填补医疗空缺的疾病，因为它们最容易证明优于现有治疗方法[24, 25]。

4.7 小结

人们对于骨科生物制品和干细胞治疗尚未开发的潜力感到非常兴奋。骨科疾病患者都对生物治疗解决他们的问题有着共同的希望。这些患者需要充分了解这些治疗背后的证据。但是，要找到可靠和有用的资源可能会很困难。患者能够做出符合现实期望的明智决定是至关重要的。比保护消费者更重要的是保护患者的健康。至少应确保患者所接受的产品是安全的，并且不会使他们遭受不必要的伤害。

世界上大多数国家和地区已经采用了基于风险的方法来规范骨科生物制品[6]。但是，某些国家和地区对这些产品的监管体系非常有限。结果，这些管制较少的国家能够提供世界其他地区无法获得的治疗。这种监管的差异可以创造经济优势，并促进了医疗旅游业的发展。在寻求未经证实的疗法时，患者应格外小心，以免失望和受到潜在的伤害。提供无效和不安全治疗的欺诈诊所对整个细胞疗法行业构成了巨大威胁[21]。

美国对基于细胞和组织的产品有相对严格的监管[6]。从某种意义上说，这给该领域的经济发展和创新带来了挑战。从开始到获得 FDA 批准状态的产品所花费的成本非常高。Sertkaya 等对美国卫生与公共服务部的一项研究确定，进行Ⅰ~Ⅲ期临床试验的平均费用为 3 000 万 ~ 4 000 万美元。批准后（Ⅳ期）试验使该费用增加 1 倍，让平均总费用达到 6 000 万 ~ 8 000 万美元[49]。该估算甚至可能相对偏低，因为其他消息来源估计产品开发的成本将超过 1.6 亿美元[49]。这些试验也非常耗时，进行产品开发的临床试验阶段所需的平均时间约为 7.5 年[49]。临床试验的负担使较小的公司在该行业竞争中面临挑战。

从基础科学到临床应用的转变需要市场和商业化来铺平道路。像日本这样的国家已经试图改善围绕生物治疗发展的商业环境。在日本的法规变更使得产品仅在早期研究显示出安全性和有效性之后便进入市场。这些变化让产品可以更快地到达临床应用，同时也免除了临床试验的费用。在美国，已经提出了类似的改革以减少审批过程的繁琐。REGROW 法案清楚地表明了监管改革的趋势。该法案将允许产品更快地应用于患者，减轻临床试验的某些财务压力，并创造有利于创新和经济增长的环境。尽管大多数有关骨科生物制品的研究显示出良好的安全性，但只有时间能说明以更便捷的方式将这些产品商业化所付出的代价。

监管系统是骨科生物制品开发领域中必不可少的。尽管经常将减慢发展的过程归咎于监管，但监管机构对于创造一个可以安全且可复制的方式进行创新的环境至关重要。大多数国家采用基于风险的方法来监管这些产品。在这样做时，这些国家实施了与每种产品的风险水平平行的法规。尽管已经朝着加快批准和上市后监督的方向发展，但患者的安全是主要问题，不应为权宜之计或牟利而牺牲患者安全。生物制品背后的科学发展迅速，而相关法规也应该不断发展以跟上潮流。总之，没有科学家与立法者之间的合作和相互理解，就不可能进行有效的监管。数据必须在研究人员之间进行共享，以进一步推动该领域的发展。

4.8 细胞治疗监管工具

对于骨科生物制品的开发者来说，一个有用的资源是细胞治疗监管工具包。该实用程序是伦敦再生医学网络提供的在线资源。该工具包提供了有关将细胞治疗从实验转化为临床实践的过程的信息，包括同意书、细胞库、许可、举措和治疗等。该网站通过一系列问题和下拉菜单来导航，在每个方面都有指向各种可用资源的有用链接。当前，此网站有英国和美国两个版本。该工具包为任何考虑进入细胞治疗产品开发领域的人提供了一个极好的起点，网址为 www.lrmn.com/toolkit/uk/uk-regs.html 和 www.lrmn.com/toolkit/us/us-regs.html[50].

参考文献见本书数字资源。

组织工程与新型生物材料 第**5**章

Mustafa Karahan、Rustu Nuran 著

罗泽宇、张 宇 译

自从 1993 年 Langer 和 Vacanti 发表综述文章《组织工程》(*Tissue Engineering*)后，组织工程就成为医学界的热门话题之一。如今，组织工程已成为将工程学和生命科学原理应用到医学的多学科领域，包括恢复、维持或改善组织功能或整个器官的生物替代物的开发[1]。组织工程的策略，换言之就是"再生医学"，要求细胞通过信号通路与组织建立联系和交流[1-3]。

为了让命名更加规范，应将技术术语简要归类以避免混淆，包括"组织工程""再生医学""细胞治疗"和"细胞移植"。组织工程可以根据支架的使用将它们分类。据此，再生医学可以分为两个概念：不使用支架的"细胞治疗"和需要支架作为支持结构的"组织工程"[4]。

5.1 天然细胞外基质作为载体

对于几乎所有类型的"组织工程"应用，最主要并且唯一的目的是使支架材料及时降解和分解。并且随着降解过程的进行，生物材料被替换为细胞或组织以及新合成的细胞外基质。此外，这些降解终产物必须是生物惰性的，以便它们在不发生任何生物反应的情况下被迅速地从体内清除。

聚合物是用于组织工程的常用材料，其降解机制有两种：一种是化学降解，即聚合物链被诸如水解的化学反应分解；另一种是酶解法，即培养中细胞分泌的酶识别并切割生物聚合物的特定位点[5]。

人体组织中的细胞处于细胞外基质的环境中（处于固体基质中）。根据组织的功能，人体组织中存在不同类型的细胞外基质。细胞外基质的功能可分为五类（表 5.1）。

第一，细胞外基质为该组织中细胞生长与响应信号提供了结构支持和物理环境。第二，细胞外基质根据组织的功能赋予该组织相应的结构和力学特性，如弹性或刚度。第三，细胞外基质主动向基质内部的细胞提供生物活性信号以进行细胞活动。第四，细胞外基质是生长因子的储存库。第五，细胞外基质为在组织动态过程（如形态发生、体内稳态和伤口愈合）中的降解进程提供了最佳物理环境[6,7]。

从理论上说，"组织工程"的最佳支架应当具有该目标组织的细胞外基质的特性。但是，细胞外基质的复杂组成和动态天然特性使其几乎无法仿制。因此，组织工程中支架的主要策略是模仿天然细胞外基质的功能[8]，包括以下几个方面：

- 一方面，支架应留有足够的空间，以便在植入后新组织的形成和重塑。另一方面，由多孔结构组成的用于运输营养物和代谢物的支架应具有力学稳定性。并且，这种生物材料在植入后的降解速度应与新组织的新基质产生速度相匹配。多孔结构影响细胞反应及其在组织中的进一步变化。水凝胶支架具有水通道和聚合物网络结构，而其他一般支架则有空间开放的通道。多孔结构的产生依赖于支架的制备方法，包括纤维粘合、溶剂浇铸或微粒浸出、气体发泡和相分离[8,9]。

- 支架应由生物相容的材料制成，以使制备工程化组织中的细胞和宿主组织的细胞适应。天然和合成聚合物具有出色的柔韧性，可通过不同的制造技术制作成所需的形状[8]。

- 支架应具有足够高的生物活性水平，从而调节

表 5.1　细胞外基质在天然组织和组织工程产品（支架）中的功能

天然组织中的细胞外基质	支架的功能	支架的特点
为细胞提供结构支持	应为体外接种细胞提供结构支持	应具有细胞结合位点以及多孔结构
为组织提供力学性能	应为组织缺损提供形状和力学稳定性	具有足够的力学稳定性，以便易于填充缺损的区域
为细胞提供生物活性支持	与细胞相互作用、促进增殖和分化	生物（细胞黏附）和物理（表面形貌）性能稳定
生长因子的储存库	用于体外生长因子的递送工具	带有在支架中携带生物活性剂的微结构
为组织的动态过程创造灵活的物理环境	为新的组织形成和重塑提供空间	具有多孔微结构，以促进营养物质和代谢物扩散

天然组织细胞和工程化细胞外基质内部细胞的活性。同时，支架也可以用于外源性生长刺激信号的递送载体，如生长因子等。水凝胶可以填充蛋白质，并且这些蛋白的释放可以通过支架的膨胀来触发[10]。

- 支架必须为天然组织缺损的区域提供相匹配的力学和形状稳定性。因此，支架的力学性能应与宿主组织的力学性能相匹配。

无论临床应用的方法如何，其目的都是相同的，特别是结构和功能的恢复。而无论选择哪种策略，宿主对植入组织的反应将决定最终修复的成功或失败。

5.2 人体对支架的生物反应

事实上，植入人体的所有材料都会受到宿主免疫系统的响应。宿主对植入材料的响应是不可避免的。这种免疫反应在植入后会立即发生，并且有一些因素会影响此免疫反应的水平。这与材料的特性直接相关，特别是植入物的组成以及植入物所处的解剖位置。

我们对经典生物材料的异物反应有充分的了解。这些经典生物材料由不可降解的聚合物和金属成分组成，并用于髋膝关节假体的长期植入。然而，组织工程的最终产品，即支架，所引发的反应与长期治疗（如不会降解的用于关节置换术的材料）所期望的目标有所不同。植入体内的生物材料的组织反应与该生物材料体内的结构和力学性能之间应保持平衡。

已知异物反应会对身体和局部组织中的材料寿命产生消极影响。

植入生物材料后，相关的宿主级联反应立即启动，从在生物材料上形成生物蛋白膜开始，继而发生急性炎症反应，随后是慢性炎症和肉芽组织的产生，最后在生物材料周围出现纤维化和包裹[11, 12]。

5.2.1 血液与材料的相互作用和生物膜的形成

在外科手术过程中，血液在伤口部位的释放会导致血小板脱颗粒并激活炎症过程。血液中的接触蛋白（凝血系统的成分或血浆衍生的蛋白）在植入后的几秒钟内便会附着到生物材料的表面。生物材料（或支架）表面上的这些蛋白可作为炎症细胞迁移到该区域的靶点，最终在支架周围形成生物膜[12, 13]。

5.2.2 急性炎症

炎性细胞（特别是中性粒细胞）将通过释放趋化因子从而激活急性炎症。中性粒细胞与生物材料表面上的蛋白发生相互作用，导致中性粒细胞（或）巨噬细胞通过吞噬或补体途径破坏异物。在这两个过程中都会发生植入材料的腐蚀，而这是在植入后短期内不希望发生的过程[12, 14]。

5.2.3 慢性炎症

慢性炎症通常以活化的巨噬细胞的存在为特征。该过程可能持续数周至数月，具体取决于植入材料的性质和解剖位置。与急性炎症不同，在慢性炎症中以促血管生成的成分为主，并且在支架内和支架周围有新的细胞外基质形成。另外，与急性炎症不同的是，异物巨细胞将取代巨噬细胞[12]。

5.2.4 肉芽组织的形成、异物反应和组织包裹

慢性炎症可以发展到肉芽组织阶段。在该阶段中，新的细胞外基质沉积和植入物中血管系统的生长最终形成致密的结缔组织层，最终导致"异物反应"，并将生物材料包裹于结缔组织致密胶原中[12, 15]。

对于组织工程和再生医学而言，其目的是促进功能恢复，而具有组织包裹作用的异物反应则认为是不良结果[12]。

因此，炎症过程或宿主的免疫应答将决定植入支架的成功与否。在外科手术放置支架之后，支架的性能将立即开始变化。这些性能包括力学性质（强度和孔隙率）、化学性质（生物降解性）和生物性质（生物相容性）。

许多因素决定了宿主对组织工程和再生医学材料的反应，包括：

- 生物材料的选择，并且我们还可以细分影响生物材料选择的因素。
  - 材料的化学性质（疏水或亲水）。
  - 降解能力。
  - 表面结构。
  - 加工方法。
- 支架中包含的细胞类型。
- 与植入支架一起使用的生物活性因子或药物。

支架通常被用作细胞的输送载体，或在植入后立即提供力学和功能上的支持。为了使宿主免疫反应最小化，用于组织工程和再生医学的细胞优选自体细胞。而宿主的免疫反应很容易检测到同种异体和异种移植的细胞[8]。最近，诱导多能干细胞（induced pluripotent stem cells, iPSC）作为组织工程和再生医学的自体细胞的潜在来源引起了大家极大的兴趣。Yamanaka 等发现 iPSC 可以通过四种重编程因子（c-Myc、Klf4、Oct3/4 和 Sox2）的作用而分化为任何类型的细胞[16]。但尚不明确 iPSC 的重编程对宿主反应的影响，因此还需要更多的研究，而且这些细胞仍有潜在的致癌作用[17]。由于支架周围细胞死亡导致的细胞碎片也可能触发宿主免疫反应，因此，研究细胞死亡的潜在机制也很重要。

异种和同种异体细胞抗原可立即被宿主免疫反应识别。这将激活免疫系统并引起促炎性介质的产生，进而引起对移植组织的排斥。这被称为 Th1 型免疫反应，通常与排斥反应相关。Th2 型免疫反应的特征是产生不同的趋化因子，并且更普遍地与移植耐受的过程有关[12, 18]。

众所周知，自体细胞是避免任何类型免疫反应的唯一方法，但是收集和扩增自体细胞不仅费时，而且技术要求高。

或者，工程化组织可以掺入干细胞（如MSC）。这些细胞可以通过降低主要组织相容性复合体的表达直接或间接抑制宿主的免疫反应，并且这些祖细胞具有广泛的分化能力，因此能够分化为多种细胞类型[19,20]。

5.3 信号分子

细胞内信号转导是从细胞外的力学和（或）化学刺激开始的，然后将这些刺激转化为细胞响应的过程。细胞外信号（可以是细胞因子、生长因子或激素）通过细胞膜传输到细胞质中。一旦进入细胞内部，它可能会通过第二信使继续延伸至细胞核或与其他细胞成分相互作用，最终结果是引起基因表达、表型或新陈代谢的改变。

信号可以是自分泌型，即细胞释放的信号分子与位于同一细胞上的受体结合时发生；抑或是旁分泌型，即信号分子与周围细胞上的受体结合；又或者是内分泌型信号，即系统循环的信号分子（如激素）与位于其产生位置外部细胞上的受体相结合。

细胞因子、生长因子和激素是启动信号通路的一些细胞外信号分子。细胞因子（如白介素和干扰素）主要用于维持细胞稳态和人体的防御通路。与细胞因子密切相关的生长因子主要用于调节细胞的生长和增殖，如 TGF-β 超家族和 IGF。激素（如甲状旁腺激素和生长激素）通过内分泌信号转导与细胞相互作用。

信号通路是通过将细胞外信号（一种配体）附着到跨越细胞质膜或从细胞质膜延伸的细胞受体

蛋白而发生的。最普遍的受体蛋白是跨膜的，其结构由三个部分组成：细胞外部分、细胞内部分和位于质膜内的疏水性部分[21]。

细胞外基质能够与不同类型的受体相互作用。整联蛋白是一种已知的重要受体，可以参与"由外而内"和"由内而外"的信号转导[22]。

当细胞外配体结合受体并启动细胞内信号通路时，发生由外而内的信号转导。在由内而外的信号转导中，细胞内信号通路增加了受体对其配体的亲和力，而受体与配体的结合进一步引发了由内而外的信号转导。

在基质诱导的信号转导中，细胞与细胞外基质的相互作用可以分为三类。第一种相互作用与细胞黏附和迁移有关，第二种相互作用与细胞的生长和分化有关，第三种相互作用与细胞凋亡和上皮 - 间质转化有关[22,23]。

理想的支架是由理想的细胞外基质组成的，并且该理想的细胞外基质与天然细胞外基质相同或接近，与自体细胞和免疫抑制药物一起接种，并向基质中添加促进细胞 - 细胞外基质相互作用的生长因子和分化因子。

尽管细胞外基质分子可以成功地用于组织工程中，但是使用天然细胞外基质有几个缺点，尤其是产生免疫反应的风险、可能的污染风险和易于降解的风险。同时，与天然细胞外基质不同，人造生物相容材料的局限性在于它们通常无法将生长因子和分化因子传递给细胞。

在过去的几年中，"半合成生物材料"是一个支架设计的新方向。该技术将细胞外基质分子的功能区结合到人造生物材料中，以实现特殊的附加功能。

参考文献见本书数字资源。

肌肉骨骼组织结构的生理稳态、创伤反应、修复过程和再生医学策略

第 **6** 章

Kaitlyn E. Whitney、Ioanna Bolia、Jorge Chahla、Hajime Utsunomiya、Thos A. Evans、Matthew Provencher、Peter J. Millett、Robert F. LaPrade、Marc J. Philippon、Johnny Huard 著

林　航 译

6.1 引言

　　肌肉骨骼系统疾病的治疗随着技术的进展不断进步，同时人们对正常生理以及生物力学也有了更进一步的认识。创伤、形态变化以及长期过度使用都会造成肌肉骨骼生物力学的改变。生物力学的异常改变会使得关节微环境倾向于高表达炎性因子，从而最终导致肌肉萎缩以及关节退变。生物标志物可以用于预测骨关节炎的诊断与预防的风险，但对于急性损伤的评价效果甚微。另外，本章的目的在于全面回顾损伤及术后结缔组织的生理稳态、愈合反应以及再生策略。本章将会涉及膝关节、髋关节以及肩关节的生理稳态，生物标志物在诊断和预防中的应用策略，术后愈合反应，以及运用再生医学手段应对保守治疗以及术后加强。

6.2 肌肉骨骼结构的生理稳态

6.2.1 肌腱

　　肌腱的最重要功能是稳定膝关节、髋关节、肩关节和其他一些重要的结构组织。肌腱的细胞外基质主要由 Ⅰ 型胶原构成，逐级组装成微纤维、纤维以及被肌腱内膜腱鞘包裹的带有血管、淋巴和神经的纤维束[1]。肌腱细胞分布于胶原纤维束之间，以平行于纤维方向的方式延展并维持细胞外基质的稳定[1]。肌腱的退变并不常见，但是在创伤和过度使用时易断裂，因而需要手术治疗来维持力学稳定，以及促进受损部位的血管刺激[3]。肌腱炎和肌腱变性是常见的过度使用的伤病，在运动员中非常常见。肌腱炎和肌腱变性对保守治疗如休息、非甾体抗炎药以及物理治疗的反应良好，但在更严重的情况下，需要手术松解以及清理[2]。

　　肌腱炎与有周围腱鞘的炎性改变明确有关，而肌腱变性则指胶原纤维结构改变及肌腱细胞凋亡引起的肌腱组织自身退变，通常伴有肌腱失能的风险[2, 4, 5]。目前一般认为肌腱断裂的愈合首先通过最初的血肿和炎性反应，免疫细胞迁移至损伤处去除组织碎片，随后成纤维细胞浸润，沉积富含 Ⅲ 型胶原的肉芽组织产生痂，最后组织重建，形成富含胶原的瘢痕组织[6, 7]。由于此类修复方式会形成瘢痕并高表达 Ⅲ 型胶原，所以组织的耐用性会下降，同时，再次断裂的风险会升高[8]。另外，粘连的形成有损正常肌腱的功能并降低关节活动度。生物制品可以作为保守治疗或者手术增强注射的手段，在瘢痕形成过程中促进 Ⅰ 型胶原的产生而增强修复的作用。

6.2.2 韧带

　　在最近一项为期 10 年的研究中，急诊患者中约 650 万人有膝关节损伤，占各年龄段总人数的 2.29‰[9]。膝关节韧带损伤是膝关节损伤中最常见的形式[9]。韧带和半月板损伤会导致膝关节不稳，从而在运动中改变关节软骨的承载受力[10]。关节内

韧带以及关节外韧带损伤在维持组织稳态方面作用有所不同。关节内韧带少有或者没有损伤修复能力，因而手术重建对于关节内韧带恢复前后位移以及旋转稳定至关重要。相反地，关节外韧带具有自我愈合能力。愈合过程从促炎细胞因子和趋化因子浸润开始，伴随细胞迁移、胶原沉积以及最后组织重构[11]。虽然低程度韧带损伤愈合修复主要以Ⅰ型胶原沉积为主，但在严重损伤则形成富含Ⅲ型胶原的瘢痕组织。膝关节力学改变伴随滑液和关节软骨的生物学改变。这些改变包括Ⅰ型和Ⅲ型胶原的比例[12]，Ⅴ型胶原增加[13]，以及水分和蛋白多糖含量的改变[14]。严重的关节外韧带损伤伴有撕脱骨折或持续松弛的情况常需要一期修复或重建[11]。生物治疗和组织工程表达生长因子对治疗严重撕裂有增强修复率及改善修复组织质量的作用。

6.2.3 骨

骨骼组织为人体力学功能提供了最重要的结构支撑，并与结缔组织协同来产生复杂的运动。骨骼组织的生理性承重能激活合成代谢通路，刺激成骨[15]。从结构上来讲，骨有骨皮质和骨松质两层。在每一层中，骨的强度和尺寸由成骨细胞、骨细胞和破骨细胞之间的相互作用以及生化信号决定[16]。例如，Notch信号通路能促进骨发育和骨重塑[17-19]。其他生化通路，如TGF-β亚型与BMP亚型之间的相互作用，能诱导成骨细胞分化来激活和调节骨生成[20, 21]。软骨下骨损伤会改变这种生化信号、激活炎症和降解蛋白，从而在结构上改变和降解骨小梁结构[22]。

与透明软骨类似，超负荷锻炼和过度使用能造成力学损伤，导致严重的软骨和软骨下骨变化。骨关节炎的临床表现描述为关节表面的逐渐退化和软骨下骨的硬化。此外，在多个人体关节中发现了关节腔间隙与软骨下骨硬化之间的关联性[23-28]。目前的手术治疗和干预仍然局限于关节表面再造以及对暴露的软骨下骨进行清理处理[29]。然而，许多利用BMP和VEGF的生物和基因治疗已证明能够增强骨和血管的形成[30-32]。为了更好地阐明其临床效果，依然需要进一步的分析和临床试验。

6.2.4 骨骼肌

骨骼肌会受到直接（如撕裂、挫伤、拉伤和撕脱）和间接（如缺血、感染和神经性功能障碍）的损伤[33]。在损伤后最初的几天，产生活跃的肌肉炎症反应的组织愈合反应[33]，包括肌肉降解或炎症、再生和纤维化三个连续的阶段[34]。局部的巨噬细胞在损伤后立即激活，释放出各种趋化因子，吸引中性粒细胞和单核细胞到损伤部位。TNF-α在初始的降解和炎症阶段起主要的协调作用。非甾体抗炎药曾被认为具有减少早期疼痛和炎症的作用，但现在这类药物被发现可延迟肌源性前体细胞的增殖和成熟[35]，因此会延缓肌肉的再生过程。因此，它们对于肌肉愈合的作用依然存在争议。肌肉再生阶段始于受伤后的第1周，在第2周达到顶峰，第3周和第4周逐渐减少。此阶段主要通过生长因子来协调，包括IGF-1、bFGF以及作用相对稍弱的神经生长因子（nerve growth factor, NGF）[36]。在受伤部位注射人类重组生长因子是增强第二个愈合阶段生物进程的可行办法。遗憾的是，要想达到理想的临床效果，需要比较高的人工蛋白浓度，因而限制了其广泛的使用。最后是纤维化阶段，TGF-β1的重要作用在此阶段得到了体现。这一生长因子的主要功能是促进受伤部位的细胞外基质形成和沉积，进而导致最终的纤维化。因此，目前研究聚焦于寻找能减少TGF-β1产生或者阻断其作用、进而有效地减少纤维化反应的因子。在小鼠模型中，富血小板血浆与氯沙坦联合作为抗纤维化药物，削弱TGF-β1的作用，进而促进肌肉修复和减少纤维化[37]。

此外，前文描述的生物治疗可以用来辅助手术或者物理治疗以提高临床效果。这对于想要快速恢复并达到受伤前水平的高水平运动员来说尤其重要。

6.2.5 关节软骨和纤维软骨

关节软骨。关节软骨是关节中支持关节面滑动的重要组织。创伤、形态改变和长期过度使用均可导致其生物力学上的紊乱，从而影响关节面[38]。过多的机械应力和创伤可以导致关节表面的缺失，并改变关节的位移[38]。软骨损伤形成缺损可导致局部剥脱和骨关节炎，在严重的情况下亦会造成关节表面和软骨下骨的崩塌。这些严重的软骨缺损会造成步态和受力状态失调[39]。这一特定的形态会导致骨移位及伴发的疼痛、功能丧失和关节不稳。肩关节是另一个容易发生早期骨关节炎的大关节，这与关节囊松弛和盂唇损伤息息相关。此外，半月板和韧带撕裂或膝关节损伤也与早期骨关节炎相关。接触力和关节力学的改变会破坏细胞外基质[8]，从而引起糖胺聚糖、胶原和其他结缔组织分子的释放并被周围细胞感知。因结构蛋白改变导致基因表达改变的级联效应会引起生理失衡，最终导致关节软骨降解[40]。因为缺少血管，软骨不具备或者只有非常低的自我再生能力，因此这种组织很难修复[7]。穿透软骨下骨让骨髓渗出能够促使营养迁移到缺陷区域，而达到一定的软骨修复效果[41, 42]。

修复全层软骨缺损的标准方法如关节镜下微骨折技术等能增加Ⅱ型胶原 mRNA 的表达，并最终促进纤维软骨瘢痕的生成[43-48]。微骨折治疗已经在年轻患者中取得了非常好的长期疗效[45, 46, 49, 50]。然而，当软骨下骨再生新骨的时候，纤维软骨组织的完整性会受损[51]，并且只有 30%～40% 的再生组织是关节软骨。尽管关节软骨修复面临巨大挑战，然而，这些方法提高了软骨缺损和骨软骨缺损的治疗成效。一些生物学方法正在研发中，以寻找替代技术来增强软骨再生。

半月板。半月板主要由纤维软骨组成，是一个内侧为半月形、外侧为圆形的关节内结构。半月板前后角止于骨，边缘部分都与关节囊相连。健康的半月板给下方的软骨提供保护，防止过大的轴向应力和软骨降解。在交叉韧带缺损的情况下，半月板的主要作用是转换轴向应力，以减小异常的关节活动和应力传递。半月板创伤和过度使用能导致关节间隙疼痛和肿胀，改变受力分布，使关节软骨更容易受到损伤并向骨关节炎发展[52]。半月板部分切除术是常规的去除无血管受损部分及保持半月板功能的手术方法[53, 54]。已有报道证实该手术治疗能够提高膝关节活动度和改善力学症状[54]。然而，这一方法并没有解决由此带来的生物微环境的改变。这被认为是骨关节炎发生的诱因[88]。不经治疗的半月板撕裂可能导致承重不稳定并扰乱关节受力[55-57]。而这种不正常的生物力学状态会让膝关节更容易向早期软骨退化的方向发展。

创伤、形态异常或长期过度使用造成的生物力学失调会加速组织退行性病变的发生，并且被认为是早期骨关节炎的诱因[58]。事实上，骨关节炎表现为过度机械应力下的修复失败、异常的关节移动和关节环境内的细胞和分子水平变化[58]。这些膝关节内的力学变化可最终降解细胞外基质，并阻碍必需代谢营养的组织供给[40]。此外，细胞外基质的破坏可以引起糖胺聚糖、胶原和其他结缔组织分子的释放[40]。这反过来又会引起生物分子失衡，造成基因表达的变化，最终导致透明软骨退变和纤维化[40]。

半月板内部 2/3 的组织缺少足够的自我修复能力，这进一步说明了其生物学复杂性[59]。在半月板外部的富含血管区，包含着大量多能干细胞。然而，这些干细胞在内部无血管区并不存在[59]。半月板内部固有的纤维软骨细胞在刺激下，可以通过细胞迁移、增殖和分化的方式修复半月板的外部区域，但是这种方式不能为半月板内部提供强有力的愈合[59-62]。通常认为，修复半月板无血管区撕裂的失败率较高，主要原因是由于半月板内部 2/3 的愈合能力有限。这种损伤通常会导致生物力学的改变、关节软骨的退行性病变和骨关节炎[57, 64, 65]。从这方面而言，生物治疗和组织工程可以作为有效地修复半月板无血管区域的替代选择。

盂唇 - 髋关节。髋关节盂唇加深髋臼的凹陷，并环绕髋臼的整个月状面。它与下方的髋臼横韧带相连。盂唇使髋臼表面积拓展了 21%，并保持与股骨头的接触[66]。盂唇可以对股骨头在髋臼内的侧向运动提供结构阻挡，分散力量，与股骨头形成抽吸密封的结构，从而增强关节的稳定性。这也与滑液的调控和软骨完整性的维持相关。抽吸密封机制的破坏容易导致髋关节微环境失稳和早期软骨破坏。

髋关节中软骨 - 盂唇复合体的损伤较为常见，在过渡区（软骨 - 盂唇连接处），纤维软骨样盂唇与透明关节软骨表面分离，其宽度通常为 1～2 mm。软骨 - 盂唇连接处撕裂需要的力量较小，并且在极端活动范围时股骨的稳定性会降低[67, 68]。盂唇撕裂也会导致液体流出量的显著增加，从而降低了关节内液体的压力。盂唇的渗透性较低。这种对液体流动产生的阻力对于关节的密闭性至关重要。正常盂唇的黏性扩散有助于减震。撕裂的盂唇失去对液体产生的影响，因此可以导致髋关节健康状况不佳。

2005 年以来，大多数文献认为盂唇清理术为标准的治疗手段。然而，随着髋关节镜的发展，盂唇修复术显示出更好的预后[69]。研究表明，盂唇修复术可以通过形成纤维血管修复组织，或者直接与新生骨重新附着来实现愈合[70]。此外，研究显示盂唇组织的缺失加重了盂唇撕裂的负面影响。随着髋关节镜和翻修开展的增多，盂唇缺损变得更加普遍。因此在新开展的盂唇治疗中，对盂唇组织一般予以保留。

盂唇缺损的手术治疗包括增强术或重建术[71]。为了改善手术愈合和盂唇修复，通常会使用一些生物制品，包括富血小板血浆和骨髓浓缩物[72]。尽管文献有限，这些辅助治疗手段显示出了较好的早期结果。

6.3 创伤反应、修复过程和继发疾病

6.3.1 生物标志物

急性损伤的生物标志物。根据美国 NIH 资助的骨关节炎生物标志物网络提出的"BIPED"分类，生物标志物包含五个类别：疾病负担、调查、预后、干预有效性及诊断（burden of disease, investigative, prognostic, efficacy of intervention, and diagnostic, BIPED）[73]。对于组织退行性病变和骨关节炎患者来说，BIPED 分类系统正在成为一种在诊断和预后策略方面非常有用的工具。对于其他损伤的组织，如肌肉、韧带和肌腱，目前的分类系统以往主要基于血清和血浆中的酶，比如肌酸激酶、醛缩酶和乳酸脱氢酶等[74, 75]。虽然有一些已经被报道的其他生物分子可能用于描述肌肉、韧带和肌腱损伤，但是在运动医学和骨科诊断策略中还没有得到很好的应用[76, 77]。

慢性损伤的生物标志物。临床表现与疾病病理之间存在很强的相关性，但是目前尚无单一或组合的生物标志物具有足够的临床敏感性或特异性[78, 79]。由于创伤、形态异常或长期过度使用，不同组织内的生物力学可能存在不平衡。这些情况可能会上调炎症细胞因子的表达。这些因子可作

为主要刺激物，指示症状和组织降解的标志[80, 81]。

生物标志物及其相应的金标准浓度可以作为诊断和预后的工具。在此过程中，如果某一患者亚组具有相似的生物或生理紊乱，那么可以根据生物标志物结果制定特定的治疗工具[82]。疾病负担可以通过评估在单个时间点与疾病严重程度或者广泛性相关的生物标志物进行［如血清软骨寡聚基质蛋白（serum cartilage oligomeric matrix protein, COMP）[83]、血清透明质酸[84]以及尿 CTX-Ⅱ等］[85]。调查类生物标志物在减少有害标志物浓度的有效性方面对生物标志物进行了分类，如Ⅱ型胶原降解产物（collagen type Ⅱ cleavage, C2C）。预后类别的生物标志物是指能够预测未来疾病的发生，并且能够推荐某些有益的治疗方式的生物标志物［CD163、Ⅰ型胶原代谢产物（collagen type Ⅰ metabolites, C1M）］。干预评估标志物是指对已经发生疾病或有风险的患者进行某种治疗效果评价的标志物（IL-10、Fib3-1）。最后，诊断类别标志物是指根据参考的生物标志物水平对不同肌肉骨骼疾病的个体进行分类，如脑源性神经营养因子（brain-derived neurotrophic factor, BNDF）。这些检验应该在合适的受试者群体中按照金标准进行评估和比较[73]。Kraus 等建议在 BIPED 分类下增加一个"安全"（safety, S）类别。S 类别标志物指对不同组织的健康状况和对治疗的总体细胞毒性状态进行监测的标志物[86]。

另外，还有提示软骨退变的组织特异性生物标志物，如Ⅱ型胶原蛋白羧基末端肽（carboxy-terminal telepeptides of type Ⅱ collagen, CTX-Ⅱ）、Ⅰ型胶原蛋白（collagen type Ⅰ, C1）、Ⅱ型胶原蛋白（collagentype Ⅱ, C2）、C2C、Coll2-1NO2、COMP、c-前肽 CPⅡ、ⅡA 型前胶原 N 前肽（type-ⅡA collagen N-propeptide, PIIANP）、硫酸软骨素表位 846（chondroitin sulfate epitope 846, CS846）、MMP-3；骨吸收的生物标志物，如血清和尿液Ⅰ型胶原 N 端末端肽（N-terminal telopeptide of type Ⅰ collagen, NTX-I）和Ⅰ型胶原 C 端末端肽（C-terminal telopeptide of type Ⅰ collagen, CTX-Ⅰ）；滑膜炎的生物标志物（血清 HA）[87]。这些生物标志物需要在患有肌肉骨骼疾病的人群中进行进一步评估。

6.3.2　骨关节炎

在髋、肩和膝关节，创伤、形态异常和长期过度使用可能导致生物力学紊乱。生物力学异常可能使关节微环境中炎性因子上调，但是在临床中这一过程目前仍缺乏足够的证据支持。文献表明，一些促炎因子是症状、软骨降解和退变的预测因素和主要刺激因子[80, 81]。位于骨的承重面的关节软骨的缺失（关节间隙狭窄）、骨赘形成、软骨下硬化、软骨下囊肿和骨髓病变，部分滑膜增生和滑膜炎，关节内软组织退变以及肌肉萎缩，都是 X 线和 MRI 能观察到的骨关节炎的常见征象[89, 90]。骨关节炎是一种多因素渐进加重的疾病，如创伤、过度使用、性别、遗传因素、肥胖和衰老[91, 92]。另外，力学的紊乱会引起关节面和软骨下骨的生物学失衡以及退变。常见的临床症状包括活动度减小、捻发音、畸形、关节不稳和关节功能障碍。

骨关节炎在病理生理学上起于胶原蛋白结构的破坏[89, 90, 93, 94]、退行性生长因子的刺激和浸润[95-98]、软骨细胞外基质的改变[99]和软骨细胞的凋亡[100]。在机械损伤之后，胶原也可发生降解[101]。在健康结构的关节软骨中，新生胶原纤维主要由 II 型胶原提供[102]。降解蛋白与细胞外基质结构相连，包括 II 型胶原、XI 型胶原、IX 型胶原、XII 型胶原、VI 型胶原、COMP、基质蛋白 1、基质蛋白 3、原纤维蛋白、基底膜蛋白多糖、纤维调节蛋白、多能蛋白聚糖、核心蛋白聚糖、光蛋白聚糖、骨甘蛋白聚糖、骺蛋白聚糖、纤连蛋白、血小板反应蛋白、腱生蛋白 C、软骨间层蛋白（cartilage intermediate layer protein, CILP）、连接蛋白、链蛋白聚糖和巢蛋白等。这些分子的降解会进一步导致组织变性[99]。

与软骨和骨软骨缺损相似，早期和晚期的骨关节炎的修复和治疗手段仍然有限，通常需要进行全关节成形术。另外，骨关节炎可以通过一些保守的治疗方式，包括改变饮食习惯、运动和采用整体更健康的生活方式等，以及介入性疼痛治疗策略进行保守治疗[103, 104]。尽管这些治疗手段可以延缓关节置换的时间，但仍需考虑采用生物治疗来延缓早期骨关节炎患者的关节组织进行性退化，并改善晚期骨关节炎患者的功能。

6.4　再生医学策略

6.4.1　自体生物治疗

富血小板血浆。血小板是身体中普遍存在的血液成分。它由称为 α- 颗粒的致密结构组成，能够存储和释放蛋白[105]。血小板通过激活 α- 颗粒特异性生长因子和其他蛋白来提供生理稳态、凝血、促炎和抗炎作用[105]。富血小板血浆由多种生物活性成分组成。这些成分的特性具有细胞黏附和促进再生能力。其他蛋白，如纤连蛋白、玻连蛋白、纤维蛋白原、凝血酶原、IGF-1 和 HGF 自然存在于血浆中，并且在血小板活化后也会从 α- 颗粒中释放出来[105]。颗粒蛋白选择性地调控激活或抑制特定的生长因子[106]。

另外，富血小板血浆可以通过分泌趋化因子和特定的白介素来营造促炎或抗炎环境。促炎因子是诱导细胞反应的重要信号因子和激活剂。高浓度的促炎因子会造成微环境失衡，并抑制其他信号通路。富血小板血浆激活抗炎机制以平衡促炎因子，并减少随后的炎症反应[107, 108]。关于利用促炎因子来实现局部愈合的机制仍存在争论。据报道，在肌腱病中，急性炎症环境下，富白细胞富血小板血浆可增加细胞数量和新生血管[109]。也有报道称乏白细胞富血小板血浆是针对关节内病变一种更好的治疗方式，因为乏白细胞富血小板血浆通过刺激软骨细胞合成代谢诱导更多的细胞生长，而富白细胞富血小板血浆则促进涉及多种细胞因子的分解代谢途径[110]，并且可以产生明显的副作用[111]。另有研究表明，富血小板血浆能够减轻疼痛并改善功能状态，尤其对于早期至中度骨关节炎患者[112]。

骨髓浓缩物。骨髓浓缩物能促进骨诱导作用和增强骨表面桥接的作用，从而帮助骨缺损愈合[113-115]。目前文献表明，针对较大的软骨及骨软骨损伤，骨髓浓缩物可以增强手术对于软骨的再生潜能并且能再生透明样软骨[116-120]。Kim 等证实了骨髓浓缩物在保守治疗膝骨关节炎中的作用。研究发现骨髓浓缩物注射能够将疼痛 VAS 评均提高 3 分[121]，治疗后 12 个月患者的 IKDC 评分比基线评分平均提高 31.6 分[121]。许多其他临床研究也表明采用骨髓浓缩物治疗膝骨关节炎已经取得了积极的临床成果。但是和许多细胞疗法一样，在其应用[122]和临床效果[123]方面也存在争议。可能的原因是由于骨髓浓缩物抑制了血小板衍生的抗炎因子。另外，骨髓 MSC 的数目根据其提取的位置、性别和患者年龄而有不同，但是 MSC 的总体浓度仅占骨髓的很小部分。在当前不断优化的基于细胞的疗法中，MSC 和软骨细胞经常用于再生软骨和骨。骨髓浓缩物不仅由多种类型的干或祖细胞组成，还由白细胞、红细胞和血小板组成。骨髓浓缩物中的血小板能够激活和释放数百种生物标志物，如生长因子、白介素、细胞因子和趋化因子。Fortier 等首次检测了血小板成分，分析了在骨髓浓缩物中骨髓 MSC 标志物，同时比较了骨髓浓缩物和富血小板血浆两个系统的生物标志物的浓度[124]。据报道，骨髓浓缩物包含更高浓度的生长因子，以及显著更高的白介素 1 受体拮抗剂（interleukin-1 receptor antagonist, IL-1Ra）浓度[124]。IL-1Ra（抑制 IL-1 分解代谢）被认为是自体条件血清中一个发挥有利作用的分子，能够减少细胞因子产生的炎性刺激[124]。之前有文献表明，MSC 的治疗作用可能是由分泌因子介导的[125, 126]。由血小板 α 颗粒分泌的生长因子天然地存在于外周血和骨髓中，能抑制 MSC 向各种类型细胞谱系的转化，同时调节炎性的微环境。

多项研究通过的优异结果，证明了分离的骨髓干细胞能够在肌肉骨骼损伤环境下增殖和分化，从而能够促进修复和再生[127, 128]。骨髓 MSC 是多能细胞，从骨髓中获取并分离出来。虽然骨髓是这些分子的天然储存库，但从自体或同种异体骨髓中提取的 MSC 依然达不到足以促进组织再生的数量要求。目前，对于患者的情况（如性别、年龄和其他一些情况）是否影响骨髓 MSC 的产量尚未达成共识。这需要进一步的分析来鉴定、定制和优化骨髓浓缩物的临床应用，从而增强患者的预后。

6.4.2 基因治疗

基因治疗是将生物因子（如生长因子和润滑素酶）和（或）细胞（如肌肉来源的干细胞、MSC 和造血干细胞）递送到受损的骨骼肌肉组织的细胞内，并改变组织细胞转录的过程[129]。这个过程能够通过基因表达产生治疗性形态发生蛋白、生长

因子和抗炎因子[129]。另外，这种治疗方法旨在增强基因表达并促进组织愈合和重建。

目前，基因治疗的方法有两种：①通过体内外周输入的递送方式。这种是制备转基因载体[129]。②体外递送方式，这种是直接将分离、扩增及传代的干细胞通过非病毒转染的方式应用到缺损区域[129]。

在韧带[130, 131]、肌腱[132, 133]、肌肉[134, 135]、纤维软骨[136, 137]、局灶性软骨和骨软骨缺损中[138, 139]，利用基因治疗已经观察到良好的愈合和再生。考虑到受损组织的表面积，使用基因疗法治疗大面积软骨和骨软骨缺损以及骨关节炎仍然具有挑战性。基因和生长因子的组合疗法开始成为治疗较大缺损和疾病的新选择[140]。

对于那些主要功能为启动和（或）阻断细胞信号通路的生长因子（例如，VEGF、PDGF、TGF-β、FGF 和 IGF 等），这些治疗性蛋白已经能够提供很好的效果。然而值得注意的是，微环境因素如 pH、药物载体、机械刺激和血清都可以影响生长因子的递送和整个作用过程[141]。

生长因子递送往往多次通过增加其滞留，以启动细胞内信号和组织形成。尽管目前在基因治疗方法方面取得了进展，但仍存在一些障碍限制了这项技术的临床转化[129]。

6.4.3 干细胞

成体干细胞在促进组织愈合方面具有极大的优势。如果没有这些细胞，组织很难自我再生。成体干细胞具有静息、分裂、分化和复制的能力。MSC 具有多向分化潜能，可分化产生多种肌肉骨骼组织，如骨、肌腱、韧带和纤维软骨等[142]。尽管与体外培养相比，成体 MSC 在被移植到体内后存活率会下降[143, 144]，胚胎干细胞具有最大的多能可塑性，能够分化成各种各样的组织[145]。然而，伦理上的考虑使胚胎干细胞的使用成为一种挑战，同时也存在排斥反应或肿瘤形成的可能性[146]。自体 MSC 移植不仅避免了胚胎干细胞使用相关的伦理问题，而且降低了同种异体免疫反应的风险。MSC 可以从各种组织中分离出来，包括骨髓、肌肉、滑膜和脂肪。

几项临床研究报道了自体 MSC 移植后具有显著的临床改善和手术增强作用[147, 148]。然而，自

体 MSC 的特性在不同的供体之间可能存在很大差异[149]。在采用 MSC 治疗肌肉骨骼疾病的过程中，依然需要持续增强临床的有效性以及开展有说服力的临床试验。

6.4.4 组织工程

以细胞为基础的治疗通常通过使用组织工程支架以及合成装置，以达到定向运送到缺损的局部并与周围组织整合的目的。这些组织工程材料同时也能作为耐用、生物可降解的支架，为生物相互作用和宿主组织再生提供必要的力学支撑[150]。

许多内源性和外源性支架已被证明与多向潜能干细胞[151]和生长因子（如 TGF-β 亚型、BMP、VEGF、FGF、IGF 和 PDGF）有很好的生物相容性[152]。目前，自体软骨细胞移植及基质诱导的自体软骨细胞已被用于软骨和骨软骨缺损修复[153]。分离的自体或异体来源的细胞，如 MSC、肌肉源性干细胞、软骨细胞和造血干细胞，已经可以在有生物活性的支架上增殖。要提升工程材料的生物学性能，必须有一个可被分离和传代的细胞源。生物可降解支架材料必须能够发生构象变化，在生物材料周围形成类似框架的网状结构。最后，支架材料和复合物必须包含生物因子（如细胞因子或趋化因子），来激活细胞信号通路而启动愈合过程。

在后续的工作中，如何提高组织工程复合物加载的生长因子的诱导和滞留、增加血管网络形成以及提高细胞存活率和增殖将是基因治疗向临床转化的关键。

6.4.5 抗纤维化治疗

生物制品改善手术并发症。 组织纤维化在骨科手术中是一个巨大的挑战。它不仅是一种术后并发症，而且也会使损伤后的肌肉愈合过程复杂化，从而影响保守治疗损伤（如肌肉拉伤）的治疗效果。对于希望早日重返运动、并恢复伤前最高水平的竞技运动员来说，这是一个至关重要的问题。

氯沙坦是一种口服活性药物，在体内通过肝细胞色素 P450 酶（P450、2C9 和 3A4）进行首关代谢。这种激活剂是血管紧张素 II 型 1 类受体（angiotensin II type 1 receptors, AT1R）的一种非竞争性抑制剂。在同等剂量下，这种激活剂的效力是氯沙坦的 10 ~ 40 倍[154]。体外研究发现氯沙坦钾是 AT1R 的可逆竞争拮抗剂，因此，它可以对抗血管紧张素 II 对于这些受体的功能（血管收缩、醛固酮分泌、纤维化、炎症和组织肥大）。目前，它作为一种降压药被广泛地应用于心血管疾病的治疗中，因为它能够通过防止组织重构来延缓心脏充血性心力衰竭。在骨科中，氯沙坦可以作为潜在的抗纤维化药物来使用[154]。

作为 FDA 批准的药物，氯沙坦也以"超说明书"的方式来治疗纤维化，且已被证明可减少术后瘢痕组织的形成。当与自体生物制剂疗法或基因疗法同时使用时，氯沙坦也可能成为一种有前途的药物。未来需要更多的证据阐明其临床效应。

6.5　小结和展望

生物和基因治疗可有助于改善肌肉骨骼系统各种损伤和疾病后的修复和再生。目前，各种生物和组织工程的方法正在研发中。由于具有更好的组织渗透性和扩散性，小分子细胞因子和生长因子可能展现出最好的疗效。此外，添加或未添加干细胞的生物和组织工程疗法，为包括膝、髋和肩关节在内的肌肉骨骼疾病提供了一种潜在的强有力的治疗方法。随着生物和基因疗法在技术和试验领域的不断发展，这些技术的临床转化会大大加快。然而，这些新兴的生物治疗方法的临床转化需要科学家与外科医师之间的密切合作，在保证安全性和治疗效果的同时尽量减少副作用。

参考文献见本书数字资源。

第7章 关节软骨再生：细胞、支架和生长因子

Livia Roseti、Brunella Grigolo 著
屈 雪 译

7.1 引言

7.1.1 关节软骨生物学

关节软骨覆盖在活动关节的骨端。从组织学上看，它是一种透明的组织，没有血液、淋巴或神经分布[1]。

关节透明软骨是一种在胚胎发育过程中衍生自间充质的高度分化的组织。它的主要功能是通过分散负荷来保护关节，从而防止软骨下骨受到应力损伤。同时，它提供了摩擦力小的受力表面，可以自由移动。这种组织由液相和固相组成。通常关节软骨总湿重的60%~80%是液相（如间隙水和电解质溶液），其余40%~20%的组织是固相，由细胞外基质和软骨细胞组成[2]。

软骨细胞是成熟软骨中唯一的细胞类型，它会在自身周围分泌并沉积特有的细胞外基质。此外，它们还通过基质金属蛋白酶（matrix metalloproteinases, MMP）和金属蛋白酶组织抑制剂（tissue inhibitors of metalloproteinases, TIMP）等来维持分解代谢和合成代谢的平衡，从而维持和重塑细胞外基质[3]。成熟的软骨细胞完全包裹在致密的软骨细胞外基质中，不像骨细胞那样能够迁移或增殖。

细胞外基质主要由水、胶原、蛋白多糖和其他非胶原蛋白组成。另外，有多种胶原蛋白类型，如VI、IX、X和XI型存在于关节中，有助于保持关节软骨的抗张特性。在成人组织中，II型胶原占总胶原的90%，而XI型胶原仅占大约3%。所有的胶原纤维呈定向分布，大小不均。蛋白多糖主要以蛋白聚糖为代表，可以为组织提供抗压性能。蛋白聚糖呈瓶刷状结构，其中的糖胺聚糖（glycosaminoglycan, GAG）链（硫酸软骨素和硫酸角质素）附着在一个高分子量的蛋白核心上。这种结构通过连接蛋白与透明质酸（HA）聚集。除蛋白聚糖外，较小的蛋白多糖（如双糖链蛋白多糖、纤调蛋白聚糖和饰胶蛋白聚糖）存在很少[2]。根据与软骨细胞的距离，细胞外基质可分为三个区域：细胞周、区域间和区域基质。紧紧围绕着一个或一列软骨细胞的是薄薄的细胞周基质，再外围是区域间基质，最外围则是区域本质。

成熟的关节软骨尽管很薄，但在不同区域［称为浅表层、中间层（或过渡层）、深层（或径向层）和钙化区］之间呈现出不均匀的细胞和细胞外基质分布。特别是从表层到深处观察，可见胶原和水分逐渐减少；胶原纤维尺寸增加；蛋白多糖增多，中间层含量最高。浅表区域存在成纤维样软骨细胞。这些细胞呈扁平状并与关节表面平行排列，此区域的胶原纤维呈切线方向。在中间层，软骨细胞呈圆形，胶原纤维随机走行。深层处的软骨细胞呈列状堆积，并且与沿径向分布的胶原纤维平行。在钙化区有少量嵌入钙化细胞外基质中的惰性软骨细胞，并有X型胶原，可以帮助软骨矿化并保证结构的完整性。

关节软骨具有优良的机械性能，其压缩模量为0.7~0.8 MPa，剪切模量也在相似的数量级（0.69 MPa），抗张模量为0.3~10 MPa。这样的机械性能让人联想到水凝胶[4]。

尽管关节软骨具有耐用性和自我修复的能力，但仍容易遭受无法修复的组织损伤，并随着时间的推移而引起炎症、功能障碍和疼痛。这是由于关节软骨没有血管，导致其自我修复的能力较弱，再加上致密的细胞外基质会削弱软骨细胞的迁移能力，会进一步阻止了软骨愈合。

7.1.2 关节软骨损伤

关节软骨损伤是指由于创伤或风湿性疾病导致的受损或组织缺失[5]。

创伤性损伤在普通人群中很常见，往往在年轻人和运动活跃的人群中出现。它们可分为微创伤、软骨缺损和骨软骨缺损。微创伤或反复轻度创伤可导致软骨细胞退变或死亡、胶原超微结构破坏、水合作用增加以及软骨下骨表面开裂。这些症状与骨关节炎的早期阶段很相似。软骨细胞合成细胞外基质的能力下降，不足以抵消不可逆的软骨退化的发展。常见的软骨缺损包括软骨软化或退化、软骨瓣和软骨损伤脱落。在软骨软化中，软骨撕裂不均、变薄。在软骨瓣中，软骨与骨分离，并像一扇带有铰链的门一样运动。在软骨损伤脱落中，软骨与骨分离并自由移动。由于磨损或创伤引起的软骨缺损可能是退化性的。这种损伤是由诸如膝关节摔倒、跳落或在运动时迅速改变方向等受伤引起的。由于软骨中没有神经，因此这类问题通常一开始没有症状，而且也不会去修复。骨软骨缺损发生在关节表面和软骨下骨，损伤的程度范围从小裂缝到关节内部的骨剥脱。这些不同大小和深度的碎片可以附着（稳定区）在关节内受伤或变松的区域（不稳定区）。这种类型的损伤在青少年和年轻人中比较常见，并且通常发生在膝关节、踝关节或肘关节。骨软骨缺损的修复过程由软骨下骨的骨髓中未分化的间充质干细胞（MSC）启动、全层软骨损伤的修复效果主要取决于患者的年龄、缺损的大小和位置。对于较小的全层缺损，可通过形成透明软骨来修复，而大尺寸的骨软骨缺损只能通过形成瘢痕、纤维组织或纤维软骨来修复，其中主要成分是Ⅰ型胶原。临床认为，这种软骨可以在短时间内发挥功能性作用，但是该组织没有正常软骨的力学和强度特性，因此既不能保证缺损的愈合，也不能保证症状的缓解。随着时间的流逝，这种情况可能会促进骨关节炎的发生[6]。

关节软骨易于发生风湿病变，如骨关节炎和类风湿关节炎，不仅破坏了关节的结构和功能，而且对整个关节造成损伤[5]。

骨关节炎是一系列进行性关节疾病，涉及关节软骨、软骨下骨、韧带和滑膜，会导致患者功能障碍。全身因素和局部因素均会导致这种疾病的发展。全身因素包括年龄、性别、种族和遗传特征以及其他尚不明确的因素。局部因素包括关节创伤和畸形（发育不良）、肥胖和肌肉萎缩。在50岁之前骨关节炎的高发病率主要与性别有关，而女性在50岁之后更易感。这种疾病发展到晚期时需要手术植入假体来干预，在这种情况下这是恢复关节功能的唯一治疗方法[5]。

类风湿关节炎是一种慢性自身免疫性、全身性炎症疾病。它主要攻击滑膜关节，但也可能影响许多其他组织和器官。这种疾病与进行性关节损伤有关，会导致疼痛和功能障碍。它可以影响各个年龄和种族的人，并且在女性中更为常见。类风湿关节炎的病因尚不清楚，但在某些家庭中，多个成员可能会受累，这表明该疾病具有遗传学特征[7]。

7.1.3 软骨损伤的治疗

尽管长期以来软骨重建是一个众所周知的问题，但在骨科领域仍是一个相对较新的领域。在开发治疗方法时，需要考虑多个因素：患者的基本情况、年龄、损伤类型、合并症、活动水平和期望值。由于软骨组织缺乏自我修复的能力，病情会进一步恶化。由于这些原因，目前尚无统一的方法来处理软骨缺损，多种外科治疗方法已被开发出来[8]。这些方法可分为保守、修复、重建和再生治疗，还包括基于组织工程的治疗策略。

保守治疗通常是治疗的主要方法，但这种方法无法促进软骨愈合。保守治疗，如物理治疗、减肥、关节内注射（止痛药以及氨基葡萄糖和硫酸软骨素等黏弹剂）以及矫形干预的方法已广泛普及。清创术用于清除所有由于关节炎导致的关节损伤而产生的碎片，如炎症细胞、不稳定的软骨瓣、骨赘、多余的滑膜、退化的半月板和撕裂的韧带。软骨磨削指切除由于创伤而造成的受损软骨。膝关节灌洗术是用生理液体简单冲洗关节以清除降解产物，通常在保守治疗膝骨关节炎没有效果且尚无替代疗法的情况下进行[9]。

修复治疗主要有成形、钻孔和微骨折，目的是重建能填充缺损部位的新组织。特别是它们都包含在软骨下骨穿透这一过程，从而引起出血。因此，这些手术策略被通常称为"骨髓刺激技术"。钻孔的结果是骨髓干细胞会迁移至受伤部位，并形成血凝块。这样产生的修复组织主要由纤维软骨组成。尽管骨髓刺激修复的方法已被证实短期临床效果优异[10]，但进一步随访发现在长期看来会导致功能下降。

重建治疗的目的是重建软骨的结构和功能。膝关节置换术是广泛普及的技术，现在建议老年患者使用。这种技术证明可以减轻病变晚期患者的疼痛并提高其活动能力。但是，这是一种侵入性手术，需要用假体植入物来置换关节表面。其并发症可能有僵硬、不稳、无菌性松动、感染、假体失败和力线不良[8]。

生物再生方法包括骨软骨移植和自体软骨细胞移植（autologous chondrocyte implantation, ACI），目的是形成与天然软骨相同的新组织。骨软骨移植可以是自体的（镶嵌式成形术），也可以是异体的（同种异体移植）。镶嵌式成形术主要的缺点是供区并发症和边缘软骨细胞死亡导致的移植失败。同种异体移植的局限性包括移植物的可获得性、可能的疾病传播以及供体移植物短时间的细胞存活和生物力学完整性。基于最后这个原因，建议使用新鲜骨软骨移植[11-14]。

ACI由瑞典的研究团队[15]首次用于治疗膝关节全层软骨缺损。在最初的操作程序（第一代技术）中，从膝关节非承重区取出小块正常软骨，在实验室特定的条件下分离培养软骨细胞，经过一段时间细胞增殖后取出。随后将获取的细胞悬液注射到从胫骨近端内侧获取的骨膜片覆盖下方，并缝合到缺损处。但是，第一代ACI存在一些缺点[6]，因此升级的新技术和新策略不断地开发出来，融合在组织工程的方法中，也可以与用可溶因子或机械刺激处理的细胞仿生支架相结合。此外，也有研究致力于评估和开发其他细胞类型，来作为软骨细胞的替代。

7.2 组织工程与软骨再生

组织工程是一门高度跨学科的领域，吸引了来自临床医学、生物和材料科学以及机械工程领域的专家。

再生医学通过再生细胞、组织或器官，来恢复或建立其正常的功能。从这个角度出发，组织工程利用多孔的三维支架，来为组织和器官的再生提供适当的环境。

支架实际上作为组织再生的模板，可以单独使用（无细胞系统），也可以与细胞和（或）生长因子或生物物理刺激物（即生物反应器）联合使用。可以将工程化细胞支架直接放置在受伤部位，也可以在植入前进行体外预培养。

7.2.1 支架

支架在提供三维环境，在支持细胞生长、基质沉积和组织再生中起着至关重要的作用。考虑到应用于组织工程所需的生物、结构、组成和制造的性质，理想的支架应满足几个基本标准：

- 具有生物相容性。
- 可生物降解，具有良好的可吸收性。
- 不引起免疫反应。
- 仿生，即仿照天然软骨3D网络结构。
- 具有多孔结构（可控制的孔径、分布和连通性），以使细胞定植以及营养物和废物的交换。
- 具有良好的力学性能，以支持天然力学负载下的组织生长。
- 促进细胞存活、分化和分泌细胞外基质。
- 可以在宿主环境中整合。
- 满足缺损的尺寸需求。
- 易于在手术室中操作。
- 制备简单。
- 容易获得。
- 成本较低。

当前适用于软骨组织工程的支架可分为天然生物材料和合成高分子材料。每种类型的支架都有其独特的优点和缺点。因此，未来的研究重点既需要改进现有的材料和制造工艺，又需要进一步开发新的材料。特别是，制造技术的最新进展为制备新型支架提供了可能，如纳米结构材料，由于其在软骨组织工程中的巨大潜力而备受关注[2,3,16]。

7.2.1.1 天然来源的支架

天然生物材料具有良好的生物相容性，最常用于软骨修复和再生支架，主要包括基于HA、胶原、琼脂糖、藻酸盐和壳聚糖的支架[9]。

由于具有调节和稳定软骨内环境的多重功能，HA被广泛用于支持软骨细胞生长或刺激MSC成软骨分化。HA是一种阴离子非硫酸化糖胺聚糖，其增强软骨形成和再生的性质已得到了充分证实。具体而言，它被证明可以通过 CD44 受体来抑制死亡受体诱导的凋亡，从而保护软骨细胞，接下来合成代谢因子被激活，来诱导细胞分化[17]。但是，天然 HA 很快会被人体降解并重新合成。因此，需要通过结构修饰制备稳定的 HA 支架，以满足于组织工程应用的需求。目前已经有许多不同的形式、制备方法和修饰方法，如水凝胶、海绵和网状材料。

胶原是天然软骨中的主要蛋白，具有优异的组织相容性和生物降解性，且不会引发炎症。它已被证明能够促进多种类型细胞的黏附，并在体外和体内提供稳定的环境中诱导软骨形成或保持软骨细胞表型。明胶通过胶原的部分水解制得，具有与胶原相似的化学组成，但没有抗原性和免疫原性，因此被广泛用于组织工程应用中[3, 18]。

琼脂糖和藻酸盐都是源于海藻的多糖，在软骨组织工程中被用于包裹细胞。然而，尽管它们具有良好的细胞相容性，但是降解性能很差[2]。

壳聚糖是甲壳素的脱乙酰化衍生物，已被广泛用于软骨组织工程应用中，通过单独或与其他材料组合使用来增强材料性能。例如，与单独使用壳聚糖相比，壳聚糖联合 HA 表现出多重优势。特别是它增强了软骨细胞对支架的黏附，在保持圆形细胞形态的同时，提高了增殖速率，并增加了蛋白聚糖和 II 型胶原的合成[2]。

7.2.1.2　合成支架来源

软骨组织工程支架最常用的合成聚合物是 PLA（L 和 D 型两种）、PGA、聚己内酯（poly-caprolactone, PCL）及其共聚物如 PLGA。它们易于制造，具有良好的生物相容性、生物降解性和合适的力学性能。另外，它们还具有适合细胞黏附、增殖和分化的孔隙率和表面结构性能。然而，与天然聚合物相比，它们关键的缺点是与细胞相互作用的能力弱，因为天然聚合物凭借自身固有的性质具有更好的生物活性。因此，结合了各自优点的复合材料已经开发出来。例如，纤维蛋白胶、藻酸盐和 HA 已用于修饰各种 PLGA、PGA 和 PCL 支架，并且结果表明这些复合物可以刺激软骨形成[2]。

7.2.1.3　纳米结构支架

由于软骨本身就是典型的纳米材料，纳米结构支架如今有望成为软骨的仿生替代物。通常组织工程支架能够重建天然组织的宏观和微观特性，而人们通常忽略了对于细胞功能调节和细胞外基质合成至关重要的纳米结构。公认的纳米材料是指在 1～100 nm、具有明确定义结构的材料，如纳米图案、纳米纤维、纳米管、纳米孔、纳米球和纳米复合材料。例如，纳米纤维 PCL 支架是由纳米纤维组成的，并通过电纺丝技术制备，被证明可以有效地诱导 MSC 成软骨分化。此外，纳米纤维还具有良好的力学性能[19]。

7.2.1.4　生物打印支架

生物打印技术是一个备受关注的技术，在软骨组织工程领域也正在迅速发展。可将其定义为一种将细胞和生物材料混合物逐层沉积的制造技术。这一技术凭借以下特点具有创新性。首先，它可以通过一步法将生物材料和细胞沉积在一起制备材料结构，而传统方法只能将细胞接种到预制的支架上。因此，这种制备方法是自下而上的，这与制备传统支架自上而下的方法相反。其次，这是一种"增材制造"的方法，其中对象是通过依次添加逐层来构建的，这与标准的"减材制造"不同。在标准的"减材制造"中，制造过程从最初的块材开始，然后从中去除材料，以制得所需的形状和大小。最后，它是一种"快速成形"技术，可以通过计算机辅助技术定制产品。该过程首先利用无创技术获取患者的医学图像（如 MRI 和 CT 图像）。最近 Ding 等的研究正是利用了这项技术，他们设计并制造了一种由 PLA 和 PGA 与聚 ε-PCL 和羟基磷灰石组成的双相支架，然后将这种材料用于山羊股骨头的再生。采用计算机辅助设计和制造（CAD 和 CAM）技术将支架制成所需的形状和结构。将软骨细胞和骨髓 MSC 接种到支架中，分别用于软骨再生和骨再生。10 周后，山羊股骨头成功再生。生物打印的植入体在形状和大小上与天然的山羊股骨头很相似，特别是在表面上可以明显观察到有光滑连续、无血管和均匀的软骨层，并且在下面有坚硬的骨组织。另外，组织学评价证实了具有天然骨和软骨的典型特征，并具有整合良好的骨软骨界面[20]。

尽管所有材料仍在研究中，但凭借与天然组织相似的溶胀和润滑特性以及促进包裹细胞成软骨分化的能力，水凝胶成为了最常用的材料[20]。

在软骨组织工程中，生物打印技术非常具有吸引力，因为它比常规技术具有多重优势，如减少了制备材料所需的时间，具有多功能性以及再现复杂几何结构的可能性，并且可以定制移植物。由于这些原因，研究人员和患者对这项技术充满了期待。生物打印最令人兴奋的发展之一是原位打印的实现，即将工程化组织的制备直接在缺损处实现。但是必须强调的是，该技术仍处于起步阶段，需要面对许多挑战，包括技术、伦理、财务和法律问题。

7.2.2 细胞

目前，选择最适合用于软骨再生的细胞群仍然是一个挑战，目前尚无最佳方法。具体来说，理想的细胞组分应该满足：

- 可存活。
- 容易获得和使用。
- 易于操作。
- 无免疫原性。
- 非致癌性。
- 表型稳定。
- 对生物活性因子具有响应。

细胞来源可以是自体的，这样可以避免免疫反应引发的问题和疾病传播，或同种异体引发的排斥反应，并最大限度地提高利用率。细胞可单独使用或与支架和（或）生物及机械刺激结合使用。它们可以选择性地在植入前进行体外扩增 [21]。

软骨细胞和干细胞是组织软骨工程中最常使用的细胞群 [9]。

7.2.2.1 软骨细胞

软骨细胞是软骨组织工程的首选，也是最直接的选择，因为它们存在于天然的软骨组织中。在 Brittberg 等的 ACI 方法中，植入的细胞悬液中包含前期离体扩增的关节软骨细胞 [15]。由于软骨中软骨细胞的数量有限，不足以填补临床上的缺损，因此需要进行体外扩增。然而，使用传代细胞存在一定的问题，因为单层培养的软骨细胞失去了分化的表型，会变成去分化的细胞，合成通常在成纤维细胞中发现的分子，如 I 型、III 型和 V 型胶原和 Versican 分子。因此，研究方向转向开发合适的仿生支架作为植入细胞的载体，同时

保持细胞表型稳定 [22]。

目前研究表明，将软骨细胞接种到胶原蛋白或 HA 支架上的确可以维持细胞的活力和形态，并促进关节软骨细胞外基质标志物的产生。我们小组进行了多项研究，测试了一种酯化 HA 支架。Grigolo 等的研究证实，通过重新表达 II 型胶原蛋白和蛋白聚糖 mRNA 并重新合成细胞外基质相关蛋白，人软骨细胞能够恢复在单层培养中丢失的原始表型。此外，通过场发射扫描电子显微镜（field emission in lens scanning electron microscopy, FEISEM）技术进行的超微结构分析表明，通过改变支架的超微结构，如形状、表面处理和胶原的空间取向，细胞能够完全定植在支架上并与其相互结合 [23]。随后同一课题组的研究表明，与单层培养相比，在这种支架中生长的软骨细胞具有下调某些分解代谢因子（如 MMP-1、MMP-13 和一氧化氮）的能力，同时细胞凋亡也下降。这应该与一氧化氮是通过激活 MMP 引发软骨凋亡和破坏的一种分子相关 [24]。

近年来，软骨组织工程学的关注点也集中在治疗骨关节炎患者早期的软骨病变上。为此，Cavallo 等将来自健康人体和骨关节炎患者的软骨细胞植入已经测试过的基于 HA 的支架上，对比其重新表达天然细胞外基质分子的能力。结果表明，在软骨标志物增强和分解代谢因子下调方面，正常的软骨细胞与骨关节炎的软骨细胞表现相同。这些数据具有十分重要的意义，因为这有助于将组织工程治疗方法应用于骨关节炎患者 [25]。

当软骨细胞在体外被植入胶原基的生物材料支架上时，证实能重新获得其天然表型。例如，Grigolo 等测试了马胶原纤维膜 [26]。Roseti 等评估了一种猪 I 型和 III 型胶原支架，其具有双层结构，其中一面多孔，另一面紧密。多孔粗糙的一面可以维持细胞生长。致密光滑的一面可以隔离细胞，防止细胞扩散到滑液中，并且还可以防止机械冲击 [27]。

7.2.2.2 干细胞

作为软骨细胞的替代物，骨髓干细胞引起了软骨组织工程学的密切关注 [28]。这是由于多种原因造成的：在一定的条件下培养时，骨髓干细胞具有包括软骨分化在内的多系分化潜能；易于分离和体外扩增；在单层培养中去分化的趋势弱；

能够迁移到组织损伤部位，以及具有免疫调节的特性。

在我们小组的一项研究中，我们测试了人类骨髓 MSC 的软骨分化能力。我们将其接种到相同的 HA 支架上，并在培养基中使用 TGF-β 来增强其软骨细胞表型分化。结果表明，细胞能够表达软骨的典型标志物，同时下调纤维软骨的标志物。因为 HA 广泛存在于发育中胚胎的间充质中，这一结果并不令人意外。因此，我们设想生物材料本身有助于恢复软骨成熟的过程。它不仅为修复过程提供结构支持，而且还在相应的过程中提供生物活性[29]。

MSC 的多分化潜能使它们能够用于开发包含多种细胞类型的复合物。如模仿复杂的骨软骨部位制备的梯度支架。实际上，在这种情况下，MSC 会根据层次结构、组成和取向来选择成软骨分化或成骨分化。Grigolo 等和 Manferdini 等研究了一种新型的纳米复合材料（Ⅰ型胶原和富含镁的羟基磷灰石）。这是一种多孔的仿生梯度支架，可模仿天然骨软骨两层或三层不同的结构：软骨、潮线和软骨下骨。这两篇文章均表明这种支架能够支持扩增的人 MSC 生长，并根据接种层的不同选择性成软骨分化或成骨分化。番红 O 染色、Ⅱ型胶原和蛋白多糖免疫染色证实，仅在模仿软骨结构的表层上能够特异诱导软骨分化。相反，von Kossa 染色、骨钙素和骨桥蛋白免疫染色证实，成骨分化是在另外两个类似于潮线和软骨下骨的层上发生的[30, 31]。

近来，脂肪干细胞（adipose-derived stem cells, ASC）因其与骨髓 MSC 在形态学和免疫表型上的相似性而备受关注。这种细胞源看起来比骨髓更具有优势，因为脂肪组织更丰富，更容易获得。此外，其细胞更新率和增殖率高于骨髓基质。这些特性使 ASC 成为组织工程应用的理想选择[3]。

其他用于软骨修复的干细胞来源包括肌肉、滑膜、骨松质、真皮、血液、脐带血和骨膜等。

胚胎干细胞必须经历一个聚集阶段，即拟胚体，才能进入软骨形成过程。这种细胞由于其强大的增殖能力而受到广泛关注，但在伦理问题以及选择、纯度和抗原性方面还存在问题[3]。

诱导多能干细胞（induced pluripotent stem cells, iPSC）能够分化成软骨细胞，也具有应用于软骨组织工程的能力。然而，仍然有几个问题需

要解决。例如，在基因重组过程中会发生不希望的基因修饰，以及可能畸形生长或导致其他体内组织的畸形[32]。

7.2.2.3 骨髓浓缩物（BMC）

骨髓浓缩物富含多种生长因子，既由内部的 MSC 分泌，又存在于血小板颗粒中。骨髓浓缩物通过骨髓穿刺液的梯度离心获得，由血浆、红细胞、血小板和有核细胞组成，其中包括 0.001% ~ 0.01% 的 MSC。浓缩步骤在不同方案之间可能略有不同，但都尽量提高 MSC 和血小板的数量。骨髓浓缩物的优点是可以在患者体内产生，是完全来自自体的生物制剂。这样可以避免由于 MSC 扩增带来的一些问题，如无菌细胞培养、高成本、使用胎牛血清以及培养时间长。这都会耗费大量时间[33]。

在文献中，有多项研究尝试在体外表征骨髓浓缩物。Cavallo 等将骨髓浓缩物中的细胞接种到已经表征的 HA 基支架上，研究其分化为软骨细胞系的能力。结果表明，通过形态学、组织学、免疫组化和分子分析可以证实软骨细胞外基质的形成。这些发现有助于支持骨髓浓缩物在临床修复软骨损伤中的使用[34]。进一步的研究表明，在特定条件下，骨髓浓缩物中的细胞也可以分化为成骨细胞系，因此也有望将其用于骨软骨缺损[35, 36]。

在随后的研究中，Grigolo 等将骨髓浓缩物来源的细胞在上述的仿生三层纳米复合支架（Ⅰ型胶原和富含镁的羟基磷灰石）上，研究其成软骨和成骨的能力。结果表明，根据接种层以及 MSC 的不同，骨髓浓缩物中的细胞能够产生类软骨或类骨的细胞外基质。这些发现进一步证实了骨髓浓缩物可以应用于骨软骨损伤的修复[37]。

7.2.2.4 转基因细胞

在软骨组织工程的应用方面，利用病毒或非病毒的体外基因重组技术仍处于发展阶段，但这可能代表着未来的发展方向。这项技术在研究和临床领域中都有重要作用。

我们小组的一项研究是该研究领域的代表。我们通过脂质转染，将含有两个人类乳头瘤病毒 16 型早期功能基因（E6 和 E7）的质粒转染到人软骨细胞中[38]。将由此构建的永生软骨细胞系进行单层培养后，接种到上述的 HA 基生物材料上。

我们发现在单层培养条件下失去软骨细胞特性的细胞系。当在三维材料上生长时，能够在基因和蛋白质水平上重新表达 Ⅱ 型胶原。阿尔新蓝染色还显示出有富含蛋白多糖的基质产生。超微结构分析表明，细胞形态与正常软骨细胞完全相似。我们得出的结论是，该细胞系可以作为进一步进行生化、药理或遗传研究的有效模型，来进一步了解软骨生长和分化的过程。实际上，鉴于此，该细胞系已经应用到一些实验研究中 [39, 40]。

在临床应用领域，有个例子是引入能表达相应蛋白的基因。这些蛋白具有促进软骨再生的生物活性，但半衰期很短。将这种基因转染到细胞DNA 中可以使细胞表达这种蛋白，并以更持久的方式在体内释放。通过将 TGF-β 或 BMP-7 转染到多孔仿生支架上的干细胞中，已经取得了良好成果。转基因的细胞 - 支架复合物显示并提高了软骨标志分子的表达 [3]。

7.3 生长因子

生长因子是具有生物活性的多肽，可以刺激细胞生长和分化。在关节软骨中，许多生长因子（合成代谢和分解代谢相关的生长因子）协同作用，来调节组织的发育和平衡，因此，它们有望成为增强软骨再生的新选择。

用于组织工程的生长因子可以是合成的（重组分子）或天然来源的（即浓缩物或富血小板血浆）。合成生长因子已经被单独或协同使用进行评价，往往是与患者体内获得的天然因子混合后可以发挥良好效果。

生长因子或多种因子的混合物可以通过渗透或支架负载的方式进入人体内。因子可以直接装载到支架上，也可以通过先装载到微球或微粒上，然后将其掺入支架中。或者，如上所述，可以将生长因子的基因转染到细胞中，诱导它们表达相应的蛋白 [41]。

7.3.1 合成分子

在软骨修复中，研究最广泛的生长因子有TGF-β 超家族的 TGF-β1、BMP-2 和 BMP-7[也称为成骨蛋白 1（osteogenic protein-1, OP-1）]、

IGF-1、FGF-2、FGF-18 以及 PDGF[41]。

TGF-β1 证实能够通过作用于软骨细胞和MSC 而刺激软骨细胞外基质的生成。然而，在动物实验中已经报道了它的许多副作用，包括滑膜增生、炎症、纤维化以及骨赘形成 [41]。

BMP-2 和 BMP-7 最初证实可以作为成骨诱导剂，并且它们均获得了监管机构的批准，成为商品化的骨修复蛋白。近来，不少研究证实它们也具有诱导软骨形成的能力，其在软骨修复中也可能会发挥一定的作用。特别是，BMP-7 或 OP-1被用来研究再生关节软骨的能力，目前有望在组织修复中发挥作用 [41]。

IGF-I 已经证实会增强合成代谢作用并降低分解代谢作用。但是，在老龄化和骨关节炎软骨中，其降低骨分解代谢的能力会减弱。为了克服这个问题，将其与 BMP-7 联合后进行评估，发现其具有更好的修复效果 [41]。

FGF-2 也称为碱性 FGF（basic FGF, bFGF），也能够激活合成代谢通路，但是有研究表明其能拮抗 IGF-1 和（或）OP-1 介导的蛋白多糖合成。此外，动物模型研究证明，FGF-2 关节内给药会导致炎症和骨赘形成 [41]。

FGF-18 似乎会促进软骨细胞合成代谢作用，但具体的作用尚未明确 [41]。

PDGF 通过增加蛋白多糖的产生和促进细胞增殖来促进软骨形成，并通过下调 NF-κB 信号传导抑制 IL-1β 诱导的软骨降解 [42]。

7.3.2 天然生长因子

越来越多的研究证实，当多种生长因子协同作用时，可以促进软骨基质的合成。此外，基于自体的生物制剂在软骨组织工程中的应用日益广泛，最近人们开始关注使用直接从患者身上获得的天然的生长因子混合物 [41]。

迄今为止，研究最多的天然生长因子混合物是富血小板血浆。它是通过梯度离心获得的，应用于自体，通常在骨髓浓缩物注射后再使用，可以增强其在软骨和骨软骨缺损处的组织再生能力。它的另一个优点是，借助血凝块能够形成正好填补软骨缺损的三维支架。使用自体来源的生长因子比使用重组的生长因子具有明显的优势。首先，这种方法价格便宜，并且在手术当天就可以轻松

获得。其次，与通常来自其他物种的重组生长因子相比，其免疫原性更低，并且具有更高的生物相容性。最后，没有疾病传播的风险。但是，一个显著的缺点是难以标准化制备，因为组分的浓度取决于患者间的差异，并且难以评估效果。

富血小板血浆是获取高浓度自体生长因子的低成本的方法。它是自体血的一部分，并且含的血小板浓度高于平均水平。血小板的 α 颗粒中含有许多重要的生物活性蛋白和生长因子，包括 TGF-β1、PDGF、HGF、b-FGF、EGF、VEGF 和 IGF-I。所有这些生长因子对组织的愈合和再生都有积极作用。血小板激活是至关重要的一步，可能会影响生物活性分子的可用性，并进一步影响组织愈合。

目前没有统一的方法来获得富血小板血浆，并且配方也有所不同。制备富血小板血浆凝胶时，通常用凝血酶（自体或动物来源）、氯化钙或促凝血酶（其作为纤维蛋白原切割酶）激活血小板，从而诱导血纤维蛋白凝块快速形成。当直接注射富血小板血浆溶液进行局部治疗时，血小板会被内源性凝血酶和（或）关节内的胶原蛋白激活。一般而言，由于在个体之间血小板的巨大差异，所输送的生长因子的量不一定与血小板计数成正比[43]。

Cavallo 等研究了三种富血小板血浆配方对体外培养的人软骨细胞的影响。这三种富血小板血浆在血小板和白细胞浓度上有所不同，分为低浓度富血小板血浆、高浓度富血小板血浆和贫血小板血浆（platelet-poor plasma, PPP）。结果表明，在观测的整个培养期间，所有三种制剂均能刺激软骨细胞增殖。低浓度富血小板血浆诱导细胞增殖的作用最强，而高浓度富血小板血浆诱导产生了最多的 HA。这项研究意义重大，因为通过确定不同成分的最佳量和比例，有助于找到一种更适合治疗软骨损伤的制剂[44]。

为了进一步评估富血小板血浆在临床实践中的潜力，我们小组进行了进一步的研究。Roffi 等研究了冻融对富血小板血浆分子和对软骨细胞代谢的影响。结果表明，冷冻保存可以充分保留富血小板血浆的质量及其诱导软骨细胞增殖和软骨细胞外基质合成的能力[45]。在最近的研究中，Cavallo 等评估了不同富血小板血浆激活方法的特性：10% 的 $CaCl_2$、10% 的自体凝血酶、10% 的 $CaCl_2$ + 凝血酶混合物及 10% 的 I 型胶原。结果证明，用 $CaCl_2$、凝血酶以及 $CaCl_2$ 和凝血酶激活的富血小板血浆在 15 min 后形成凝块，而在 I 型胶原激活的样品中未发现凝块形成，并且 I 型胶原激活产生的生长因子总量较低。凝血酶、$CaCl_2$ 和凝血酶、I 型胶原激活的富血小板血浆可以使 PDGF 和 TGF-β1 立即释放，并随时间稳定释放，而 VEGF 从 15 min 到 24 h 呈增加的趋势。$CaCl_2$ 诱导的生长因子从 15 min 逐渐开始释放，一直到 24 h。这项研究表明，选择激活富血小板血浆的方法会影响它的物理形式、生长因子的释放量以及释放动力学[46]。

7.4 生物力学刺激

正常软骨通常会承受频率为 0 ~ 1 Hz、大小从 1 ~ 20 MPa 的物理压力。近年来，在这一方面已经进行了大量研究。研究表明，静态压力会降低软骨细胞或 MSC 合成软骨细胞外基质的能力，而如果施加动态压力则相反。另外，已经证实对负载 MSC 的支架施加连续的循环拉伸力会提高糖胺聚糖的合成量，而施加单轴静态机械力则会产生相反的效果[9]。

根据这些发现，在生理条件下创造一个封闭环境，来完全模仿作用在软骨组织上的应力变得至关重要。生物反应器是能够提供可以精确控制的、一致的和可量化的生物系统，能够更好地复制体内关节的环境。为了增强工程化复合物上软骨细胞外基质的生成量，主要使用了三种类型的生物反应器，分别是静水压力、动态压力和流体动力生物反应器。静水压力生物反应器是用液体充满腔室，通过模拟关节中的静水压力对样品施加压力。动态压力生物反应器能够以特定的频率和强度在复合物上施加机械压力，来模仿软骨的生理负重。流体动力生物反应器由旋转或搅动的仪器组成，目的是增强营养物质输送、气体交换和代谢产物的去除，从而模仿天然组织的压缩特性[42]。

7.5 其他方法

最近，不使用支架的方法已经出现，并成为制备工程化软骨的有效方法。无支架的组织工程是指不需要将细胞接种或黏附在支架中的组织工程技术[47]，比如利用自组装技术来创建细胞聚集体[48]。

自组装过程是一种无须使用外力即可形成组织状结构的方法。例如，疏水性离子侧基和不带电荷的亲水性侧基交替分布的氨基酸序列可以自组装形成水凝胶。当接触到电解质溶液时，这些水凝胶形成交织的具有稳定的 β 片状结构的纳米纤维。这种结构被证实能够在体外包裹软骨细胞，并生成类软骨的结构，而且该结构能够响应动态压缩力[49]。

细胞聚集技术利用旋转力来获得球形细胞团块，如小球、块或软骨球。细胞聚集技术用于聚集扩增的细胞，以重新诱导其成软骨表型。软骨球可以作为研究软骨再生的模型，如 Francioli 等用扩增的人软骨细胞制备小球，然后在不同的培养时间评估 mRNA 表达和单核细胞趋化蛋白（monocyte chemoattractant protein，MCP）-1、IL-8 和 TGF-β1 的释放。这些小球均未受刺激，并且都接触了 IL-1β。结果表明，随着培养时间的延长，IL-8 和 MCP-1 的自发释放减少，而 TGF-β1 介导的自发释放增加。总之，"成熟的"软骨组织似乎对 IL-β1 的接触更具抵抗力，并且能够激活启动组织修复过程所需的趋化因子。因此，植入更成熟的软骨组织可能会具有更高的移植存活率，并促进或加速软骨修复[50]。在临床中，这些聚集体可直接用于填充软骨缺损，或进一步分离，并通过以传统的自上而下的方法或生物打印法将其接种在支架上来形成软骨[32, 51]。

7.6 临床和研究应用

尽管目前有大量方法可用于治疗关节软骨病变，但它们均不能完全恢复软骨组织的功能和结构。利用软骨细胞和 MSC 的组织工程疗法正在迅速发展，最近骨髓浓缩物的使用避免了体外细胞扩增的过程[28]。

第一代 ACI 先前已经在软骨缺损的兔子模型上进行了测试。结果表明，受损区域被新的软骨组织覆盖[6, 52]。在 Brittberg 等[15] 成功研发之后，该技术一直被广泛应用，并且临床、放射学和组织学的结果表明在植入后 10 ~ 20 年效果依旧很好，而且并发症少[53]。Grigolo 等对 2 年前接受

过第一代 ACI 治疗的患者软骨样品进行了研究。分析表明，其结构不是完全透明软骨，而且不均质，且具有纤维软骨区域。这种情况通过软骨分子的低水平表达得以证实，如 Ⅱ 型胶原及其转录因子 Sox-9 和蛋白聚糖。这表明细胞未完全分化。此外，还观察到组织蛋白酶 B（软骨细胞去分化的标志物）和 Ⅰ 型胶原 mRNA 的高表达。这些结果表明，新软骨形成以及随后的修复、重塑和再生步骤的过程是持久的、连续的，并且是不均质的[54]。

尽管取得了良好的成果，但这种方法仍有一些缺陷，如移植后肥大、钙化、分层、细胞渗漏到关节腔以及由于先前的单层扩增而导致的表型丧失。考虑到这些缺点，第二代 ACI 使用胶原膜代替了骨膜，但是问题仍然存在。

因此，研究人员开发了单独使用适当的支架或与细胞和（或）可溶性分子结合使用的第三代方法。支架的使用具有一些优点。首先，将培养的软骨细胞转移到支架提供的 3D 环境中后，它们能够重新获得其原始表型。其次，包裹在生物材料中的细胞不会在关节中扩散。最后，工程化复合物可以在手术室中被直接切割成所需要的尺寸和形状，并用关节镜或微创切口将其放置在缺损区域[6]。

为了评估天然和合成支架结合软骨细胞并稳定其表型的能力，研究人员已经进行了一些体内实验。比如我们小组研究了两种类型的支架（一种基于 HA，另一种基于胶原）来支持软骨细胞生长和向软骨细胞系复分化的能力。在这项研究中我们建立了兔子模型，在用细胞 - 支架复合物处理的动物与仅用支架的动物之间，我们发现了两者在再生组织的质量上存在显著差异。这些研究十分重要，有助于证明将这种支架用于第三代 ACI 技术的有效性和合理性[55, 56]。

基于支架的 ACI 技术已经普及并广泛用于治疗膝关节和踝关节的软骨缺损和骨软骨缺损，其效果良好[57-60]。当在踝关节进行手术时，尽管没有并发症的报道，但主要的困难是在于从健康的膝关节上收集软骨样本。另外，人们已经发现膝关节和踝关节软骨的组成不同。因此，为了避免损伤健康的膝关节并利用具有合适性质的软骨进行移植，我们小组进行了一项研究，评估了将踝关节骨软骨碎片用于软骨细胞培养的可能性。结果表明，这些碎片可以在 ACI 技术中用作软骨细

胞的细胞来源。实际上，随后的踝关节手术就是通过这种方式进行的[61]。

在接下来的几年中，有人研究了使用 ACI 手术治疗早期骨关节炎病变的可能性。最近，Desando 等进行了一项临床前研究，目的在于确定接种在上述 HA 基支架上的关节软骨细胞是否能增强软骨修复并减缓骨关节炎的发展。对于患有早期骨关节炎的年轻患者的治疗仍然是一个挑战，因为对这个群体来说治疗方法有限，但仍希望尽可能地保持关节活跃的功能。在这项研究中，通过前交叉韧带切断来诱发兔骨关节炎模型。组织形态计量学、组织学和免疫组化的结果表明，与仅植入支架的动物相比，用工程化组织处理的动物再生组织的质量和数量有了显著提高。因此，可以推广 ACI 手术应该来用于早期骨关节炎疾病的治疗[62]。

如今，ACI 已经被广泛使用。除了其巨大的潜力和良好的疗效外，人们对它的使用也持怀疑态度，尤其是在临床和成本方面[63]。许多跟踪文献强调目前仍没有足够的证据可以得出结论，并需要进一步进行长期随访的试验来阐明其临床效果。因此，研究人员针对不同来源的细胞展开实验，诸如扩增的 MSC 或 ASC。Grigolo 等利用兔骨关节炎模型进行了一项研究[64]，用 MSC 接种于 HA 支架治疗关节损伤。结果显示再生的组织质量很好，并将这项研究与 Desando 等的研究进行了比较[62]。他们都使用了相同的支架和相同的动物模型，但是用软骨细胞代替了 MSC。可以说这两种细胞都可以有效地促进软骨再生，其中软骨细胞减缓了早期骨关节炎的发展。这项研究证明了在不同阶段的骨关节炎治疗中需要同时使用这两种细胞[64]。同一课题组又在骨关节炎兔模型的关节内注射 ASC，研究了其对软骨、滑膜和半月板愈合过程的功效。结果显示，ASC 具有促进软骨和半月板修复以及减轻炎症的愈合能力，从而抑制了骨关节炎的发展[65]。

第三代基于支架的 ACI 技术存在两个实际问题。第一个主要在于需要两步手术，一步是获取软骨，另一步是植入工程化组织。这样的过程耗时而昂贵。其次，为了确保安全性，细胞扩增必须遵循严格的要求（即 GMP），从而使手术更加昂贵。

为了克服这两个局限，利用其他不需要扩增的细胞类型的新技术被开发出来[66]。

将富血小板血浆添加到骨髓浓缩物中并装载到 HA 或胶原基的支架上。这种一步法的技术最近应用于膝关节或距骨的骨软骨损伤[67, 68]。对于相同的损伤，这一技术获得的结果与同一研究小组用先前的第二代 ACI 获得的结果非常相似。Gobbi 等进行了一步法的手术。他们将骨髓浓缩物接种到 I 型和 III 型胶原基质修复膝关节软骨损伤。他们前瞻性地随访了患者 2 年，显示患者的情况明显改善。MRI 和组织学分析显示病变位置被透明软骨样组织覆盖，与临床结果一致。未观察到不良反应或术后并发症。这表明该方法可以用于软骨损伤的治疗[43]。最近的一项研究在绵羊骨关节炎模型中对比了在 HA 基支架上接种骨髓浓缩物和 MSC 的再生效果。术后 12 周的组织学、免疫组织化学和 micro CT 结果显示，骨髓浓缩物减少了软骨、半月板和滑膜的炎症，在抑制骨关节炎发展方面具有更大的修复功能[69]。

小结

关节软骨是软骨细胞产生的高度分化和有序排列的组织。由于创伤或退行性和炎性疾病而导致的损伤时常发生，促使全球的科研和临床工作者数十年来努力寻找合适的方法来治疗受损的关节和修复软骨缺损。

最近出现了通过使用各种生物活性支架、适当的细胞来源以及生物活性信号分子的组织工程的方法，可以替代或取代给患者带来痛苦的治疗方法。

然而，尽管有许多进展和优良的结果，这种治疗方法的研究与临床应用之间仍然存在着差距。研究工作必须继续进一步增进对关节软骨生成特异性所涉及的体内发育机制的了解，并应用新知识来筛选最适合的细胞、支架和生长因子的组合，来优化现有方案，以创建具有功能性和耐用性的软骨修复组织。近年来这一方面取得了重大进展，有望在不久的将来克服剩下的各项挑战。

参考文献见本书数字资源。

第8章 干细胞和富血小板血浆的临床应用现状

Volker Musahl、Conor I. Murphy、Thomas P. Pfeiffer、Jeremy M. Burnham、Gregory V. Gasbarro 著

张智勇、杨逸禧、何奕君、林绍章、姜 远 译

8.1 引言

用于骨科损伤的创新生物治疗在不断地发展。富血小板血浆和干细胞作为这些创新的前沿手段，旨在促进具有高度修复潜能的组织损伤后的修复，或增强愈合潜能有限和血供较差的组织（如肌腱、韧带和软骨）的修复。相对传统的保守或手术治疗无法获得理想的效果。这些细胞具有的多潜能分化和调节细胞信号通路的能力为治疗提供了希望。目前基础科学研究已经证实这类包含炎性调控因子及生物支架的复合物能够促进细胞的成熟。但是受限于研究数量和效能，初期的临床结果并没有足够的说服力。为了明确适应证、剂量、细胞成分、安全性和总体疗效，开展密切随访的大规模临床试验尤为必要。

8.1.1 富血小板血浆

富血小板血浆是通过离心自体血获得的超生理水平的富集血小板，含有各类生长因子、白介素和细胞因子，对细胞增殖、分化、血管新生和细胞信号通路非常重要[1, 2]。值得注意的是，在富血小板血浆中有不同浓度的胰岛素样生长因子（IGF）、血小板源性生长因子（PDGF）、血管内皮生长因子（VEGF）、成纤维细胞生长因子（FGF）和转化生长因子（TGF）[3]。这些生长因子已经证实能够有效地保持软骨的完整性，提高细胞增殖能力，促进软骨细胞分化和新生血管形成[4]。此外，富血小板血浆中的小分子含量有助于吸引间充质干细胞（MSC）和成纤维细胞募集到损伤部位[5]。富血小板血浆通常是通过外周血获得。通过离心分离出不同成分，最终从剩余的液体层中提取（图8.1）。

富血小板血浆中的白细胞含量对修复过程可能会造成积极或者负面的影响[6]。在富含白细胞的富血小板血浆中，高浓度的单核细胞和中性粒细胞与炎性因子白介素1和肿瘤坏死因子α的高水平相关。因为并非所有制剂均在同样条件下制备，故对富血小板血浆中的白细胞含量进行分类非常重要。依据不同的收集时间和制备方法，即使是来自同一个体的样本，在白细胞含量上也是千差万别[7]。临床研究已经表明在肌腱愈合和骨关节炎的治疗中，乏白细胞富血小板血浆比富白细胞富血小板血浆更显优势[6, 8]。总的来说，仍不确定富血小板血浆中众多的生长因子、细胞因子和白介素的理想浓度。

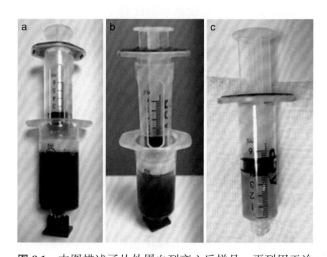

图8.1 本图描述了从外周血到离心后样品，再到用于治疗的富血小板血浆最终产品的整个过程。图a至c依次为外周血、离心样品及血浆提取物富血小板血浆。Ackuoleye Arthrex, The Double Syringe Autolugus Conditioned plasma (ACP) System

8.1.2 MSC

MSC 是最初描述为一类可以根据局部环境信号和遗传潜能，具有向骨、软骨、肌腱、韧带、肌肉或者其他结缔组织分化的成体干细胞谱系 [9, 10]。不同于胚胎干细胞，MSC 缺乏多能性，无法从一个生殖细胞层转化到另一个生殖细胞层。国际细胞治疗协会（International Society for Cellular Therapy, ISCT）对 MSC 的最低定义标准为：①能贴壁生长；②表达 CD105、CD73 和 CD90，且不表达 CD45、CD34、CD14 或 CD11b、CD79α 或 CD19 和 HLA-DR 表面分子；③在体外能分化成为成骨细胞、脂肪细胞和成软骨细胞 [11]。成体 MSC 通常通过以下方式收集。最常见的产量最高的来源是髂骨骨髓抽吸 [12]。潜在的并发症包括抽吸部位疼痛和感染。最近，通过抽脂手术获得的脂肪 MSC 为此提供了另一种选择 [13]。此外，随着肩及膝关节镜手术的开展，MSC 还可以从肌肉、肌腱、韧带、滑膜和滑囊中获得 [14]。但是，尚缺乏上述方式所收集细胞的特征、分化潜能和各类变量的准确研究，在没有进一步研究和随机试验的情况下，将限制其在临床上的应用。

8.2 富血小板血浆和 MSC 的应用

大量临床前和临床研究的重点涉及不同递送方式和递送部位，以优化各类肌骨系统疾病的治疗流程。许多研究集中关注肩袖病变的治疗。由于肩袖缺乏足够的血供、位于关节内和修复肩袖到足印区需要承受一定张力，这为研究生物制剂的疗效提供了一个很好的模型。因此，应用补片增强肩袖修复术已演变成为一种治疗选择。与非增强修补相比，其治疗效果更优 [15, 16]。补片支架为干细胞、基质蛋白和生长因子的递送提供结构框架。根据异种或者同种异体的细胞外基质，目前的补片划分为可降解和不可降解支架材料。

目前，仍未确定最有效的补片策略和长期安全性。虽然不降解的生物支架可以为愈合提供永久的力学支撑，然而，其组织相容性令人担心 [17]。生物材料的选择有聚碳酸酯、聚氨酯、聚四氟乙烯和聚酯。为了促进组织内向生长以及与天然组织的整合，这些聚合物通常设计成网状结构。尽

管肩袖补片增强修复短期能取得满意的效果，但随着时间的推移，仍需要考虑力学完整性丧失、慢性炎症及感染的风险 [18, 19]。相反，基于细胞外基质的生物支架提供临时的力学支撑以促进组织愈合。FDA 已批准源于猪小肠黏膜、猪真皮、人筋膜和人真皮胶原生物支架，且能直接购买使用。尽管在动物模型中取得了良好的效果，但是生物支架的原位缝合保留欠佳和体内力学性能受限仍值得关注 [20-22]。此外，微量 DNA 和细胞成分残留可能会导致疾病传播和免疫排斥的风险 [23]。可降解的合成生物支架仍然在研发中。这种支架也可为应用的生物制剂提供临时支撑，比基于细胞外基质支架更经济，同时没有疾病传播的风险 [24]。这些支架材料是由聚乳酸、聚乳酸 - 乙醇酸、聚己内酯和聚二恶烷酮等聚合物衍生而成。利用上述聚合物，可以制作成膜片或类似胶原纤维模式 [25, 26]。但是这些材料持续释放的降解产物和其疏水性能阻止细胞植入，限制了其在临床上的应用 [25]。

应用肩袖补片增强修复的临床数据有限，且需要恰当地解读生物制品行业资助的研究结果。Badhe 等已经强调肩袖补片增强修复术后肩袖的功能得到显著提升 [15]。这项纳入 10 位患者长达 4.5 年的前瞻性病例系列研究，以猪真皮胶原肌腱增强修补巨大肩袖撕裂，对临床表现、超声及 MRI 结果进行了评估。平均 Constant 肩关节评分从术前的 41 分提高到末次随访的 62 分，并且术后疼痛和活动范围显著改善。研究终点的 MRI 提示移植物完整率为 80% [15]。相反，Soler 等发现经过猪真皮胶原补片增强肩袖修补治疗巨大撕裂的患者出现了复发性肩袖撕裂。在他们的少量病例系列研究中，术后 3～6 个月所有患者均发现移植物失效 [27]。同样，Iannotti 等建议不选择猪小肠黏膜下层增强修补治疗大和巨大肩袖撕裂。他们的一项纳入 30 例患者的随机对照试验（RCT）显示，与常规肩袖修复无增强组相比，使用补片增强修复后功能评分和肌腱愈合率无明显差别 [28]。

由于受伤组织的特性以及无法直接修复肌腱的原因，巨大或不可修复的肩袖撕裂的治疗具有挑战性。尽管新的手术技术能更有效地治疗这类损伤，但仍有改进的空间 [29]。生物支架将在未来的这些肩袖撕裂治疗中发挥重要作用。尽管目前的文献对临床补片增强修补术的评价结果不一致，人们仍然担心合成材料分解产物的潜在副作用 [30]。

聚合物之间的毒性不同，且缺乏关于肩关节损伤的研究数据。未来的研究应聚焦在对比商品化的生物支架的长期效果以阐明分解产物对人体的影响。

8.3 富血小板血浆和干细胞的临床应用

富血小板血浆和 MSC 被广泛用于骨科软组织和软骨病变的手术和保守治疗。越来越多的文献详细介绍了富血小板血浆和 MSC 的基础科学和细胞生物学，但还没有很好地过渡到临床应用。大量临床上应用富血小板血浆和 MSC 疗效和建议的高水平研究通过患者功能结果、疼痛缓解和生物再生增强方面显示出两极分化的结果。但是，目前的研究机构一致证明了它的安全性，且副作用最小。已经证明在运动医学领域治疗运动损伤方面富血小板血浆和 MSC 的有效性。

8.3.1 富血小板血浆治疗软组织损伤

软组织损伤治疗作为富血小板血浆的适应证一直在扩大。在运动医学领域，频繁报道将富血小板血浆用于治疗肩袖、前交叉韧带、半月板、髌韧带、跟腱和肱骨外上髁炎等伤病。在运动医学领域报道的比较少的是腘绳肌和脚趾过伸性损伤 [31,32]。

8.3.1.1 肩袖

富血小板血浆在细胞水平通过抑制炎症反应和防止氧化应激来促进肩袖组织的愈合。这样可以在导致细胞凋亡的同时刺激再生因子释放，最终导致血管生成和肌腱修复 [33-35]。在临床治疗肩袖损伤上，富血小板血浆已经成为非手术治疗的常规治疗和手术治疗的增强辅助治疗。

在治疗肩袖损伤中，富血小板血浆最初是采用肩峰下注射这样一种保守治疗方法。比较富血小板血浆 + 安慰剂和富血小板血浆 + 皮质类固醇注射的随机对照研究显示，在小于 6 个月的随访中，在疼痛缓解和功能结果评分上都有改善 [36,37]。富血小板血浆注射可能用于皮质类固醇注射不能缓解疼痛的患者。

关节镜下肩袖修复术在较小和急性损伤情况下显示出良好的效果。对于巨大肩袖撕裂，关节镜修复的失败率较高，或显示有限的愈合潜力，富血小板血浆已被用来辅助增强手术治疗，以促进软组织愈合和改善患者的治疗效果。但是，多个 I 级临床试验的结果显示，富血小板血浆联合关节镜修复肩袖损伤时，对组织愈合、再撕裂率和撕裂扩大的影响有限 [38-47]。由于富血小板血浆的剂量、浓度、成分和应用部位不同，加上缺乏长期随访，限制了这些研究的临床应用。最近的一项 Meta 分析显示，关节镜下肩袖修复添加富血小板血浆与未添加富血小板血浆的患者相比，在结果评分或再撕裂率方面总体上没有任何差异 [48]。

8.3.1.2 前交叉韧带

在基础科学和动物模型中，富血小板血浆通过刺激生长因子的释放来促进移植物内血管生成、移植物成熟和重塑，以及移植物 - 骨界面处前交叉韧带移植物的融合 [49-53]。

无论何种移植物，目前尚无研究表明患者在围术期是否使用富血小板血浆，其患者报告结局、活动水平或并发症有明显差异。移植物 - 骨界面愈合和移植物的骨隧道宽度在前交叉韧带重建时是否加入富血小板血浆没有显著差异。一项系统评价报告了富血小板血浆对移植物成熟和重塑可能产生的有益影响，平均达 20% ~ 30%，但各研究之间存在很大的变异性 [54]。对于前交叉韧带重建，富血小板血浆的最佳效果是应用于髌腱移植物的获取部位。在骨 - 腱 - 骨移植物获取部位应用富血小板血浆后，髌腱缺损明显减小，组织再生显著增加，患者结果评分显著升高 [55-57]。

8.3.1.3 肌腱病

肌腱病包括一系列由于肌腱组织的慢性进行性退变造成的损伤，其特征是正常组织结构丧失、微小创伤、无急性炎症迹象的不良愈合反应，以及黏液样、脂质样、黏液瘤样或玻璃样变性 [58]。临床表现从无症状患者到使人衰弱的疼痛不等，带来的活动障碍可导致运动员长期无法参加体育活动和比赛。基础科学研究表明富血小板血浆可直接促进肌腱干细胞从形状不规则紊乱的细胞（图 8.2a）向更有组织、更细长的细胞分化（图 8.2b、c），表达较少的核干细胞因子，接近成熟肌腱细胞（图 8.2d–f），而且还能促进肌腱细胞增殖和胶原沉积（图 8.3）[59]。临床试验表明使用富血小板

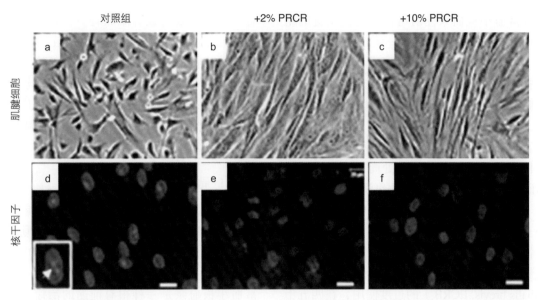

图 8.2　富血小板血浆凝块释放物 (platelet-rich plasma-clot releasate，PRCR) 对肌腱干或祖细胞 (tendon stem/progenitor cells，TSC) 的影响。(a) 将 TSC 在含 10% 胎牛血清的 DMEM 培养基中培养（对照组）；(b) 添加 2% PRCR 的培养基 (2% PRCR)；(c) 添加 10% PRCR 的培养基 (10% PRCR)。可见，随着 PRCR 浓度增加，TSC 由不规则形态向广泛伸展、高度伸长形态转变。细胞大小也明显增加；(d－f) 分别用 2% PRCR 和 10% PRCR 处理后 TSC 表达的核干细胞因子；(d) 图中放大图的粉红色显示了表达的核干因子（箭头）。随着 PRCR 浓度增加，表达核干因子的细胞数量减少，说明 TSC 发生了分化。Reproduced with permission of：Zhang, J. & Wang, J. H. 2010.Platelet-rich plasma releasate promotes differentiation of tendon stem cells into active tenocytes. Am J Sports Med, 38, 2477-86.

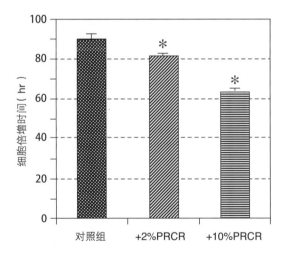

图 8.3　富血小板血浆凝块释放物（PRCR）对细胞增殖的影响。随着 PRCR 浓度从 0（对照组）到 2% 和 10% 时，细胞倍增时间缩短，提示 PRCR 刺激肌腱干或祖细胞增殖率提高呈剂量依赖关系。(*P<0.05)。Reproduced with permission of：Zhang, J. & Wang, J. H. 2010.Platelet-rich plasma releasate promotes differentiation of tendon stem cells into active tenocytes. Am J Sports Med, 38, 2477-86.

血浆注射可作为髌腱病、跟腱病和肱骨外上髁炎的主要治疗方法或现有治疗方法的增强[60]。

髌腱

　　由于在跳跃、跑步、踢腿和切削运动时需要在膝关节上施加较高伸展力，所有髌腱病影响了运动员的各种运动。目前治疗髌腱病变的一线方法是保守治疗。最近，将富血小板血浆用于传统保守措施无效的患者，以抑制炎症，缓解疼痛，以及促进肌腱再生和修复。一项双盲 RCT 比较了偏心强化运动练习联合富血小板血浆或针灸疗法，发现在 12 周后，富血小板血浆注射组在临床结果和疼痛缓解方面有早期改善[61]。一篇纳入了 11 项研究的系统评价报告了富血小板血浆注射治疗髌腱病变的有益作用，但在比较研究中尚未得出定论，也不一致[62]。总的来说，注射富血小板血浆后的不良影响或并发症是罕见的[63]，但富血小板血浆注射治疗髌腱病变的优势尚未在临床试验中得到证实。

跟腱

　　跟腱病是跟腱的慢性黏液样退变所致，最常见的原因是过度使用和重复损伤。异常的细胞结构和相对较差的血供使易感个体更易发生急性肌腱断裂。富血小板血浆注射可促进退变跟腱的组织重塑和血管生成。但是，在一项 54 例患者的双盲 RCT 中，1 年随访结果显示富血小板血浆与注射生理盐水的安慰剂组相比，在功能结果评分、疼痛缓解或肌腱组织新生血管形成方面没有发现差异[64, 65]。即使在急性肌腱断裂后，在手术修复时使用富血小板血浆也仍未证明有效[66]。因此，富血小板血浆治疗跟腱病的益处尚未在临床试验中得到证实，与安慰剂对照相比也没有什么优势。

肱骨外上髁炎

肱骨外上髁炎是前臂常见伸直肌腱的慢性肌腱病，更具体而言，是指桡侧腕短伸肌（extensor carpi radialis brevis, ECRB）的过度使用，在四五十岁时症状更加明显。与其他肌腱病变一致，其特征为玻璃样变性、血管异常和组织微小创伤，无急性炎症征象。对肱骨外上髁炎以保守治疗为主，成功率约为 95%。对于难治性病例，在保守治疗失败后，可采用手术松解 ECRB 肌腱。在这些难治性病例中，临床医师尝试用富血小板血浆或自体全血注射进行治疗，6 周后取得了一定的成功，两种治疗方法的效果相当[67]。一项多中心双盲 RCT 报告显示，在 24 周时，与皮质类固醇相比，富血小板血浆在治疗肱骨外上髁炎上可更多地使疼痛缓解，减少肘部压痛。这表明富血小板血浆可能具有有益的长期疗效[68]。

有充足的基础科学研究支持在实验室使用富血小板血浆可调节炎症和刺激组织愈合。但是，RCT 并没有显示出显著结果来证明在临床上常规应用富血小板血浆是合理的，也没有确定最佳给药时间、给药次数、理想浓度和白细胞含量。

8.3.2 富血小板血浆治疗软骨缺损和骨关节炎

下肢关节内的骨关节炎和浅表关节软骨缺损持续影响着运动和老年人群，因为目前还没有完全恢复软骨完整性的有效治疗方法。如果直径超过 15 mm 的局部缺损得不到治疗，可能会导致关节内的全关节炎。通常微骨折是在没有生物增强的情况下进行的，通过刺激病灶内的骨髓干细胞再生软骨来治疗这些 2~4 cm 小的局灶性软骨缺损。但这些骨髓 MSC 不能在缺损内形成生理性透明软骨，而主要发育成纤维软骨。正在研究一种新的潜在治疗手段的生物制剂，以刺激透明软骨再生，使力学性能和寿命更类似于天然生理软骨。基础研究和动物研究显示，富血小板血浆能够上调软骨细胞增殖，促进软骨细胞分化，促进生长因子释放，增加分子信号通路传导，从而限制炎症反应，为软骨愈合创造条件[69-72]。

8.3.2.1 局灶性关节软骨缺损

单独使用富血小板血浆治疗下肢单个局灶性软骨缺损的效果并不理想。更常见的则是将富血小板血浆用作手术中骨髓刺激技术的辅助手段，或与骨髓抽吸和细胞联合使用。体外研究表明，富血小板血浆是一种很有前途的治疗方法，可以辅助传统方法治疗局灶性软骨损伤，因为：①它对软骨细胞、MSC 和滑膜细胞具有合成代谢作用；②它作为血凝块形成和软骨再生的细胞支架作用[73]。最初的临床研究表明富血小板血浆在手术治疗膝关节和踝关节局灶性软骨缺损后减少疼痛的能力上有限[74-80]。但是，长期随访结果报告（包括修复组织的功能评分、疼痛、力学和放射学特性）还没有完成。值得注意的是，没有富血小板血浆给药的副作用或并发症报告来证实其安全性。

8.3.2.2 骨关节炎

骨关节炎影响到越来越多的人群，引起疼痛和虚弱无力，导致医疗成本增加，患者和整个医疗保健系统的经济负担增加。保守疗法，如物理疗法、非甾体抗炎药和润滑注射已用来帮助减缓疾病进展和缓解疼痛。目前正在研究富血小板血浆作为一种保守治疗方法，旨在减轻骨关节炎症，阻止疾病进展，甚至逆转软骨破坏。基础科学研究证实富血小板血浆具有减少炎症的能力，从而提高功能[81, 82]。比较了透明质酸（HA）注射剂、安慰剂（生理盐水）和富血小板血浆的高水平临床试验记录了富血小板血浆在关节炎患者中减轻疼痛和增加功能结果评分上的能力[83, 84]。富血小板血浆的积极作用在年轻和更轻微的退行性变患者中更为显著和持久[85]。对已发表的临床试验、病例报告和队列研究进行的系统评价证实了关节内注射富血小板血浆治疗骨关节炎的疗效优于 HA 和安慰剂（表 8.1）[73, 86-89]。总的来说，富血小板血浆可显著改善疼痛和功能。治疗表现出良好的

表 8.1 富血小板血浆治疗退行性软骨损伤的临床研究总结

证据等级	患者数量（年龄范围）	治疗措施	随访时间	结果	副作用	参考文献
Ⅳ级	14（18~87岁）	每4周注射3次L-PRP	12个月	KOOS 评分明显改善，运动和休息后疼痛减轻	持续数日的轻微疼痛	[138]
Ⅳ级	17（30~70岁）	PRP 单次注射	12个月	疼痛减轻，功能改善。MRI 显示15 例膝关节中有12 例没有病情加重	未报道	[139]
Ⅳ级	27（18~81岁）	每周注射1次L-PRP，连续3周	6个月	第一次注射后疼痛明显减轻，6 月后进一步改善。WOMAC 评分改善	无	[140]
Ⅳ级	40（33~84岁）	每周注射1次P-PRP，连续3周	6个月	疼痛和功能障碍子量表明显降低	髋部有短暂的负重感觉	[141]
Ⅳ级	50（32~60岁）	每月注射2次L-PRP	12个月	IKDC 和 KOOS 评分改善；所有活动恢复到发病前	未报道	[142]
Ⅳ级	91（24~82岁）	每3周注射3次氯化钙激活的 PRP（二次离心）	12 个月，24个月	12 个月时疼痛减轻，膝关节功能改善，尤其是年轻患者。24 个月时改善情况有所下降，但仍优于基线	持续数日的轻微疼痛	[143]，[144]
Ⅳ级	261（平均48岁）	每2周注射3次氯化钙激活的 P-PRP	6个月	VAS、SF-36、WOMAC 和 Lequesne 指数有统计学差异	无	[145]
Ⅲ级	30（36~76岁）	每3周3次注射未激活的 PRP（二次离心）或 HA	6个月	IKDC、WOMAC 和 Lequesne 指数均改善，但 PRP 组评分更高	疼痛、肿胀，数天后症状消失	[146]
Ⅲ级	60（HA组平均61岁，富血小板血浆组平均64岁）	每周注射1次氯化钙激活的 P-PRP 或 HA，连续3周	5周	PRP 组中 33.4% 的患者和 HA 组中 10% 的患者疼痛至少减轻了 40%。在功能障碍改善方面，PRP 组比 HA 组更有效	两组患者均有轻度自限性疼痛和积液	[147]
Ⅱ级	120（19~77岁）	每周注射1次L-PRP或HA，连续3周	6个月	PRP 组 WOMAC 和 NRS 评分结果更好	短暂的轻微疼痛加重	[148]
Ⅱ级	150（26~81岁）	每2周注射3次PRP（二次离心）或HA	6个月	相比 HA 组，PRP 组 IKDC 评分更高，但 VAS 疼痛评分更低，尤其是年轻患者	无	[84]
Ⅱ级	32（18~60岁）	每2周注射3次氯化钙激活的 P-PRP 或 HA	7个月	相比 HA 组，PRP 组 AOFAS 评分更高，VAS 疼痛评分更低	轻微疼痛，但自动消失	[149]
Ⅰ级	78（33~80岁）	单次或两次去白细胞 PRP 或单次生理盐水注射	6个月	PRP 注射后 WOMAC 评分改善，而盐水注射后恶化	恶心和眩晕，但自行消失	[150]
Ⅰ级	120（31~90岁）	每周1次注射未激活的 P-PRP 或 HA，连续4周	6个月	临床结果明显优于 HA，WOMAC 评分明显低于 HA	无	[83]
Ⅰ级	176（41~74岁）	每周注射1次氯化钙激活的 P-PRP 或 HA，连续3周	6个月	PRP 组，多于 14.1% 的患者疼痛减轻至少 50%，有统计学差异	较轻，两组差不多	[151]
Ⅰ级	96（50~84岁）	每2周注射3次氯化钙激活的 P-PRP，或单次注射 HA	48周	与 HA 相比，PRP 可显著减轻疼痛、僵硬和改善身体功能	较轻，两组差不多	[152]
Ⅰ级	109（18~80岁）	每周注射1次冻存后复溶的 PRP（二次离心）或 HA，连续3周	12个月	所有评分无显著差异。只有在早期骨关节炎患者中，PRP 趋向有效	轻度疼痛和积液	[153]

含白细胞富血小板血浆（leukocyte- and platelet-rich plasma, L-PRP），纯富血小板血浆（pure platelet-rich plasma, P-PRP）

耐受性，没有副作用或并发症。关于富血小板血浆的最佳给药时机、推荐的注射次数和理想的富血小板血浆含量，还需要进行更多的研究。

8.3.3 MSC治疗软组织损伤

当人 MSC 在培养过程中受到适当刺激时，可分化为肌腱细胞，并形成肌腱或其他软组织[90]。多潜能 MSC 在局部环境暴露、力学负荷和细胞信号的作用下，通过再生特异组织使受损软组织修复。这一潜能使 MSC 有望成为生物治疗的强劲要素。

8.3.3.1 肩袖

大多数使用 MSC 进行肩袖损伤后愈合的研究报告是来自动物模型。很少有临床试验证明 MSC 对肩袖愈合或增强修复的影响，也没有 I 级证据证实这一观点。在冈下肌撕裂的兔模型中，术中使用 MSC 可以增加更多生理性 I 型胶原纤维的再生，而对照组和无 MSC 组 III 型胶原增加。在冈下肌腱 – 骨交界处可以发现纤维软骨组织增加、Sharpey 纤维重建以及 I 型胶原沉积。这些因素可以使再生肩袖肌腱有更高的力学强度[91, 92]。转导某些生长或转录因子（如 scleraxis 因子和膜 I 型基质金属蛋白酶）的 MSC 促进形成纤维软骨的能力，增加了肩袖在腱 – 骨界面的力学性能[93, 94]。一项临床研究报告了肩袖修复联合应用 MSC 的功能和放射学结果，表明 MSC 确实是安全的，但 MSC 对治疗是否有帮助仍然有待阐明[95]，但是这项研究由于缺乏对照组而缺乏说服力。一项病例对照研究报道，在 10 年随访中，超声和 MRI 检测发现在肩袖修复时辅助注射 MSC 可提高愈合率，改善修复面的质量[96]。关于 MSC 治疗肩袖肌腱损伤的临床前研究是有希望的，但缺乏 RCT 限制了其临床使用的适应证。

8.3.3.2 肌腱病

肌腱在过度使用时的过度机械刺激被认为是导致肌腱病变的主要机制，因为它会诱导细胞因子、炎性前列腺素和基质金属蛋白酶的产生以及肌腱细胞凋亡和软骨样化生[58]。兽医类（马）文献中基础研究和临床前研究报告为将 MSC 应用于肌腱损伤治疗提供了可靠的资料来源[97]。尽管在

纯种赛马中自体 MSC 治疗指浅屈肌腱病变已显示出成功的迹象，但在人类临床环境中治疗常见的肌腱病变（如髌腱和跟腱）的成功转化尚未得到证实。

8.3.3.3 半月板

由于半月板血管较少且缺乏营养供应，因而愈合潜力较低，故在临床上对半月板撕裂的治疗是医师和患者的困扰。曾有学者使用发明的仿生材料与常规外科修复技术相结合治疗半月板撕裂，可以使其拥有与正常半月板组织相当的力学性能[98]。将材料与干细胞结合在理论上可以提高支架的耐久性和整合性。在急性撕裂和慢性病变保守治疗失败后，MSC 为组织愈合和再生提供了一个有希望的干预选择。有临床前研究评估骨髓来源 MSC 对兔模型半月板损伤的影响。与纤维组织含量较少的对照组相比，实验组的半月板样纤维软骨的愈合比例更高[99]。然而，这需要更多的临床 RCT 研究，才能推荐广泛使用。

8.3.4 MSC治疗软骨缺损和骨关节炎

生物治疗是在最初的骨髓刺激技术的基础上继续发展，用于治疗关节软骨损伤和退变。但是，医师仍未发现这种技术对关节软骨的治疗可以完全有效和明确地恢复。在局部软骨缺损和全身性骨关节炎的治疗中，MSC 似乎有可能填补这一治疗短板。

8.3.4.1 局灶性关节软骨缺损

微骨折手术仍然是一种标准的手术方法，通过促进软骨下骨髓干细胞的释放至病灶来治疗局灶性关节软骨缺损。但是，这种修复的组织在组织学上类似纤维软骨，而不是关节表面的生理透明软骨。除了局部软骨缺损的微骨折手术外，最新的基于 MSC 的治疗方法引起了人们的兴趣。因为临床前研究显示，MSC 具有恢复生理透明软骨的潜力，而动物模型证实了 MSC 在局灶性软骨缺损中的应用。在兔、猪和马的研究中，不仅用 MSC 治疗缺损中的修复组织在组织学上更接近于天然的关节软骨，而且在一些较大的缺损中显示出了完整的软骨下骨再生[100-104]。在将 MSC 应用于人的膝关节、髌股关节和距骨的修复组织中，

在改善组织学质量、软骨修复的主观评估和患者报告结局方面证明是安全有效的 [76, 77, 104-115]。培养的 MSC 及抽吸提取物，单独使用或与其他软骨手术（微骨折、自体软骨细胞移植和自体骨软骨移植）联合使用，已成为一种具有良好成软骨和成骨潜能的治疗方法 [116]。这与大多数当代生物制剂一样，需要进行随机对照的人类临床试验证实才能广泛使用。

8.3.4.2 骨关节炎

局部软骨缺损导致的局灶损伤可以通过外科手术治疗来解决。然而，广泛性骨关节炎则是一个治疗难点，因为软骨的损失过多，不进行关节置换术是无法解决的。随着注射治疗的出现，如关节内注射黏性补充物，可以推迟手术干预。目前已有研究试图评估在软骨损伤中注射 MSC 的疗效。在猪的实验模型中，与盐水和透明质酸相比，注射 MSC 治疗软骨缺损可以从组织学和形态学特征上达到组织修复效果 [117]。在 18 例患者的样本中，注射 MSC 治疗膝骨关节炎后无并发症出现，且患者疼痛减轻，功能结局评分增加，病变范围缩小，缺损内关节软骨体积增加，组织学检查显示有更多的透明软骨样的软骨再生 [118]。在其他几个病例系列中也报告了类似的结果 [119-122]。令人欣喜的是，这些结果在 24 个月二次关节镜检的随访中已经得到了证实 [123]。虽然这些研究报告数据给我们带来希望，但还必须进行更多的研究来确定理想的细胞组分以及使用 MSC 治疗不同程度骨关节炎特异患者的决策流程。

8.4 监管挑战

在生物制品领域中，新开发的产品在广泛实施和推广过程中面临着众多监管的障碍 [124]。在美国，FDA 是审查包括 MSC 和富血小板血浆在内的新医疗技术实施的监管机构 [124-127]。在欧洲，除个别国家的机构外，欧盟和欧洲药品管理局（European Medicines Agency，EMA）负责监管制定生物相关疗法的法规 [128, 129]。医学的发展需要医学界在过度监管可能扼杀医学创新与缺乏监管可能危及患者安全之间取得平衡。然而，目前干细胞和富血小板血浆的使用似乎倾向于约束 [130]。

在欧洲，所有干细胞衍生产品和生物制品受到一系列眼花缭乱的法规约束，包括从产品营销、生产及药品临床试验管理规范。此外，欧洲各国需批准这些疗法，然而，各国的政策和程序也不尽相同 [128]。实际上，欧盟委员会的调查结果表明，临床医师和研究人员认为欧洲的监管体系极其繁冗 [128]。对于没有大型制药公司支持的学术机构而言，众多的监管和批准阶段往往使得有前景的生物疗法难以推进。模棱两可的各类监管法规使得新产品营销的授权停滞不前。这要求建立更流畅且合理的审查途径，目的是达到更快、更有力地推动实验室到临床的转化。

同样，美国的监管体系也相当复杂。美国的大公司一直不愿进入医疗领域是碍于复杂的监管体系 [131]。在骨科方面，根据《公共卫生服务法》，生物治疗产品分为低风险（第 361 条）和高风险（第 351 条）两类。许多可能用于骨科的 MSC 遵循第 351 条，故要求接受额外的监管。第 351 条要求产品的临床前开发包括动物试验、阶段性临床研究和 FDA 上市前审查。最终，生物制品许可申请可能会在动物、I 期、II 期和 III 期研究之后获得批准。目前，细胞培养来源的干细胞、同种异体来源的干细胞以及从脂肪或胎盘中获得的细胞均受第 351 条的限制 [130]。

第 361 条分类的疗法遵循较宽松的标准，不需要经过临床应前试验，仅需防止治疗中传染病的传播。如骨髓抽吸细胞和富血小板血浆均遵循第 361 条（低风险）[130]。对于受第 361 条标准监管的治疗方式（低风险，更易应用于临床），它们需满足：①在制备过程中尽量减少人为操作；②同源使用（来源于同一个患者，来自类似的部位和治疗目的）；③不得与其他产品联合使用，以及④必须无明显的全身性影响。也许 FDA 法规对骨科最深远的影响就是这种分层审查途径。该规定禁止将在手术室获得的干细胞在重新植入之前进行培养、扩增或进一步操作，以符合第 361 条的规定。不能从一个部位提取生物制品并将其植入另一个部位（例如，将脂肪细胞注射进入膝关节）。虽然经过了最少的人为操作且注射到同一类型的组织中，但也限制了术中回收的细胞的使用。

同样，由于对术中收集细胞的分析工具有限且需要做进一步分析，而这不符合术中回收的细胞在回植前不得离开手术室的规定 [132]，因此，回输和回植的结果并不一致，因为通常无法得知细胞、生物因子的浓度和类型[9,124]。重要之处在于采集的干细胞数量可能与采集的技术和年龄相关，并影响临床结果。因此，临床结果的差异。不同的浓度和细胞组合对结果的偏差均能影响剂量–反应曲线的绘制[124,130,132]。来源于监管体系的负担使得许多研究人员和临床医师停止对开发新技术的尝试，转而专注于在他们目前领域内的工作。事实上，自 20 年前自体软骨细胞移植获得批准以来，生物制品和干细胞在肌肉骨骼系统治疗方面几乎没有取得重大进展[124]。

8.5 展望

　　幸运的是，骨髓来源 MSC 和富血小板血浆在未来有很大的应用前景。目前，关键是需要进行高质量的临床和实验室研究，进一步阐明和确定治疗的适应证、关于 MSC 如何被激活并被诱导的通路机制。此外，相关监管机构也需要发展，使得这类快速更新的技术能够更容易地应用。例如，日本已建立了一种名为"再生医学产品"治疗新分类，新的干细胞疗法可以通过快速审批系统取得进展。韩国和英国也做出了类似的改变[130]。

　　未来的研究需确定最佳的制备方法，以实现组织特异性和损伤特异性的解决方案。目前富血小板血浆的文献有很大差异性，且缺乏明确的富血小板血浆分类系统和富血小板血浆成分的研究。如果要确定最佳的富血小板血浆生物特征（生长因子、血小板浓度和白细胞），临床研究将需要一个标准化富血小板血浆成分报告，以便可以在不同试验之间进行清晰和一致的比较。事实上，对于不能控制血小板浓度和白细胞数量的临床研究结果，应该谨慎解读。同样，未来的研究需要确定不同损伤、不同组织类型和不同手术使用的最佳剂量、时间和应用频率。所有研究都应该报告富血小板血浆的用量、成分和血小板浓度[132]。

　　同样，骨髓 MSC 也有很大的发展潜力，特别是 MSC 植入的最适组织环境有待进一步研究。由于尚不清楚其作用机制，未来的研究需要确定MSC 是通过旁分泌机制、免疫调节还是直接整合而发生作用[124,132,133]。此外，正在进行的研究集中在改善组织特异干细胞的募集，开发用于 MSC

培养扩增的无血清培养基，这允许了根据组织类型鉴定新的遗传标记和 MSC 亚群，以及获得纯化的自体血管周 MSC 的最新方法。除了 MSC 的植入外，研究还可能确定促进原生干细胞释放、募集和激活的因素[132,134,135]。其他问题包括是否存在与性别有关的差异、最佳给药方法以及如何将移植物抗宿主病等与免疫原性相关的问题降至最低[136]。

　　MSC 在肌腱病中的应用具有良好前景[60]。随着我们对肌腱病基础科学、血管生成在肌腱愈合中的作用以及组织学与临床结局之间联系的了解不断深入，MSC 的使用可能会继续在这种常见但顽固的疾病治疗中发挥越来越大的作用。研究表明，病理性肌腱区域的 MSC 浓度较低[133]，肌腱的愈合潜力通常比其他组织低[137]。然而，目前尚不清楚这是由于患者群体中的 MSC 基准浓度较低，还是组织中 MSC 供应的减少。无论如何，改善这些受损组织基床都能促进愈合反应的潜能。在这种情况下，细胞的最佳浓度及最佳来源（骨髓、脂肪或肌腱来源）还有待进一步观察[132,135]。这些细节问题应该随着我们对作用机制的进一步理解而变得更加明确。这些问题强调了设计良好的临床研究的重要性，包括MSC 成分、移植技术、培养技术和植入的最终容量的标准化报告，以及标准化临床结果报告的必要性[124]。肌腱特异成像可能会在未来更好地示踪结果。研究表明，运用 MRI 和超声评估这些技术在不同阶段的肌腱病变量化愈合，可能使 MSC 治疗肌腱病变的随访评估更有效[132]。

　　然而，MSC 的进一步使用并非一帆风顺。例如，从宿主组织获得的 MSC 相对有限。在大多数情况下，它们在植入之前需要体外扩增。此外，复杂的监管体系阻碍了新的研究和创新。在未来，其他来源的干细胞可能会被应用，如诱导多能细胞、胚胎干细胞或其他最近发现的成体干细胞群。

小结

　　综上所述，富血小板血浆和 MSC 在骨科手术中的应用大有可为。临床医师和科学家必须找出障碍并正面解决。如果能继续创新，改善监管环境，使之适应现代科学，这需要世界各地的从业人员在其当地和国家监管机构中的参与和合作。研究还应集中在支架等可能会提高干细胞治疗功效的辅助使用上[137]。此外，对生物治疗的组成、制备和给药方法、时机、剂量和标准化方案的使用，以及可量化的主、客观结果的收集和报告的建立，对于这些潜在改变生命的治疗方法的成功和进步至关重要。一如现代关节镜技术的发展，富血小板血浆和 MSC 的使用有可能给运动医学损伤的治疗带来革命性的变化。

参考文献见本书数字资源。

第9章 异种移植物：与生物相结合的策略

Kevin R. Stone 著

江 东、余家阔 译

9.1 引言

利用现有有效的天然组织是修复组织损伤的理想解决方案。本章将重点讨论异种移植组织，因为它们可以从年轻健康个体获取，在重新构建后可作为受体自身组织的天然组织移植物，并且可以通过一些生物因子的增强作用而加速愈合。本文将讨论首个成功的异种韧带移植的基础科学研究和临床试验。

9.2 背景：为什么将组织作为一种移植相关基质？

尚不清楚关节内注射的细胞存活能力。推测细胞通过不可控的靶向或归巢迁移至损伤部位。一般难以预测祖细胞或干细胞的疗效，并且无法控制损伤部位所需要细胞的有效浓度。由于以上原因，将生物活性因子预负载至基质中（如用于半月板再生的胶原支架，构建的组织移植物如自体韧带、同种异体或异种移植物），具有更强的生物修复效果。为了塑造理想的生物移植物，需要测试和优化负载条件，如测试植入物血管长入加速和重塑过程、细胞增殖、基质形成以及胶原成熟进程等。我们认为，单一组织的移植并不适用于组织再生，需同时包含组织生长所需要生物因子。虽然目前优化生物因子负载的方法仍处于研究阶段，但本章将重点介绍异种韧带组织的制备，未来可能应用于多种组织修复、再生和替代的载体。

9.3 异种软骨移植的免疫排斥机制

将异种移植器官（如心脏或肾）移植到猴子会导致超急性抗体介导的排斥反应，可能是由于抗 Gal 介导的内皮细胞破坏和血管床塌陷所致（图9.1）。在植入后 30 min 至几天内，可导致移植物明显破坏。由于软骨的血管很少，因此发生超急性排斥的概率较小。据推测，关节软骨可能具有免疫豁免，因此异种移植软骨可能具有免疫相容性[1]。有研究将猪和牛的半月板和关节软骨组织移植到非人类灵长类动物（产生抗 Gal 的旧大陆猴）的髌上囊，观察 1~2 个月[2]。结果表明异种软骨组织不像之前所报道的那样具有免疫相容性，并且由于其在移植后 1 个月内就表现出的慢性排斥机制而认定不适合人体移植。免疫排斥机制是由于天然抗 -Gal 抗体及针对非 α-Gal 猪抗原（灵长类中具有免疫原性的猪蛋白，称为抗非 -Gal 抗体）产生的抗体所致。从组织学上讲，排斥反应的是以植入物中 T 淋巴细胞和巨噬细胞为特征的强烈细胞炎症反应。因此，需要对异种移植物进行修饰，以减少或消除导致移植物过早破坏引起的强烈排斥反应。

9.4 α-Gal 缺陷的猪软骨移植

Stone 等研究发现使用重组 α- 半乳糖苷酶可能会消化异种软骨中的 α-Gal 抗原表位[3]（图9.2）。该酶可将 α-Gal 抗原表位（Gal α1-3Galβ1-4GlcNAc-R）末端半乳糖基单元消化为碳水化合物

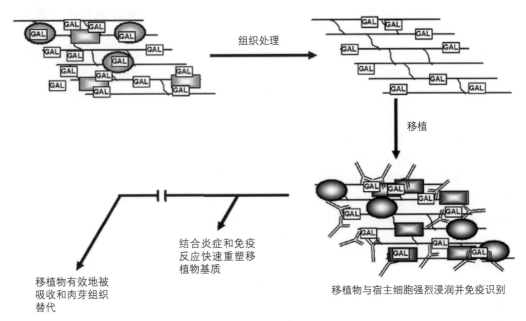

图 9.1 软组织增强策略

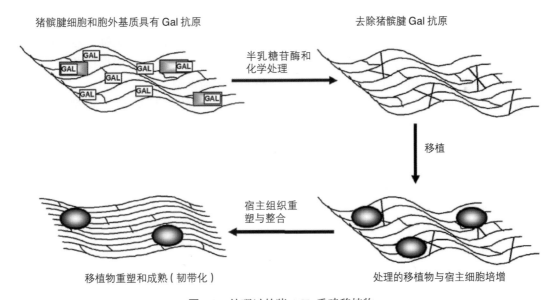

图 9.2 处理过的猪 ACL 重建移植物

结构 Galβ1-4GlcNAc-R。该碳水化合物结构也存在于人细胞上，并且不能结合抗 Gal 抗体。经证实，用重组 α- 半乳糖苷酶处理了 12 h 后的猪半月板和关节软骨标本完全没有该抗原表位。与未经处理的标本的抗体广泛结合相比，单克隆抗 Gal 抗体无法与这些经处理的标本结合，这也证明了

上述现象。有研究将经 α- 半乳糖苷酶处理的软骨标本植入食蟹猴的髌上囊，并在植入后 2 个月通过血清评估和组织学监测了其对软骨的免疫反应。

结果表明，通过酶促消化去除 α-Gal 抗原表位后，处理后的移植物的抗 Gal 活性并没有显著增加。经 α- 半乳糖苷酶处理的异种移植物中的炎

症反应比未经处理的软骨低约 95%，并且关节液中 T 淋巴细胞的比例也大大降低[3]。然而，去除 α-Gal 抗原表位并不能消除对非 Gal 抗原的免疫反应。由于大多数猪蛋白与猴子（以及人类）中的同源蛋白不同，大多数猴子对移植的猪软骨产生针对非 Gal 抗原的抗体的特异性抗体反应。抗非 Gal 抗体的产生导致炎症反应减轻。这些炎症反应主要由巨噬细胞浸润软骨产生。这些巨噬细胞通过 Fc 受体与猪软骨蛋白的抗非 Gal 抗体结合的免疫复合物，导致异种移植物的破坏，但速度比 α-Gal 表位引起的免疫反应破坏要慢得多。有学者通过这种异种移植物的抗非 Gal 介导的免疫反应破坏，研发出减弱该免疫反应的方法，从而优化异种移植物的临床效果。

9.5 开发前交叉韧带（ACL）重建的异种移植物

ACL 是膝关节的关键稳定装置，在运动中容易损伤。在美国，每年有超过 35 万例 ACL 受损的患者接受住院或门诊手术治疗。当前的手术技术包括使用患者自体组织移植重建 ACL，较少的一部分使用同种异体移植物。用于重建 ACL 的移植物包括骨 – 腱 – 骨、骨 – 腱和肌腱，然而，所有的移植方法都具有缺点和风险。利用自体组织进行重建涉及两个手术部位，即主要手术部位和组织获取部位。获取自体组织通常会导致切口更大或更多，疼痛增加，恢复时间更长，以及并发症增加，同时可能导致髌骨骨折、髌腱撕裂、瘢痕形成和肌肉萎缩等并发症。由于年轻健康供体的可用组织稀缺，同种异体移植仅可提供有限的 ACL 移植物来源。组织的质量和性能的差异也是供体间存在的问题。同时，偶发的疾病传播是同种异体组织来源移植物的另一个风险。

利用合成和非人源移植物进行 ACL 重建由于多种因素常以失败告终，如材料特性不匹配、弹性丧失、磨损、颗粒脱落、固定不良、解剖位置不当和免疫排斥反应等。多项研究发现，将动物组织移植到人体内时发生免疫排斥反应的原因是高浓度糖抗原"α-Gal 表位"在动物组织中存在，而在人类中完全不存在。相比之下，人类、类人猿和旧大陆猴（亚洲和非洲的猴子）会产生大量天然抗体，称为"抗 -Gal"，可与 α-Gal 表位有效结合。Stone 等利用糖苷酶和 α- 半乳糖苷酶，通过消化 α-Gal 表位而有效地减弱了宿主对移植物的免疫反应来处理猪的组织。这些研究的目的是开发一种与人类同源组织相匹配、具有免疫相容性的 ACL 重建的动态生物异种移植物。

9.6 异种移植物处理概述

基于在灵长类研究中获悉的免疫反应机制，我们将猪的带有骨块的髌腱制备成异种韧带移植物，取材后将其加工成骨 – 腱 – 骨结构，然后需经一系列化学处理。首先，要进行脱细胞处理，以去除猪的完整细胞和细胞成分，然后再暴露于重组 α- 半乳糖苷酶溶液中，以消化移植物中的 α-Gal 表位。通过使用单克隆抗 Gal 抗体的 ELISA 测试，确认这些 α-Gal 表位已被消化。用酶处理后，采用低浓度戊二醛交联处理，目的是减弱宿主免疫系统抗非 -Gal 介导的破坏。研究证明，先在低浓度戊二醛中浸泡肌腱，然后用甘氨酸猝灭乙醛即可为巨噬细胞浸润提供最佳条件，从而使植入物逐渐重塑。

在治疗的最后阶段，将移植物包装并于 17.8 kGy 的电子束辐照消毒。这种低剂量辐照旨在提供无菌性环境，但同时需将辐射的降解作用降至最低。

9.7 生物力学评估

为了对经过处理和消毒的猪移植物进行机械强度测试，使用标准化的静态测试方法进行生物力学评估。这两个测试组包括猪移植物和切成 9 mm 宽的人骨 – 髌腱 – 骨同种异体移植物。每组有 10 个移植物。所有测试均使用新鲜冷冻移植物，并在测试前解冻。猪韧带移植物标本经过了免疫化学处理。人类髌腱移植物可从具有相关权限的可供人体使用的等级标本组织库中获取。

根据载荷位移曲线确定结构的特性——极限载荷、屈服载荷、极限位移、屈服位移和轴向刚度（由曲线斜率计算），最终检测所有样品的结构和材料特性。根据标准化应力 – 应变曲线图及样品横截面积，完成拉伸性能的转化。我们将猪和人髌腱的结果与 Noyes 1976 年发表的年轻和老年人 ACL 的物理、结构和材料特性进行回顾性对比[4]。将处理过的异种移植物与人同种异体移植 ACL 进行生物力学特性的比较。人的 ACL 力学数据来自于 1976 年 Noyes 的研究。受试移植物组的横截面积和骨与骨之间的距离均接近于 ACL。表 9.1 给出了 10 个移植物的极限载荷、屈服载荷、极限位移、屈服位移和刚度的结构特性。

异种移植物与人髌腱测试组之间在屈服载荷、极限位移、屈服位移、刚度以及屈服强度的结构参数上没有发现显著差异。同时，这些测试组在极限应力、屈服应力或者模量的材料参数方面没有发现显著差异。与人髌腱移植物相比，异种移植物显示出明显更高的极限载荷、极限强度和屈服强度。如文献报道，异种移植物材料的性能优于年轻供体的 ACL，其极限强度是年轻供体 ACL 的 1.3 倍[5]。

9.8 灵长类动物 ACL 重建

有研究在 20 只恒河猴中进行了灵长类动物的 ACL 重建研究，以评估该处理的异种髌腱移植物作为 ACL 重建移植物的可行性[6]。制备灵长类动物单侧 ACL 重建模型，术后 2、6 和 12 个月进行临床、组织学和生物力学评估。对照组包括植入未处理的猪移植物和灵长类动物同种异体移植物。评估方法包括客观生命活动功能评估、放射学、抗 -Gal 和抗 - 非 Gal 抗体反应的检测以及临床和血清成分检测。处死动物后的评估包括大体病理学、器官组织病理学、植入物组织学和生物力学。

术后 7 周所有动物恢复正常功能。在术后 6 个月和 12 个月通过手法操作评估关节活动度和松弛程度，并与对侧未手术的肢体进行比较。考虑到小灵长类动物膝关节的大小及手术和解剖的复杂性，所有关节活动度和松弛度都在临床可接受的范围。在任一随访终点均未观察到同种异体移植物与处理的猪移植物临床效果之间的显著差异。2 个月的组织学结果见图 9.3、9.4 和 9.5，展示了恒河猴自体移植物和处理的猪移植物在同步生长，而未处理的猪移植物引起明显的免疫排斥。

6 个月和 12 个月后处理的异种移植物在韧带化后的离体生物力学性能上与灵长类同种异体移植组没有显著差异，并且可等同于许多已报道的动物自体移植重建的生物力学性能。处理的异种移植物在韧带化后等同或超过了包括灵长类动物在内的各种动物模型中进行的这些自体移植重建 ACL 的强度[7-10]。

9.9 异种移植物的临床评估

根据灵长类动物的临床前研究，在 10 例受试者中进行了 FDA 批准的处理过的异种移植物的单中心临床研究[11]。研究的主要结局指标为膝关节稳定性和积液，次要结局指标是通过特定的特异标准化报告工具对受试者进行主观评分。此外，每位患者的 X 线片和 MRI 均由独立的肌肉骨骼放射科医师进行评估。在整个研究过程中的不同时间点，对血液生化、尿液化学成分和血清抗体水平进行测试。在 6 例可评估的受试者中，有 5 例在术后 24 个月再生了功能性移植物，并满足了所有研究成功的评价标准，包括积液、KT-1000、轴

表 9.1　生物力学拉伸测试得到的各组结构特性比较

	猪髌腱（n = 10）	人髌腱（n = 10）	人 ACL（16 ~ 26 岁）（n = 6）[4]	人 ACL（48 ~ 86 岁）（n=20）[4]
极限载荷（N）	1889 ± 252	1387 ± 299	1730 ± 660	734 ± 266
屈服载荷（N）	1437 ± 256	1101 ± 397	1170 ± 750	622 ± 283
极限位移（mm）	20.5 ± 5.5	15.1 ± 4.5	11.8	8.3
屈服位移（mm）	14.0 ± 4.3	11.7 ± 3.6	6.9	6.0
刚度（N/mm）	184.2 ± 34.8	181.9 ± 79.5	182 ± 56	129 ± 39

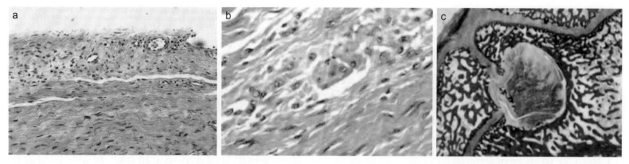

图 9.3 （a–c）术后 2 个月恒河猴同种异体移植组织学。（a）移植物的关节内部分显示周围滑膜形成和胶原纤维排列（HE，×10）；（b）中度纤维组织细胞浸润移植物的成纤维细胞重塑（HE，×40）；（c）股骨隧道显示移植物整合和受体骨重塑（甲苯胺蓝，×10）

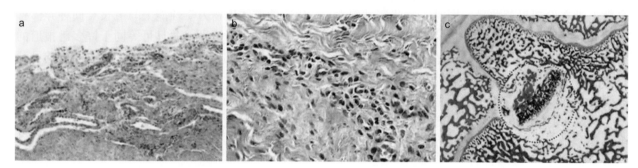

图 9.4 （a–c）术后 2 个月未经处理的猪髌腱组织学。（a）关节内移植物周围形成天然的颗粒样组织，无残留的可识别的猪组织成分（HE，×20）；（b）淋巴细胞浸润（HE，×20）；（c）股骨隧道内大量巨细胞和浆细胞导致明显的移植物吸收，原隧道边缘用红色虚线表示（甲苯胺蓝，×10）

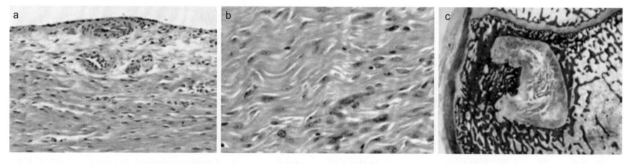

图 9.5 （a–c）术后 2 个月异种移植物组织学。（a）移植物周围的滑膜和纤维血管组织形成（HE，×20）；（b）成纤维细胞重塑，与胶原纤维方向一致（HE，×40）；（c）股骨隧道内移植物与宿主骨的整合和隧道边缘新骨的形成（甲苯胺蓝，×10）

移试验、Lachman 试验和前抽屉试验。其余受试者在 ACL 重建后 15 个月出现了胫骨骨栓松动。通过手术取出异种移植物，并用同种异体骨松质填充胫骨隧道。由于二次创伤或过早恢复运动，研究期间与移植物无关的并发症（创伤和过早恢复运动）使 4 例受试者无法评估。只有 1 例出现与移植物相关的严重不良事件（serious adverse event，SAE）。在 4 例不可评估的受试者中报告了其他 4 例与移植物无关的 SAE。对应于 α-Gal 表位的抗

Gal IgG 抗体反应在术后 2 个月时升至峰值，然后在 2～12 个月下降至植入前水平。抗非 Gal 反应在大约 6 个月达到顶峰，并在 24 个月后恢复到植入前水平。这表明受试者中的大部分猪组织已被宿主替代，并且植入物始终保持其结构完整性并已再生为新的 ACL。

主要由于运动损伤，5 例接受猪髌腱移植的患者进行了二次手术，这使我们更好地了解了韧带化过程。植入前，经过处理的猪髌腱主要包含

胶原纤维生物支架和相关的基质蛋白。抗非 Gal 抗体有助于评估巨噬细胞是否浸润移植的猪髌腱中。这些浸润的巨噬细胞分泌可诱导植入物血管化的细胞因子，包括 VEGF。受体的成纤维细胞通过新形成的血管浸润到植入物中，并与胶原纤维支架方向一致。浸润的成纤维细胞分泌胶原纤维，从而将植入的肌腱转化为有活性的 ACL。

除了正常的韧带化过程外，组织学观察无明显的炎症反应、免疫或其他破坏性排斥反应出现。

活检的细胞数量与预期这个阶段的组织愈合和支持的宿主细胞介导的异种移植的重塑细胞量相一致。滑膜活检没有发现滑膜炎的迹象。在术后 24 个月，血液生化、尿液化学和血清学结果均在正常范围内。

所有 5 例异种移植重建患者的 MRI 结果表明，移植物逐渐被成熟组织替代，恢复正常的信号强度（图 9.6）。这些异种移植物在愈合、技术失误和早期创伤性断裂中观察到的变异性与同种异体

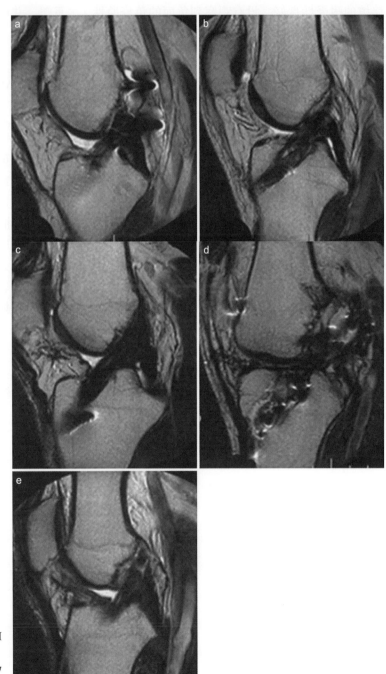

图 9.6　异种移植物重建 ACL 后 12 年的 MRI 图像，FSE T-2 矢状面加权像。（a）患者 P-01；（b）患者 P-03 ;（c）患者 P-04 ;（d）患者 P-07 和（e）患者 P-10

移植物的临床经验和文献报道相似。对 5 例可评估患者进行的 12 年随访发现，安全性、移植物功能以及膝关节稳定性一直保持良好状态。这项安全性研究在一个小规模人群中评估了异种移植物，甚至包括了一些很极端的情况，比如有些 Tegner 活动得分高（平均得分 7.4 分，竞技运动水平）的患者激进地康复，并且术后早期迅速恢复到完全的运动水平。此外，还纳入了包括合并严重损伤以及接受翻修手术的受试者。这些都是众所周知的 ACL 重建后不良疗效的危险因素。总之，异种移植的耐受性良好，没有观察到负面的免疫原性反应。在 6 例可评估受试者中 5 例的移植物都满足了韧带功能稳定性的标准，并在最近的 12 年随访评估中继续发挥作用。

手术的可操作性、安全性和初步疗效的结果均表明采用异种移植物进行 ACL 重建的可行性。FDA 随后批准了一项移植物研究，允许在美国进行多中心临床关键试验评估异种移植物。但是，诸如生长因子、祖细胞或干细胞之类的生物活性物质是否可以通过加速愈合或减少积液来降低失败率？这些都还需要进一步深入研究。

9.10 展望

欧盟和南非的 7 个中心进行了一项关键性试验，以评估与同种异体移植相比，异种移植物治疗膝关节 ACL 断裂的长期安全性和性能。该试验是一项针对 66 例受试者的前瞻性、随机、双盲、多中心非劣效性临床试验。急性或慢性 ACL 断裂

患者以 1 : 1 的比例随机接受异种移植或同种异体移植物重建 ACL。目前已收集了所有患者随访 24 个月的数据，后续分析结果有待发表。审查提交给指定机构的数据后，获得了 CE 标志批准，说明可以在 CE 标志国家销售异种移植韧带，用于翻修手术或多发韧带损伤的重建。仍有一些患者担忧是否会出现短暂的关节积液。未来对去除非 Gal 表位的新技术的研究可能会改善植入后的移植物重塑。最重要的是，添加生长因子、祖细胞或干细胞可能具有积极的免疫调节作用，加速组织重塑，并可能减少植入异种移植物的早期失败。

9.11 小结

迄今为止，基础研究和临床数据似乎已证明了异种移植组织对灵长类动物和许多患者的疗效。这些治疗可去除关键抗原，并充分阻断剩余的抗原，以使组织重塑。在"不造成伤害"的医学理念中，开发现有的异种移植物作为同种异体移植和自体移植的替代方案用于交叉韧带断裂的治疗。降低免疫原性的过程可以为外科医师提供稳定的高质量非人类组织移植物。异种移植组织可作为生长因子、祖细胞和干细胞加速愈合和组织重塑的理想载体。这种潜力为进一步研究和开发提供了平台。

参考文献见本书数字资源。

从基因和分子层面理解骨科运动医学疾病　第 **10** 章

Moises Cohen、Diego Costa Astur、João Victor Novaretti　著

史冬泉　译

10.1　引言

在过去几十年里，全世界的体育运动一直在增加。同样，与运动相关的骨科疾病也在增加，这已引起了人们的注意[1]。许多因素被认为是导致肌肉骨骼系统运动损伤的危险因素，比如过度训练[2]、运动方式不当[2]、营养不足[2]、受伤史[2]、高龄[3]、肥胖[3]以及运动员行为相关的因素[2]。

此外，基因和分子层面也与运动医学疾病的发生有关。1994年，首次描述了前交叉韧带（ACL）损伤的家族关系[4]。此后，其他将基因和分子与全身不同部位运动损伤联系起来的研究也陆续被发表，比如膝关节韧带和半月板损伤[5-20]、肩关节不稳[5, 21, 22]、肌肉损伤[23-25]和跟腱炎[13, 26-28]。

接下来，在现有文献的基础上，我们将在基因和分子层面对具体的肌肉骨骼系统运动损伤进行讨论。

10.2　膝关节损伤

10.2.1　韧带损伤

ACL一直是研究基因和分子因素与该部位病变关系的主要结构。Posthumus团队发现了染色体区域（11q22）与ACL断裂发生风险之间的关系[6]，并证实在遭受非接触性ACL损伤的亚组中有更高的遗传因素。

胶原是ACL的主要组织成分（占干重的75%），其中Ⅰ型胶原占85%[29]。正因为胶原在ACL结构中起到主要的作用，很多研究对ACL损伤与编码ACL结构中胶原类型的基因进行了评估，

发现了两者之间的关系。与ACL损伤相关的胶原类型及相应的基因包括Ⅰ型胶原（COL1A1）[5, 14, 16]、Ⅲ型胶原（COL3A1）[9, 15]、Ⅴ型胶原（COL5A1）[7, 9, 17]、Ⅻ型胶原（COL12A1）[9, 11]、ⅪⅤ型胶原（COL14A1）[17]和ⅩⅤ型胶原（COL15A1）[17]。

除胶原外，还对其他分子方面进行了研究。基质金属蛋白酶（matrix metalloproteinases, MMP）是一种能够降解细胞外基质的锌内肽酶[30]。MMP的类型很多，大多数由成纤维细胞合成。当细胞外基质需要重塑时，MMP得以表达。ACL损伤和MMP之间的关系已被发现，尤其是MMP-3[18]和MMP-12[6]这两个亚型。

尽管蛋白聚糖还不到ACL干重的1%[29]，但它也是被发现的与ACL损伤有密切关系的重要分子。编码蛋白聚糖的蛋白多糖和核心蛋白聚糖基因[8]与ACL损伤有关。不仅如此，参与血管发生相关信号通路[12]的基因也与ACL损伤有关。

10.2.2　半月板损伤

半月板是体育活动中常见的膝关节损伤结构。在一项评估创伤性和退变性半月板撕裂的基因表达特征的研究中，Brophy等[19]发现与退变性撕裂相比，外伤性撕裂中趋化因子和MMP的表达水平显著升高，而编码Ⅰ型胶原（COLA1）的基因的表达水平更低。

Brophy团队[20]的另一项研究则根据患者的年龄和性别评估了单纯半月板撕裂和半月板撕裂合并ACL损伤相关基因表达。结果发现，在40岁以下的患者中，IL-1β和MMP等关节炎相关标志物的表达水平更高。不仅如此，分解代谢标志物

在发生半月板和 ACL 合并损伤的患者中的表达水平也更高。这表明该合并损伤的患者发生骨关节炎的风险更高。

10.3　肩关节损伤

盂肱关节外伤性脱位是肩关节最常见的运动损伤之一，通常导致肩关节不稳。在一项评估胶原交联的基因表达情况及其在外伤性肩关节不稳中的调节作用的研究中，Belangero 团队 [21] 发现，TGFβ1、TGFβR1、LOX 和 PLOD2 的表达与肩关节不稳之间存在关联。

在另一项评估肩关节不稳的研究中，Belangero 团队 [22] 旨在探索肩关节脱位后盂肱关节囊中 I 型、III 型和 V 型胶原编码基因的表达情况。他们发现肩关节不稳患者的整个关节囊中都存在胶原基因的表达失调。这可能导致胶原纤维结构修饰和愈合过程受损，导致关节囊变形，这是造成肩关节不稳的关键因素。

10.4　肌肉和肌腱损伤

肌肉损伤是最常见的运动损伤，占运动员所有伤病的 10%～55%[31]。Pruna 团队 [24] 开展了一项评估职业足球运动员受伤易感性相关遗传危险因素的研究。他们发现特定的单核苷酸多态性（single nucleotide polymorphisms, SNP）与肌肉的损伤程度和恢复时间有关。但是，仍然缺乏证据支持基因与肌腱的损伤程度和恢复时间之间存在关联。SNP 是 DNA 序列变异，指在特定个体成对染色体间的基因组中的单个核苷酸的差异。

另一项研究 [25] 分析了不同职业足球运动员非接触性肌肉骨骼系统软组织损伤的 SNP 特征，并根据种族将研究对象分为白人、非洲黑人和西班牙裔。研究者在白人中发现了两种 SNP 与已知的

肌腱损伤模式相关。同样，在西班牙裔中，研究者也发现了两种基因型与肌肉损伤的模式相关。

在最近的一项旨在发现新的遗传生物标志物以帮助预防或尽可能减少非接触性肌肉损伤风险的研究中 [23]，研究者发现了肝细胞生长因子（hepatocyte growth factor, HGF）基因中的 SNP 与损伤发生率、严重程度和恢复时间存在明显相关性。其他 SNP 也与损伤发生率和恢复时间有关。这表明遗传因素对运动肌肉损伤的发生具有重要作用。

至于肌腱损伤，绝大多数研究集中在跟腱病上。该病也与遗传因素有关。一项研究发现，具有腱生蛋白 -C（tenasci-C, TNC）基因变异的人群发生跟腱损伤的风险增加了 6 倍 [26]。TNC 基因有 12 和 14 个鸟嘌呤 - 胸腺嘧啶重复，在肌腱中编码细胞外基质糖蛋白 TNC。另一项研究也发现编码 V 型胶原的基因（COL5A1）与跟腱病，更具体地说，是与慢性跟腱病有关 [27]。COL5A1 基因内的变异也与慢性跟腱病有关 [13]。此外，研究发现 MMP 也与跟腱病有关，尤其是 MMP3 基因内的变异 [28]。

10.5　展望

本文引用的研究明确了运动医学疾病相关的遗传因素。这是在未来能够识别出有更高风险遭受特定损伤的患者，并有可能制定出克服遗传易感性策略的第一步。

尽管我们仍处于研究运动损伤之路的起步阶段，但这代表着无限的可能性，可以帮助我们开发预防计划，并有希望通过基因疗法来修改这些遗传信息以治疗这些损伤。

参考文献见本书数字资源。

无细胞支架治疗软骨和骨软骨缺损 第**11**章

F. Perdisa、A. Sessa、G. Filardo、M. Marcacci、E. Kon 著

史冬泉 译

11.1 引言

众所周知，透明软骨的自我愈合能力很差。如果不进行治疗，即便是很小的关节软骨缺损，也会逐渐扩大加深，从而导致关节退行性变和骨关节炎的发生[1]。

因此，软骨修复技术已广泛应用于关节软骨缺损的治疗。但目前这些技术在组织修复的质量方面存在一些局限。为了获得最佳的临床效果，它们的适应证为小于 2 cm² 的缺损[2]。包括利用新鲜获取的骨软骨栓在内的其他重建技术在治疗缺损的大小方面也存在限制。这是由于发生供体部位并发症，在一定程度上是不可避免的[3]。为了解决这些问题，20 世纪 90 年代初期自体软骨细胞移植被引入临床实践中[4]。最初的技术是在骨膜补片的覆盖下将培养的自体软骨细胞悬液植入病变部位。随后，在结合细胞和可吸收生物材料（如胶原和透明质酸基质）后，该技术得到了进一步发展，成为能够引导和支持组织再生过程的临时三维支架。

已经有文献着重阐述了这种方法如何使透明软骨再生，从而达到良好的临床效果，并能经受起长期随访的考验[5-7]。但是，为了获取和移植细胞，需要开展两次手术，以及细胞操作和培养比较复杂，都成为该技术不可忽视的缺点。因此，为了克服这些限制，近期也开发了不同的技术方案。

无细胞一步法主要采用生物材料，能够刺激驻留细胞分化并支持组织再生。为了提高手术效率，将一些材料与骨髓刺激相结合，通过覆盖微骨折治疗后的缺损部位来稳定血凝块，从而使来自骨髓的前体细胞能够生长，并分化形成软骨细胞[8]。

同时，应强调软骨下骨对软骨表面的状态及病理过程的影响。实际上，软骨下骨可能在一些疾病中起主要作用，如剥脱性骨软骨炎（osteochondritis dissecans, OCD），也可能在绝大多数关节软骨缺损中起次要作用[9]。得益于生物材料科学领域的成就以及新的治疗理念的指导，已开发出针对整个骨软骨单元进行治疗的特定结构。绝大多数这些结构都可以充分利用身体的自我再生潜能，从而实现在没有细胞的情况下植入[10]。

过去十年中经过临床前试验，一些无细胞支架，包括软骨支架和骨软骨支架，已经可以用于临床。本章旨在总结有关它们在临床应用的最佳文献证据。

11.2 软骨支架

得益于生物材料自身的软骨诱导特性，已经开发出将无细胞支架直接植入病变部位的一步手术方法。自体基质诱导软骨形成（autologous matrix-induced chondrogenesis, AMIC）手术主要植入生物相容且生物可吸收的膜来覆盖微骨折部位，其原理是促进来自骨髓的不同细胞群均匀分布，以稳定血凝块，并充分利用透明软骨有限的自我再生潜能[8]（表 11.1）。

Benthien 和 Behrens 首先描述了 AMIC 技术[11, 12]，其适应证仅限于 1.5 cm² 以下的缺损[12]。后来，Piontek 等[13]介绍了对该技术的改进方案：在缺损部位进行骨髓刺激后，在干式关节镜下利用纤维蛋白胶固定植入基质。Kusano 等[14]在 28 个月的随访中观察到患者所有临床评分显著改善。

表 11.1 临床应用无细胞软骨支架进行软骨修复相关的研究总结

作者	研究设计	支架	随访时间	病例数	年龄	性别 M: 男；W: 女	病变部位	平均缺损面积（cm²）
Kusano T, KSSTA 2012[14]	回顾性研究	胶原基质支架	29 个月	38[a]	26 岁	23 例 M, 17 例 W	20 例髌骨, 16 例内侧股骨髁, 4 例外侧股骨髁	3.9
Schiavone Panni A, Int J Immunopathol Pharmacol 2011[15]	病例系列	胶原基质支架	36 个月	17	39 岁	10 例 M, 7 例 W	不详	不详
Gille J, KSSTA 2010[17]	病例系列	胶原基质支架	36 个月	27	37 岁	16 例 M, 11 例 W	7 例内侧股骨髁, 3 例外侧股骨髁, 9 例髌骨, 2 例滑车, 6 例多发损伤	4.2
Gille J, Arch Orthop Trauma Surg 2013[16]	病例系列	胶原基质支架	24 个月	57	37 岁	38 例 M, 19 例 W	32 例内侧股骨髁, 6 例外侧股骨髁, 4 例滑车, 15 例髌骨	3.4
Gille J, Cartilage 2016[7]	病例系列	胶原基质支架	16 年	14	35 岁	6 例 M, 8 例 W	7 例内侧股骨髁, 4 例髌骨, 4 例多发损伤[b]	3.6
Stanish WD, JBJS Am 2013[24]	RCT	BST-CarGel	12 个月	80（41 例 BST-CarGel 39 例微骨折）	34 岁	48 例 M, 32 例 W	78 例内侧股骨髁, 2 例外侧股骨髁	2.3
Shive MS, Cartilage 2015[25]	RCT	BST-CarGel	60 个月	60（34 例 BST-CarGel, 26 例微骨折）	34 岁	36 例 M, 24 例 W	不详（全部是股骨髁）	2.4

[a]2 例患者是双侧。
[b]1 例患者为单侧。

但是，一项对 38 例接受胶原基质治疗的膝关节全层软骨缺损患者的回顾性研究发现，在绝大部分病例的 MRI 中观察到不完全的缺损填充。除此之外，Schiavone Panni 等[15] 也在 17 例患者中观察到了令人满意的临床结果，其术后 36 个月患者满意度为 76.5%。但是另一方面，超过半数患者的 MRI 结果显示有软骨下骨水肿信号的存在。Gille 等[16] 采用该技术应用于 57 例膝关节不同部位软骨缺损的患者，术后 24 个月的随访发现了显著的临床改善，也证实了该手术的安全性。他们还报告在术后 36 个月随访的 27 例患者中，满意度达到 87%，同时不论这些患者的年龄或既往手术次数如何，MRI 结果都显示其缺损部位得到了中等程度到完全的填充[17]。最后，他们最近更新了第一批 57 例系列患者的术后 16 年随访结果[7]。在受到长期评估的 18 例患者中，有 4 例失败并接受了关节置换术。与中期评估相比，其余病例的临床评分略有增加。但是，由于接受最终随访评估的患者很少，因而这些阳性结果的可靠性存在局限。

有学者试图通过在手术过程中添加制备好的骨髓浓缩物来改进这些一步手术的生物潜能。早期报道[18, 19] 了一些颇有希望的结果，后来也在更长的随访结果中得到了证实[20, 21]。但是，这些增强手术方式不在本章的讨论范围之内，将会在其他地方进行阐述。

壳聚糖是增强软骨层缺损骨髓刺激治疗的另一种方法。它是一种可生物降解的水凝胶，在体外实验和动物模型中均表现出极佳的生物相容性及对成软骨的支持能力[22]。BST-CarGel 技术主要涉及对壳聚糖水凝胶和自体全血的混合使用。该技术已应用于关节镜下对软骨缺损的微骨折处理中，从而达到稳定血凝块并最终改善修复过程的目的[23]。Stanish 等首先报道了一项多中心随机对照试验（RCT）的结果。该试验比较了接受 BST-CarGel 技术治疗的 41 例患者与仅接受微骨折治疗的 39 例患者的结果。在术后 12 个月，两种手术方式的安全性和临床改善的程度相当，但治疗组在 T2 mapping 显像中显示出更好的病灶填充和透明样组织再生[24]。随后，针对同一批系列患者的第二项研究表明，这些临床效果可以在术后维持长达 5 年[25]。通过大体观察和组织学评估，在接受增强微骨折治疗的患者中，有近一半的患者具有更好的再生组织质量。治疗组的大多数指标也都表现得更好，尤其是观察到了透明样软骨的再生[26]。

11.3　骨软骨支架

由于有越来越多的临床前和临床证据支持对整个骨软骨单位进行治疗的原理，因而模仿软骨下骨和软骨层不同的多层产品已被开发出来。到目前为止的临床试验主要针对其中三类的临床应用进行了研究和验证（表 11.2）。

首先是 PLGA-PGA 和硫酸钙双层支架（Trufit CB ™，Smith & Nephew，USA）。为了使再生组织能够完全填充骨软骨缺损，其可吸收结构已经被开发出来[27]。在颇有前景的临床前证据支持没有发现细胞增强的情况下[28]，该支架随后被应用在临床实践中，其适应证是回填自体移植的供区。Bedi 等[29]发现，在植入物镶嵌到自体骨软骨移植供体取材部位后，MRI 结果显示植入物有较慢的改善，而 Barber 等发现在植入 Trufit ™支架的 9 例患者中，CT 结果并没有显示出软骨成熟、骨传导或骨化的迹象[30]。最后，Quarch 等[31]发现，与接受自体骨软骨移植手术但不对供体部位缺损进行任何处理的 16 例患者相比，接受自体骨软骨移植手术并使用 Trufit ™支架填充供区缺损的 21 例患者在供区的并发症方面并没有表现出任何临床益处。

目前绝大多数报告采用植入物治疗局灶性关节软骨缺损的研究结果存在争议[32, 33]。Carmont 等首先报道了一例 18 岁有症状的股骨外侧髁软骨病变患者，于术后中期观察到不良的 MRI 结果，但在术后 24 个月的随访中患者报告症状完全缓解，并恢复了运动。这表明支架需要的成熟时间较长[34]。Bekkers 等报道有 13 例患者接受 Trufit ™支架植入股骨髁缺损部位，并采用延时钆增强定量 MRI 进行临床评估，结果显示在术后平均 12 个月观察到了软骨样信号和临床评分的改善[35]。Gelber

等评估了 57 例患者的中期随访状况。这些患者表现出临床评分的显著改善以及恢复到了损伤前的活动水平。但是尽管在软骨方面整合良好，MRI 结果还是显示出软骨下骨层的高度异质性和无填充。而且，这些技术针对大病灶的临床结果还是不足[36]。

相反，也有一些学者报告了较差的临床结果。Dhollander 等[37]报告了 15 例患者在术后最初 12 个月的随访中，大多数患者表现出中度的临床改善，并有 3 例失败。此外，再次手术时收集到的活检结果也显示有修复组织的纤维血管化。将这种技术应用于髌骨缺损的治疗后，Joshi 等甚至报告了更高的失败率：在 10 例患者中，有 7 例因为术后 2 年的随访中出现植入物失效相关的症状而接受翻修手术[38]。这些结果警告我们不要将这种支架应用在髌骨上。最后，Hindle 等也发现与 35 例接受 Trufit ™支架治疗的患者相比，另外 31 例接受自体骨软骨镶嵌术治疗的患者术后 22 ~ 30 个月的随访结果反而更好[39]。

总之，这种支架的临床结果难以预测，在适应证的选择上有较强的局限性（如不能应用于髌骨病变），而且影像学和组织学评估结果都显示，修复组织的质量并不能令人满意。因此，该支架目前已经退市。

第二种可用于临床的骨软骨支架是三层胶原蛋白 – 羟基磷灰石纳米复合材料：MaioRegen ™（Fianceramica，Faenza，Italy）。这是一种由不同比例的马 I 型胶原和羟基磷灰石（hydroxyapatite，HA）组成的纳米结构植入物。基于 HA 纳米晶体在胶原纤维自组装上的成核作用，这种支架的组分仿生软骨和软骨下骨的细胞外基质[40]。支架结构分为三层：软骨层全部由 I 型胶原组成；中间层是 I 型胶原（60%）和 Mg-HA（40%）的结合；最深的一层则是 I 型胶原（30%）和 Mg-HA（70%）的矿化混合物。该支架在临床前试验的动物模型中表现出了颇有前景的结果，即便在无细胞植入的情况下，组织学和免疫组化评估也发现了高质量且整合良好的修复组织[41, 42]。这些初步成果使该支架作为无细胞成品成功地进入临床应用。

在首批接受该支架治疗的 15 例患者中，术后 5 ~ 8 周随访的 MRI 结果显示，其中 13 例患者的植入物可以完全整合，但在 2 例患者中发现有植

表 11.2 临床应用无细胞骨软骨支架进行软骨修复相关的研究总结

作者	研究设计	支架	随访时间	病例数	年龄	性别（M：W；男：女）	病变部位	平均缺损面积（cm²）	适应证
Joshi N, AJSM 2012[38]	病例系列	Trufit	24个月	10	34岁	4 M, 6 W	10例髌骨	2.6	髌骨软骨缺损
Dhollander AA, Arthroscopy 2012[37]	病例系列	Trufit	12个月	20	32岁	8 M, 12 W	8例内侧股骨髁，4例外侧股骨髁，5例髌骨，3例滑车	0.8	局部关节软骨缺损
Bekkers JE, AJSM 2013[35]	病例系列	Trufit	12个月	13	32岁	不详	7例内侧股骨髁，6例外侧股骨髁	1.9	局部关节软骨/骨软骨缺损
Hindle P, KSSTA 2014[39]	回顾性研究	Trufit	22个月	35例Trufit 31例自体软骨骨移植	39岁	23 M, 12 W	32例内侧股骨髁，2例外侧股骨髁，1例滑车	不详	关节软骨缺损
Bedi A, Cartilage 2010[29]	病例系列	Trufit	21个月	26	29岁	不详	26例滑车	不详	自体骨软骨移植供区
Barber FA, Arthroscopy 2011[30]	病例系列	Trufit	不详	9	40岁	8 M, 1 W	不详	不详	自体骨软骨移植供区
Carmont MR, Arthroscopy 2009[34]	个案报告	Trufit	24个月	1	18岁	1 M	外侧股骨髁	8.0	退变性软骨缺损
Gelber PE, Knee 2014[36]	病例系列	Trufit	45个月	57	36岁	51 M, 6 W	22例内侧股骨髁，15例外侧股骨髁，20例滑车	不详	局部关节软骨缺损
Quarch VM, Arch Orthop Trauma Surg 2014[31]	回顾性研究	Trufit	25个月	37	38岁	12 M, 9 W	37例内侧股骨髁后方	5.5	自体骨软骨移植供区（实验组 vs. 缺失对照组）
Kon E, Injury 2010[43]	病例系列	MaioRegen	26个周	13	37岁	10 M, 3 W	4例内侧股骨髁，2例外侧股骨髁，5例髌骨，4例滑车	2.8	关节软骨缺损
Kon E, AJSM 2011[44]	病例系列	MaioRegen	24个月	28	35岁	9F, 19 M	8例内侧股骨髁，5例外侧股骨髁，12例髌骨，7例滑车，2例外侧胫骨平台	2.9	关节软骨缺损
Kon E, AJSM 2014[45]	病例系列	MaioRegen	60个月	27	35岁	9F, 18 M	7例内侧股骨髁，5例外侧股骨髁，11例髌骨，7例滑车，2例胫骨平台	2.9	关节软骨缺损

（续）

作者	研究设计	支架	随访时间	病例数	年龄	性别（M：女）男：W：女	病变部位	平均缺损面积（cm²）	适应证
Kon E, J Mater Sci Mater Med 2014[46]	病例系列	MaioRegen	24个月	79	31岁	63 M, 16 W	41例内侧股骨髁, 26例外侧股骨髁, 15例滑车	3.2	关节软骨缺损
Verdonk P, Bone Joint J 2015[47]	病例系列	MaioRegen	24个月	38	30岁	23 M, 15 W	23例内侧股骨髁, 7例外侧股骨髁, 5例髌骨, 3例滑车	3.7	关节软骨缺损
Filardo G, AJSM 2013[48]	病例系列	MaioRegen	24个月	27	25岁	19 M, 8 W	17例内侧股骨髁, 10例外侧股骨髁	3.4	剥脱性骨软骨炎
Delcogliano M, KSSTA 2014[49]	病例系列	MaioRegen	24月	19[a]	33岁	16 M, 5 W	10例内侧股骨髁, 7例外侧股骨髁, 3例外侧胫骨平台	5.2	大面积骨软骨缺损
Berruto M, AJSM 2014[50]	病例系列	MaioRegen	24个月	49	37岁	37 M, 12 W	33例内侧股骨髁, 11例外侧股骨髁, 4例胫骨平台, 1例滑车	4.3	大面积软骨软骨缺损
Marcacci M, KSSTA 2013[52]	病例系列	MaioRegen	36个月	43	40岁	33 M, 10 W	不详	4.6	单间室中的关节软骨缺损
Filardo G, Knee 2013[51]	比较研究	MaioRegen	24个月	33	39岁	24 M, 9 W	11例, 内侧股骨髁, 9例外侧股骨髁, 13例滑车, 9例髌骨, 5例胫骨平台	4.5	"复杂"关节软骨缺损
Di Martino A, Injury 2015[55]	病例系列	MaioRegen	24个月	23	38岁	19 M, 4 W	12例内侧股骨髁, 9例外侧股骨髁, 6例滑车, 1例胫骨平台1例髌骨	3.2	早期膝关节的关节软骨缺损
Berruto M, Knee 2016[56]	病例系列	MaioRegen	24个月	11	52岁	5 M, 6 W	不详	3.5	膝关节自发局灶性骨坏死
Christensen BB, KSSTA 2016[57]	病例系列	MaioRegen	30个月	8	27岁	5 M, 3 W	3例内侧股骨髁, 1例髌骨, 3例距骨	3.0	局部骨软骨缺损

a 两例患者失访。

入物的部分脱落。随后，术后 6 个月的随访结果也显示了修复组织不断成熟的过程以及良好的病灶填充和植入物整合[43]。后来，在一项初步研究中，同样团队报告了术后 24 个月随访时，28 例患者表现出显著的临床改善[44]。损伤前活动水平较高的患者恢复得更快。与此相反，术后出现不良事件、年龄较大、先前接受过手术或因髌骨病变接受治疗的患者则恢复得更慢。绝大多数接受 MRI 评估的患者显示出了植入物的完全整合和软骨层的良好填充。对同系列患者进行的进一步研究评估了其中期结果[45]，证实了在长达 5 年的术后随访中临床效果稳定，软骨下骨层改善缓慢，但是在最后的随访中仍存在一些 MRI 信号的改变。但这些影像学发现并没有显示出与临床参数的相关性。后来对 79 例在股骨髁或滑车病变处接受该支架植入治疗患者进行的研究也显示出了总体良好的临床结果，但与退变性病变的患者相比，创伤性病变患者的治疗效果明显更好[46]。MRI 影像上移植物的异常表现与临床结果并没有相关性。同样，Verdonk 等也在对 38 例患者术后 2 年的随访中报告了显著的临床改善。另外，将 MRI 用于评估短期内再生组织的质量还存在一些问题[47]。

该支架还经受过各种适应证测试，都取得了不错的结果。27 例有股骨髁剥脱性骨软骨炎症状的系列患者在接受该支架治疗 24 个月后，无论病灶大小如何，临床评分都出现了显著改善。尽管大部分再生组织的均一性不好，软骨下骨也有一些改变，但最后一次随访的 MRI 结果还是显示出了缺损的良好填充和植入物整合。但是，这些发现也与临床结果并不相关[48]。Delcogliano 等在 19 例关节大病灶患者的术后 24 个月随访中发现了令人鼓舞的结果[49]，随后 Berruto 等也在一项使用该支架治疗 49 例大面积骨软骨缺损患者的多中心试验中证明了这些结果[50]。

除了在治疗大面积骨软骨缺损中有效外，该支架在治疗更"复杂"或要求更加严格的膝关节病变时也同样适用。在这一具有挑战的环境中，一种将机械力和生物学进一步结合的支架作为补救方法接受了试验，并取得了令人满意的短期结果。为了解决轴向移位和（或）半月板缺失的问题，33 例"复杂"膝关节病变的系列患者接受了该支架植入，并采用了不同的联合手术。与先前接受软骨支架治疗的 23 例类似患者相比，这批患者术后 24 个月的随访结果显示更好的临床改善[51]。即便在另一组相对年轻的 43 例有单侧间室骨关节炎症状的患者中也能发现令人鼓舞的结果[52]。传统意义上，这类患者的治疗选择非常有限，很多注定要进行金属表面置换[53]。在术后 36 个月的随访中，无论与骨软骨支架植入同时进行的手术有多繁杂，都能在患者身上发现显著的临床改善。总之，小于 40 岁的患者能够在该治疗中获得最大收益。在符合 ESSKA 标准的 23 例"早期"骨关节炎患者中也证实了类似的发现[54]：他们在术后 24 个月的随访中显示出了颇有希望的结果，年轻患者的临床改善更好[55]。Berruto 等发现了该技术的一个有趣适应证。他们通过植入 MaioRegen® 支架治疗 11 例经临床和放射学诊断为患有自发性膝关节骨坏死的患者，最终报告了令人满意的短期临床结果。除了 2 位出现患侧股骨髁进行性塌陷，之后需要金属假体置换的患者外，其余所有患者的临床评分都获得显著改善[56]。

最后，一项更进一步的研究集中对接受这种无细胞骨软骨支架植入以治疗膝关节或距骨病变的 10 位患者进行了术后影像学评估[57]。术后 30 个月，CT 扫描结果显示软骨下骨未完全再生，而且软骨层的 MOCART 评分也改善不大。即使影像学评估报告了 2 例失败病例和相当令人不满的植入物影像学表现，但临床改善是显著的，与文献报道一致。

虽然总体临床结果良好，但绝大多数研究的 MRI 结果显示组织再生有限，这促使研究者们对这种手术进行了进一步研究。为此，Filardo 等在尸体模型中阐述了与单独打压匹配相比，纤维蛋白胶如何改善了支架的机械固定[58]。较好的稳定性有利于优化组织再生过程，最终提高生物材料植入后的预期效果。

最新引入临床应用的无细胞骨软骨支架植入手术是基于文石，这是一种来自珊瑚的矿物。将 Agili-C ™［ CartiHeal（2009）Ltd., Israel ］制作成圆柱形，其手术原理类似于马赛克成形术。它的刚性结构分为两层：在文石晶体中的碳酸钙构成了骨层，而表面的软骨层则由改性的文石和透明质酸组成。临床前研究表明，这种植入物在动物模型中具有生物可降解性和再生潜力。第一份在山羊模型中的报告重点展示了该支架的安全性以及骨和软骨层再生的有序性，组织学和免疫组化染色也在骨和软骨层中分别显示了 Ⅰ 型和 Ⅱ 型胶原的阳性结果[59]。针对同一模型的进一步研究评估显示，在治疗后 12 个月发现缺损部位确实有连续的组织再生过程，而术后 6 ~ 12 个月的结果也出现了进一步改善，并且没有发现组织退变的证据[60]。这些发现推动了这种无细胞支架转化进入临床应用。虽然还有更大规模的研究正在进行，但目前只报道了一例在股骨内侧髁有一处 2 cm² 的外伤性骨软骨病灶的 47 岁非职业运动员患者，治疗非常成功，患者也已完全康复，在术后 18 个月的随访结果中患者恢复到了受伤前的运动水平。植入支架 2 年后的 MRI 结果显示，再生组织的信号与表层天然透明软骨相似，并能够与深层软骨下骨整合。此外，连续 X 线片结果也观察到了文石骨相的进行性重塑[61]。

小结

近几十年来，生物材料领域的进步给了我们发展新兴再生策略以治疗关节软骨缺损的信心。

基于为活细胞生长提供临时三维结构并引导组织形成的基本原理，多种生物聚合物支架已开发出来。目前最新的研究趋势是仅将生物材料单独植入缺损部位，从而避免添加任何细胞，以使骨髓刺激手术诱导的再生潜力最大化。

为了治疗软骨或骨软骨病变，已有多种成品开发出来。在经受过临床实践检验的不同无细胞支架中，绝大多数展示出了令人满意的临床改善。但从已有文献上看，适应证的选取仍是每种技术的关键。此外，虽然在影像学评估中，这些软骨修复手术展示出了可以接受的结果，但还是出现了一些骨软骨移植物在 MRI 表现上的相关问题。另外，这些研究都没有发现这些影像学结果与临床的相关性。我们还需要能够评估现有植入物真实效果的高水平临床试验，同时也需要关于如何能够更好地靶向病灶，发现哪些患者能从这些治疗手段中受益更多的研究。

参考文献见本书数字资源。

第**12**章 支架、干细胞和生长因子概述

R. Cugat、P. Alvarez-Diaz、D. Barastegui、M. Garcia-Balletbo、P. Laiz、
R. Seijas、G. Steinbacher 著
雷雄心、解慧琪 译

12.1 骨科的生物治疗

直到 20 世纪，骨科手术才开始应用于因损伤或退行性变导致的骨骼系统解剖结构和功能丧失的修复。

深入认识受损组织再生的生物机制，运用其改善损伤组织修复的质量，可使恢复期更为令人满意且时间更短。

这些生物治疗的应用就是再生医学。再生医学包含三个要素：三维支架、细胞和信号分子。

12.1.1 三维支架

三维支架在组织再生中扮演着不同角色，其中最主要的一个作用是作为细胞黏附载体。

作为细胞载体的支架材料不仅要求具有生物活性，还需与细胞相互作用。支架材料中含有的信号分子能逐步吸引细胞黏附并刺激细胞组分。

此外，营养、细胞组分和代谢产物的循环扩散需通过三维支架来实现，因此需要支架具备多孔结构。

支架材料的力学性能在组织再生中有着重要作用。最近的一项研究表明，支架材料的硬度能调节细胞分化，同时还能影响细胞迁移[1]。

一个完整、功能完善的支架可充当临时模具的作用，在组织修复过程中细胞长入新生组织逐渐形成替代支架；并且还要求支架材料具有生物相容性，即细胞必须能在材料内部存活，并且材料在降解过程中不会产生对组织有毒有害的物质，也不会激活可能损害有效再生过程的免疫反应。

12.1.2 细胞

细胞治疗是当今再生医学研究的热点之一。细胞治疗的关键因素是细胞的来源。细胞可以来自患者自体，也可以来自同种异体。

干细胞是能够产生其他类型细胞的"单位"或"实体"。除了能分化成其他类型细胞外，干细胞还能进行分裂、增殖、整合以及形成新生组织等。干细胞为组织再生提供了可能，并能恢复组织的原有功能。细胞治疗是医学和生物学的联合作用，旨在用上述细胞修复因疾病或衰老导致的组织或器官损伤。

干细胞按其分化能力可分为全能干细胞、多能干细胞、专能干细胞和单能干细胞。

间充质干细胞或基质间充质细胞（MSC）是原始的多能干细胞，其形态类似于成纤维细胞。MSC 来源于生发层（即中胚层），能在体内外分化成不同类型的细胞，包括骨（骨细胞）、软骨（软骨细胞）、脂肪（脂肪细胞）、前体血细胞（造血细胞）、肥大细胞和成纤维细胞。但不是所有的中胚层细胞都是 MSC，因为不是所有的中胚层细胞都具有分化能力。

MSC 细胞较小，呈长梭形，几乎没有细胞突起。其细胞核较大，核仁明显。在细胞核中分布有染色质颗粒，结构清晰。在细胞质中分布有高尔基体、粗面内质网、线粒体和多核糖体等细胞器（图 12.1）。

小儿脐带血、成人的骨髓和脂肪组织是最常见的干细胞来源。当前，在危重情况下，脐带干细胞也用于成人救治。

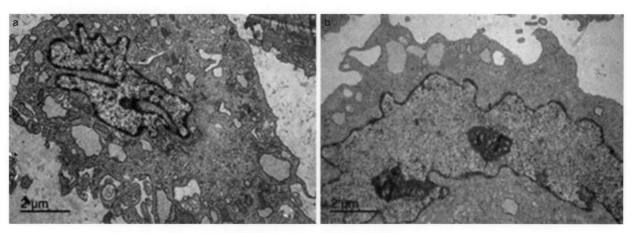

图 12.1 （a、b）间充质干细胞

脂肪组织丰富易得，是干细胞和其他再生细胞的主要来源 [比如脂肪来源再生细胞（adipose-derived regenerative cells, ADRC）] [2, 3]。

最近一些研究报道表明，来源于脂肪和骨髓的 MSC 不仅具有促血管生成能力 [4, 5]，还具有抗凋亡和免疫调节的作用 [6, 7]。

另有报道，将从髌下脂肪组织中提取的 ADRC 用于骨关节炎患者时，能够缓解疼痛，改善功能，并促进软骨修复 [8, 9]。

骨髓浓缩物（BMC）治疗是最近才开始使用的一种治疗方法，输注在手术过程中产生的骨髓穿刺浓缩物（bone marrow aspirate concentrate, BMAC）以治疗多种疾病。尽管 BMAC 符合医药产品的要求，但欧洲还没有对其进行监管。

基于骨髓浓缩物衍生疗法的病例报道也显示该疗法安全，并具有成功改善功能的效果 [10, 11]。此外，也有提出运用 BMAC 进行受损组织修复的研究报道 [12-16]。

12.1.3 信号分子

组织修复和再生的成功有赖于信号分子调控的生物事件，以增强利于损伤修复的适当环境。

当发生组织损伤时，组织受损区域立即释放多种生物活性分子，同时激活多条信号通路发生一系列级联反应，促进伤口愈合，包括止血、炎症、修复和组织重塑（图 12.2 至图 12.4）。

损伤区分泌的促组织再生的生物活性分子有黏附分子、细胞因子和生长因子。

生长因子具有调节细胞反应的能力，其主要

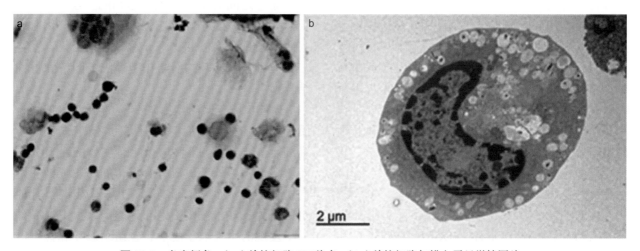

图 12.2 炎症征象。（a）单核细胞 HE 染色；（b）单核细胞扫描电子显微镜图片

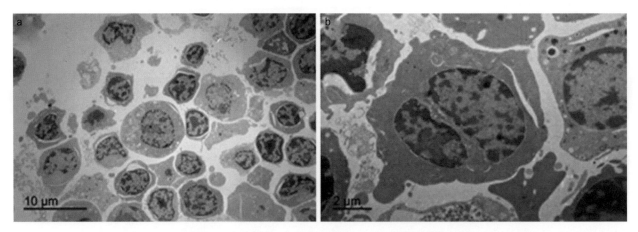

图 12.3　炎症征象。（a）淋巴细胞；（b）双核淋巴细胞

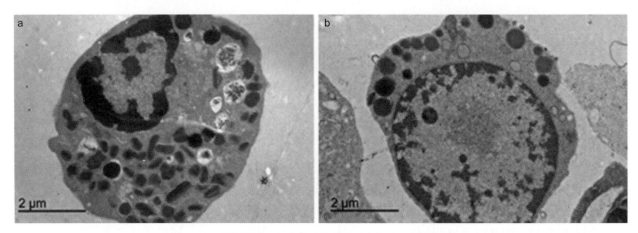

图 12.4　炎症征象。（a）嗜酸性粒细胞；（b）嗜碱性粒细胞

功能是刺激细胞生长和分化。生长因子发挥的生物功能主要有细胞增殖、存活、迁移以及凋亡。生长因子发挥作用所需的生理浓度很低（皮克或纳克级）。当生长因子与细胞表面受体酪氨酸激酶特异性结合后，激活一系列级联反应，并在核内激活转录因子一个或多个相关基因。在组织愈合过程中起关键作用的生长因子主要有血小板衍生生长因子（PDGF）、转化生长因子β（TGF-β）、胰岛素样生长因子（IGF）、成纤维细胞生长因子（FGF）、表皮生长因子（EGF）和血管内皮生长因子（VEGF），而神经生长因子（NGF）和肝细胞生长因子（HGF）所起的作用相对较弱。

1. PDGF

PDGF 是一个二聚体蛋白，由两个亚基组成，有四个单体（PDGF-A、PDGF-B、PDGF-C 和 PDGF-D）[17, 18]。PDGF 的四个单体有非常相似的结构。每个单体有一个富含一个半胱氨酸的区域，单体与单体之间通过二硫键结合，形成一个具有生物活性的三维结构域[19]。PDGF 的受体为酪氨酸激酶——PDGFR-α 和 PDGFR-β。受体与 PDGF 不同亚基之间的亲和力也不尽相同。当 PDGF 与受体酪氨酸激酶结合时，可诱导受体二聚化，形成两个同型二聚体和一个异型二聚体受体。这些二聚体可与 PDGF 的不同亚型形成不同亲和力的结合[18, 19]。

PDGF 具有促细胞有丝分裂的特性，是间充质细胞的一种强激活剂[20]。同时，PDGF 在成纤维细胞、平滑肌细胞和炎症细胞中具有趋化性，能够促进细胞外基质成分合成，如糖胺聚糖和蛋白多糖的合成[21, 22]。此外，PDGF 还能调节其他生物行为，如细胞内吞和细胞迁移[22]。PDGF 是最早发现的生长因子之一，在组织修复和再生过程中起着重要作用[21]。PDGF 协同 FGF 能够促进平滑肌增殖。

2. TGF-β

TGF-β 是一类具有相似结构的超家族，其结构基于由二硫键连接的半胱氨酸区域。在 TGF-β 家族中，有多种不同的亚族，比如骨形态发生蛋白（BMP），激活素 / 抑制素亚族和 TGF-β 亚族（TGF-β1、TGF-β2 和 TGF-β）[23]。TGF-β 具有多种生物学功能，如增殖、迁移和细胞代谢。不同组织环境、细胞类型和浓度的 TGF-β 能刺激或抑制细胞增殖和分化[22]。TGF-β 在上皮细胞中能通过抑制细胞周期来抑制细胞生长[24]。TGF-β 亦可作为纤维蛋白原生成剂，刺激趋化，促进胶原、纤连蛋白和蛋白多糖的表达。TGF-β 能抑制细胞外基质中蛋白酶的表达，促进破骨细胞有丝分裂，调节免疫系统和抗炎等作用[22, 25]。此外，TGF-β 还能通过激活或抑制其他生长因子来调节其生物学功能。在肌肉组织中，TGF-β 能够促进成肌细胞的增殖和分化。但也有研究表明，骨骼肌中 TGF-β1 过表达会导致肌肉萎缩和肌内膜纤维化[26]。

3. IGF

IGF 家族中有两个亚型——IGF-Ⅰ 和 IGF-Ⅱ。IGF 的两个亚型之间有 62% 的同源序列，与胰岛素有 47% 的同源序列。两个亚型都含有一个由三个二硫键连接的区域[27]。IGF 能在人体多个组织中合成。IGF-Ⅱ 主要在胎儿发育期合成，而 IGF-Ⅰ 主要在成体组织中合成。当 IGF-Ⅰ 进入循环系统后，发挥自分泌 – 旁分泌等内分泌的生物学行为[21]。IGF 的主要生物功能是细胞复制，糖原、蛋白和糖胺聚糖的合成，以及透膜转运葡萄糖和氨基酸[22]。IGF 对机体运动系统也起重要作用，如促进软骨和骨的形成，减少细胞外基质的降解[28]。IGF-Ⅰ 主要由血小板释放或由成纤维细胞合成，能够促进细胞从血管内皮迁移到组织的修复再生区，促进新生血管形成[29]。IGF 是成肌细胞增殖和分化的必要刺激因子，也是机体通过 PI3K/Akt 通路诱导肌肉分化的重要的启动子[30]。

4. FGF

FGF 是一个含有 22 个成员的生长因子家族（FGF-1 到 FGF-23），共有四个受体——FGFR1、FGFR2、FGFR3 和 FGFR4。FGF 存在于多种组织中，比如脑垂体、大脑、肾上腺皮质、视网膜、卵巢和骨[28]，由血管内皮细胞、巨噬细胞和血小板释放[22]。FGF 具有与肝素亲和的特性，表明组织中细胞基质成分如含有肝素，即可调节 FGF 的活性[29]。FGF 的主要生物活性是对大部分细胞促有丝分裂、趋化和血管生成[22]。其中，促血管生成对组织修复过程中的新生血管再生有着重要作用[24]。FGF 能够促进成肌细胞增殖，而当 FGF 作用被阻断后，成肌细胞选择性地合并（取决于它们将形成的纤维类型）初级微管。FGF 和 PDGF 都能刺激平滑肌细胞的增殖。

5. EGF

EGF 是一条由三个二硫键分子连接形成三个环形空间结构的多肽[29]。EGF 的这种空间结构使得它的血浆浓度很低，几乎检测不到，是区别 EGF 和其他类型生长因子的重要因素。EGF 受体存在于多种细胞类型中，且都具有酪氨酸激酶活性结构域。EGF 作用的靶细胞有上皮细胞、角质细胞、成纤维细胞、软骨细胞和平滑肌细胞等[22]。EGF 刺激有丝分裂，增加成纤维细胞和内皮细胞的 DNA、RNA 和蛋白质的合成。此外，EGF 还能刺激新生血管形成，上皮细胞迁移和生长，角质细胞的分化[22, 24]，以及肌肉中成肌细胞的增殖和分化。

6. VEGF

VEGF 有五种亚型，都是由单个 VEGF 基因转录的 mRNA 选择性剪接而成的，具有相似的生理功能[31]。VEGF 在心血管系统的胚胎发育、视网膜的血管生成以及其他新血管形成过程中起着重要作用。VEGF 也是病理性血管生成（如肿瘤生长）的重要诱因[32]。VEGF 是通过与酪氨酸激酶受体结合并激活应答来发挥生物学活性的。这些受体（VEGFR-1、VEGFR-2 和 VEGFR-3）由内皮细胞特异性表达。当与受体结合后，VEGF 能够诱导胶原酶和明胶酶的产生，促进早期血管的形成。此外，VEGF 还能诱导 α 整合素的表达，在新血管形成过程、促进血管舒张、增加血管通透性以及促进内皮细胞和单核细胞迁移方面起关键作用[21]。一般而言，VEGF 同其他生长因子一样，在组织修复 – 再生过程中起基础性的作用。VEGF 在细胞早期的迁移和增殖阶段起重要的作用。而当炎症阶段后，在增殖和重塑阶段，VEGF 表现出更强的刺激血管生成的生物活性作用[33]。在肌肉中，VEGF 能刺激骨骼肌纤维再生（作用于成肌细胞）。除了具有促血管生成的活性外，VEGF 还能抑制成肌细胞的凋亡和促进肌纤维的生长[34]。在这一过程中至少有两条通路被激活：一条是通过激活 PI3K 和 Akt 通路，抑制细胞凋亡，调节肌纤维大小[35]；另一条是激活 MAPK 通路，增加 MyoD 蛋白表达[36]。

7. NGF

NGF 分子含有三个亚基：α、β（具有生物活性）和 γ 亚基。NGF 最初被发现在胚胎发育过程中起调节神经细胞生长和分化的作用[37]，但也发现其存在于其他类型的细胞中，如炎症细胞、成纤维细胞和内皮细胞。NGF 能够促进内皮细胞的迁移和增殖，并能促进血管成熟和细胞外基质重塑[38]。NGF 可以通过调节炎症反应、细胞迁移、血管生成和组织重塑来促进愈合过程[37]。一些研究表明，发生骨折后，NGF 在骨愈合过程中表达增加。

8. HGF

HGF 是在组织损伤后由部分间充质细胞分泌的多功能生长因子，也存在于血小板的 α 颗粒中[39, 40]。HGF 是一种在内皮细胞中具有促进有丝分裂作用的蛋白质，可刺激细胞迁移。此外，内皮细胞中的 HGF 与 VEGF 具有很强的协同作用[39]。

12.2 血液制剂

富血小板血浆（PRP）是通过不同方法获得的自体来源的生长因子。目前世界各地有各种技术制备富血小板血浆。但由于制备技术不同，制备过程中的成分差异和用途不同，因而无法进行比较。由于富血小板血浆用途不同，因而所产生的效果也不尽相同，因此非常有必要在使用前了解应用产品的成分（图 12.5）。

各种富血小板血浆制备技术之间的差异主要是白细胞含量。有研究表明，富生长因子血浆中的白细胞有助于炎症细胞因子的产生。在减轻炎症和增强基质基因合成方面，白细胞最少比血小板最多更为重要。

了解血小板的生物学功能是理解富血小板血浆治疗的基础。血小板在组织受损的修复和重塑过程中，对组织的止血、炎症和细胞增殖起重要作用，并有促血管生成能力，将蛋白质输送到受损区域（图 12.6）。

血小板能够透过细胞膜释放活性代谢物，并可被激活，从而催化凝血酶的释放以及产生促凝颗粒。

血小板在各种生理过程中都发挥一定作用，比如维持内稳态、促血管生成、调节免疫和再生。血小板的生物学形态使其能够进行分子释放。

激活后的血小板胞内发生一系列变化，经胞吐的形式发挥生物学功能。血小板在活化过程中，细胞表面表达的黏附分子能促进血小板聚集，形

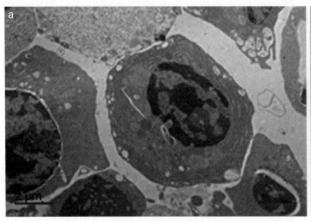
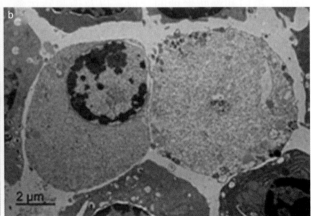

图 12.5 浆细胞。（a）正常形态；（b）坏死

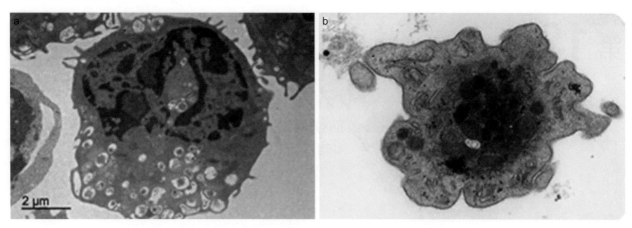

图 12.6 巨核细胞（a）、前体和血小板（b）

成稳定的凝块维持稳态。同时，释放细胞因子、趋化因子和黏附因子，从而维持体内稳态，并促进循环细胞的募集。

血小板的胞吐能力（α 致密颗粒和溶酶体）在组织再生、机体免疫和适应性反应中起着不可或缺的作用。

12.3 要点

当机体发生损伤时，必须修复解剖结构，恢复功能，以及创造促进受损部位再生的环境。生物治疗是实现这一目标的基本要素（图 12.7）。

细胞、信号分子和支架是再生医学的基本组成元素，在创造组织再生修复的良好环境方面发挥着重要作用。

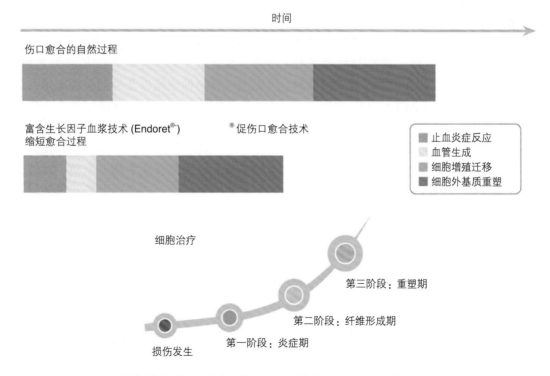

图 12.7 从损伤到重塑阶段有无富血小板血浆或细胞治疗对愈合过程影响的比较

参考文献见本书数字资源。

第 **13** 章 关节软骨修复和再生的细胞培养方法

Eyitayo S. Fakunle、John G. Lane 著
董世武、康 菲 译

13.1 引言

目前已有几种关于软骨细胞、骨细胞和肌腱细胞在内的人类细胞的培养方法，用于研究肌肉骨骼的发育、疾病和组织工程[1-8]。在本章中，我们将重点介绍用于关节软骨修复的细胞培养方法。在关节镜检查中将近 60% 的人有关节软骨缺损[9, 10]。这些缺损通常会引起疼痛，并且可能导致功能丧失。因为关节软骨缺乏血供和神经支配，导致其难以自愈。未经治疗的软骨缺损可能导致软骨退变，最终发展成为骨关节炎。软骨修复的目的是恢复关节表面的光滑度、减轻患者的症状以及改善关节功能。治疗软骨缺损的保守方法包括清创和灌洗。一线的手术治疗方法包括骨髓刺激技术，如微骨折、磨削成形和软骨下钻孔。其他治疗方法包括自体和同种异体骨软骨移植或者自体软骨细胞移植（ACI）。ACI 利用自体培养扩增的软骨细胞修复软骨缺损，是美国第一个被批准用于软骨修复的细胞疗法，以 Carticel® 命 名 并 上 市。1987 年，Peterson、Lindahl 和 Brittberg 首次描述了这种技术[11]。ACI 过程分为两步，首先从非负重位置获取软骨进行软骨细胞的体外扩增，然后将软骨细胞重新植入到由骨膜移植物或现成的膜进行覆盖的软骨缺损处。2016 年 12 月，第三代 ACI 产品基质诱导自体软骨细 胞 移 植（matrix-induced autologous chondrocyte implantation, MACI），MACI®（猪胶原膜上自体软骨细胞培养）在美国获得批准。MACI® 技术与 ACI 类似。主要区别是 MACI® 将扩增的软骨细胞接种在 I / III 型胶原膜上，并在植入时使用纤维蛋白胶；而 ACI 在手术时将细胞悬液注射到缺损处缝合的骨膜瓣下。间充质干细胞（MSC）是具有较强增殖能力的多能干细胞，可为软骨修复和其他骨科应用提供一个有吸引力的替代细胞来源，体外培养的 MSC 已成功用于软骨缺损的治疗。作为一种新兴的技术，MSC 不像 ACI 那样有大量证据，但是临床报告已显示出其具有积极的临床效果，同时应用 MSC 的临床试验在持续展开中。这些都将推进这一领域的发展。

13.2 细胞培养和良好生产规范制定的基础

细胞培养包括从生物体（如人类）获取组织或器官，在实验室中进行繁殖，以增加细胞数量，并在人工环境中保存细胞，以备将来使用。无论培养何种细胞以及后期何种应用，细胞培养的实验室均需要满足一些诸如维持无菌环境等基本要求。这可通过在实验室中设置专门的无菌工作区来实现，如用于细胞培养基和试剂无菌处理的层流无菌操作台或生物安全柜。此外，细胞培养实验室还需要一些基本设备，包括培养箱、水浴锅、离心机、灭菌器、细胞计数器、显微镜、冰箱（-20℃、-80℃）和液氮冷冻器。用于研究的细胞培养与用于临床患者使用的细胞培养之间的主要区别在于后者需符合良好生产规范（good manufacturing practices, GMP）的要求。GMP 规定了确保合理设计、监管和控制制造工艺以及设备的系统规范。这涉及根据一套严格的指导方针运行细胞培养实验室。这些指导方针包括供体适宜性、试剂资质、检测、加工、保存、储存和人体组织分配等系列标准。在美国这一规范是由 FDA 制定[12]，欧洲也有类似的条例存在[13, 14]。

13.3 关节软骨和软骨细胞

关节软骨排列在活动关节表面，在股骨和胫骨的末端最厚，厚度为 2~4 mm。这种结缔组织为载荷的分布和传递提供了一个良好的润滑表面，从而促进关节的活动[15]。关节软骨无血管，缺乏神经支配。当受到创伤或退化后，自愈能力有限。营养和氧通过滑液的扩散提供给软骨组织[16]。关节软骨细胞外基质具有高度特异性和双相性。细胞外基质由胶原、蛋白聚糖和 80% 水组成[15]。细胞外基质具有良好的多层结构，可以承受高机械载荷。关节软骨分为四个不同的区域，即浅表层、中层、深层和钙化区。其中，潮线将深层与钙化层区分开来。软骨的主要功能单位是软骨细胞，占关节软骨总量的 1%~5%。软骨细胞主要产生细胞外基质。这些细胞外基质主要是胶原和糖蛋白。其中 II 型胶原约占胶原的 90%，其他 VI、IX、X 和 XI 型胶原的含量要小得多[15, 17]。软骨细胞排列在软骨细胞外基质层内，其大小、形状和数量随着所在位置的不同而异。浅表层软骨细胞的密度最高[16]。关于软骨的结构、功能和发育的详细综述可从各种文献获得[15, 17]。

13.4 软骨细胞培养及其临床应用

13.4.1 软骨细胞培养

细胞培养技术已经发展到可以在体外复制和维持软骨细胞表型，并应用于临床和软骨组织工程中[1]。当软骨细胞从软骨组织中分离并在单层培养时，会经历一个可逆的去分化过程，即细胞失去其软骨细胞表型，形态从圆形变为成纤维样细胞[18, 19]。细胞的这种物理变化伴随着 II 型胶原以及软骨形成基因表达下调。软骨形成基因包括 SZP、BMP-2、TGFβ1、FGFR3、COMP、蛋白聚糖、IX 胶原蛋白和 SOX9 等。此外，I 型、X 型、III 型胶原以及 tenascin 和 versican 基因表达均上调[20-22]。然而，将细胞从单层培养转移至三维培养时，如在琼脂糖或海藻酸盐中悬浮培养，可以逆转细胞去分化[18, 23-25]。在细胞复分化时，软骨形成基因上调[26-28]。细胞培养过程中控制软骨细胞去分化和复分化的细胞和分子机制尚未完全阐

明。有研究发现参与细胞铺展的肌动蛋白应力纤维起主要作用[29, 30]。体外研究发现，添加生长因子 PDGF-BB、TGFβ1 和 FGF2 可以促进细胞增殖，并有助于恢复软骨细胞表型[31, 32]。这些软骨细胞体外培养的特性和具有影响作用的生长因子已被用于开发细胞的培养方案，以优化软骨细胞表型而用于修复软骨。

13.4.2 ACI 中软骨细胞的培养方法

本节不再赘述细胞培养的目的，而是让读者对软骨细胞培养过程中涉及的步骤、过程和试剂有正确的认识。培养方案的详细步骤可参见文献 [1, 33-35]。在美国，Carticel® 的培养和生产是基于最初由 Tubo 和 Binette 开发的方案[1, 11]。由外科医师通过门诊关节镜手术从非负重区（最好是股骨髁间窝）取出 200~300 mg 软骨组织，然后将软骨组织在无血清 DMEM 中运送到 GMP 实验室进行处理和细胞扩增[11]。在到达实验室 48 h 内，将组织块用酶消化并切割成 0.5 mm 大小，以便于分离软骨细胞[1]。在 37 ℃ 条件下用 DMEM 配置 0.1% w/v 胶原酶消化液，将软骨碎片移入消化培养基的离心管中，随后放入 37 ℃ 培养箱中过夜。第二天，从培养箱中取出消化后的软骨，收集上清液，并转移到另一个试管中。添加更多的培养基以灭活酶活性，然后使用细胞计数器进行细胞计数。将细胞悬浮液离心收集细胞，向细胞团块中加入培养基（DMEM 加 10% 胎牛血清）并转移到培养瓶中，置于 37 ℃ 培养箱中进行扩增[1]。每 2~3 天更换培养基，待细胞到达 80%~90% 的融合后进行传代。传代细胞在细胞培养基（DMEM 加 10% 胎牛血清）中按 1:10 稀释后种植以进一步单层培养扩增[1]。需要 2~3 周的细胞培养扩增，才能获得大约 1200 万细胞。通常情况下，细胞在最初扩增后需要冻存，并在订单下达后复苏进一步扩增。在植入手术前 2~3 天，将细胞转至运输瓶中。需要进行几种测定以验证最终产品，包括无菌测试、支原体、活力、鉴定、潜能和外观检查。其中，BacT/Alert 微生物检测系统用于无菌检测[36]；进行基因表达分析进行细胞鉴定检测，以将软骨细胞与滑膜细胞和皮肤成纤维细胞区分开来[37]。软骨细胞培养和扩增有不同的方法，目前已有许多适宜用于临床应用的软骨细胞商业化

生产的方法。一般而言，这些方法的差异主要表现在细胞培养基的类型、血清、生长因子以及其他添加物的差别上[20]。

13.4.3 软骨细胞培养临床应用的现状和展望

迄今为止，已经有 Carticel® 和 MACI® 两种细胞培养扩增治疗产品在美国获得 FDA 的批准用于软骨修复。此外，还有几种使用培养扩增软骨细胞的产品已经在其他国家获得批准，有的目前处于临床研发阶段，或者已经完成了临床试验或者进入投入生产阶段。ChondroCelect® 是欧洲首个获批的以细胞为基础的产品，但其研发公司已经停止生产这种产品。这是一个两阶段的过程，其中培养的自体软骨细胞以悬浮液的形式植入骨膜瓣下。MACI® 是在欧盟上市的第三代 ACI 产品。该产品的制造商 Vericel 公司于 2016 年 12 月获得了 MACI® 在美国的批准。MACI® 培养的自体软骨细胞以 50 万 ~ 100 万 /cm² 的细胞密度接种在 14.5 cm² 可吸收 I 和 III 型胶原膜上。胶原膜的面积可由外科医师根据缺损的大小和形状进行裁剪[38]。NOVOCART 3D® 也是一种第三代 ACI 产品，目前正在美国进行膝关节软骨修复的临床试验。该产品由自体软骨细胞接种在牛 I 型胶原和硫酸软骨素海绵上构建。接种前，软骨细胞在不含抗生素的自体血清中培养一代。软骨细胞从分离到成品的时间为 3 周。NeoCart® 由培养的自体软骨细胞接种在牛 I 型胶原支架上构建。在其培养的前 6 天需要使用能提供静水压力的一种仿生生物反应器。该生物反应器也可提供低氧（2% O_2）和 5 μl/min 灌注速度的培养条件。据报道这些条件可增强软骨细胞硫酸糖胺聚糖的产生和细胞增殖。从活组织取材到获得植入物大约需要 67 天。

13.5 MSC 及其临床应用

MSC 是一种可自我更新的多能干细胞，具有三系分化的能力。MSC 最初被发现存在于骨髓中，但随后的研究表明，MSC 存在于多个组织库中，包括外周血、脂肪、滑膜、髌下脂肪垫、真皮、骨膜、骨小梁、脐血和胎盘等[39-41]。事实上，

有一种推测认为 MSC 以周细胞的形式存在于每一个血管化的组织中[42]。2006 年国际细胞治疗协会（International Society for Cellular Therapy, ISCT）已经明确定义鉴定 MSC 的最少标准[43]。培养的细胞必须能贴壁，流式细胞术检测 95% 以上的 MSC 必须表达 CD73、CD90 或 Thy 1、CD105 或内皮素。此外，少于 2% 的细胞表达 CD34、CD45、CD11b 或整合素 αM、CD14、CD79α 或 CD19 以及 HLA-IIa。此外，通过体外免疫染色鉴定，在标准分化条件下这些细胞必须拥有向成骨细胞、脂肪细胞和软骨细胞三系分化的潜能。MSC 以周细胞的形式存在于血管化组织中，在适当的条件下发挥营养、旁分泌或免疫调节等功能[42]。据推测，在损伤过程中，这些周细胞从血管壁释放出来，被激活并释放生物活性因子。这些活性因子起初会抑制监视损伤部位并阻止自身免疫活动的免疫细胞[44-47]。而 MSC 分泌的营养因子创建再生的微环境来促进受损区域的愈合。例如，这些营养分子可抑制细胞凋亡，增强 VEGF 的分泌并促进血管生成[48]。有研究还证实，MSC 能产生一种名为 hCAP-18/LL37 的抗菌蛋白[49]。来自包括骨髓、脂肪、滑膜组织和脐带在内的各种来源的 MSC 已被证实具有软骨形成的潜能，使这些细胞成为可用于软骨修复的极有价值的替代来源。此外，也不存在使用软骨活检组织来源的软骨细胞造成供区并发症问题。

13.5.1 MSC的培养

MSC 的初始数量因来源不同而存在较大差异[39]。细胞培养可用于扩增某些 MSC 数量较低的组织，使之产生足够的数量用于治疗。例如，骨髓 MSC 只占骨髓单核细胞总数的一小部分，为 0.001% ~ 0.1%[50-52]。此外，MSC 存在于异质组织的环境中，细胞培养可以使 MSC 数量得以充足。MSC 具有自我更新能力，可在体外大量扩增。然而，在体外培养大约 5 代或更多代后，MSC 开始出现形态改变、增殖减少、端粒缩短以及表面标志物的改变[53-57]。已经证明，在培养体系中引入 FGF2 可以增强 MSC 的培养能力，使其自我更新和分化潜能维持更长的时间[58]。

现已报道有几种在体外直接诱导 MSC 向软骨细胞分化的方法。最常见的软骨形成分化方案

是利用多种培养基成分和生长因子的微团培养法[59, 60]。在微团培养中，MSC 发生细胞凝聚以及细胞间和细胞与细胞外基质间的相互作用[61, 62]。随后是高度增殖阶段。细胞开始产生 II 型胶原和细胞外基质的其他成分[63-68]。在分化终末阶段，细胞变圆，并开始出现肥大的征兆，包括 X 型胶原和 MMP13 的表达等。软骨细胞分化的不同阶段由 SOX5、SOX6 和 SOX9 等转录因子控制[69-72]。向细胞培养基中添加关键的生长因子对细胞分化过程至关重要。TGFβ 是公认的诱导软骨细胞形成的生长因子[60, 73]。一些方案还把 BMP[74-76] 或 IGF1[59] 作为生长因子。此外，环境因素如机械刺激[77] 和低氧[78, 79] 已被证实是 MSC 向软骨分化的调节因子。有几种方法可以评估 MSC 的软骨分化：①细胞外基质的产生与细胞数量的大量增加有关，可以通过培养微团的重量随时间的变化来评估；② COL2A1 的产生可通过基因表达来测定，在软骨形成细胞中 COL2A1 的表达量较原代培养 MSC 增加了 100 ~ 1000 倍；③蛋白聚糖的产生可以通过阿尔新蓝、甲苯胺蓝或者番红 O 组织学染色检测[80]。体外培养的 MSC 来源的软骨细胞发生肥大并且随后发生骨软骨骨化的趋势是不良效应。这种由软骨内成骨途径触发的向肥大软骨细胞的转化以成骨基因[81] 和 X 型胶原[82] 的上调为标志。在阐明 MSC 的基本生物学和优化培养条件方面，以确保组织工程产品能够提供高质量和耐用的组织，仍有很大的改进空间。

13.5.2 MSC培养在临床软骨修复中的兴起

目前还没有 FDA 批准的使用 MSC 来源细胞的产品用于软骨修复或任何其他骨科适应证。然而，现在已经有一些使用 MSC 的临床报告和临床试验。用于软骨修复的培养 MSC 在体外定向分化形成软骨细胞的临床应用尚未见报道。相反，常见的是将人工培养的多能 MSC 直接应用于支架、凝胶和其他载体上，并通过手术植入到缺损处。在缺损处可能存在体内信号调控 MSC 的分化以进行修复。

13.5.2.1 临床报告

有一些报道描述了将培养扩增的 MSC 用于软骨修复。其实验方案包括分离 MSC 并在实验室中培养扩增 23 周，然后在复合或不复合膜的情况下，通过手术植入细胞。2002 年，日本 Wakitani 等[83] 首次报道了利用自体 MSC 治疗全层软骨缺损。他们在患者的膝关节中评估了骨髓间充质干细胞（bone marrow mesenchymal stem cells, BMSC）与胫骨高位截骨（high tibial osteotomy, HTO）的联合治疗效果。24 例患者中有 12 例接受 BMSC 治疗，12 例无细胞治疗。在 16 个月的评估中，尽管 BMSC 治疗组的关节镜和组织学分级评分更佳，但两组的临床结果无显著的统计学差异[83]。随后，该小组报道了使用 BMSC 治疗髌骨缺损的 2 例病例报告，其中 1 例为 26 岁女性，1 例为 42 岁男性[84]；用于髌骨股骨缺损的 3 例 5 侧膝关节的修复报告，1 例 31 岁女性，1 例 46 岁男性和 1 例 42 岁男性[85]；以及 1 例 31 岁的股骨髁缺损。有两项研究对培养的 MSC 和 ACI 进行了比较。Nejadnik 等[86] 报道了一项治疗 III 级和 IV 级膝关节软骨病变的研究。III 级队列研究纳入了 72 例患者并根据病变部位和年龄进行匹配，其中有 36 例接受 ACI 治疗，另外 36 例接受 BMSC 治疗。这些缺损的病因包括创伤和骨关节炎。ACI 治疗组的平均缺损大小为 3.6 cm^2（±2.84 cm^2），BMSC 组的平均缺损大小为 4.6 cm^2（±3.53 cm^2），两组间缺损大小无显著统计学差异。在术前和术后 24 个月内的几个时间进行评估临床治疗效果。结果评定方法包括 SF-36、在 IKDC、Lysholm 膝关节评分量表和 Tegner 活动评分。该研究结果显示，采用这两组方法软骨修复后 SF-36 均有显著改善。随着时间的推移，在 IKDC、Lysholm 和 Tegner 评定结果上两治疗组之间无显著统计学差异。然而，随着时间的推移，BMSC 组中 SF-36 表现出了更大的改善。研究发现，男性比女性改善得更明显。此外，在 ACI 组中，年龄小于 45 岁的患者的改善情况有统计学意义。

Akgun 等[87] 报道了一项针对 14 例患者的单点前瞻性随机单盲初步研究。7 例患者接受 MACI 治疗，7 例患者接受经扩增培养的滑膜来源干细胞基质诱导自体间充质干细胞移植（matrix-induce autologous MSC implantation, m-AMI）的治疗。m-AMI 组的平均缺损大小为 2.9 ± 0.8 cm^2，MACI 组为 3.0 ± 0.8 cm^2，每组的慢性症状时间均超过 3 年。对术前和术后 24 个月内几个时间点的临床和放射学检查结果进行评估比较。结果表明，在所有的随访间隔中，接受 m-AMI 治疗的患者在 KOOS 疼痛、症状、日常生活活动、运动及娱乐的主观分量表评分上明显优于接受 MACI 治疗的患者。此外，与 MACI 组相比，m-AMI 组在 6 个月时 KOOS 生活质量分量表和 VAS 评分有更好的评分。在 24 个月时，两组的 MRI 结果均未显示移植物失败，m-AMI 组术后的性能参数评价为良好至优秀，MACI 组为一般或良好。综上所述，在治疗过程中应用 m-AMI 可以加速膝关节软骨缺损的恢复。

其他使用培养的 MSC 的研究多为病例系列报道。最近，Sekiya 等[88] 报道了 10 例有症状的单个股骨髁软骨缺损病例系列。该研究的目的是评估滑膜干细胞移植修复软骨是否能改善膝关节软骨缺损患者的 MRI、组织学特征和临床评估分数。所有病例均为创伤性损伤，包含 5 例男性和 5 例女性患者，患者的平均年龄为 41 岁（范围为 20 ~ 43 岁），平均慢性症状期为 3 年（范围为 0.6 ~ 16 年），平均病灶面积为 200 mm^2（范围为 25 ~ 500 mm^2），平均随访期为 52 个月（范围为 37 ~ 80 个月）。使用咬骨钳在股骨髌上囊获取滑膜连同滑膜下组织，用脂肪酶消化并在 10% 自体血清中培养 14 天。将 Ringer 溶液中 4700 ± 2100 万扩增的 MSC 经关节镜植入缺损处。5 例患者同时接受了其他手术。采用 MRI 和组织学评估软骨修复质量，用 Lysholm 评分和 Tegner 活动评分评估临床结果。治疗后，每个患者的 Tegner 活动评分均未降低。Lysholm 评分值从术前 76 ± 7 分增加到术后 95 ± 3 分（中位 95% CI，P=0.005）。MRI 结果分为 1 ~ 5 级。MRI 评分由术前平均 1.0 ± 0.3 提高至术后平均 5.0 ± 0.7 分（P=0.005）。二次关节镜检显示 4 例出现更好的软骨组织，组织学显示在深层区域 3 例为透明软骨，1 例为纤维软骨。这可以得出结论：滑膜 MSC 移植修复软骨缺损是有效的，Lysholm 评分、MRI 和二次关节镜检定性测量移植物质量均有统计学意义上的增加。总体临床研究表明，在临床和组织学评分中，阳性结果中不良反应非常小。然而，这需要大量 RCT 和长期随访进行观察和证实。

13.5.2.2 采用 MSC 培养进行软骨修复的临床试验

有一些临床试验探索了使用培养的 MSC 治疗软骨缺损。这些试验包括异体或自体来源细胞，提取 MSC 的组织来源包括骨、脂肪和脐带血等。关于这些试验的研究设计细节可以在临床试验网站上找到（www.clinicaltrials.gov）。MSC 的同种异体来源非常有意义，因为它的应用可以为软骨修复提供现成的产品。这有望降低成本，并为患者提供一次性手术选择。CARTISTEM 是由从脐带血中分离 MSC 而产生的同种异体产品，培养后与半固体聚合物混合，通过骨科手术植入软骨损伤处，以刺激软骨再生和改善软骨功能。在临床试验网站上登记了 4 项试验，报告使用 CARTISTEM 进行软骨修复。Ⅲ期试验 NCT0141001 是一项比较 CARTISTEM 和微骨折术治疗膝关节软骨损伤或缺损的疗效和安全性的研究。还有一项长期随访研究 NCT0162677。在该研究中，参与并完成Ⅲ期试验 NCT01041001 的受试者将跟踪随访到治疗后 60 个月的时间点。2015 年，位于韩国的 Medipost 公司（CARTISTEM 的开发者）揭晓了来自韩国 10 个医疗中心 3 年的临床试验结果，采用膝关节疼痛、功能活动评估（IKDC）、WOMAC 和 VAS 等指标进行评价。这些临床试验结果证明了 CARTISTEM 治疗的安全性和优越性。美国也有一项Ⅰ和Ⅱa期的 CARTISTEM 临床试验，对象为膝关节局灶性全层 3 ~ 4 级关节软骨缺损患者。该项研究由 Brian Cole 医师牵头，题目为"CARTISTEM 安全性和探索性疗效的评估"，并于 2015 年完成了对 12 名患者的登记。另一项使用 CARTISTEM 治疗距骨骨软骨损伤的研究（NCT02338375）的标题为"同种异体脐带血来源 MSC 产品的安全性和有效性"。

由荷兰 Daniel Saris 医师领导的 IMPACT 试验（NCT02037204）是一项Ⅰ和Ⅱ期研究，评估一期手术治疗膝关节局灶性软骨损伤的安全性和可行性。本研究使用自体软骨（有细胞外基质的软骨细胞）与同种异体 MSC 混合。这种方法的基本原理是，已证实体外培养的 MSC 和去分化的关节软骨细胞之间的直接接触可以改善软骨细胞表型[89, 90]。此外，临床前研究表明软骨细胞与 MSC 联合可以增强软骨形成[91]。对于手术植入缺损，是将细胞与纤维蛋白细胞载体混合，通过一次手术将其植入软骨损伤处。

13.6 将软骨细胞或 MSC 用于软骨修复

软骨细胞仍然是研究得最广泛地用于软骨修复的细胞类型，也是最适合产生透明软骨的表型。Bomer 等 [92] 的研究表明，软骨来源的软骨细胞在经培养扩增后，其表观遗传学情况与自体软骨分离的细胞具有 99% 的相似。另外，来源于 MSC 的新生软骨的甲基化情形则完全不同 [92]。此外，最近的一项研究比较了来自骨髓、髌下脂肪垫和皮下脂肪的供体相匹配的 MSC 与软骨细胞的软骨形成潜能 [93]。他们的结果表明，与任何来源的 MSC 检测结果相比，所培养扩增的软骨细胞的特异软骨形成基因 Sox-9、Coll Ⅱ、蛋白聚糖和 FRZB 的表达最高，肥大软骨基因 Alk-1 和 Coll X 的表达最低。此外，骨髓 MSC 来源的软骨细胞标志物与培养扩增的软骨细胞最相似，其次是脂肪垫 MSC，皮下 MSC 的软骨形成潜能最小 [93]。Li 等的一项研究表明，培养的关节软骨细胞比 MSC 来源的软骨细胞具有更大的软骨形成潜能和基质产生能力，MSC 来源的软骨细胞更倾向于肥大软骨分化 [94]。这些研究和其他研究表明，需要做更多的工作来优化软骨组织工程中的 MSC 分化方案，好在迄今为止的临床结果显示 MSC 是

有应用前途的。

小结

很显然，我们发现将培养细胞用于软骨修复已经超过 20 年的时间，尤其在培养的软骨细胞使用上取得了丰富的经验。与此同时，人们对 MSC 的认知也与日俱增。我们仍有机会进一步了解细胞培养技术和体外细胞的基本生物学，以优化这些细胞如何更好地用于治疗。此外，新的细胞来源和基因工程的进展有望用于软骨修复和骨科治疗。例如，基因编辑已开发用于增强软骨细胞表型，促进 MSC 增殖，或者限制其衰老与细胞去分化 [95]。新技术如转录激活因子样效应物核酸酶（transcription activator-like effector nucleases, TALEN）[96] 和 CRISPR/Cas 技术 [97-100] 使细胞的基因编辑更有效。此外，诱导多能干细胞（induced pluripotent stem cells, iPSC）是一种令人兴奋的新细胞来源，可深入探索将其用于软骨修复 [101]。

参考文献见本书数字资源。

第**14**章　基因治疗

Henning Madry、Patrick Orth、Jagadeesh K. Venkatesan、Ke Tao、Lars Goebel、Magali Cucchiarini　著

代岭辉　译

14.1　引言

　　肌肉骨骼系统容易受伤并且易患慢性疾病，如骨关节炎、软骨缺损、半月板损伤、骨折、肌腱和韧带损伤。它们给卫生医疗系统造成了沉重的负担。

14.2　将多肽生长因子作为治疗工具

　　在众多实验方法中，多肽生长因子的应用受到了广泛的关注，临床试验也在进行中，如用骨形态发生蛋白（BMP）治疗骨折不愈合。这类蛋白属于 TGF-β 超家族，能引导 MSC 向成骨细胞分化并形成骨。其中，BMP-7，也被称为成骨蛋白 1（osteogenic protein 1, OP-1），是一种已经商业化的生长因子，可用于提高脊柱手术（2002 年首次使用）或骨折愈合的融合率，作为自体骨松质的替代物或者备选材料，用于颅颌面外科[1]。然而，来自耶鲁大学开放获取项目的综合数据分析得出结论，重组 BMP-2 在脊柱手术中并不优于自体髂骨移植物[2]。此外，植入的产品是牛胶原和重组蛋白的无菌凝胶，问题是也证明这种蛋白质进入人体后，会导致不良反应和并发症的发生率有所增加，包括神经系统并发症、逆行射精、异位骨形成、椎体骨溶解和水肿，具体在不同的外科手术中有所不同[2, 3]。然而，当自体髂骨移植物不可行时，BMP 可能仍然是复杂病例的可行选择。有研究报道，根据 FDA 指南使用 BMP 时，与 BMP 相关的不良事件没有显著增加[4]。Meta 分析没有发现 BMP 与癌症发病率增加之间的联系[5]。

　　Fu 等在系统评价和 Meta 分析中，对受企业赞助的试验研究的准确性和完整性提出了严重质疑[6]。重组人 BMP-2 与髂骨植骨在脊柱融合术中的成功率相似，而在超过 40 项研究中，这两种方法的不良事件发生率都很高。其中，没有一项试验是与企业无利益相关，通过选择性报道、重复发表或少报，不如实叙述其有效性和危害性[7]。Carragee 等甚至估计与重组人 BMP-2 临床应用相关的实际不良事件风险比这些企业赞助的研究中报告的风险高 10～50 倍。

14.3　基因治疗的原则

　　基因治疗与重组蛋白的传递不同。它利用基因转移技术将治疗基因传递到损伤部位，然后局部翻译为相应的基因产物，而这些基因产物通常是生长因子。一般来说，基因治疗分为体内（将基因直接导入骨折部位的细胞）或体外（在体外转染或转导后通过干细胞或成纤维细胞间接传递基因）。

　　肌肉骨骼系统中的基因转移研究已经有超过 30 年的历史，来自体外细胞和组织培养、组织工程系统和临床前动物模型的大量数据支持将基因转移作为肌肉骨骼修复治疗的工具这一理念。目前已经有一项针对膝骨关节炎的基因治疗的临床试验已经在进行中[8]。

　　本章主要从转化、基础科学以及临床方面来讲解基因转移技术在修复肌肉骨骼损伤中的应用。由于每种肌肉骨骼组织的修复或再生能力明显不同，因此将分别讨论每种组织。

14.4　基因治疗载体

基因治疗载体的目的是将 DNA 导入细胞。这可以通过几种方法来实现（表 14.1）。两大类方法包括使用裸 DNA 或 DNA 复合物（非病毒方法）以及应用重组病毒（也称病毒载体或生物纳米颗粒）的方法。

14.4.1　非病毒基因转移系统

目前已经开发出的非病毒基因转移系统是通过将 DNA 与各种因子（如阳离子和阴离子脂质体、非脂质体脂类、肽和 DNA- 配体络合物等）结合 [9-14]。它们在使用上没有副作用，因为非病毒系统避免了获得病毒载体固有的复制能力的风险，并且可以重复使用。体内直接应用的效率较低，因此通常需要采取体外策略，即将转基因细胞重新植入目标部位。

14.4.2　腺病毒载体

腺病毒载体是最常用的基因载体之一，尤其是对于临床前软骨修复模型 [15-21]。它们在多种细胞中和体内都具有很高的转导效率。但是，腺病毒载体具有免疫原性，并且由于目的基因仍为游离状态，因此目的基因表达的时间是有限的（1 ~ 2 周）。尤其是体内免疫原性问题一直是一个主要问题，因此，这类载体不再在临床基因治疗试验中使用。

14.4.3　逆转录或慢病毒载体

这些载体能够整合到靶基因的基因组中，从而允许目的基因在较长时间内复制和维持。然而，它们的宿主范围有限，不能转导非分裂细胞。体外途径通常需要逆转录或慢病毒载体 [22, 23]，因为它们只能在相对中等滴度下产生，并且表现出的转导效率不高。

14.4.4　单纯疱疹病毒载体

单纯疱疹病毒载体（herpes simplex viral vectors, HSV）是一种能够在几乎所有已知细胞类型（包括非分裂细胞）中传递长链转基因的大型载体。尽管第一代载体诱导了高水平的细胞毒性，但最近的研究表明，第二代 HSV 的危害较小，尤其是在软骨修复方面 [24]。但这个载体家族介导的目的基因表达的瞬时性仍然是一个问题。

14.4.5　腺相关病毒载体

腺相关病毒（adeno-associated virus, AAV）是一种非致病性、复制缺陷的人类细小病毒，通过转基因盒完全替换病毒序列，使其免疫原性降低，以产生小的重组腺相关病毒（recombinant adeno-associated virus, rAAV）载体颗粒。rAAV 主要维持在稳定的游离形式，允许目的基因长期表达（数月至数年），避免插入突变的风险。rAAV 能以相对较高的效率转导分裂和非分裂细胞，有利于体内直接途径。利用 rAAV 病毒形成环状串联体的能力，解决了 rAAV 病毒容量有限的问题。因此，rAAV 成为目前首选的基因转移工具 [25-29]。

14.5　关节软骨的基因治疗

关节软骨的基因治疗主要集中在骨关节炎和

表 14.1　主要基因治疗载体概述

载体	转基因到非分裂细胞的能力	最大插入尺寸	转基因表达的稳定性
逆转录或慢病毒载体	否（慢病毒可以）	≤8 kb	稳定（随机插入 DNA）
腺病毒载体	是	8 kb	在正常动物，1 ~ 2 周内表达丢失；在免疫抑制条件下，表达可持续数周至数月
单纯疱疹病毒载体	是	> 25 kb	稳定；作为游离基因维持
腺相关病毒载体	是	<4.5 kb	稳定；不清楚 DNA 是否在体内整合
非病毒载体	否	4.3 kb	短期；作为游离基因维持

局灶性关节软骨缺损的基因治疗上。尽管转录和生长因子过表达的原理相似，但这两类疾病之间存在许多差异，因此需要分开来讨论。

14.5.1 局灶性关节软骨缺损的基因治疗方法

目前对局灶性关节软骨缺损的重建外科治疗主要包括骨髓刺激技术和自体软骨细胞移植（autologous chondrocyte implantation, ACI）。特别是对于骨髓刺激技术，增加基因转移技术显得非常合理：由于修复过程中涉及的细胞类型的性质，骨髓刺激使软骨下骨间隙的目标 MSC 填充病变似乎是最直接的解决方案。在这里，特别是 rAAV 载体在器官培养和大小动物模型中显示出优势。利用 IGF-I、FGF-2 和 TGF-β 基因转导的大小动物模型的预实验改善了关节软骨修复[30]。这些基因载体也可以与生物材料联合传递。一个有趣的变化是使用含有转基因细胞的骨髓。这可能进一步加强骨髓提取的策略。

ACI 可用于治疗大的软骨病变。在这里，对植入的软骨细胞进行基因改造似乎是可行的。关节软骨细胞可以通过多种非病毒和病毒的方法进行转导或转染。有一系列研究确立了这两种方法，最有效的生长因子基因是 FGF-2、IGF-I、BMP-2 和 7 以及转录因子 SOX9[30-32]。到目前为止，还没有临床研究对这种方法在患者中进行测试。

14.5.2 骨关节炎的基因治疗方法

骨关节炎是最常见的慢性关节病。在本病的发生和发展过程中关节软骨损伤的修复方法复杂得多，主要是由于其涉及软骨和软骨下骨等不同组织的病变。然而，基于基因治疗的方法似乎是合理的，特别是对于人类的早期骨关节炎阶段，此时大部分软骨仍然保留着[8]。基因治疗的目的是产生一种可控制的、特定部位的、长期存在的重建骨关节炎软骨的方法。rAAV 载体特别适合于在人关节软骨细胞中直接原位转移基因序列，为调节骨关节炎的软骨结构提供了有力的工具。然而，在不同的骨关节炎模型上进行骨关节炎的临床前动物研究很少。值得注意的是，一些基因治疗的临床试验已经在晚期膝骨关节炎患者中进行，

如在关节内注射通过逆转录病毒载体过表达编码 TGF-β1 的 cDNA 的未成年人同种异体软骨细胞的研究已经开展中。最近一项安慰剂对照的随机试验报告了临床评分的改善。这些重要的转化结果为进一步进行基因转移治疗骨关节炎方案的临床试验提供了充分的依据[8]。

14.6 骨折修复的基因治疗

目前针对骨折不愈合等骨再生障碍的外科治疗策略主要依赖于植入自体骨移植，加或不加骨合成代谢剂，如重组人 BMP-2 或 7[33]。然而，这些方法受到供区并发症、自体骨移植物的有限供应以及重组蛋白的特定副作用等限制[34-36]，使得这一临床领域容易受到新方法的影响。虽然使用体内或体外策略的骨形成能力相似，但间接使用转基因细胞可以更快、更可控地成骨[37]。有趣的是，在"同一天的方法"中，干细胞可以在没有体内扩增阶段的情况下在分离当天被转导和植入[38]。

骨折愈合是一个复杂的过程，包括炎症、软骨形成、骨形成和骨重塑阶段[39]，在不同阶段的时间和空间有着特定的基因活动[40]。因此，正确的决策和时机选择对基因治疗的成功至关重要[33]。目前已经尝试了多种编码生长和分化因子的基因来进行直接的体内基因转移刺激成骨，如 BMP、FGF-2、IGF-I、TGF-β、PDGF 和 VEGF 等，结果各不相同[33]。新的与骨折愈合相关的靶基因如转录因子 Runx2[41] 的发现可以进一步促进这一领域的发展。当进行体外基因治疗时，缺氧诱导因子 -1α（hypoxia-inducible factor 1α, HIF-1α[42]）和 osterix[43] 等基因是促进骨形成的潜在候选基因。一些基因的组合，如 VEGF 和 BMP-6[44] 或 BMP-2 和 BMP-7[45]，也可能产生令人信服的结果。使用由合成支架[46] 或同种异体骨[47] 组成的基因激活基质，用质粒 DNA 或编码成骨因子的病毒载体包裹，是另一种有前景的方法[48]。近年来，microRNA 和沉默 RNA 作为治疗候选基因也引起了广泛关注[49]。

在未来，为了评价该实验方法的临床适用性及其与自体骨移植等已建立的手术方法比较的优越性，基因治疗研究将转化到大动物模型中[50]。

14.7 半月板修复的基因治疗

半月板有助于传递应力以稳定关节，以及营养、润滑和本体感觉的维护。Ⅰ型胶原是半月板细胞外基质的主要胶原成分[51]。半月板周围的血管化部分含有成纤维细胞和Ⅰ型胶原，蛋白多糖含量较低[52]。中心无血管区含有纤维软骨细胞和较高比例的Ⅱ型胶原和蛋白聚糖（含水量较高，以维持黏弹性），并且愈合能力较差[52-54]。半月板损伤（创伤和年龄相关性退行性变）是骨科手术和运动医学中非常常见的问题[55]，加速了骨关节炎的发病[56]。对周边区域的损伤可以缝合[57]，而中心区域的损伤可以通过关节镜下半月板部分切除术治疗。然而，尽管有这样的临床选择，仍然需要更有效的治疗来改善半月板修复的效果。

基因治疗为半月板损伤的治疗提供了强有力的工具，其基础是基因转移载体（非病毒载体、腺病毒载体、逆转录或慢病毒载体或 rAAV 载体）能够直接修饰损伤内的细胞（体内途径），或在损伤部位进行体外操作后再递送至损伤部位[58]。这种方法可以结合使用适于支持细胞生长和（或）分化（分化的半月板纤维软骨细胞与祖细胞）的生物相容性材料。治疗因子候选基因编码为：

1. 刺激细胞增殖和（或）存活。
2. 靶向合成代谢途径，和（或）
3. 抑制分解代谢和可能的炎症途径。

体外刺激半月板和祖细胞（骨髓）的增殖活性是通过 IGF-I[59]、FGF-2[60, 61] 和 TGF-β[62] 的基因传递来实现的，在不含或含Ⅰ型胶原和（或）糖胺聚糖基质的非病毒载体[59, 61]、腺病毒载体[63] 和 rAAV 载体[60, 62][63] 中实现。通过腺病毒[63]、逆转录病毒[64] 和 rAAV 载体[62] 应用不含[62, 64]或含Ⅰ型胶原和（或）糖胺聚糖基质[63] 的 IGF-I 或 TGF-β 基因成功激活半月板和祖细胞（骨髓）的合成代谢途径已经被报道过[62]。通过在山羊半月板损伤处植入用海藻酸盐修饰的 IGF-I 非病毒载体修饰的祖细胞（骨髓）来测试体内治疗性基因转移的效果，得到的结果是促进了组织修复[59]。

14.8 韧带的基因治疗

各种原因引起的韧带撕裂是运动医学领域中最具破坏性和最常见的软组织损伤之一。迄今为止，恢复这些自愈和再生能力有限的组织仍然是一个长期的临床挑战[65-67]。在韧带移植物、MSC、成纤维细胞和成肌细胞植入前，通过携带促有丝分裂和增殖生长因子或治疗性基因（如 FGF-2、IGF-I、PDGF-B、BMP-12 和 decorin）的有效载体系统进行基因修饰，提供了一种有吸引力的成功的方法，可以显著改善韧带损伤的预后[65, 66, 68-74]。

有研究对比使用腺病毒和逆转录病毒系统将 LacZ 报告基因转移到前交叉韧带（ACL）和 MCL 的转基因表达效果，表明这两种载体均能有效且连续地将基因转移到 ACL 和 MCL，而无炎症反应[69, 75]，展现了基因转移在韧带损伤治疗中的应用前景。为了研究 FGF-2 对韧带愈合的潜在生物学机制，Madry 等[68] 将携带 FGF-2 的 rAAV 载体应用于体外和实验性损伤的人 ACL 原代成纤维细胞原位转导，通过 rAAV 载体发现 FGF-2 的高效、稳定表达，通过激活关键细胞和代谢过程促进了人 ACL 损伤的愈合过程。这与通过 rAAV 载体转移 IGF-I 基因对体外人 ACL 成纤维细胞的影响是一致的[73]。Nakamura 等[71] 将 PDGF-B 基因直接注入大鼠的髌韧带损伤处，观察到 PDGF-B 基因转移后能增强和加速基质合成。另外，当将 decorin 反义寡脱氧核糖核苷酸（oligodeoxynucleotides, ODN）联合日本血液凝集病毒偶联脂质体系直接注射到 MCL 瘢痕中时，反义 decorin-ODN 在体内显著降低了 decorin 的表达，促进了兔韧带早期瘢痕的愈合，增加了胶原纤维的生成。说明通过基因转移 decorin 促进韧带愈合的有效性和治疗效果[70, 74]。

转基因成纤维细胞和成肌细胞的应用是促进韧带愈合的另一个潜在策略[69]。将含有 LacZ 基因的腺病毒载体转导成纤维细胞和成肌细胞并注射到兔 ACL。在 ACL 周围的韧带组织和滑膜组织中均可检测到成纤维细胞和成肌细胞，表明将基因工程细胞直接应用于韧带愈合和存活是可能的[69]。

14.9 肌腱的基因治疗

肌腱是用来将肌肉固定在骨骼上并使肌肉能够移动四肢的弹力索。由损伤和退行性疾病引起的肌腱撕裂的修复受到炎性僵硬和纤维化瘢痕的粘连的影响。这些粘连导致肌腱功能丧失和活动范围受限[76-79]。由于其固有的自我修复潜力有限，受损肌腱几乎没有能力恢复其原始结构和功能[77]。目前临床上可用的治疗方法有自体肌腱移植和同种异体肌腱移植。然而，这样的方法没有恢复原始的滑动肌腱结构[77]。在将转基因移植物或骨髓 MSC 植入损伤部位前携带成肌腱分化因子（如 GDF-5 或 BMP-14、TGF-β1、bFGF-2 和 BMP-2），可能是克服这些关键问题的一种有希望且有效的技术[79-88]。

Lou 等[85]建立了鸡肌腱和腱鞘模型，并用含有 LacZ 基因的重组腺病毒载体导入该模型，证实了功能性外源基因可以有效地转移到肌腱中。在同种异体肌腱重建的小鼠模型中，Basile 等发现 rAAV-GDF-5 负载的冻干同种异体肌腱在体外促进了单层成纤维细胞的划痕闭合率和伤口愈合，并显著改善了体内近 65% 的正常活动范围[80]。随后，Hasslund 等[82]分析了经携带 GDF-5 蛋白的 rAAV 预处理的冻干同种异体移植物在同一小鼠模型上的屈肌腱愈合和粘连情况，并证明了其在体外的剂量依赖性保留和在体内对关节屈曲功能的等效效应。然而，较低剂量的 GDF-5 蛋白在抑制粘连方面显示出更有效的作用，而不会对肌腱修复的强度产生不利影响。这与腺病毒 GDF-5 转染大鼠跟腱愈合模型中的观察结果一致[81, 86]。在另一个体内实验中，Tang 等[87]将携带 FGF-2 基因的 AAV-2 注射到断裂的屈肌腱模型中，观察到 FGF-2 基因转染后，生物力学强度和肌腱愈合增加，粘连减少，屈曲所需的能量减少。

最近，MSC 通过转基因分化技术成功地被诱导成腱细胞[83, 84]。Hou 等[84]将腺病毒 TGF-β1 介导的 MSC 植入兔跟腱损伤区，发现 MSC 明显促进了胶原基质和纤维束的重塑。同样，应用携带 TGF-β1 的腺病毒转导的 MSC 移植后，跟腱的愈合过程明显加快和增强[83]。

小结

继 20 世纪最后十年的热情之后，持续的基础研究为基因治疗方法在临床上的应用奠定了坚实的科学基础。尤其是临床前评估确实支持使用基因治疗方法来加强肌肉骨骼损伤修复的概念，前提是科学家、临床医师、产业界和监管机构之间的共同努力将持续进行，以将这些策略转化到临床。特别值得注意的是已经完成的 I 期和 II 期，以及正在进行的 III 期膝骨关节炎基因治疗的双盲随机对照临床试验。基因治疗在骨关节炎和其他非生命威胁性肌肉骨骼疾病中的应用需要更好地了解肌肉骨骼组织修复的机制，以避免局部和远处的不良影响。因此，此类临床肌肉骨骼应用的主要挑战仍然是在保证有效性的同时确保安全性。从目前可用的临床数据来看，没有证据表明可能发生不良事件，最近的骨关节炎试验具有良好的安全性记录。更多的大型动物和安全性研究以及更多的随机对照临床试验，将会确定如何更好地填补目前重建方法的空缺，以更好地治疗肌肉骨骼系统的损伤和慢性疾病。

参考文献见本书数字资源。

通过大动物模型和机器人技术证实 第**15**章
前交叉韧带愈合的新兴生物治疗

Jonquil R. Mau、Huizhi Wang、Savio L-Y. Woo 著
张承昊 译

15.1 引言

前交叉韧带（ACL）是维持膝关节稳定的主要结构，也是最常损伤的部分。仅在美国每年发生超过 15 万例单纯 ACL 损伤和 5 万例合并 ACL 和内侧副韧带（medial collateral ligament, MCL）的损伤。众所周知，ACL 中间实质部损伤愈合欠佳。如果不进行治疗，可能会引起慢性膝关节不稳和次级稳定结构的损伤，特别是半月板。半月板损伤可能导致早期骨关节炎的发生 [1]。过去曾尝试过直接缝合断端来促进断裂 ACL 的愈合，但临床结果较差 [2-4]。因此，通过软组织替代移植物进行手术重建 ACL 成为了治疗的选择，因为这一手术可以早期恢复膝关节稳定并改善膝关节功能 [5]。

尽管 ACL 重建短期具有极好的结果，但术后10 年或者更长时间随访显示大约 25% 的患者对治疗结果不满意，包括移植物供区并发症、膝关节残留疼痛和普遍骨关节炎的发生 [6-8]。这些并发症也促进了大量手术技术和术后康复训练方案的发展。

近几年，生物治疗作为 ACL 损伤治疗的替代方法被开发。Steadman 等研究出一种微骨折技术，即在 ACL 股骨附着点的软骨下骨打数个洞，促进骨髓成分释放和血肿形成，从而为 ACL 愈合提供更丰富的环境 [9]。作者使用这一方法成功治疗了超过 40 岁活动量较大的患者 [9]。促进断裂的 ACL 愈合有很多好处，包括可以保留 ACL 复杂的解剖结构，并保留其本体感受功能，还可显著减少 ACL 重建后的神经肌肉问题。此外，也避免了移植物供区并发症和骨隧道扩大等的出现。在实验室研究中，对于 ACL 部分断裂以及全部断裂的生物治疗，探索了使用透明质酸、生长因子、富血小板

血浆、基质细胞和细胞外基质等 [10-15]。这些研究证明了生物增强作用可以在 ACL 愈合中增加血管化，促进组织再生以及增强生物力学特性等。临床上，对于 ACL 部分断裂的患者，通过缝合修复结合骨髓血浆治疗，患者在术后 4 ~ 5 个月时可恢复运动，并且术后 2 年 MRI 显示愈合良好 [16]。

然而，ACL 愈合率十分低，因而，用力学加强维持膝关节稳定以促进 ACL 愈合的生物学过程是十分必要的。因此，结合生物学和力学的共同增强作用成功促进断裂 ACL 的愈合成为了我们研究的兴趣点。此外，对于我们来说，从实验中获得准确的定量数据也很重要。我们发明了利用机器人技术高保真地测量 ACL 的 6 个自由度（degree of freedom, DOF）关节运动学参数和功能的方法，还将描述如何使用这一新型实验方法来评估 ACL 愈合的生物治疗的效果。

15.2 韧带和肌腱损伤的生物治疗

15.2.1 功能组织工程策略

支架、细胞和生长因子是功能组织工程学（functional tissue engineering, FTE）的三个重要元素。支架是细胞生成新组织的合适结构，而生长因子可以刺激细胞，加速这一过程以实现更快的组织修复。现有的用于组织工程的支架包括聚合物、水凝胶和细胞外基质衍生的生物材料 [17-19]。细胞外基质生物支架还可通过促进细胞迁移、增殖、血管形成和代谢物转运成为连接断裂韧带和残端之间的桥梁 [19]。此外，释放的自身生长因子可进一步加速组织愈合 [18]。

骨髓或脂肪组织来源间充质干细胞（MSC）对软组织愈合也有积极作用[20]。这些细胞可以分化成所需要的细胞类型，并有助于新组织的形成。我们研究中心之前的一项研究表明，大鼠骨髓 MSC 可以分化为成纤维细胞样细胞促进韧带愈合[21]。其他研究发现，在部分断裂的 ACL 大鼠模型中，注射 MSC 后出现了积极的愈合反应[11]。

研究还表明，转化生长因子（TGF）、血小板衍生生长因子（PDGF）、表皮生长因子（EGF）、成纤维细胞生长因子（FGF）和胰岛素样生长因子（IGF）等生长因子可通过调控细胞的分化和活性来促进韧带和肌腱的愈合[22, 23]。我们研究中心的体外研究发现 TGF-β1 通过促进 ACL 和 MCL 内的成纤维细胞合成胶原基质来刺激韧带愈合，同样，EGF 也通过增加胶原合成来促进 ACL 愈合[23]。我们研究中心的另一项体内研究表明，高剂量 PDGF-BB 改善兔断裂 MCL 的力学性能，提高了愈合韧带的质量[22]。此外，还有学者研究了多种生长因子的联合应用。体外和体内研究显示，PDGF-BB 对 MCL 成纤维细胞增殖的影响最大。TGF-β1 能显著促进胶原合成，而 TGF-β1 联合 PDGF-BB 并不能加强 MCL 的愈合。这一结果表明 TGF-β1 对 MCL 愈合的影响有剂量依赖性。PDGF-BB 刺激较高浓度的 TGF-β1 可能抑制细胞增殖，因此不利于韧带愈合[24]。这些结果表明，利用各种生长因子来促进韧带和肌腱的愈合是可能的，但在体内这一愈合过程极其复杂，需要更多的研究证据。

15.2.2 用于韧带和肌腱愈合的细胞外基质生物支架

本研究中心已证实猪小肠黏膜下层（porcine small intestinal submucosa, SIS）对韧带和肌腱愈合的促进作用。在兔模型的体内研究中，SIS 用于治疗 6 mm 缺损的 MCL 损伤。12 周后，MCL 缺损愈合，且无肥大病变。对股骨 -MCL- 胫骨复合物（femur-MCL-tibia complex, FMTC）的拉伸试验显示，与未处理的对照组相比，该复合物的刚度增加了 56%，极限载荷增加了一倍。愈合后 MCL 的模量增加 50% 以上，说明愈合组织的质量明显改善。组织学结果也显示细胞密度增加，胶原生成增加，纤维排列更好[25]。第二阶段的长期实验表明，在 26 周时，愈合后的 MCL 的力学性能持续改善，其中正切模量增加 33%，抗拉强度增加 50%。透射电镜显示愈合的 MCL 有较大直径的胶原纤维形成。与未经治疗的对照组相比，伴随着 V 型胶原的减少。这些证据均表明 SIS 提高了新组织形成的 MCL 质量[26]。当进行力学检查时，SIS 治疗组 V 型胶原、核心蛋白聚糖、双糖链蛋白多糖和光蛋白聚糖的基因表达显著减少。这与愈合后 MCL 的形态学和生物力学特征的改善有关[27]。

使用 SIS 促进肌腱愈合也有相似的令人兴奋的结果。在动物体内实验中，也证实 SIS 对髌腱（patellar tendon, PT）愈合的积极作用。治疗 12 周后，与未处理组相比，细胞外基质 SIS 可使用于 ACL 重建的中心 1/3 髌腱组胶原纤维密度更大，走行更明确，纺锤形细胞更多。同时，与未处理组相比，经 SIS 处理组的截面面积（cross-sectional area, CSA）增加了 68%，刚度增加了 98%，极限荷载增加了近 113%。此外，组织学结果显示 SIS 治疗也可能阻止愈合的髌腱与脂肪垫形成粘连，从而维持正常的髌股关节运动[28]。

15.3 采用机器人技术定量测量关节功能

在讨论 ACL 愈合的生物治疗之前，介绍一种新型的机器人和通用力 - 力矩传感器（universal force-moment sensor, UFS）测试系统的开发和使用。该系统设计可用于正确评估 6-DOF 的关节功能。我们将简要地描述这个测试系统的独特优势，有兴趣的读者可以向 Woo 等了解更多的原理、背景和技术细节[29]。为了正确评估关节功能以及单一韧带和其他软组织对稳定关节的作用，需要开发一个独特的机器人和 UFS 测试系统（图 15.1）。该测试系统可以在不限制关节活动的情况下测量三维力和力矩。因此，该系统是对以往研究关节功能方法的重大改进[30, 31]。机械手臂的定位和定向的重复性分别为 0.2 mm 和 0.2°。该测试系统可以在力的控制模式下运行，来测量在外部施加的载荷下 6-DOF 关节运动学。它还可以用于位置控制模式，以重复之前记录的 6-DOF 运动学，这样韧带和其他软组织结构中的原位力可以控制在几

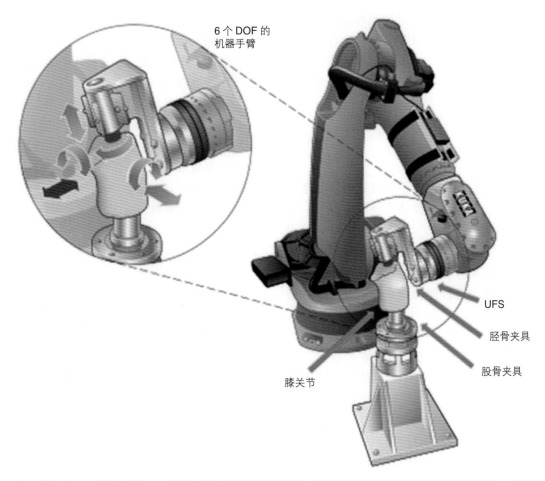

6 个 DOF 的
机器手臂

UFS

胫骨夹具

股骨夹具

膝关节

图 15.1　在机器人和 UFS 测试系统上对膝关节进行测试的示意图。可将膝关节置于预先选定的屈曲角度，留下其他 5 个自由度的关节运动（前 – 后、近 – 远、内 – 外侧、内 – 外翻、内收 – 外展、屈 – 伸）

个牛的精度内 [32-34]。在过去的 20 年里，机器人和 UFS 测试系统已经成功地用于精确地测量膝关节和肩关节的多个 DOF（平移和旋转），以及当膝关节进行自由运动时软组织在承受外部载荷时的原位力。

机器人和 UFS 测试系统有许多独特的优点。该测试系统可以重复关节的精确位置和运动轨迹 [32, 33]。ACL 的 6-DOF 运动学和原位力数据可以从同一关节样本中获得。因此，它消除了样本间的差异，并可以使用重复测量 ANOVA 分析更高级的统计效能。它允许关节在受到外部施加的载荷时进行非接触式原位力测量。它对于确定 ACL 和膝关节其他韧带的功能，包括关节运动学 [35]、原位力 [32]、膝关节运动和外载荷对 ACL 长度的影响 [30]、关节约束时对前 ACL 原位负荷分布的影响 [36] 以及内侧半月板与 ACL 的相互依赖性 [37, 38] 等尤为重要。

这种强大的仪器已在全世界 30 多个实验室广泛使用。

15.4 ACL 愈合的新治疗方法

除了早期关于生物增强治疗部分 ACL 损伤的研究外，Murray 等还使用富含胶原 – 血小板的血浆（collagen-platelet-rich plasma, C-PRP）作为生物支架，用于全横断后缝合的猪 ACL 的愈合 [39]。术后 4 周，单轴拉伸下的线性刚度、屈服载荷和失效载荷是缝合修复对照组的 2 倍以上 [39]。这些优势持续到术后 3 个月。与单纯缝合修复相比，线性刚度增加了 320%，屈服载荷增加了 76%[40]。

在我们的研究中心，我们选择了另一种 ACL 愈合方法。我们的研究是基于细胞外基质 SIS 生物支架的成功应用。这种从猪细胞外基质提取的生物支架可以改善髌腱中 1/3 缺损的愈合，以及 6 mm 宽 MCL 缺损的愈合。因此，我们选择使用细胞外基质 SIS 及其水凝胶来治疗山羊模型中完全横断的 ACL。

15.4.1 动物模型的选择

许多体内动物模型已用于研究韧带和肌腱愈合的生物治疗。由于啮齿类动物模型体积小，难以进行准确的手术修复，因此不常使用。对于 ACL 重建，大型动物如狗、猪、山羊和绵羊是首选。基于对一些实验动物膝关节的比较研究，山羊是较好的选择，部分原因是文献中有大量数据可以用于比较 [41-43]。

Ng 等发表了一项在山羊模型中使用髌腱移植物进行 ACL 重建的动物研究。结果表明，随着时间从术后 6 周延长至 3 年，重建后移植物的结构性能逐渐增强。术后 3 年，刚度和极限载荷分别是假手术对照组的 49% 和 44%[42]。我们的研究中心也通过山羊模型来研究使用骨 - 髌腱 - 骨（bone-patellar tendon-bone, BPTB）移植物来重建 ACL 的手术效果。术后 3 ~ 6 周时，在关节功能方面，在 67 N 的前后向负荷下，胫骨前后平移提高了 47%，移植物原位力下降了 22%[43]。组织学评估显示骨块与股骨隧道的愈合比腱部与胫骨隧道的愈合更好。

在另一项研究中，也采用山羊模型检验 BPTB 移植物的"嵌压匹配"固定是否与界面螺钉固定一样适用于 ACL 重建。在术后即刻，两组的黏弹性和拉伸性能没有显著差异，尽管"嵌压匹配"组的失效载荷降低了 34%[44]。第三项研究是确定初始移植物张力是否对 ACL 重建后的移植物愈合有影响。结果发现，虽然高的初始移植物张力可以在术后即刻更好地复制正常的膝关节运动学，但这些优势在术后 6 周时减弱 [41]。

15.4.2 生物学增强

有学者利用相同的动物模型研究应用细胞外基质 SIS 治疗 ACL 横断的潜在优势 [10, 45, 46]。首先手术切断 ACL，然后缝合修复。用细胞外基质 SIS 膜片环绕包裹损伤部位后，将细胞外基质水凝胶注入横切部位（图 15.2）。单纯缝合修复 ACL 并将其作为对照组（图 15.2a）。手术 12 周后，细胞外基质 SIS 处理组 ACL 的截面面积是单纯缝合修复组的 4.5 倍（分别为 127% ± 90% 和 34% ± 25%）。使用机器人和 UFS 测试系统评估膝关节的功能。与缝合修复对照组相比，经细胞外基质处理组在 67 N 胫骨前后负荷下胫骨前后移位的提高具有统计学意义。关节屈曲 30° 时，胫骨前后平移 8.6 ± 2.0 mm，比对照组减少了 27%（表

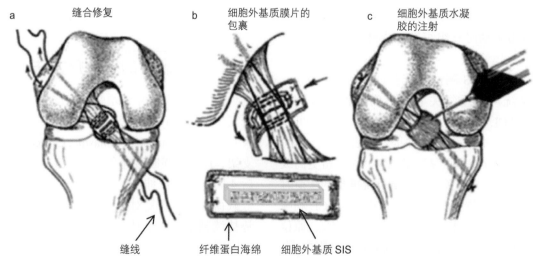

a　缝合修复　　　　　b　细胞外基质膜片的包裹　　　　c　细胞外基质水凝胶的注射

缝线　　　　纤维蛋白海绵　　细胞外基质 SIS

图 15.2　两组用于 ACL 愈合的山羊模型的示意图。①缝合修复（对照组）：（a）单纯缝合修复；②细胞外基质处理组：（a）缝合修复 +（b）细胞外基质生物支架 +（c）细胞外基质水凝胶注射

15.1）。愈合 ACL 中的原位力也比对照组高了近 2 倍（表 15.1）。在膝关节屈曲 60° 和 90° 的情况下检测结果相似。

表 15.1　在关节屈曲 30° 时外部施加 67 N 胫骨前 - 后负荷，山羊膝关节前 - 后胫骨移位（anterior-posterior tibial translations, APTT, mm）和相应的 ACL 原位力（N）（均值 ± 标准差）

	APTT（mm）	ACL 原位力（N）
Ⅰ.细胞外基质治疗组		
假手术组	3.4 ± 0.4	62 ± 5
实验组	8.6 ± 2.0*	52 ± 11
Ⅱ.缝合修复组		
假手术组	3.8 ± 0.2	50 ± 12
实验组	11.8 ± 3.4*	26 ± 24

*$P < 0.05$ 与对侧假手术对照组相比

之后可见 ACL 愈合，有大量连续的新组织形成，但有肥大病变。在组织学上，愈合的 ACL 内胶原基质具有组织性排列并伴有纺锤形细胞。对股骨 -ACL- 胫骨复合体（femur-ACL-fibia complexes, FATC）进行拉伸试验。处理组的刚度是对照组的 2.4 倍。这些结果表明生物增强确实可以促进 ACL 的愈合[10]。

我们还进行了一个更长时间点（26 周）的前期实验。在这个实验中，ACL 继续愈合，其胶原纤维已经完全排列和填充。在拉伸试验中，失效位点是在股骨止点，而不是原来的横断部位。虽然已愈合的 ACL 变得更强，但在缓慢愈合过程中，由于整个 FATC 缺乏足够的负载，止点变得更弱。这些结果还表明，在 ACL 愈合过程中需要某种形式的力学载荷来阻止股骨和（或）胫骨止点的失用

性萎缩带来的不利影响。

15.4.3 力学增强

文献表明，通过缝线进行力学增强可以稳定损伤的 ACL。Fleming 等在猪模型中使用了缝线增强术。使缝线在骨与骨之间绕过，以减少关节的前向松弛[47]。在我们的研究中心，我们还在一系列的山羊实验中使用了缝线进行力学增强术。我们的第一项研究是确定增强缝线的最佳隧道位置（2 号 Fiberwire 缝线），以便在 ACL 完全横断后增加膝关节的稳定性[48]。我们发现，将缝线起于股骨起点足印区前方（anterior footprint of femoral origin, F_A）经胫骨足印区内侧（medial aspect of the tibial footprint, T_M），通过机器人和 UFS 测试系统检测胫骨前向位移（anterior tibial translation, ATT）可恢复到与缝线加强的完整膝关节 3 mm 以内的差别，同时其原位力类似于完整的 ACL（图 15.3）。此外，这些数据比缝合修复提高了 54% ~ 76%。可以得出这个结论，在接近 ACL 止点的位置进行缝合线增强，可以提供良好的初始关节稳定性，有助于 ACL 的愈合。另一项研究也显示了软组织在抵抗胫骨前负荷中的相对作用。在 67 N 胫骨前向载荷的作用下，ACL 在完整关节中起主要支撑作用。在缺乏 ACL 的情况下，MCL 和内侧半月板承担了绝大部分负荷（表 15.2）。在关节屈曲 30° 时，这些载荷分别达到了完整 ACL 的 36% 和 53%。ACL 缝合修复后，原位力为完整 ACL 的 81%，而增强缝线的原位力为 103%（图 15.4）。关节屈曲 60° 和 90° 时，观察到类似的结果[49]。可以得出结论，缝线增强提供了足够的初始关节

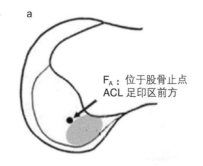

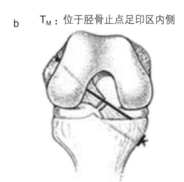

图 15.3　缝线增强隧道位置的示意图。（a）F_A 位于股骨止点 ACL 足印区前方，（b）T_M 位于胫骨止点足印区内侧

表 15.2 关节屈曲 30° 时 67 N 胫骨前向负荷下膝关节 ACL 的胫骨前向位移（ATT, mm）和原位力（N）在 ACL 完整的（1）、ACL 缺失（2）及缝线增强组的数值（均值 ± 标准差）

	ATT（mm）	ACL 原位力（N）
1. ACL 完整	2.3 ± 0.5	69 ± 6
2. ACL 缺失	15.3 ± 2.2*	NA
3. 缝线增强（F_A/T_M）	5.2 ± 1.9	60 ± 4*

*$P < 0.05$ 与完整 ACL 组相比

稳定性，并同时降低了对 MCL 和内侧半月板的负荷，潜在地降低了它们因超负荷而受伤的可能性。

最后，进行了体内研究以确定缝线增强是否能够真正治愈手术横断的 ACL[50]。治疗 12 周后，缝线增强组的胫骨前后平移比缝线修复组低 20% 左右。而在愈合时的原位力，缝线增强组比缝线修复组高出 50% 以上。解剖后，发现愈合的 ACL 有明显新组织形成。就 FATC 结构特性而言，缝线增强组的线性刚度比单纯缝合修复组高 75%。结论是，缝线增强可以为膝关节提供所需的稳定性，以进行 ACL 的内在愈合。此外，这种增强将减少膝关节中 ACL 缺陷次要结构所承受的负荷，

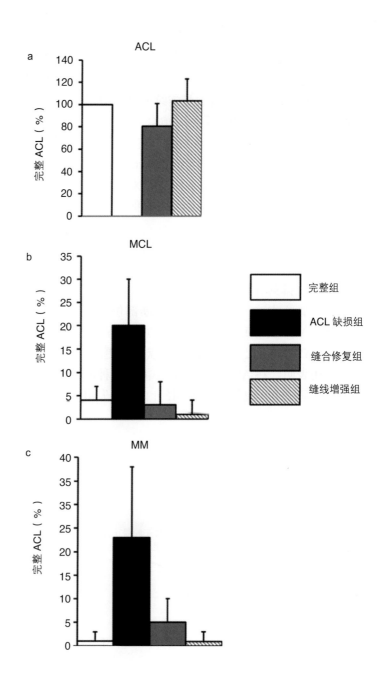

图 15.4 在 67 N 的胫骨前向负荷、关节屈曲 30° 下膝关节不同状态下的相对负载：（a）ACL、（b）内侧副韧带（MCL）和（c）内侧半月板。数据基于完整的 ACL 进行标准化

以帮助避免 MCL 和内侧半月板的损伤。

15.4.4　结合生物学和力学的联合增强

了解到生物学增强和力学增强可以分别促进 ACL 的愈合，我们就提出了一个研究问题，即生物学增强和力学增强是否可以协同作用，进一步加速 ACL 的愈合过程。我们假设，由于力学增强可以在术后立即稳定膝关节，因此可以帮助生物增强来刺激和加速 ACL 的愈合。

为此，我们设计了一种新型的基于金属镁（Mg）的环状材料（Mg 环）来连接 ACL 两个断端的间隙（图 15.5）。它作为力学增强的内部夹板，将力同时作用于 ACL 及其止点，以防止失用性萎缩。Mg 环修复 ACL 的功能首次在山羊模型的体外研究中进行评估。使用 Mg 环后，机器人和 UFS 测试系统测量的修复后的 ACL 胫骨前移位较 ACL 缺失状态减少了 60% ~ 70%。这与完整膝关节的差别在 3 mm 以内[51]。Mg 环修复也可使修复后 ACL 的原位力恢复至原 ACL 水平的 ±5 N 以内[51]。这些数据表明，Mg 环确实是一种合适的力学增强装置。

基于良好的体外实验结果，Mg 环与细胞外基质生物支架被联合应用于动物体内实验[52]。由于 Mg 是一种可生物降解和吸收的材料，我们假设随着 ACL 愈合的进展，Mg 环会降解，其力学功能可以被愈合的 ACL 所取代（图 15.6）[53]。在手术横断 ACL 后，Mg 环缝合连接 ACL 残端，然后用细胞外基质薄片包裹横断部位，并注射细胞外基质水凝胶[52]。6 周后，Mg 环降解约 40%，可见半透明愈合组织[52]。术后 12 周，由机器人和 UFS 测试系统在 67 N 的前后胫骨负荷下测量膝关节的功能。Mg 环修复组的前后胫骨位移在关节弯曲 30°、60° 和 90° 分别为 9.8 ± 1.5 mm、4.0 ± 1.5 mm、3.4 ± 1.3 mm。这些数值都低于单纯缝合修复组（分别为 11.8 ± 3.4 mm、14.4 ± 4.2 mm 和 10.8 mm，$P<0.05$）。Mg 环修复组所携带的原位力大约是缝合修复组的 2 倍。同样，Mg 环修复组 FATC 的结构性能表明，刚度和极限载荷分别达到 77 ± 33 N/mm 和 371 ± 240 N。这些值是缝合修复组的 3 倍[52]。这些结果也优于在相同动物模型中进行 ACL 重建的结果。术后 12 周时，其刚度和极限载荷值分别比山羊模型在 ACL 重建（37.2 ± 22 N/mm 和 268.8 ± 175.8 N）高 1.5 ~ 1.8 倍[42, 52]。我们的结果确实令人兴奋，因为生物学和力学协同增强治疗科加速 ACL 愈合。未来的工作将包括研究 Mg 环修复后 26 周的愈合，以确定是否仍存在这些优势。

15.5　展望

在这一章中，我们回顾并介绍了一些新的和可靠的治疗韧带和肌腱的方法，特别是 ACL 的生物疗法的重要进展。在大型动物模型上进行生

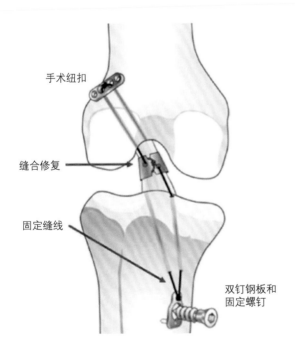

图 15.5　该示意图展示了 Mg 环装置连接横断 ACL 的应用。将缝线在股骨隧道侧用手术纽扣固定，在胫骨隧道侧将缝线通过双钉钢板和螺钉固定

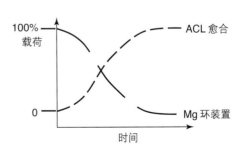

图 15.6　本研究的假设是，随着植入时间的延长，Mg 环会逐渐降解，而 ACL 会逐渐愈合，逐渐取代 Mg 环的力学功能

物学和力学联合增强治疗后，我们发现膝关节功能和愈合 ACL 的原位力方面都有令人兴奋的结果。此外，还发现了对 FATC 的刚度和极限载荷的促进作用。因此，合乎逻辑的下一步将是设计力学增强的方法，如可以通过关节镜手术植入用于 ACL 愈合的 Mg 环装置。与此同时，当将该装置扩展到人类应用时，也可以进行基于数学模型进行设计 [54]。

很明显，当生物学与生物力学齐头并进时，可以获得更好的促进 ACL 愈合的解决方案。我们可以进一步设想，这些新的生物疗法可以应用于其他难以愈合的软组织，如后交叉韧带、肩袖肌腱和屈肌腱等。随着基于"大数据"和细胞重编程的精准医疗的新发展，很容易想象新的生物疗法可以根据患者的具体情况进行调整，从而获得更积极、更长期的效果。因此，对于选定的患者，肌腱和韧带愈合应该是一种有吸引力的治疗选择。

参考文献见本书数字资源。

干细胞在骨科中的应用

第16章

Konrad Slynarski、Hieronymus P. Stevens、Joris A. van Dongen、
Filip Baszczeski、Lukasz Lipinski 著
刘雨丰、郭全义 译

由于间充质干细胞（MSC）在肌肉骨骼系统疾病治疗方面的应用潜能，在一段时间内引起了研究者的广泛兴趣。MSC 具有分化为多种间质细胞表型的能力，如成骨细胞、软骨细胞、肌细胞、骨髓基质细胞、肌腱 - 韧带成纤维细胞和脂肪细胞[1-4]。由于其与手术治疗相比（或联合手术治疗）相对易于获取且易于应用，因而 MSC 为医师和患者提供了一个很好的治疗选择，而且在骨科中的应用越来越广泛。根据最新的对 MSC 生理作用的认识，这些细胞实质上是微血管及毛细血管周围的细胞，即在创伤或局部炎症后被激活，分泌多种趋化因子来修复损伤的血管周细胞[5]。其分泌的生物活性因子能抑制局部免疫系统，抑制纤维化（瘢痕形成）和细胞凋亡，促进血管生成，刺激有丝分裂，并向组织固有的修复细胞或干细胞分化[6]。有研究发现，血管周细胞是在局部损伤时，由损伤部位释放具有免疫调节和营养功能的 MSC[7]。MSC 介导的免疫调节躲避损伤区域 T 细胞的监视并阻止自身免疫反应。其营养功能阻障受损区域的瘢痕形成，使死亡细胞被组织固有的祖细胞取代。

如果从这个角度理解周细胞的作用的话，那么从逻辑上讲，损伤的愈合是基于天然易于获得的周细胞来促进人体组织再生。为此，我们可以大量获取和浓缩这种细胞，并将其应用于损伤区域，以刺激周围组织的愈合。

目前，干细胞在骨科中的应用主要集中于治疗软骨损伤（包括与退行性疾病相关的损伤）、半月板损伤、慢性肌腱病以及运动员肌肉损伤的加速愈合[8, 9]。其中，探索非侵入性的干细胞干预应用是研究关注的热点。

历年来，MSC 最常见的来源是骨髓。根据最新的理念，即 MSC 是毛细血管周细胞，那么几乎从任何组织中均可提取 MSC。然而，如果考虑到易于获取、微创和较高的细胞浓度，脂肪组织似乎是 MSC 的最佳来源。有研究证实，从 1 g 脂肪组织中大概可以提取 5000 个干细胞。这是从同等量骨髓中所能提取出的细胞量的 500 倍[10]。

但重要的是注射使用的方式是否会影响脂肪干细胞的质量仍存在疑问。但研究发现，与对照组相比，注射的细胞数量、活力和代谢活性没有统计学差异，从而证实了注射是细胞治疗中的安全应用方法[11]。

至于关节腔内注射干细胞对关节软骨损伤愈合的影响，大多数研究集中于膝关节[12-15]。在文献中，我们发现了两种干细胞应用的常用方法。可以不对损伤区域进行前期准备，而将干细胞直接注射进关节内（对于系统退变性疾病），或者也可在对局部软骨损伤进行关节镜下清创后应用，可能需要联合应用组织黏合剂如密封剂或载体[16]。Yong-Gon Koh 等[17]对一组 65 岁以上的患者行关节镜清理术后予以单次脂肪来源干细胞注射，发现所有的临床结局［膝关节损伤和骨关节炎评分（Knee Injury and Osteoarthritis Outcome Score, KOOS）、视觉模拟评分（Visual Analogue Score, VAS）］都有所提高，基于 Kellgren–Lawrence 影像评估发现治疗延缓了损伤的进展，二次关节镜观察发现软骨的质量也有所改善。Freitag 等[18]进行了一项临床试验，分析脂肪干细胞注射对膝关节股骨髁局部损伤的治疗效果。治疗组与对照组首先进行微骨折治疗。治疗组在术后接受 MSC 注射。前期的研究结果发现有统计学差异。Yong-Gon Koh 等[19]提出了一个有趣的方案，在标准关节镜下行髌下（Hoffa）脂肪垫活检取样，以确保后续

应用同源的脂肪干细胞，其在提取细胞之后将细胞与富血小板血浆一起注射入膝关节内，结果显示 Lysholm、WOMAC 和 VAS 评分显著改善。

在关节重建手术中，使用干细胞加强移植物的固定并加速愈合在临床应用中越来越广泛。

Kosaka 等 [20] 研究使用半腱肌腱重建兔前交叉韧带，实验组移植物复合脂肪干细胞和纤维蛋白胶，对照组移植物仅复合纤维蛋白胶而不含干细胞。两组对比的指标包括胶原纤维的排列走向、移植物的拉伸强度以及标志移植物愈合的 Sharpey 纤维质量。干细胞组的这些指标均高于对照组。Kouroupis 等 [21] 研究了一种通过生物医学工程构建的移植物的形态及生物力学特性，采集人脂肪干细胞，在一种生物材料上培养了 21 天。这种材料的设计使得在诱导分化为骨的两端之间会出现一条肌腱带。将用这种方法建立的前交叉韧带模型植入猪体内。研究小结证实利用生物医学工程和干细胞疗法治疗膝关节韧带损伤是未来的发展方向。笔者认为该方法成本昂贵、步骤复杂且耗时。本章稍后将介绍一种新的技术，即使用机械性脂肪组织微粉碎的方法。这种方法更省时，也更具成本效益。

慢性肌腱病是一种时常困扰运动员的临床问题。Oshita 等 [22] 进行了一项应用脂肪干细胞注射治疗跟腱病的研究，在注射组中肌腱退变显著降低，且Ⅲ型与Ⅰ型胶原的比例更理想。

近年来，针对干细胞注射应用于肩袖损伤的研究也获得了广泛的关注。然而，到目前为止未见有显著统计差异的报道。Sevivas 等 [23] 提出了一个有趣的概念。他们研究了将 MSC 注射至慢性肩袖肌腱损伤部位对脂肪浸润的影响。结果显示肩袖的脂肪退变和肌肉萎缩在统计学上显著下降。这可能对手术治疗决策有重要意义。

一个值得注意的事实是，几乎所有应用干细胞治疗退行性关节病的临床报道的观察期都很短，且少有随机分组。对于上述治疗方法，时间会验证其有效性 [24]。然而，一项确切的报道显示单次注射微粉碎脂肪组织治疗早期膝骨关节炎的 2 年治疗结果，证实了进一步开展研究的意义。

16.1 脂肪组织提取物移植与处理方法

根据 Bianchi 等 [25] 所描述的方法，脂肪组织

提取物的处理是通过机械性手段将脂肪粉碎，去除脂肪组织碎片中可能引起应用部位炎症的血液与残余油脂。此外，特殊的过滤器可以确保预处理后的注射物均匀同质，可通过使用非常小的针头进行精准注射。

所使用的设备包括一个用于微粉碎脂肪组织的带过滤器与珠子的透明塑料圆筒，圆筒上接一条管道，以保证持续注入盐水和去除废物。整个设备在一个密闭无菌的系统中逐渐减小脂肪组织块的体积，将促炎的油脂和血液残留物在没有酶的情况下通过最简化的操作洗出。整个过程只需要一次手术，且完全浸于盐水中操作，以对细胞产物的伤害最小化。

收集脂肪最常用的部位为腹部。对大多数人来说这样做没有问题，但是运动员的皮下脂肪的含量非常低。在这种情况下，可以从其他部位获得脂肪组织，如大腿的内侧或外侧，或者躯干的外侧。根据我们的经验，所有脂肪组织提取的步骤都是由骨科医师完成的，但是我们也建议在特别具有挑战性的病例中，整形医师可从旁辅助。在开始之前，体检时患者取站立位，以决定脂肪提取的部位。这是因为在仰卧位时，皮下脂肪的分布可能有所不同，并且整个身体看起来也不一样。同时，我们也建议在开始前用记号笔在皮肤上标记计划脂肪提取的部位。

在脂肪提取过程中，如从腹部或大腿前侧提取脂肪，则患者取仰卧位；如从躯干一侧提取，则于另一侧取侧卧位。将提取部位备皮消毒，尽管这并不是必须的，但是在我们中心这一过程通常在手术室内完成，并有麻醉师的陪同，以防患者需要进一步镇静。整个过程耗时 20 ~ 30 min。

16.2 皮下浸润麻醉

使用 19 G 钝头针连接 60 ml 螺口注射器于皮下注射 500 ml 生理盐水、50 ml 2% 利多卡因和 1 ml 肾上腺素（1 : 1000）。以 50 ml 每 10 cm^2 皮肤表面的剂量注射。麻醉后等待 15 ~ 20 min 再进行脂肪收集，以减少出血与疼痛。

16.3 脂肪收集

使用 13 G 钝头针抽吸套管，接口与一个带渐进式抽吸停止装置的螺口注射器相连。收集的脂肪通过一个特殊的连接器转移到一个大的注射器中。填满之后，将注射器垂直放置，使脂肪与水和血分离。从注射器中去掉多余的液体（血液和之前注射的盐水）。

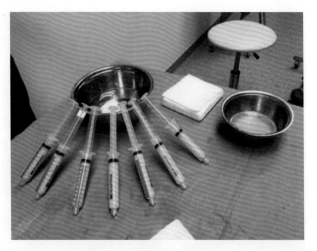

图 16.1　微粉碎后的脂肪组织

16.4 组织处理工具套装

Lipogems 套装包含一个与盐水袋连接的连接器、一个用以处理脂肪组织的带钢珠和过滤器的容器以及一个废物袋。

首先向设备中注入盐水以排空气体，这样可将对细胞的损伤最小化。然后将收集的脂肪组织提取物经一个特殊的过滤器转移至装置中，将脂肪组织打碎，然后手摇 1 min 左右。下一步打开阀门，将脂肪组织提取物用盐水洗净，直至获得黄色澄清的预处理物。持续用盐水冲洗的目的是去除血液、油脂和纤维组织。之后将装置翻转180°，把组织产物经第二个过滤器过滤，经微粉碎脂肪组织通过螺口接头转移至一个与系统相连的注射器中。获取的产物团簇为 300～600 μm 大小，所以可以轻松地通过小针头。将带纯化脂肪组织的注射器垂直放置，以排出多余的盐水。

16.5 注射

对于最终产物——微粉碎后的脂肪组织，可用注射器与针头直接注射进关节内（图 16.1）。膝关节需注射 6～10 ml 预处理物。对于小关节来说，剂量应灵活调整。

16.6 结果

我们的研究纳入了 20 名平均年龄 61 岁的患者，Kellgren-Lawrence 分型为 1～3 级。

所有患者均经临床检查、X 线及 MRI 证实有骨关节炎表现。患者需要经过吸脂、脂肪处理

和注射这三个步骤，由外侧髌骨上缘入路注射6～10 ml 预处理物。分别于治疗前和治疗后第 12个月和第 24 个月随访，使用 KOOS 调查问卷进行结果评估，并收集 X 线及 MRI 结果。

KOOS 评分显著增加，10 分的增加定为最小重要变化（minimal important change, MIC）。

症状的改善在治疗开始几天后出现，KOOS和 VAS 评分在整个研究过程中保持持续改善。VAS 评分由严重降至轻微。

治疗后所观察到的并发症均为暂时性的且不显著，包括皮下血肿和组织纤维化。未见感染与发热。

值得注意的是改善最显著的是 KOOS 运动评分。我们认为这与愿意接受该治疗的患者都是为了恢复因疼痛而停止的体育运动而主动寻求替代疗法有关。因此 Lipogems 对减轻早期患者疼痛具有显著疗效，从而可继续进行体育运动。在这里我们同时报道一例治疗后观察到软骨和半月板再生的有趣病例。

患者为 60 岁男性，患有内侧股骨髁骨坏死与内侧间室骨关节炎，30 年前曾行内侧半月板次全切术，3 年前曾行胫骨高位截骨术，目前仍诉有膝关节疼痛与僵硬，接受了单次微粉碎脂肪组织注射。3 个月后 VAS 评分和 KOOS 评分显著改善。患者 3T MRI（图 16.2）显示内侧股骨髁和胫骨平台的骨愈合。不仅如此，我们还观察到了内侧股骨髁的新生软骨和切除的内侧半月板处有新生的类半月板组织出现，膝关节内积液减少，这与临床上显著的肿胀缓解和功能改善一致（图 16.2）。

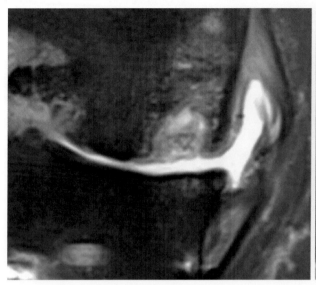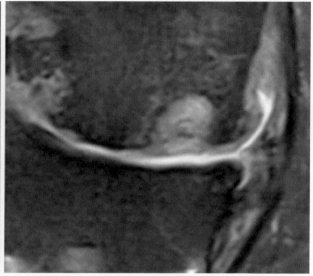

图 16.2 （左）注射微粉碎脂肪前的 3T MRI；（右）微粉碎脂肪注射治疗后 3 个月的 3T MRI

16.7 应用富血小板基质治疗骨关节炎

前面提到的微粉碎技术是粉碎吸脂器中尚未定义的脂肪组织提取物中的脂肪细胞，包括脂肪干细胞和脂肪细胞。如上所述，这些细胞具有修复组织的作用。作为上述方法的替代方法，最近引入了一种能够提出更纯的血管基质组分（stromal vascular fraction, SVF）的分离过程[26]。

最新的机械分离技术可以从所有的脂肪组织中分离出含 10% SVF 的提取物。这种 SVF 组织几乎不含脂肪细胞，且理论上具有在较小的体积内含有更高浓度的脂肪干细胞的优势。在仅为原脂肪组织浓缩物 10% 的容量内，细胞含量却是原来的 7~8 倍。20 ml 脂肪组织提取物经过第一轮离心（9.5 cm 半径固定角转头 4 min）后可产出大约 10 ml 浓缩脂肪组织提取物。随后将这 10 ml 浓缩物放在分馏器上前后震荡 30 次，以 3000 rpm 的速度进行第二轮离心 3 min，产生三种容易分离的成分：85% 为油脂（破碎的脂肪细胞），10% 为组织血管基质组分（tissue-stromal vascular fraction, t-SVF），5% 为含小颗粒的水成分［主要是单细胞 SVF（cell-SVF, c-SVF）]。取其中 10% SVF，并直接用于注射。

这种方法与前面所描述的微粉碎方法相比，减少了所需要的脂肪组织，从而减少供区并发症。同时，在更小的剂量中包含了更多的脂肪干细胞，从而可以将几乎不含脂肪细胞的更多脂肪干细胞在其自然微环境下注射入更小的空间，且花费更低。

本文的资深作者（Stevens HP，本章的共同作者）是一位整形外科医师，最初他发明这项技术是为了促进损伤皮肤的再生（用于治疗由老化、放射、手术创伤或瘢痕导致的皮肤损伤）。早期的发现表明注射富血小板血浆可减少注射后 30% 的制动时间，回顾性[27]和前瞻性的 RCT（即将发表）应用了约 50 例富血小板血浆 +SVF。这种组合被称为富血小板基质（platelet-rich stroma, PRS）。

不仅瘢痕组织的皮肤质量有显著的提升[26]，使用 VISIA UHD 电脑图像对衰老的面部皮肤的评估结果也有所改善，而用 PRS 治疗雄激素性脱发后，毛发密度明显增加（Stevens HP 等，即将发表）。

使用 PRS 治疗膝骨关节炎并进行了 6 个月随访的一项病例报告，其中观察了 WOMAC 评分（Stevens HP 等，即将发表）。一位 62 岁的男性前职业足球运动员的左膝骨关节炎达到 Kellgren-Lawrence 3 级，予以关节腔注射皮质类固醇和玻璃酸钠后疼痛无缓解，准备行全膝关节置换术。患者接受了单次 PRS 注射治疗［富血小板血浆和脂肪组织分离程序（fractionated adipose tissue, FAT）-SVF]。使用的富血小板血浆是采用自体条件血浆（autologous conditioned plasma, ACP）双注射器系统制备，局部麻醉后将 4 ml 富血小板血浆与 1ml FAT-SVF 乳化混合物从髌骨外上注射入关节内（图 16.3 ），整个操作时间不超过 45 min（图 16.3 ）。

使用 WOMAC 来评价注射后的效果。在注射后的 2 周内，疼痛与僵硬显著缓解。生理、社交和情绪方面显著改善，未发现任何副作用。在注射后 4~8 周，体育活动增加，有轻微不适出现。在休息 1 周后，所有的参数再次提高，持续到术后 12 周。数周未使用任何止痛药，几乎完全没有疼痛，没有进行关节置换。相反，他接受了一份职业足球助教的工作（在一家参加冠军联赛的国际职业足球俱乐部）。之后的数周内，由于活动增加，以及再次试图踢球，疼痛稍有增加，再次服用止痛药 4~6 周。由于体育活动的减少，WOMAC 评分恢复至注射前的 50% 的疼痛。虽然有可能在未来仍然需要进行全膝关节置换术，但是治疗所带来的社会经济与财务收益，以及对全膝关节置换术时间的推迟作用是显而易见的。

在我们看来，这种通过富血小板血浆联合脂

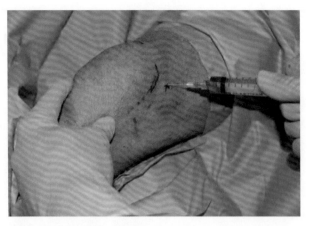

图 16.3　注射 PRS；富血小板血浆与经 FAT 制备的 SVF 混合物

肪 SVF 来治疗组织损伤，特别是膝骨关节炎的新方法看起来有着良好前景，值得进一步关注。

参考文献见本书数字资源。

第17章 干细胞在关节修复中的作用

Celeste Scotti、Kota Koizumi、Norimasa Nakamura　著
周广东　译

17.1 引言

1994 年 Brittberg 等将自体细胞疗法引入关节软骨缺损的治疗 [1]。事实上，自体软骨细胞移植（autologous chondrocyte implantation, ACI）已被证实能恢复透明软骨样关节面。即使在长期随访的运动员中，这种关节面在机械和功能上也是稳定的。然而，尽管该方法具有突破性的优点，仍存在一些问题，如获取骨膜时造成的局部并发症、骨膜覆盖相关并发症和细胞悬液分布不确定等。特别值得注意的是，为了克服在体外大规模细胞传代造成的骨膜补片肥大和潜在的软骨细胞退变等问题 [2]，技术的改进和替代技术的发展极大地推动了关节软骨修复技术 [3]。

为了创造合适的三维环境以提高自体软骨细胞的生物学性能，使工程化的自体移植物更易操作，基于支架的 ACI 技术应运而生。此类技术是将自体软骨细胞扩增后接种到支架上，并在植入前再进一步培养 [4, 5]。然而，近期这些改良技术仍未能避免 ACI 的一些缺点，如供区并发症和由此引发潜在退变，以及自体软骨细胞成软骨潜能的相关变异性和年龄依赖性降低等 [6, 7]。

基于上述原因，从各种间充质组织的干细胞中获得的软骨源性祖细胞可能成为未来以细胞或组织为基础的软骨再生治疗的主要细胞来源。选择合适的细胞至关重要，每种细胞类型的特征都会对结果产生重大影响。本章将讨论与软骨修复相关的潜在细胞来源。

17.2 间充质细胞

17.2.1 骨髓间充质干细胞（bone marrow-derived mesenchymal stem/stromal cells, BMSC）

Friedenstein 等在 1966 年首次描述了小鼠 BMSC。它们具有高增殖能力和多向分化潜能，不仅可以分化成骨细胞、软骨细胞和脂肪细胞等中胚层细胞，还可以分化成肝细胞 [8]、神经元 [9] 和胶质细胞 [10] 等。BMSC 以各种形式用于软骨组织和其他组织的再生。Wakitani 等首次报道了 BMSC 在软骨修复中的应用。简而言之，笔者应用悬浮在 I 型胶原凝胶中的同种异体 BMSC 修复了兔骨软骨缺损 [11]，并首次将该方法用于 2 例髌骨软骨缺损患者 [12]。此外，他们还比较了这种方法与未接种细胞的胶原凝胶在治疗膝骨关节炎接受胫骨高位截骨术中的疗效。有趣的是，细胞组和无细胞组的临床结果没有显著差异，但细胞组的组织学修复效果更好。这种临床表现与组织学特征之间的出入已经在其他研究中报道过，并促使人们更好地理解愈合过程及其对膝关节功能的影响。此外，还存在其他的 BMSC 临床应用方式，且其临床价值也得到了证实 [13, 14]。

无论是在体内还是体外，MSC 一旦暴露于成软骨微环境，它们都能分化成软骨细胞，并合成软骨细胞外基质。因此，将含有多能 MSC 和生长因子的骨髓穿刺浓缩物（bone marrow aspirate concentrate, BMAC）细胞与诱导成软骨的生物相容性支架结合，是一种有前景的软骨组织再生策略。Gobbi 等使用负载有 BMAC 的透明质酸支架的一步植入法治疗膝关节Ⅳ级软骨病变，并进行了前瞻性随访，获得了满意的临床结果。值得注意的是，这被证明是一个可行且有效的方案，并且不受年龄的限制，而主要受病变大小和数量的影响。该方案可以改善 45 岁以上人群的功能结局，最后的随访显示可与年轻患者相媲美 [15, 16]。

基于无须体外培养细胞，这种 BMAC 的一步治疗方案在避免细胞退化 / 去分化、多次手术和需要在 GMP 条件下的细胞处理设备中进行体外细胞扩增所致的高成本方面具有优势。然而，高异质性的细胞群不仅包括 MSC（占 BMAC 中有核细胞总数的 0.001%～0.001%），还包括其他有核细胞，如分泌多种细胞因子的内皮细胞和血小板。尚不清楚这些细胞是否有助于软骨修复。尽管如此，一步细胞疗法的简单易行和成本效益是非常有价值的，能够有效地简化其临床转化过程。

基于 BMAC 的治疗策略的价值需要长期的前瞻性随机研究来证实。

17.2.2 脂肪间充质干细胞（adipose-derived MSC, ADSC）

ADSC 与 BMSC 相比，在体内含量相对更丰富，通过门诊整形手术（脂肪代谢障碍和隆胸）更容易获得（约占脂肪组织中有核细胞总数的 5%），增殖更快，获取风险更低，提取约 100 g 脂肪组织被认为是一种微创操作，损伤和副作用少，患者也容易接受 [17]。事实上，已经证明从抽脂过程中分离出来的人加工脂肪提取细胞可以通过在特定培养基中培养诱导分化为成骨细胞、成脂细胞、成软骨细胞和成肌细胞，并且显示出软骨基因的表达增加。此外，在相关的临床前动物模型中，ADSC 被证明可以促进再生软骨。与 BMSC 相比，ADSC 另一个有价值的特征是衰老进程缓慢 [18]。关节内注射 ADSC 的临床试验表明了 ADSC 治疗膝骨关节炎的有效性，促进了对该方法的进一步探索 [19]。

然而，细胞分离和扩增的需要仍然是临床转化的障碍。在这方面，以血管基质组分（stromal vascular fraction, SVF）形式的 ADSC 可能提供一种更精简的替代方案，因为通过 2h 的抽脂或吸脂过程很容易获得 SVF。然而，一些作者声称单独脂肪 SVF 可能不足以在动物体内实现软骨再生，还需要额外的刺激，如富血小板血浆（PRP）。事实上，目前只有 SVF 形式的 ADSC 被允许用于人类的临床应用。培养扩增的 ADSC 虽然可能更具有吸引力，作为一种更纯净、更有效的软骨修复群体，在进入常规临床实践之前，需要进一步的临床试验以获得监管部门的批准。

17.2.3 滑膜间充质干细胞（synovium-derived MSCs, SMSC）

与其他间充质软骨细胞相比，有报道显示 SMSC 具有最强的软骨生成潜能。由于 SMSC 相对容易获取、具有很强的软骨分化能力，所以作为软骨修复细胞疗法的细胞来源，SMSC 确实具有很大的潜力 [20, 21]。在体外培养扩大其数量时，SMCS 表现出长期的自我更新能力，在基础培养基中至少扩增 10 代，并具有一致的生长动力学和与 MSC 一致的细胞表面标志物。总之，越来越多的文献支持使用 SMSC 作为软骨的细胞来源，特别是他们已经通过无支架策略成功地进行了评估。一系列体外和体内实验表明，在无支架系统中 3D 培养的 SMSC 具有可塑性、黏附性和软骨分化能力，是一种独特的、符合临床要求的软骨修复植入物。

基于这一强有力的理论基础，关于关节软骨损伤患者的临床试验正在进行中，初步结果显示了该方法的安全性，并在 MRI 和组织学水平上有望恢复关节面，同时临床结果也有所改善（唯一的试验编号：UMIN00008266）。

17.2.4 人鼻软骨细胞（human nasal chondrocytes, HNC）

HNC 被提倡用于克服关节软骨细胞为基础的 ACI 技术的典型局限性。HNC 可以产生软骨组织，其质量对供体年龄的依赖性较小 [22]，从而扩大了可能从中受益的患者群体。它们能够承受典型的关节损伤的生化和生物物理因素 [23]。此外，一些研究表明，与人类关节软骨细胞相比，HNC 在体外和体内异位模型中增殖更快，具有更高和更可再生的成软骨能力[24]。大量研究表明，去分化的 HNC 在体外也能保持产生透明软骨样组织的能力，其力学性能接近天然软骨组织。此外，研究表明，HNC 可以通过改善细胞外基质的组成和组织，在体外对类似关节负荷的机械载荷做出反应[22]。

基于相关大型动物模型的强有力的临床前证据，HNC 已经开始用于关节软骨修复的临床应用。最近发表的第一阶段研究（NCT 01605201）的结果显示了其安全性、耐受性以及不同程度的缺损填充和接近天然软骨成分的组织修复[25]。

17.3 多能干细胞

17.3.1 胚胎干细胞（embryonic stem cells, ESC）

从多系分化和再生潜能来看，ESC 是组织再生的理想细胞来源。尽管它们具有巨大潜力，但是一些生物学和伦理问题限制了它们的临床应用。

1981 年和 1998 年人们分别首次从小鼠[26]和从人囊胚[27]建立了 ESC 的培养体系。ESC 具有无限的自我更新能力和分化为任何发育谱系（外胚层、中胚层和内胚层）的多能性。多篇文献报道了通过生物化学（TGFβ1、BMP2、FGF2、PDGF-bb[28]）或生物物理刺激（缺氧[29]和机械压缩[30]）等的多种组合可以实现人胚胎干细胞（human ESC, hESC）的软骨生成。

如前所述，ESC 的应用受到了严格的伦理问题限制，因为胚胎会在获取 ESC 群的过程中被破坏。为了克服这个问题，Chung Y 等于 2006 年报道了一种使用单卵裂球的新方法，不需要破坏胚胎[31]。然而，关于植入后的免疫排斥反应、胚胎材料的使用本身[32]以及畸胎瘤形成的风险仍然存在[33]。后述的一种并发症已成为多项调查关注的对象，以尽量减少其发生的风险。特别是，诸如延长分化[34]、细胞分类和筛选[35]以及诱导未分化细胞选择性凋亡的基因诱导等技术已经得到了评估[36]。

尽管做出了这些努力，但应用 ESC 进行软骨修复的临床试验还未见报道。目前看来，将它们成功地应用于非致命性疾病的可能性不大。

17.3.2 诱导多能干细胞（induced pluripotent stem cells, iPSC）

iPSC 代表了基于细胞的再生医学策略的前沿，被认为是许多不治之症的希望。2006 年，Takahashi 和 Yamanaka 发表了一篇开创性的论文，证明在 ESC 培养条件下，通过核转染四个关键的主调节基因（Oct3/4、Sox2、c-Myc、Klf4），分化细胞可以重新编程到胚胎样状态。这一创新策略一方面可以克服使用 ESC 的伦理问题，另一方面可以研究出用于再生医学和药物筛选的有效细胞[37]。最初的所谓 Yamanaka 因子包括已知具有致癌活性的 c-Myc。它是由逆转录病毒载体诱导，也可引起宿主基因组突变。因此，基于省略 c-Myc 转染（尽管 iPSC 的生成效率较低[38]）、使用 L-Myc 代替 c-Myc[39]或无病毒诱导[40]的更安全的生产方法得到了评估。

关于 iPSC 在软骨修复中的潜在应用，与 BMSC 相比，iPSC 在体外软骨生成和体内骨软骨修复方面具有优势[41]。尽管目前还没有关于 iPSC 用于软骨再生的临床研究，但已经引入了安全预防措施和新的 iPSC 生成技术。这可能为 iPSC 的应用铺平了道路。然而，在非致死性疾病的临床应用之前，细胞周期和表型控制在不存在畸胎瘤形成风险的情况下已经得到了充分的证明[42, 43]。尽管存在这些安全问题，iPSC 在肌肉骨骼再生医学方面仍有很大的发展前景。

17.4 同种异体细胞的潜能

采用同种异体细胞修复软骨可以降低细胞培养的成本和周期，缩短手术时间。已经有很多关于 MSC 免疫耐受的研究。MSC 低水平表达主要组织相容性复合体（major histocompatibility complex, MHC）Ⅰ 类，而不在其表面表达 MHC Ⅱ 类分子、CD40、B7-1（CD80）和 B7-2（CD86）等可以激活 T 细胞诱导免疫反应的分子，因此可以逃避宿主免疫系统[44-47]。事实上，文献中已经报道了同种异体 MSC 用于治疗严重移植物抗宿主病（graft versus host disease, GVHD）[48]。

由于关节软骨无血管且细胞性有限，因而限制了愈合过程，但另一方面也创造了免疫隔离环境，这非常适合同种异体移植物移植。同种异体移植治疗一直被用于软骨再生。目前已经进行了一项使用透明质酸钠（CARTISTEM®）复合同种异体脐带血来源 MSC 的临床试验研究，结果已于最近发表[49]。在这项研究中，7 名患者接受了治疗并随访 7 年，显示了其安全性、组织修复的成功性和治疗结果的稳定性。这项早期研究的结果促使在更大的患者队列中进行进一步的研究。

另一项最近的研究报道了同种异体 MSC 的应用是将 MSC 与从软骨缺损处清理的组织中获得的软骨细胞混合[50]。这种方法的基本原理是 MSC 对"回收"软骨细胞有营养作用，因此可以促进软骨修复。随访 12 个月，所有患者的功能较基线均有所改善，MRI 和组织学检查均显示有满意的透明软骨样组织修复。此外，基因分析显示再生组织只含有患者来源的 DNA。这些数据表明，同种异体 MSC 的使用是安全的，同时具有软骨修复和其他应用的潜力。最重要的是，这项研究支持了 MSC 诱导的旁分泌机制在软骨生成诱导中的营养作用。

Fas 配体（Fas ligand, FasL）的调控是改善同种异体细胞治疗软骨修复方案临床应用的另一种有前途的策略。FasL 是肿瘤坏死因子家族的一种 Ⅱ 型跨膜蛋白，可诱导 Fas 表达细胞凋亡[51, 52]。一直以来，通过 FasL 诱导巨噬细胞凋亡通过避开免疫应答被用来增强同种异体软骨组织工程的效果[53]。

参考文献见本书数字资源。

第二部分
肌　肉

肩袖肌肉的结构、生理学特征和可塑性　第18章

Samuel R. Ward and Richard L. Lieber　著

刘　安、郭炯炯　译

18.1 引言

　　肌肉产生肩关节复合体（盂肱关节、肩胛胸壁关节和肩锁关节）的运动，并与神经肌肉骨骼系统的其余部分（如肌腱、韧带和神经系统）相互协调，为保护重要的解剖结构提供稳定性。肩袖（冈上肌、冈下肌、肩胛下肌和小圆肌）是包绕在肱骨头周围的一组肌肉复合体，可将肱骨头纳入关节盂内，使关节稳定，协助肩关节外展，且有旋转功能，为人体结构提供动态的稳定性。肩袖受伤和变性非常常见，会导致疼痛、不稳定和上肢功能受损。尽管病理生理学和手术重建技术对肩袖肌腱及其相关足印区进行了大量研究，但最新数据表明，一旦肩袖肌肉发生萎缩性改变，将会使肌肉结构发生变化，肩袖功能受损，修复重建难度增加。即使修复成功，肩袖功能障碍仍然不可避免。除了肌腱炎和肌腱撕裂外，肩袖功能障碍还与各种病理因素有关，如盂肱关节不稳和关节内紊乱等。然而，肌肉功能障碍与病理过程的相关机制（神经或其他原因）尚不明确。

　　在本章中，我们首先概述了骨骼肌的收缩特性。接下来，我们会描述一些重要却常常被忽略的骨骼肌重要结构，并将结构与功能联系起来。我们会提供与肩袖有关的解剖学和结构的相关信息，并阐述肩部肌肉解剖结构与运动控制、损伤和疼痛的关联性。

18.2 横桥周期

　　骨骼肌纤维的基本生力元件是超微结构中由肌动蛋白与肌球蛋白纤维之间形成的横桥结构。横桥与肌动蛋白结合、摆动、解离、复位和再结合所完成的一次肌肉收缩称为一次横桥周期。我们对肌肉收缩机制的大部分了解来源于20世纪50年代以来出色的生化研究[1-3]。正是在这一时期，人们开发出分离特定肌肉蛋白的方法，以及测量其理化和生化特性的方法。简而言之，肌肉收缩蛋白的生化实验显示，在横桥周期中，肌动蛋白（actin, A）与肌球蛋白（myosin, M）和ATP产生力、ADP和无机磷酸盐（inorganic phosphate, Pi）。化学反应式表示为：A+M+ATP→A+M+ADP+Pi+力。

　　很明显，如果ATP被肌细胞迅速消耗殆尽，则A-M横桥数量下降，力将减少。这在肌肉中表现为"疲劳"。重要的是，许多因素可以导致ATP消耗和疲劳，从而易使肌肉组织受到损伤。

18.3 肌纤维类型

　　大量证据表明，骨骼肌纤维具有异质性。早在19世纪早期，人们就大体观察到不同骨骼肌的颜色有所不同（有些肌肉偏浅白色，有些偏深红色）。事实上，最早的肌肉分类方法是根据颜色分类的，因此肌肉被划分为"红色"或"白色"。然而，随着科技的革新和实验方法的更新，人们发现肌肉还存在着许多其他的异质性。例如，某些肌肉收缩较快，而其他肌肉收缩较慢；某些肌肉能长时间保持有力，而其他肌肉很快出现疲劳；某些肌肉能产生很大的力，而某些肌肉则产生很小的力。这些功能异质性导致肌肉被描述为"快肌""慢肌""易疲劳肌"和"耐受肌"。此外，随着光学显微镜和组织化学问世，通过特殊的染色

技术对单个肌纤维进行分类成为可能。不幸的是，肌纤维的类型并是不简单地与肌肉颜色直接相关。事实上，其中许多肌纤维根本没有相互关系。对肌纤维类型进行分类的主要问题是：分类特征可能与一个生理或生化特性相关，但可能与其他特性无关。

目前对肌纤维类型的看法是，骨骼肌纤维具有广泛的形态学特征、收缩特性和代谢特性[4, 5]。不管怎么分类，我们都应该知道，对肌纤维进行分类是基于方便我们使用而人为创造的分类方法。也许，最有用的肌纤维分类法是按照肌肉收缩速度和肌肉氧化能力进行分类。有很多方法可以完成这种分类，但根据肌纤维中的肌球蛋白重链的多态性对人类骨骼肌进行"分类"是最好的办法。根据肌球蛋白重链对肌肉进行分类的最简便方法之一是将大块肌肉活检均质化，并在蛋白质凝胶上分离肌球蛋白亚型[6]。利用这种方法，可以确定人类肌肉中的三种纤维类型，即 1 型、2A 型和 2X 型。虽然有四种人类肌球蛋白重链基因，即 1 型、2A 型、2X 型和 2B 型，但只有前三种在人类中表达[7]。这种奇怪的现象会使动物肌肉研究与人类肌肉研究之间的比较变得困难。

18.4 肩袖的纤维类型分布

由于纤维类型的分类是为了响应功能需求，因而可以通过肩袖肌肉的纤维类型推断它们的功能和用途。研究已明确表明，肩袖和其他肩部肌肉主要由 1 型和 2A 型纤维组成[8, 9]。因此，与其他作为稳定肌相比，这些肌肉收缩较慢，抗疲劳性较强。有趣的是，人体肩袖肌纤维的收缩性也远低于啮齿动物的肩袖肌纤维（如大鼠），即使撕裂后也是如此。

18.4.1 肌肉损伤

创伤、疾病、应用肌毒性药物（如局部麻醉剂）、炎症过程或剧烈运动均可导致肌纤维损伤。尚不清楚与肩袖损伤相关的肌肉损伤机制。然而，肌肉损伤及其伴随的疼痛已被广泛研究。当肌肉在激活状态下被迅速拉长时，常常会发生损伤和酸痛。肌肉激活变长（偏心收缩）与肌肉损伤的研究（人类和动物）已有 30 多年的历史。偏心运动伴随的肌肉疼痛在运动后 24 ~ 48 h 达到峰值。几项研究报告称，偏心运动导致运动后 24 ~ 48 h 血清肌酸激酶水平显著升高[11, 12]，并可能持续 3 ~ 6 天，具体取决于运动的确切特性。肌细胞破裂或细胞膜通透性增加使肌酸激酶释放入血，从而引起血清肌酸激酶升高。

特定肌肉群的偏心收缩训练可预防或至少降低该肌肉群偏心运动后发生的肌肉损伤。然而，一般的训练并不能预防或降低偏心收缩引起的肌肉损伤。

直接进行偏心运动的骨骼肌实验研究表明，运动的前期容易导致肌肉损伤[5, 13]。例如，在兔胫前肌周期性偏心运动过程中，在运动的前 5 ~ 7 min 可见明显的生物力学变化[14]。其他研究发现，在运动前期，肌纤维的细胞骨架的结构容易破坏[15, 16]，这可能为损伤机制的研究提供了进一步的线索。

一些动物和人类的研究表明，偏心运动会使肌纤维发生选择性损伤[17-19]。在人类研究中，这种损伤通常局限于 2 型肌纤维。但在动物研究中，这种损伤进一步局限于最快的快纤维亚型。由于这些肌纤维也是最易疲劳的肌纤维[20]，因此推测这些纤维的高度易疲劳性可能使其易于损伤。事实上，多项临床研究提出，肩袖肌肉的易疲劳性可能是损伤的诱发因素。然而，由于这些纤维与其他纤维类型之间的许多其他差异，很难直接证明这一观点，因此需要我们进行进一步的研究来阐明骨骼肌纤维类型与特异性损伤的机制，并记录肩袖肌肉损伤与肌腱病之间的联系。

18.5 肌肉结构

虽然关于肌肉纤维类型的研究和报道要广泛得多（可能是因为很容易获得纤维类型数据），但肌肉的功能特性更多地取决于肌肉的结构——肌纤维相对于力轴的数量和排列[21-23]。不同尺寸的肌肉和它对应的肌纤维大小相对一致（肌纤维的大小与该肌肉产生的作用力呈正比）。肌肉功能的主要决定因素是肌肉的结构。因此，了解肌肉的结构与功能之间的关系，不仅有助于阐明力量的产生和运动的生理学基础，解释运动期间肌肉损伤的力学基础，而且还能为手术和康复、指导肌电图电极放置以及对肌肉活检获得的组织学标本进行解释等提供科学依据。

18.6 肌肉的基本架构

在生活中我们能看到各种各样的建筑结构，其实肌肉的基本架构也如建筑结构那般繁多复杂。然而，为了讨论研究，我们提出了三种肌纤维结构。肌纤维与力的轴线平行的肌肉，我们称该肌为具有平行或纵向结构的肌肉；肌纤维与力的轴线有一定夹角的肌肉，我们称该肌为单羽状肌。在静息条件下，哺乳动物肌肉的肌纤维与力轴的角度范围为 0°~30°。而第三种也是最普遍的肌肉（包含肩袖肌）。该肌的肌纤维与力轴有多个角度，我们称这种肌为多羽状肌（图 18.1）。显然，将肌肉这样分类过于简化，但是它有助于我们描述肌肉的结构类型。由于肌纤维的走向错综复杂，不是沿传统的解剖轴线，因此我们无法通过单次活检、标准 MRI、CT 和超声检查等技术直接确定肌肉结构，因为这些方法不能解释沿肌肉长度发生的纤维长度和方向的变化。因此，我们开发了能详细描述骨骼肌结构特性的一些其他办法。

18.7 骨骼肌结构的实验测定

肌肉架构的定量研究是由 Gans 等 [23, 24] 首创

的。他们开发了一种基于对整个肌肉的显微解剖来确定肌肉架构的精确方法。在结构分析中通常包括的参数有肌肉长度、纤维或束长度、羽状角（即肌纤维相对于力轴的角度）和生理横断面。通常情况下，我们将肌肉固定在甲醛（福尔马林）中，以确保在解剖过程中肌纤维的完整性。

羽状角（θ）是通过确定纤维相对于力轴的平均角度来测量的。通常只有浅表肌肉表面纤维的羽状角是可测量的，尽管羽状角可以从浅到深，也可以从近到远存在，可能存在差异。虽然可以开发更复杂的技术手段来测量羽状角（如弥散张量成像技术），但由于羽状角的变化不会显著影响功能，因此采用更复杂的技术手段测量羽状角可能对研究肌肉功能没有实际意义 [23]。

肌肉长度的定义为"从最近端肌纤维的起点到最远端肌纤维附着点的距离" [25]。肌纤维长度代表串联的肌节数。实验证据表明，肌纤维长度与纤维收缩速度成正比 [24, 26]。肌肉长度和肌纤维长度并不总是相同，因为当肌肉纤维从肌腱板上长出并止于肌腱板上时，可看到肌纤维呈现不同程度的"交错"（图 18.1）。肌纤维长度只能通过从固定组织中显微解剖分离出的细纤维来确定，或者等糖原耗尽后，沿肌肉长度连续切片来鉴定肌纤维 [27]。除非研究者在提到肌纤维长度时明确说明，否则他们很可能说的是肌纤维束长度，因为分离出包含完整起止点的纤维极其困难，尤其在哺乳动物组织中更为困难 [27, 28]。在肌肉结构的研究中，我们通常将 5~50 根纤维组成的束用来估计纤维长度，可以报告为肌纤维长度或肌纤维束长度。

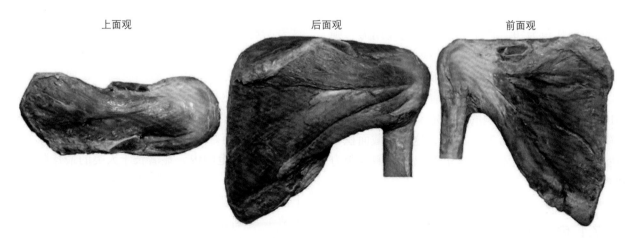

上面观　　　　　　　　后面观　　　　　　　　前面观

图 18.1 肩袖肌肉解剖。上面观可见冈上肌，后面观可见冈下肌和小圆肌，前面观可见肩胛下肌。所有肌肉均显示出多羽状排列

对整个肌肉进行结构分析所需要的最终关键步骤是测量离体的肌纤维内的肌节长度。这是必要的，以补偿肌肉在固定过程中出现的长度差异。换句话说，要得出该肌肌纤维长的结论，必须确保它不只是固定在高度拉伸的位置上对应的长的肌节长度。同样，必须对具有"短纤维"的肌肉进一步研究，以确保它们不是简单地固定在较短的肌节长度位置上。肌纤维长度应该是肌节产生最大作用力时的纤维（或纤维束）长度，从而我们能得到一个不变的标准肌节长度。该标准化纤维长度被称为最佳纤维（或纤维束）长度。在此基础上，如果我们能观察到肌肉长度和关节位置之间的关系，则这个标准化纤维长度还可成为和生理长度相关的一个重要参考值。然后，根据测量的结构参数和关节特性，可以计算肌节长度与关节角度之间的关系。除了在标本上进行测量外，我们还可以通过术中激光衍射[29]或微创显微内镜测量活体的肌节长度[30, 31]。由于肌节长度是肌肉力量产生的关键因素，因此有许多科研工作者在研究肌节长度改变与运动之间的关系，从而加深对肌肉设计的理解[29, 32-35]。

生理横断面是重要的肌肉架构参数。理论上，生理横断面代表肌肉内所有肌纤维横截面积的总和，因此它是唯一与肌肉产生的最大张力直接成正比的结构参数。生理横断面与任何传统解剖平面上测量的肌肉横截面积不同，是通过MRI、CT或超声等非侵入性成像方法所获得的。它的计算方法是用肌肉的体积除以肌纤维长度，单位是"面积"。因为肌纤维相对于力产生的轴成羽状角方向排列，所以并不是所有的纤维张力都传递到肌腱上。具体地说，如果肌纤维以相对于力产生轴的羽状角为 θ，产生大小为 X 的作用力，则实际上沿轴传递的肌纤维力的应为 X 的一个分量（$X \cdot \cos \theta$）。因此，生理横断面 = 体积除以长度再乘以 $\cos \theta$（羽状角）。在肩关节的斜冠状位MRI上，肌肉横截面积的主要定义为喙突水平的解剖横截面积（图18.2）。当然，这个横截面积不是生理横断面，更不能拿这个面积来推测等距力的大小。

18.7.1 肩袖肌的解剖和结构

如前所述，肩袖肌纤维呈多羽状斜行排列。

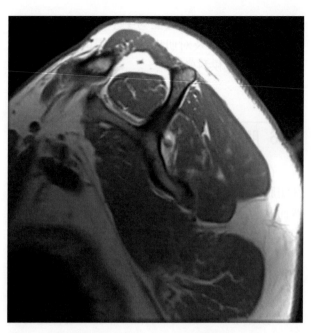

图18.2 肩袖肌肉的MRI T1加权斜冠状位，显示冈上肌发生轻度脂肪性萎缩

这样的结构使得更多的纤维并联填充，从而产生更大的力量。这些纤维相对于肌腱轴的排列不同，使科学家猜测这些肌肉的每个部分可能具有独特的功能[36]。在形成更清晰的外部肌腱之前，肌纤维首先会在内部肌肉肌腱上会聚。尽管肌肉的不同区域可能会影响肌腱本身的力，但没有证据表明肌腱区域之间存在滑移，这可能会产生关节特定区域肌肉的作用。实际上，这些研究人为地分离肌腱，以证明特定区域的特异行为。

我们对这些肌肉的结构特征进行了详细研究，得到了一些令人惊讶的结果。首先，4块肩袖肌的肌纤维都相对较短，但大部分肌纤维共同作用，可能会产生较大的等距力（图18.3）[37]。这表明肩袖肌可以在相对较窄的长度范围内产生相对较大的作用力——这样的结构特征可以使盂肱关节趋于稳定，并且肩袖肌纤维在肩胛骨上的广泛分布使它们可以在关节活动范围内维持一定的肌纤维长度。我们在解剖中立位测量了肩袖肌节的长度。有趣的是，冈上肌和冈下肌的肌节长度在 3.2 μm 范围内，显著长于人类的最佳肌节长度（2.7 μm）[37]。这表明即使在静息状态下，冈上肌和冈下肌也会产生被动张力（用于稳定盂肱关节）。这种被动张力很可能是造成撕裂后肌肉收缩的原因之一。这也表明肩袖肌可能具有异常的牵张敏感性。众所周知，持续缓慢地增加张力，

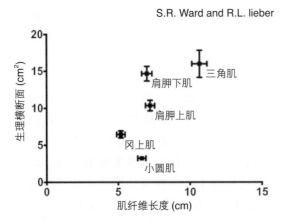

S.R. Ward and R.L. lieber

图 18.3　肩袖和三角肌的肌纤维长度（长度变化能力）和生理横断面（肌肉产生等距力）。与三角肌和生理横断面相对较大的肌相比，肩袖的肌纤维相对较短。这表明这些肌肉可在相对较窄的长度范围内产生较大的作用力

肌肉可以通过肌节的串联性增加，使肌纤维变长，但肩袖肌似乎并没有这样做[38, 39]。

18.7.2　肌腱损伤的结构适应性

肩袖肌腱损伤后，在动物和人类中均可观察到肌肉的萎缩性变化。我们可以在肌间脂肪含量较高的变小的冈上肌解剖横断面中观察到这样的现象（图 18.4）[40]。肌肉的萎缩性变化会导致肩关节功能受损及修复术后功能恢复不全等问题[41]。此外，发生慢性撕裂的肌肉往往较硬[42]，这可能导致修复区张力大和失败率增加[43]。即使肌腱修

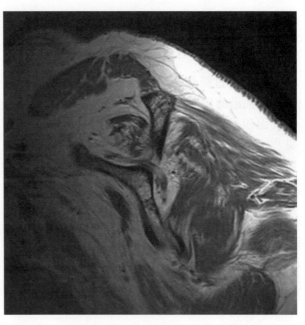

图 18.4　肩袖肌的 MRI T1 加权斜矢状位，显示冈上肌和冈下肌的严重脂肪性萎缩

复成功，这些肌肉也往往不会发生肥大[44, 45]。同样，肩袖肌腱损伤后的肌肉量辐射状萎缩，肌肉回缩时肌纤维变短，即使在修复术后也不会恢复[46]。这对修复术后肌肉的功能至关重要。因为当我们将短肌纤维肌肉修复至损伤前的解剖位点时，较短的肌纤维不仅在修复区产生较高的张力，而且还会改变肌肉在其长度 – 张力曲线上的位置。例如，将全层撕裂肌腱拉回到损伤前的位点，可能使其肌节被拉得很长，这将损害肌肉的产力能力（图 18.5）。尽管我们期望肩袖肌通过肌节的串

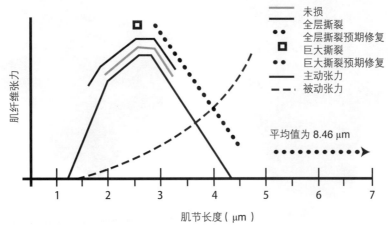

图 18.5　肌节长度 – 张力曲线显示：每种撕裂曲线（实线）的肌纤维张力与肌节长度的变化关系，全层撕裂（full-thickness tear, FTT）曲线解释了肌节数量减少的原因。巨大撕裂（massive tear, MT）用单点（红色方块）表示，因为该肌肉与关节发生机械性分离。虚线表示 FTT（蓝色）和 MT（红色）的理论修复后肌节长度与肌纤维张力的变化关系

联性增加来适应，但这些肌肉似乎从未这样做。

　　肩袖肌的脂性萎缩与神经损伤之间的联系存在一些争论[47-49]。在一些动物肩袖疾病模型中，我们通过损伤神经来诱导肌肉萎缩[50-54]。目前，最前沿的数据表明，尽管脂肪萎缩相当常见，但大面积或巨大撕裂中肩胛上神经的损伤并不常见[55]。然而，患者发生神经损伤后，其肩袖肌的脂肪浸润情况各不相同[56]。反之，老化会导致肌肉横截面积变小，脂肪含量升高[57]。肌肉的脂肪堆积机制仍然是我们研究的重点。通常会基于肌肉成分来测量数值，肌肉内脂肪堆积的机制仍然是研究的焦点。由于肌肉的结构测量取决于肌肉质量，肌肉的脂肪堆积给其结构带来明显影响，因此，我们没有区分收缩和非收缩的成分。

18.8　先进成像技术下的肌肉结构

　　肩部肌肉中存在的脂肪萎缩和其他萎缩性变化可在 MRI 容积图像技术中显示[58]。先进 MRI 技术能更全面地了解脂肪分布，因此也能全面了解肌肉容积的缺失（图 18.6）。同样，先进的成像技术，如弥散张量 MRI（diffusion tensor MRI, DT-MRI）与纤维束跟踪成像技术相结合时，可获得原始肌纤维长度的估计值（图 18.7）。然而，需要指出，这些肌纤维长度的估计值不考虑肌节长度，而撕裂后肌节长度会变短[46]。肌腱撕裂所带来的问题严重影响了 DT-MRI 的有效使用，我们还需要更先进的成像技术来解决这个问题（图 18.8）。

　　最后，除了辐状肌和纵形肌萎缩外，慢性肌腱损伤后还发生了一些更急剧的变化。尽管术语"脂肪变性"已在文献中使用了一段时间，但我们很少有肌细胞变性的证据。这是一种不同于普通肌肉萎缩的生物学过程。我们在肌肉变性中最常观察到的结果是出现集中的肌核，这表明肌肉变性后出现再生。最近，在巨大肩袖撕裂中观察到了肌细胞被巨噬细胞吞噬的"肌吞噬"现象，这是肌肉主动变性和死亡的过程[59]。同时也引发我们思考肩袖撕裂后肌肉再生的生物学机制，因为再生需要肌卫星细胞（成人肌肉中的常驻干细胞）。虽然现有的研究数据表明，慢性肌腱损伤后，肌卫星细胞数量充足且功能正常[60]，但修复后肌肉恢复的不足表明肌肉再生通路受损。肌肉再生医学无疑将是未来几年新的科学研究重点。

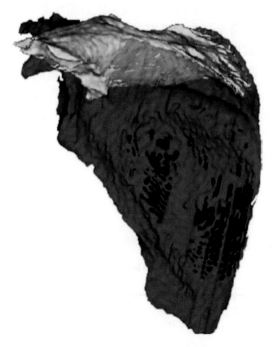

图 18.6　3D MRI 重建撕裂的冈上肌体积，识别到肌肉（红色）和脂肪（黄色）。这些数据可能会更准确地定量计算肌肉损伤后缺失的体积

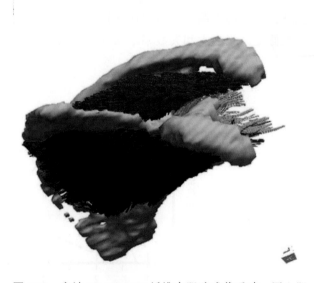

图 18.7　肩袖 3D DT-MRI 纤维束跟踪成像重建：冈上肌（红色）、肩胛下肌（蓝色）和冈下肌（绿色）。这些数据首次对损伤和修复后的肌纤维长度进行体内定量测量。重要的是，纤维束跟踪成像技术不会根据肌节长度校正纤维长度。这一缺陷将由更先进的成像技术来解决

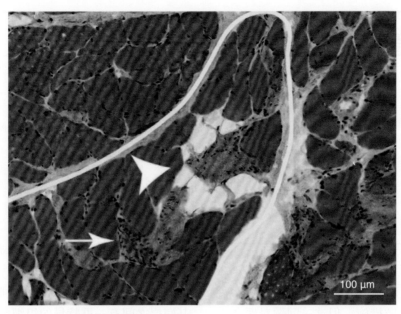

图 18.8 HE 染色下的肩袖肌肉切片显示：单个肌束（黄色边界），具有一个中心区域（白色三角），其中脂肪组织取代了退化的肌肉（白色箭头），没有改变肌束的结构[59]

18.9 小结

在本章中，我们回顾了肌肉结构和功能的基本特性，包括肌节、横桥周期、结构和力量产生。肌纤维具有异质性，根据肌纤维中的肌球蛋白重链的多态性，将肌纤维分为 1 型、2A 型和 2X 型。最后，我们通过对肌肉结构的描述解释骨骼肌的功能。肌纤维的排列和肌肉与骨骼的几何位置关系决定了所有关节产生的肌力矩。我们将这些概念应用于肩部，包括肩袖肌纤维独特的结构排列，使这些肌肉能够产生围绕盂肱关节的"被动"或"主动"的稳定力。在肩袖损伤的情况下，扇形肌和纵形肌的萎缩会降低肌肉产力的能力，损害肩袖功能。对于肩部值得提出的一点是，肩袖慢性肌腱撕裂与肌肉中脂肪和结缔组织的积聚有关，并会影响患者的术后恢复。最近的一项研究表明，肌肉退化也可能是慢性肌腱撕裂后肌肉缺乏恢复的因素之一。这些因素引发了许多与肩袖有关的再生医学问题。

参考文献见本书数字资源。

第 **19** 章　肌肉损伤的新兴生物治疗

Anne D. van der Made、Gustaaf Reurink、Johannes L. Tol、Mario Marotta、
Gil Rodas、Gino M. Kerkhoffs　著

王乐禹　译

19.1 引言

　　肌肉损伤在运动员中屡见不鲜[1-5]，尽管在过去十年间采取了预防措施，但这一问题对医务人员来说是一个日益严峻的挑战[6, 7]。这些伤病导致训练和（或）比赛的大量缺席，会对团队成绩产生负面影响[8]，并产生额外的费用。因此，为了确保运动员们能尽快重返赛场，医务人员承受着重大的压力。

　　然而，运动员受伤后快速重返赛场并非没有风险：由于损伤恢复不完全，往往会在重返运动后的早期发生再次损伤[9]。这不仅会导致再次或长时间缺席，而且根据放射学分级[9]和重返运动的时间评估[2, 10]，再损伤往往更为严重，并进一步增加了未来受伤的风险[11]。

　　为了实现快速而完全的恢复，我们一直在寻找改善和加速肌肉愈合的治疗方法，目前已提出了许多干预措施。在本章中，我们将介绍肌肉愈合的基础知识，并对目前相关新兴疗法的有效性和安全性的科学证据进行的讨论。

19.2 肌肉结构

　　骨骼肌由结缔组织相互连接形成的平行肌纤维以及庞大的神经和血管网络组成。它们产生力用于运动或对抗相反的力。

　　肌纤维是多核细胞，是（单核）成肌祖细胞或成肌细胞融合的结果。多个成肌细胞融合形成多核肌管，并成熟为肌纤维[12, 13]。每个单独的纤维主要由肌原纤维组成。肌原纤维又由收缩单位（肌节）组成。这些收缩单位通过丝状蛋白（肌动蛋白和肌球蛋白）的相互作用（"滑动机制"）收缩，使骨骼肌具有条纹的形貌[13, 14]。

　　在靠近肌纤维的位置，质膜（肌纤维膜）和基底层之间有一群特异的组织常驻成肌前体细胞，称为肌卫星细胞。这些细胞在损伤后的肌肉再生中起关键作用[12-20]。

　　结缔组织围绕着肌纤维，将肌肉组织分为三层（图 19.1）：肌内膜、肌束膜和肌外膜。肌内膜包绕着每条肌纤维，动脉和静脉贯穿其中。肌束膜环绕着由肌纤维形成的肌束。肌外膜是环绕整个骨骼肌周围的结缔组织层。该组织不仅充当肌肉的框架，而且使肌肉纤维相互连接，以使它们的个体收缩转化为协同运动[13, 14, 16, 20]。肌腱接头（musculotendinous junction, MTJ）位于肌纤维的两端，在将肌纤维收缩产生的力传递到肌腱[21]，以及最终传递到骨骼而形成运动的过程方面发挥作用。

　　骨骼肌的功能由在运动点进入肌肉的运动神经元所控制。每个单独的肌纤维在单个神经肌肉接头处都与轴突末端接触[13, 22]。由一个神经轴突支配的所有肌纤维连同轴突本身构成一个整体起作用的运动单元。每个运动单元的纤维数量和运动单位的数量在不同的骨骼肌之间是不同的[13]。

　　骨骼肌有丰富的血管供应。肌肉的血供来自进入肌肉组织的供给动脉，并继续分支到环绕肌纤维走行的毛细血管网络中（嵌入在肌内膜中）[23]。

19.3 肌肉愈合

　　骨骼肌组织的更新率通常较低[24]。然而，在损伤之后，骨骼肌组织具有启动快速修复反应的

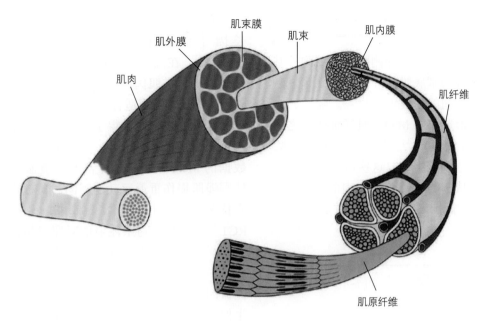

图 19.1 骨骼肌结构示意图

能力。这种反应可分为几个连续但重叠的阶段：变性和炎症阶段、再生和重塑阶段 [16-19, 25-27]。

19.3.1 变性和炎症

过度的应力，无论是直接的（例如，由于钝性创伤引起的挫伤）还是间接的（例如，由于过大的拉伸力导致的扭伤），都会导致肌纤维断裂。在损伤初期，由于与肌肉纤维平行延伸的血管破裂，断裂纤维的回缩产生的间隙被血肿填充。

肌膜破裂触发肌纤维或肌纤维节段性坏死，随后细胞通透性增加，钙内流，钙依赖蛋白酶激活 [15, 26, 28]。

受伤的组织、活化的血小板和活化的内皮细胞释放可激活和（或）募集组织常驻（在肌外膜或肌束膜）循环炎症细胞（白细胞）的因子 [15, 29, 30]。首先，中性粒细胞迅速侵入受损区域，其次是单核细胞和（或）巨噬细胞的浸润 [15, 26, 31]。

中性粒细胞被认为是通过蛋白水解或氧化修饰受损的肌肉组织来促进肌肉损伤，以使中性粒细胞或巨噬细胞吞噬坏死碎片 [31, 32]。中性粒细胞还释放多种促炎分子，以募集或者吸引其他炎症细胞如单核或巨噬细胞 [27]。

最初募集的巨噬细胞呈现炎症状态，有助于变性和炎症过程并分泌促炎细胞因子 [25, 26]。然而，巨噬细胞能够适应不断变化的微环境，并且它们的不同激活状态与不同的（体外）表型和功能有关 [29, 33]。募集后的几天，它们的表型转变为抗炎状态，并在促进肌肉再生中发挥了积极作用 [26, 29, 33, 34]。

19.3.2 再生和重塑

再生阶段的特征是两个同时发生的过程：肌纤维的再生和结缔组织瘢痕的形成。

肌卫星细胞在肌肉再生过程中起着至关重要的作用。在正常情况下，卫星细胞处于静息状态（即无细胞周期）。肌肉受伤后，这些静息的卫星细胞被各种刺激因素激活，迁移到受伤部位，然后重新进入细胞周期，从而产生成肌前体细胞（成肌细胞）。最后，它们将自身融合在一起形成多核肌管或与已损伤的肌纤维融合起来 [14, 35]。

通过毛细血管向内生长的血运重建对于肌肉的愈合必不可少，据报道这是肌肉再生的最早征象之一 [16, 27]。

结缔组织瘢痕的形成同时发生 [20]。由血源性纤维蛋白和纤连蛋白在肌纤维断裂的残端之间形成的原始基质被成纤维细胞迅速侵入 [20, 27]。上述抗炎巨噬细胞不仅产生抗炎细胞因子，还释放促纤维化因子，如 TGF-β，激活成纤维细胞 [29, 36]。一旦激活，这些细胞产生细胞外基质成分（包括胶原）和重塑因子[36]。这增加了原发性瘢痕组织的拉伸强度[20]。

最初，再生的肌纤维在外侧附着在细胞外基质上，同时从保存的基底膜向外延伸，并穿过断裂的肌纤维残端之间的瘢痕组织[18, 20]。随后，在新的肌纤维末端形成小的 MTJ，肌纤维残端之间的瘢痕组织重组并缩小[17, 20]。最终，肌纤维成熟，轴突发芽，可穿透瘢痕组织。这些可诱导新的神经肌肉接头的形成，再神经化对肌肉的愈合（特别是成熟[27]）和功能恢复[18, 20, 22]至关重要。

19.4 新兴生物治疗

19.4.1 富血小板血浆

"再生医学"在运动医学和体育界中越来越吸引人们的兴趣，通常将内源性生长因子直接注入损伤部位，促进损伤后的愈合[37, 38]。临床上最常用的可能是注射富血小板血浆[37, 38]。血小板在激活时释放各种生长因子。这些生长因子被认为在再生过程中起主要作用。

富血小板血浆来源于自体全血，可利用离心分离系统将富血小板血浆与其他血液成分分离。市面上有许多自体富含血小板的血液制品。它们的制备程序和细胞成分不同，如血小板、生长因子、白细胞、红细胞和不同的细胞因子[39, 40]。通常情况下，采集 8～30 ml 全血可获得 3～4 ml 富血小板血浆。采用不同的制备方法从全血中浓缩血小板的量有很大的差异：从轻微增加到 20 倍增加。在制备过程中白细胞浓度可以降低或升高，通常分别称为乏白细胞富血小板血浆和富白细胞富血小板血浆。虽然通常认为含有某些组分的富血小板血浆产品往往比其他产品更具优势，但富血小板血浆的组成是否与富血小板血浆治疗的疗效相关仍然没有得到证实。这也是文献中目前正在进行争论的热点问题。

富血小板血浆已经被研究用于许多肌肉骨骼疾病[37, 38]。自 2011 年世界反兴奋剂组织允许肌肉内注射富血小板血浆以来，这种实验性治疗方法已越来越多地用于治疗运动员的急性肌肉损伤[41]。其所释放的生长因子被认为是可以刺激成肌细胞增殖和加速肌纤维再生。

基础科学研究表明，成肌细胞可以通过生长因子而增殖，如 PDGF、IGF-1、bFGF-2 和 NGF[42-45]。在人为肌肉损伤的动物模型中，这些生长因子促进肌肉再生[42-45]。富血小板血浆中生长因子的比例是否适合人类肌肉的愈合尚待证实。

尽管基础研究取得了有希望的结果，临床应用也明显广泛，但最近一项汇集了三项 RCT[46-48]数据的 Meta 分析显示，富血小板血浆在治疗急性腘绳肌损伤重返运动的时间和再损伤率方面没有优势[49]。自该文章发表以来，又发表了一篇 RCT。数据显示与未注射的对照组相比，注射富血小板血浆的治疗组重返运动的时间缩短了[50]。然而，这项研究有可能因为缺乏安慰剂组或试图掩盖因注射不足而导致患者产生安慰剂效应而产生偏倚。在再损伤率方面，此研究也没有发现注射富血小板血浆对再伤害率有影响。

有一项 RCT 研究了富血小板血浆对除腘绳肌损伤以外的肌肉损伤的影响[51]。这项研究包括 68 例腓肠肌和 3 例股直肌损伤，在恢复至损伤前（无痛）活动的时间上，富血小板血浆治疗组并没有优于安慰剂组。

由于目前在富血小板血浆治疗研究中还未见其他肌肉损伤的 RCT 研究，因此富血小板血浆疗效欠佳的特点是否可以类推到其他肌肉损伤的治疗中仍不清楚。然而，由于肌肉愈合的生物学特性在骨骼肌组织中是一致的，我们认为富血小板血浆在治疗其他肌肉损伤中并不具有优越性。

我们目前对富血小板血浆的科学认识还停留在一个基本的水平上，关于富血小板血浆在肌肉损伤中的应用还有很多尚未解答的问题[52]。这些包括一些非常基本的问题，例如，何种浓度和比例的生长因子是最佳的肌肉愈合所需要的？哪些特定的生长因子发挥作用？注射的时间和次数重要吗？注射的富血小板血浆是否停留在注射部位？富血小板血浆中白细胞的存在对肌肉愈合是有利还是有害？目前还没有对富血小板血浆治疗普遍接受的"最佳"含量、注射量、次数和时机等治疗方案。目前也尚不清楚这些因素是否会影响临床结果，因为这些因素从未被验证和比较过，这些都需要在高质量的临床试验中进行进一步的研究。

总之，由于缺乏高水平 RCT 研究的有效性结果以及关于其使用的许多未解决的问题，我们目前暂不鼓励在肌肉损伤中进行富血小板血浆治疗。

19.4.2　Actovegin®

富血小板血浆并不是唯一用于治疗肌肉损伤的血液制品。Actovegin® 是一种脱蛋白的牛血清透析超滤液，最近一直争议不断：Actovegin® 因其携氧能力被认为是一种功能增强药物[53]。然而，世界反兴奋剂组织并未将 Actovegin® 列入违禁物质名单，因为他们的分析显示，该药物不含违禁激素，也不含易增加氧转运的血细胞。此外，Actovegin® 的活性成分尚未确定，因此，其确切的作用机制仍不清楚。

对 Actovegin® 的系统评价一致认为，肌内注射 Actovegin® 的积极作用证据有限[53, 54]。这两篇综述中都包括一项研究。在这项研究中，经 MRI 证实损伤的受试者分别接受了康复方案或康复方案联合三次（2 ml）Actovegin® 肌内注射的治疗[55]。接受 Actovegin® 注射剂治疗的 I 级损伤运动员重返运动的时间（平均 12 天，n=4）比仅接受物理治疗的运动员（平均 20 天，n=4）要早得多。然而，由于这被认为是一项初步研究，没有双盲和（或）随机化，增加了偏倚的风险。包括安慰剂组在内的进一步（随机）研究对于确定 Actovegin® 注射剂是否能改善肌肉愈合和加速恢复是有必要的。在获得高质量的证据之前，我们暂不建议将其作为（急性）肌肉损伤的治疗方法。

19.4.3　Traumeel®

Traumeel® 单独或与 Actovegin® 联合使用[45]，是另一种用于治疗（急性）肌肉损伤的注射疗法。Traumeel® 是稀释植物和矿物提取物的组合顺势疗法[56]，具有抗炎作用[56]。目前，也还没有证据表明肌内注射 Traumeel® 对（急性）肌肉损伤有效。

19.4.4　糖胺聚糖（glycosaminoglycans，GAG）

近年来，GAG 被广泛评价为治疗肌肉骨骼疾病的潜在疗法。研究最多的两种 GAG——天然化合物硫酸软骨素（chondroitin sulfate, CS）和葡萄糖胺（glucosamine, GlcN）已经在临床前研究[57-62]和临床试验[63-65]中证明了其对治疗的有益作用。CS 和 GlcN 都被认为是治疗的对症起效缓慢的药物，治疗时显示出了临床疗效和安全性，在联合使用时显示出协同效应[64, 66, 67]。

CS 和 GlcN 的作用机制与抗炎和抗凋亡作用有关[68-70]。有研究表明，CS 和 GlcN 均能抑制 NF-κB 的核移位，进而抑制促炎性细胞因子的转录[71-74]。CS 似乎通过阻止 ERK1/2 和 p38MAPK 的磷酸化来阻断 NF-κB 核移位和逆转 IL-1β 诱导的炎症活性[71, 75]，而 GlcN 则通过阻止 p50 和 p65 蛋白向细胞核的迁移来发挥抑制 NF-κB 的作用[73]。

关于 CS 和 GlcN 治疗骨骼肌损伤的潜在疗效，最近的一项临床前研究评估了 CS 和 GlcN 联合治疗对肌肉愈合的影响。在这项研究中，使用了一种最近开发的大鼠骨骼肌损伤动物模型[76]。该模型模拟了人类运动员的肌肉损伤。结果表明，每日联合进行口服和腹腔注射 CS 及 GlcN（合用）3 周，不仅能增加损伤部位肌内 CS 的沉积，而且能提高肌力，促进再生肌纤维的生长。虽然还需要更深入的研究验证，但这些临床前数据表明 CS 和 GlcN 在运动医学领域治疗骨骼肌损伤方面具有潜在的促进作用。

19.4.5　干细胞治疗

与使用生长因子类似，干细胞在肌肉损伤中的应用也引起了人们的极大兴趣。干细胞是一组未分化的细胞，当被适当的刺激激活时，这些细胞可以经历（不对称的）细胞分裂，从而产生相同的干细胞（即自我更新）和被编程为定向组织谱系（即分化）的细胞。因此，这些细胞有能力促进生长或再生，同时补充干细胞库[77,78]。

关于肌肉疾病，移植具有高度再生能力的细胞作为一种治疗方法似乎是合乎逻辑的，并且已经探索了一段时间。

早期的研究（20 世纪后期）集中在成肌前体细胞（即成肌细胞，可定向分化为肌细胞）的移植治疗肌肉萎缩症，但由于免疫排斥反应、存活率低和移植细胞的扩散有限等原因，治疗效果有限[35, 77, 79, 80]。此后，研究重点扩展到利用成体干细胞来克服以上缺陷。

在研究的（造血和中胚层）干细胞群体中，肌肉来源的干细胞（muscle-derived stem cells,

MDSC）是其中之一。不与卫星细胞混淆的 MDSC 相对容易通过微创手术获得，并且具有长期增殖、多能分化和高度自我更新的固有再生能力[77, 81]。此外，MDSC 可经基因修饰以表达特定的蛋白，如生长因子或抗纤维化分子如核心蛋白聚糖[77, 78]。

理论上，这些细胞可以通过形成新的肌肉纤维和神经血管供应，或者通过在损伤部位传递生长因子来参与肌肉再生。

然而，这一有趣的治疗方法是否能在治疗（急性）肌肉损伤中发挥积极作用还没有得到广泛的研究，因为大多数现有文献集中于退行性疾病，如肌肉萎缩。

目前对 MDSC 移植治疗急性肌肉损伤效果的认识来自两项小鼠挫伤模型的研究[82, 83]。在损伤后第 4 天直接肌内移植 MDSC 可促进血管生成，并导致再生肌纤维数量和直径明显高于对照组和早期和（或）晚期移植。然而，尽管该组的纤维化面积减少，仍存在相当数量的纤维化[83]。这归因于在局部 TGF-β1 的影响下 MDSC 分化为成纤维细胞。这促使了一项联合 MDSC 和氯沙坦以减少纤维化的进一步研究[82]。当将氯沙坦加入 MDSC 治疗后，纤维化减少，肌肉愈合加速并进一步增强。这些结果看起来非常乐观。然而，培养和制备干细胞所需要的时间取决于所需的细胞数量[83, 84]，这被视为一个可能的局限性。此外，将动物研究的结果推断到人类身上也存在问题。另外，关于干细胞移植的潜在致癌性已经引起了人们对干细胞移植临床应用的关注。虽然这种现象在实践中还没观察到，而且与胚胎干细胞相比，这种现象在成体干细胞中发生的可能性较小，但它确实值得对干细胞治疗的安全性进行全面评估，包括长期致瘤风险。

"组织工程"是值得关注的有趣概念，将干细胞（如 MDSC），基质或支架和信号分子结合在一起[77, 78, 85]。组织工程是为关节软骨的再生和骨缺损的愈合而发展起来的[77, 78]，并可能影响严重肌肉损伤或肌肉创伤（如体积性肌肉丢失）的未来修复策略[85]。

总之，干细胞在肌内的使用，无论是否经过修饰和（或）与支架结合使用，都是一个令人兴奋的概念，值得进一步开发和评估。尽管干细胞移植治疗在肌损伤修复方面取得了令人鼓舞的结果，因为尚未确定其在人体应用方面的有效性和安全性（包括长期效应），我们仍不主张将干细胞移植用于（急性）骨骼肌损伤治疗。

19.4.6 抗纤维化治疗

结缔瘢痕组织的形成发生在肌肉受伤后引发的反应过程中，但异常的反应可导致瘢痕组织的过度累积即纤维化。瘢痕组织可以形成一种机械屏障，限制肌肉纤维的再生和损伤部位的神经再生[16]，从而阻碍受损肌肉组织和肌肉功能的完全恢复[13, 16, 36, 86, 87]。

从理论上讲，抗纤维化措施可能会增强肌肉的愈合。已确定 TGF-β1 是瘢痕组织发展的关键因素，其主要是通过激活纤维化级联反应而促进纤维化形成[13, 36, 87-89]。因此，抗纤维化策略主要是针对 TGF-β1 通路[13, 87]。

Smad 是参与 TGF-β1 形式的细胞外信号转导的细胞内蛋白。TGF-β1 可以通过配体诱导的 Smad 磷酸化来刺激有利于细胞外基质沉积的基因转录，从而介导其促纤维化作用。磷酸化后，Smad2 和 Smad3（受体调节的 Smad 或 R-Smad）与 Smad4（共同介体 Smad 或 co-Smad）结合，并易位至细胞核，导致基因转录[90]。Smad7（作为负反馈回路的一部分）对 R-Smad 的激活具有抑制作用。抗纤维化策略可以针对该通路的不同部分。

下面，我们将讨论几种抗纤维化药物。

19.4.6.1 核心蛋白聚糖

据报道，核心蛋白聚糖通过与 TGF-β1 结合来阻断 TGF-β1 对受体的作用[89]。在小鼠肌肉撕裂伤模型中，与直接注射盐水[86]的对照组相比，直接注射核心蛋白聚糖可以显著降低纤维化程度并促进肌肉愈合（即再生肌肉纤维的数量和直径增加，以及肌肉功能改善）。但是，在非常小的小鼠肌肉中就需要注射大量核心蛋白聚糖，这可能会限制核心蛋白聚糖注射将来在临床实践中的应用。

19.4.6.2 苏拉明

抗寄生虫药苏拉明可竞争性地结合 TGF-β1 受体，从而对 TGF-β1 通路产生抑制作用[88]。据报道，它在体外抑制成纤维细胞的增殖[91]。在小鼠模型中，苏拉明减少了瘢痕组织的形成并对肌肉的再生产生了积极的作用[91, 92]。尽管苏拉明在小鼠肌肉注射后未发现明显的副作用，但尚未在人体中评估肌肉内使用的安全性。

19.4.6.3　氯沙坦

氯沙坦是一种已经被 FDA 批准用于临床的血管紧张素 II 受体拮抗剂，它可以通过上调 Smad7 抑制 R-Smad 的活化来减少纤维化[82]。此外，氯沙坦似乎能导致卵泡抑素的局部表达增加，这会刺激血管生成并能够中和 TGF-β 超家族的几个成员[82]。在小鼠肌肉撕裂伤或挫伤模型中，口服氯沙坦可减少纤维化并增强肌肉的结构和功能再生[93, 94]。有趣的是，将等同于治疗人类高血压剂量的氯沙坦用于肌肉的损伤修复后发现其有效[94]。此外，以氯沙坦作为干细胞[82, 95]或富血小板血浆[44]等干预措施的补充研究也报告了氯沙坦治疗后的类似发现。由于氯沙坦已被广泛用于人类高血压的治疗中，这可能会是一种有趣且容易获得的可以改善肌肉愈合的干预措施。但是，在使用氯沙坦治疗肌肉损伤之前，应先进行其在人骨骼肌中的作用研究。

19.4.6.4　干扰素 -γ

干扰素 -γ 通过诱导 Smad7 表达而对 TGF-β1 通路具有抑制作用。在小鼠撕裂模型中进行肌肉注射可缩小纤维化区域并提升肌肉愈合能力（增加肌纤维的数量和提升肌肉功能）[96]。

通过在小鼠模型中证实抑制 TGF-β1 通路可提升肌再生的报道，也进一步支持了纤维化可阻碍骨骼肌结构和功能的完全恢复这一观点。然而，由于上述的抗纤维化治疗没有在人体中进行临床试验，合乎逻辑的下一步是评估上述抗纤维化疗法在人类身上的有效性和安全性，然后才能将其用于临床实践。

19.4.7　肌内注射的安全性

对于所有干预措施都应考虑产生副作用的风险。在 2014 年的一项系统评价中，我们评估了常用的肌内注射制剂可能存在的肌毒性作用[97]。该系统评价发现了局部麻醉药、非甾体抗炎药和糖皮质激素的肌毒性证据。对于富血小板血浆，有相互矛盾的证据：与对照组相比，纳入的两项研究显示，注射富血小板血浆的肌肉再生增强，坏死和肉芽肿组织减少。然而，另一项研究报道了注射富血小板血浆后出现水肿、炎性细胞浸润、坏死和纤维化，而对照组未观察到。

对于新兴的治疗方法，关于肌毒性或其他副作用通常知之甚少。例如，没有证据表明肌内注射 Actovegin® 和 Traumeel® 对肌肉有潜在的毒性作用。如果在缺乏高质量的证据表明这些新的治疗方法可有效治疗急性肌肉损伤的情况下，那么在对患者使用这些治疗方法之前，临床医师应遵从希波克拉底的"首要之务便是不可伤害"（"Primum non nocere"）原则。

小结

在本章中，我们介绍并讨论了几种新兴的生物学方法，这些方法增强和（或）加快（急性）了肌肉损伤后的肌肉愈合。这些反映了我们对肌肉再生过程知识的不断扩展，以及设计出改善肌肉愈合的新方法以帮助运动员发挥其全部潜能的创造力。但是，我们也强调了目前尚缺乏高质量的证据以支持这些新兴治疗方法的有效性和安全性。

开发新疗法非常重要，应予以鼓励，我们对待新兴治疗方法也应持开放态度。但是，这些方法的实施应得到高质量证据（即循证医学）的支持。

因此，在此阶段，我们不建议在（急性）肌肉损伤的治疗中使用富血小板血浆、Actovegin®、Traumeel®、糖胺聚糖、干细胞或抗纤维化药物。

参考文献见本书数字资源。

第20章 富血小板血浆在运动员肌肉损伤中的应用

G. Zanon、A. Combi、F. Benazzo、M. Bargagliotti 著
张凯搏、付维力、李 箭 译

20.1 引言

肌肉损伤在体育运动中非常常见。职业运动和娱乐活动是最常见的原因之一，作为肌肉损伤与现代运动创伤学有着密切的联系。国际田径联合会（International Association of Athletics Federations，IAAF）最近公布，肌肉损伤在职业足球运动员的所有损伤中占31%以上，而在所有田径比赛类运动损伤中占48%以上[1,2]。

但是骨骼肌具有很强的自我修复能力，除了少数情况需要进行手术干预，特别是在非职业运动人群中，对大多数肌肉损伤采取保守治疗都可以取得良好的效果。保守治疗的方式主要包括：减少活动（尤其是在损伤初期）、口服非甾体抗炎药、物理治疗和针对性康复训练。由于人们对肌腱病和肌肉损伤认识的进步，以及目前采用的类固醇注射疗法等长期疗效差，我们需要寻找一种新的替代治疗。

生物工程近年来发展迅速，这为肌腱病以及肌肉损伤新疗法的研究做出了重要贡献。理想的生物治疗方式应该是安全、有效、简单、廉价、易行。富血小板血浆（platelet-rich plasma，PRP）治疗正好符合这些要求[3-7]。

鉴于既往富血小板血浆在保守治疗中的良好疗效，它也被认为是一种可以减轻肌肉损伤疼痛症状、促进愈合和修复的治疗方法[8]。有报道称，富血小板血浆对急性肌肉损伤的止痛效果好，可以促进损伤更快地恢复[9]。

尽管大量临床前研究支持富血小板血浆的应用，但由于没有大型临床研究评估其在改善肌肉损伤愈合方面的安全性和潜力，在2010年之前，肌内注射富血小板血浆被世界反兴奋剂组织（World Anti-Doping Agency，WADA）明令禁止，导致该疗法无法在职业运动员中推广应用。虽然该禁令在2011年解除，但因为仍缺乏明确的临床疗效证据[10]，所以国际奥委会在2010年起草的一份协议中认为，支持使用富血小板血浆治疗肌肉损伤的科学证据弱[11,12]。尽管如此，富血小板血浆在肌肉损伤治疗中的使用似乎正变得越来越广泛。

目前所有竞技水平的运动员（特别是高水平运动员）都大量采用这种新的治疗方法治疗肌肉损伤。更微创、能加快重返赛场的治疗方法对运动员来说意义重大。因为肌肉损伤往往会导致大量比赛和训练的缺席，这对职业运动员的职业生涯影响巨大。以足球运动员为例，因肌肉损伤而缺席比赛在总停赛时间中占27%~37%[13]。

20.2 富血小板血浆的定义和成分

富血小板血浆使用的基本原理是，血小板是第一批到达组织损伤部位的血液成分，并且有潜力释放在组织自然愈合反应中发挥关键作用的生长因子[14]。这些生长因子是从血小板的α颗粒中释放出来的。它们的脱颗粒过程可以使用体外凝血酶、氯化钙或环境因子来激活[7,15]（表20.1）。富血小板血浆中70%的生长因子可以在10 min内激活释放[16]。

自从20世纪80—90年代最早的临床应用报道以来，富血小板血浆疗法在再生医学中得到了普及。最初它用来治疗皮肤病和口腔颌面疾病。事实上，Whitman等于1997年就报道了血小板凝胶在口腔和颌面外科中的应用[17]。

表 20.1　不同细胞类型相关的生长因子 [56]

细胞类型	相关的生长因子
白细胞	PDGF、VEGF
中性粒细胞	MMP-9、IL-1β
单核细胞	IL-1β
血小板	PDGF-AA、PDGF-AB、PDGF-BB、VEGF、TGF-β1

最近，富血小板血浆在骨科领域的应用研究迅猛发展，比如用于骨和软组织再生（肌腱和肌肉组织）或作为重建手术（前交叉韧带重建和肩袖撕裂修复）的增强应用，尤其是高水平的运动创伤 [18-24]。

富血小板血浆一般被定义为血小板浓度高于全血的自体血浆衍生物。人类全血中正常的血小板数量为 15 万 /μl 到 35 万 /μl [25]。目前富血小板血浆血小板浓度的范围并无明确的标准，通常认为富血小板血浆血小板在血浆的浓度达到 100 万 /μl 以上 [26]。但最近的研究指出了不同的血小板浓度范围。Giusti 等制备了 30 万 /μl 到 750 万 /μl 的血小板浓缩物，发现促进内皮细胞增殖的最佳血小板浓度为 150 万 /ml（为全血浓度的 5～7 倍）[27]。这说明在不同的细胞和疾病模型中，最佳的富血小板血浆血小板浓度可能不同。

富血小板血浆为浓缩血小板悬液。为了确保血小板悬浮而不形成凝块，富血小板血浆必须由抗凝的血液制成。但是不同的制备方法导致富血小板血浆成分很不稳定，组分不同也导致了目前存在不同的富血小板血浆分类系统 [28, 29]。

富血小板血浆的制备方法不同，不是所有富血小板血浆都含有白细胞 [30]。Dohan Ehrenfest 等根据不同的制备特征将富血小板血浆分类为乏白细胞富血小板血浆（leukocyte-poor PRP, LP-PRP）、纯富血小板血浆（pure PRP, PPRP）、富白细胞富血小板血浆（leukocyte-rich PRP, LPRP）、纯富血小板纤维蛋白（pure platelet-rich fibrin, PPRF）以及富白细胞和富血小板的纤维蛋白（leukocyte and platelet-rich fibrin, LPRF）[31]。

但所有这些组分的制备方法大致相同。首先从患者身上采集抗凝血液，并在 1 h 内完成离心。通过初步离心可以将红细胞与贫血小板血浆（platelet-poor plasma, PPP）、高浓度血小板和白细胞棕黄层分离开。通过各种其他步骤，红细胞和 PPP 层分离掉，而仅保留血小板浓缩物 [32, 33]。

目前富血小板血浆中白细胞的作用尚未明确。它们可以发挥一定的抗菌作用，但其浓度与抗菌活性之间没有发现明显的相关性 [34]。

富血小板血浆最新的分类方法是由 Mautner K 等于 2015 年提出的基于血小板计数、白细胞存在、红细胞存在和激活剂的使用（platelet count, leukocyte presence, red blood cell presence, and use of activation, PLRA）的分类系统。该分类系统基于目前文献报道的临床上重要的富血小板血浆特征，为相关的研究、应用和交流提供了一套通用标准 [35]。

多个研究已经发现，采用不同方法制备的富血小板血浆中生长因子种类和浓度有显著的差异 [36-38]。血小板中含有的最重要的细胞因子包括 IGF-1、TGF-β、PDGF、FGF、EGF 和 VEGF [25]（表 20.2）。血小板计数与生长因子浓度之间的确切关系尚不清楚。一些研究表明，血小板激活后释放的生长因子类型和数量与富血小板血浆中血小板浓度可能有关。例如，Sundman 等发现血小板浓度与其释放的 TGF-β 和 PDGF-AB 浓度呈正相关 [39]。但 Eppley 等研究显示生长因子浓度与血小板浓度之间无明显相关性，但是不同患者差异较大 [40]。相反，Zimmerman 等发现 PRR 的储藏温度和时间等条件影响血小板释放的生长因子总的含量 [41]。

表 20.2　生长因子及其功能 [57-59]

生长因子	功能
PDGF	刺激细胞增殖、趋化和分化；刺激血管生成
TGF-β	刺激 I 型和 III 型胶原的产生、血管生成、再上皮化和蛋白酶抑制剂的合成抑制胶原分解
VEGF	通过调节内皮细胞的增殖和迁移刺激血管生成
EGF	影响细胞增殖和细胞保护；加速再上皮化；增加创面的抗张强度；促进肉芽组织的形成
IGF-1	调节细胞增殖和分化；影响成骨细胞的基质分泌以及蛋白多糖、胶原和其他非胶原蛋白的产生
FGF-2	刺激血管生成，促进干细胞分化和增殖，促进胶原生成和组织修复

同样，血小板浓度与细胞效应之间的关系也尚不明确。有研究比较了不同浓度血小板对成纤维细胞表达Ⅰ型胶原水平的影响，结果未发现细胞反应与血小板浓度之间存在剂量关系[42]。

目前市面上有多种商用的富血小板血浆制备系统。不同的套装制备的富血小板血浆中的血小板、白细胞、红细胞以及促合成和分解生长因子的浓度差异较大。这就意味着使用不同方法制备的富血小板血浆进行临床试验很难推广，因为富血小板血浆的质量难以控制。2014年的一篇Cochrane系统评价显示，目前关于将富血小板血浆应用于肌肉软组织损伤修复的单中心RCT证据质量较低，且存在高偏倚风险[43]。因此，尚需要大量研究来确定针对肌肉损伤的最佳富血小板血浆组分，同时需要大型标准的临床试验对富血小板血浆在肌肉损伤中的疗效进行验证。

20.3 富血小板血浆应用于肌肉损伤的证据

20.3.1 肌肉损伤的愈合过程

富血小板血浆注射的细胞环境对组织反应的方向和程度有重要的影响。在骨科领域，富血小板血浆的研究对象主要集中在其对肌腱、韧带和肌肉等结缔组织上。经典的组织愈合过程被定义为一个解剖连续性和功能恢复的复杂和动态的过程。一般组织愈合分为三个阶段，即炎症期、增殖期和重塑期[44]。

起初的炎症阶段通常可持续约72 h，以疼痛、肿胀、发红和局部体温升高为主要病理特征，主要涉及止血。此时血小板形成凝块并释放各种趋化因子和生长因子，激活和吸引中性粒细胞和巨噬细胞等炎症细胞到达损伤部位。增殖期的特征是形成与肉芽、创面收缩和上皮化相关的细胞外基质构建，通常持续48 h至6周。在重塑阶段主要是胶原重塑，使损伤组织功能恢复，通常从3周到12个月。整个组织损伤愈合的不同阶段是由许多和富血小板血浆中血小板释放的相同的生长因子与细胞因子协同调控[45-47]。

20.3.2 富血小板血浆在肌肉损伤中的应用

除了肌肉完全断裂或撕脱、出现并发症（如骨化性肌炎）和慢性损伤中持续的不适症状外，对于几乎所有的肌肉急性损伤，通常是进行保守治疗。实验和临床研究表明，肌肉生成不仅是发生在胚胎发育期，也可能发生在肌肉组织损伤后的愈合过程中[48]。

许多研究表明富血小板血浆在创伤性肌肉愈合的过程中具有促进效果。通过体外和体内评估，认为主要的机制包括：促进肌肉卫星细胞的激活，增加再生纤维的直径，增强肌肉形成和愈合反应。Wright-Carpenter等在大鼠腓肠肌损伤实验模型研究中应用自体条件血清，观察到卫星细胞在损伤后30～48 h加速激活，在损伤后的第1周内再生的肌纤维直径增加。ELISA检测也发现FGF-2（460%）和TGF-β1（82%）浓度升高，猜测这可能是加速细胞的增殖和趋化而影响组织再生的原因[49]。Hammond等在大鼠胫前肌的急性损伤模型中，观察到富血小板血浆治疗组肌肉再生所需的时间明显较对照组缩短，推测富血小板血浆产生的多种生长因子可能是促进肌肉生成的机制[50]。

Harris等通过组织学评估，发现与生理盐水相比，接受富血小板血浆注射的健康家兔肌肉组织中局部炎性细胞浸润的持续时间延长（但炎症细胞数量减少）[51]。相比之下，Gigante等在大鼠的背部肌肉损伤模型上比较了接受和未接受富血小板血浆治疗的效果，结果未发现两组间有炎症相关的差异。但是富血小板血浆治疗组仍然表现出肌肉再生和远期血管化方面的提升[52]。

然而，关于富血小板血浆在人体肌肉损伤中的临床应用，目前文献报道结果存在争议。Wright-Carpenter等开展的一项回顾性非随机非双盲研究分析了18名有各种肌肉拉伤的专业运动员使用自体条件血清的疗效。结果发现与对照组[Actovegin; Nycomed, Zurich, Switzerland；一种小牛血去蛋白提取物]相比，自体条件血清治疗组恢复时间更短。尽管与活化的富血小板血浆相比，自体条件血清中生长因子的浓度相对较低[53]。采用同样的方法，Bubnov等一项随机对照研究比较了超声引导下注射富血小板血浆和传统保守治疗对职业运动员肌肉损伤的疗效，纳入了 30 名患者，34 个损伤部位。结果发现，接受富血小板血浆治疗的患者疼痛缓解得更快，关节活动度恢复得更好 [9]。

Zanon 等 2016 年在一个证据等级为 Ⅳ 级的病例系列中报道了在 25 例腘绳肌损伤（MRI 分类为 2 级）的职业足球运动员中注射富血小板血浆的疗效，平均随访 36.6 个月（22 ~ 42 个月）。结果显示，如果在创伤发生后 24 h 内在超声引导下应用该技术，则显示良好或极好的效果。虽然本研究中富血小板血浆治疗的肌肉损伤并不比文献中描述的未治疗组愈合得更快，但是中期随访结果显示富血小板血浆治疗后的瘢痕小，同时组织修复得更好 [6]。

尽管目前有大量研究支持富血小板血浆在肌肉损伤方面的应用，但也有研究报道了完全相反的结果。例如，Guillodo 等发表了一项队列研究评估了接受单次富血小板血浆注射治疗的 Ⅲ 级急性腘绳肌腱损伤运动员的重返运动时间。在 34 例运动员患者中，15 例运动员接受了单次富血小板血浆注射，另外 19 例作为对照组采取保守策略治疗。两组均使用相同的标准化康复程序。结果发现，富血小板血浆组平均重返运动的时间为 50.9 ± 10.7 天，对照组为 52.8 ± 15.7 天，差异没

有统计学意义 [54]。另一项 3 个中心的随机双盲对照试验也报道了类似的结论。Reurink 等报道了 80 名患有急性腘绳肌损伤的专业和业余运动员随机分配接受富血小板血浆或等渗盐水作为安慰剂进行肌内注射。结果发现，富血小板血浆组重返运动的中位时间为 42 天（四分位间距，30 ~ 58 天），安慰剂组为 42 天（四分位间距，37 ~ 56 天）。富血小板血浆组的再损伤率为 16%，安慰剂组为 14%。与安慰剂相比，两次肌内注射富血小板血浆没有显示出明显的临床疗效优势 [55]。

总而言之，关于富血小板血浆的制备方法、使用剂量和时机以及疗效仍存在诸多争议。未来的研究需要设计严格的随机化和盲法，纳入更大的样本量以及报道更长期的随访结果。标准化富血小板血浆的制备和注射方案，以及比较富白细胞和乏白细胞的富血小板血浆的疗效等问题也亟待解决。同时，我们也应意识到富血小板血浆并非目前唯一的替代疗法，它应该作为物理疗法和其他疗法的辅助治疗手段来保守治疗肌肉损伤，以协同促进肌肉的良好愈合，减少再损伤发生率。

参考文献见本书数字资源。

第三部分
肌 腱

肌腱的基础科学

第 **21** 章

Rocco Aicale、Domiziano Tarantino、Nicola Maffulli 著
陈　晓译

21.1 引言

　　肌腱疾病可能会导致患者功能障碍。最近几年，肌腱病理学变得特别引人关注，主要有两个原因：

- 高水平竞技体育的流行。
- 由于对肌腱的生理病理学和分子结构有了更深的认识，针对肌腱问题有了更多的解决方法。

　　肌腱除了简单的纤维弹性结构外，还包括相关的细胞和细胞外基质（ECM），具有独立的代谢和生物合成活性，并可通过训练和超负荷对其进行调控。

21.2 肌腱的解剖学

　　肌腱位于肌肉与骨骼之间。它们传递来自肌肉的拉应力，维持肢体运动和关节稳定。健康的肌腱呈亮白色，并且具有纤维弹性质地。不同部位的肌腱有不同的形态，可以呈圆绳状、束带状或扁平带状[1]。

　　肌腱可以承受压力和剪切力，并且可以包含不同籽骨，如髌骨。它们也通过吸收外力来避免肌肉损伤，起到缓冲作用[2]。

　　人体内最大的肌腱是肩袖、髌腱和跟腱。它们不仅具有传递肌肉应力的作用，还能调节它们止点的远端骨骼的运动速度。

21.2.1 细胞和细胞外基质

　　根据层次解剖分析，肌腱主要由细胞、细胞外基质和神经、血管结构组成。细胞主要是由肌腱细胞和成腱细胞组成（它们占肌腱中细胞总数的 90% ~ 95% ）。细胞外基质主要是带有少量其他类型胶原的 I 型胶原长纤维、带有 GAG 亲水链的蛋白多糖和糖蛋白[3]。

　　肌腱细胞产生细胞外基质，实际上肌腱细胞是一种特异的成纤维细胞。肌腱细胞与胶原纤维紧密相连，平行于胶原纤维呈长束形分布。存在一种可能性是，成腱细胞是未成熟的梭形细胞，胞质内具有许多细胞器，反映出它们的高代谢活性[3]。在成熟过程中，成腱细胞逐渐改变形状并成为肌腱细胞。肌腱细胞具有比成腱细胞更低的核质比。随着时间的推移，肌腱中肌腱细胞趋向扁平，数量也会减少。

　　肌腱中其余 5% ~ 10% 的细胞包括附着在骨上和插入骨的软骨细胞，腱鞘中的滑膜细胞和血管细胞，血管细胞包括毛细血管内皮细胞和小动脉平滑肌细胞。

　　肌腱细胞通过有氧三羧酸循环、无氧糖酵解和磷酸戊糖旁路产生能量。此外，它们还合成胶原和细胞外基质网络中的所有成分[4]。随着年龄的增长，肌腱细胞中的代谢方式逐渐从有氧代谢转变为更多无氧代谢[5,6]。

　　肌腱和韧带的耗氧量比骨骼肌低 7.5 倍[7]。肌腱和韧带的低代谢率和发达的无氧能量生产能力对其承载负荷和长时间保持张力的功能非常重要。这种能力可以降低它们的局部缺血和缺血后坏死的风险。然而，低代谢率会导致损伤后愈合缓慢、愈合效果不好和愈合不完全[8]。

　　肌腱细胞对负荷的反应尚不明确。已知的是在负荷后，肌腱细胞胶原的产量有所增加。以人类为例，经过一段时间的高强度体育锻炼后，肌腱细胞 3 天内胶原的产量翻倍。

细胞外基质主要由蛋白多糖和 I 型胶原组成，以及少量其他胶原类型（ II 、III 、V 、VI 、IX 和 XI ）（ 表 21.1 和表 21.2 ）。

负责肌腱黏弹性的结构主要是蛋白多糖。它们是通过共价键与二糖和 GAG 的长链相连蛋白核心组成的大分子。此外，它们通过非共价键与单分子透明质酸形成复合物。

具有黏性的糖蛋白，如纤连蛋白和血栓黏合素，参与肌腱的修复和再生过程 [9-11]。腱生蛋白 C 是肌腱细胞细胞外基质网络中的另一种重要组成部分，在肌腱、腱骨连接处和肌肉 - 肌腱连接处具有较高的含量 [12, 13]。腱生蛋白 C 含有许多重复的 III 型纤连蛋白结构域，并且这些结构域受应力诱导解折叠，它还起弹性蛋白的作用 [13, 14]。腱生蛋白 C 的表达受机械拉力调节，并且在肌腱病中表达上调 [12, 15, 16]。腱生蛋白 C 可能在胶原纤维的排列和取向中起作用。

在蛋白多糖复合物中，可以发现胶原蛋白、弹性蛋白和纤连蛋白形成的系统结构赋予了肌腱组织机械抗性。胶原分子由形成原胶原螺旋的多肽链组成。五个胶原分子组合形成微型原纤维。微型原纤维是原纤维的组成单元。然后，原纤维聚集形成纤维（初级束），纤维（初级束）聚集形成纤维束（次级束）[17, 18]（ 图 21.1 ）。

胶原纤维是可以进行力学测试的最小肌腱单元，并且在光学显微镜下可见。

在肌肉 - 肌腱连接处，肌腱胶原纤维插入由肌细胞形成的深凹处，使肌纤维中胞内收缩蛋白产生的张力传递到胶原纤维 [19, 20]。这种复杂的结构减少了收缩过程中施加在肌腱上的拉伸应力 [19]。然而，这个交界处也是肌肉 - 肌腱单元中最脆弱的结构 [19-21]。

腱骨连接处由四个区域组成：致密肌腱、纤维软骨、矿化的纤维软骨和骨 [22]。腱骨连接处的

表 21.1 肌腱中胶原的种类

胶原类型	分子量	总量占比	在肌腱中位置
I 型	95 000	97% ~ 98%	胶原纤维、腱内膜、腱外膜、腱旁组织、肌肉 - 肌腱连接处
II 型	95 000	0.2% ~ 0.8%	腱骨连接处的软骨区域
III 型	95 000	1% ~ 1.5%	腱内膜、腱旁组织、血管壁、肌肉 - 肌腱连接处
IV 型	180 000	<0.2%	血管基底膜，肌肉 - 肌腱连接处
V 型	300 000	<0.2%	血管壁、肌肉 - 肌腱连接处

表 21.2 肌腱细胞细胞外基质的主要成分

胶原：86%（ I 型胶原：98% ）
蛋白多糖：1% ~ 5%
弹性蛋白：2%
核心蛋白聚糖：<1%
蛋白聚糖：<1%
其他蛋白：<1%

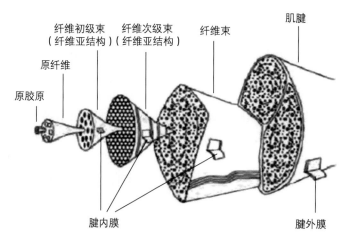

图 21.1 肌腱的组织结构（ Maffulli N, Renström P, Leadbetter WB, editors. Tendon Injuries. Basic Science and Clinical Medicine. London: Springer 2005, pp. 70–86 ）

特殊结构可防止胶原或纤维弯曲、磨损、剪切和断裂[23, 24]。

为了简化肌腱滑动过程并在肌腱中为血管提供通道，肌腱纤维之间有一个非常薄的结缔组织结构，称为"腱内膜"[25]。腱内膜与一片称为"腱外膜"的结缔组织相连接。腱外膜包裹在肌腱外部，提供肌腱血管、淋巴和神经。一些肌腱呈现出另一种覆盖结构，称为"腱旁组织"，腱旁组织覆盖在腱外膜上：它是结缔组织外的松散结构，由Ⅰ型和Ⅲ型胶原纤维、一些弹性纤维和滑膜细胞内层组成[5]。

介于肌腱与腱旁组织之间的被称为"润滑蛋白"的物质为肌腱滑动提供了润滑作用。

滑膜腱鞘存在于受到较高的机械应力、需要有效的润滑的区域，如手和脚的肌腱。滑膜腱鞘由外部纤维鞘和内部滑膜鞘组成，内部滑膜鞘又包括薄的脏层和壁层[26]。内滑膜鞘连接肌腱并起超滤膜的作用以产生滑膜液[27]。纤维鞘形成称为"滑轮"的压缩体。滑轮作为支点辅助肌腱发挥功能[28]。

21.2.2　血管生成

肌腱血管生成是重要的生理和病理过程，可以通过不同的方法对其进行研究：血管内注射染色剂、使用核纤层蛋白标志物、仪器方法（如多普勒超声检查）和组织学分析等。

与具有主要代谢活动的肌肉相比，肌腱具有较低的血液供应。因此肌腱是白色的，肌肉是红色的。肌腱中的血管有助于维持肌腱细胞的功能和再生能力。

肌腱的血供主要有三个系统：两个内在系统（在腱骨连接处和肌肉－肌腱连接处）和一个外在系统（在腱旁组织与滑膜腱鞘之间）[29, 30]。系统之间的比例因肌腱而异。血管起源于肌肉，然后延伸至肌腱近端 1/3 处的肌肉－肌腱连接处，而在腱骨连接处出现的血管仅限于与骨膜血管相连的肌腱止点[29]。

例如，跟腱从腱旁组织的血管（源自胫后动脉）接收血液供应，在其近端区域由来自肌肉的血管提供血供，并且在远端区域由来自跟骨骨膜的血管提供血供，中间区域的血供较差，这可能是它更容易断裂的原因。

在有滑膜腱鞘包裹以减少摩擦的肌腱中，主要血管的分支部分穿过腱系膜连接处到达滑膜鞘的脏层，在那里它们形成血管丛[26]并为肌腱的浅表部分供应血液；另一些经过腱系膜连接处的血管穿透进入腱外膜。这些穿透血管在腱周和腱内的血管网络之间形成连接。

没有滑膜腱鞘存在时，腱旁组织提供血管的外部成分，血管进入腱旁组织，横向形成复杂的血管网络。然后，血管分支穿透进入腱外膜并延伸进入腱内膜，在此它们与腱内血管网络形成丰富的血管吻合[31, 32]。

血管生成在腱骨连接处、肌肉－肌腱连接处以及受到扭力、摩擦力和压力的部位容易受损。随着机械负荷和年龄的增加，血管化趋于减少[33]。在这些区域中，血管生成可以通过表达抑制剂分子（如内皮抑素）和降低表达刺激肽［如血管内皮生长因子（VEGF）］来阻断。

21.2.3　神经分布

肌腱神经起源于皮肤、肌肉和腱周神经干。神经纤维在腱旁组织中形成丰富的神经丛，然后神经分支穿透腱外膜。大多数神经纤维实际上并不进入肌腱主体，而是形成终止于肌腱表面的神经末梢。在肌肉－肌腱连接处，神经纤维交叉并进入腱内膜。

有髓神经纤维主要具有力学传感功能，专门用于检测压力和张力变化。这可能是肌腱的高尔基体细胞器的功能。这些细胞器在肌腱的肌肉止点部位含量非常丰富[34, 35]。有髓神经纤维本质上形成的是一种薄而精巧的包裹住结缔组织的容器，包括一大组有髓神经纤维分支。大量神经纤维分支到肌腱纤维束之间的胶原纤维末端并在此处终止[36, 37]。

至于无髓神经末梢，它们充当伤害感受器，负责检测和传递疼痛。交感神经纤维和副交感神经纤维都存在于肌腱中[38]。

21.2.4　肌腱的生理反应

胶原的力学性能取决于分子内以及分子间键的数量和类型[39]。肌腱的力学特征可以在应力－应变曲线上体现出来。胶原原纤维和小纤维显示

波浪形结构 [40]。在力学曲线的第一段低应变区（趾区），肌腱拉应变小于 2% 时，波浪形结构变平 [41-43]。肌腱拉应变超过 2% 时，由于胶原三螺旋的分子内滑动，肌腱形变呈线性，肌腱纤维变得更加平行 [44, 45]。拉应变在 4% 以下时肌腱表现为弹性形变，去除负荷时恢复其原始长度 [46]。当拉应变超过 4% 时，肌腱发生微观结构断裂。应变超过 8%～10% 时，分子滑动造成原纤维内损伤，导致肌腱发生宏观上的断裂 [42, 47, 48]。

利用 X 线检测，发现胶原纤维的延长最初是由胶原分子伸长引起的。随着应力的增加，分子间的间隙增大，最终导致横向相邻分子的滑动 [49]。继续延长的话，肌腱就会断裂，胶原纤维会在断端回缩卷曲、缠绕形成枝芽结构 [2]。

肌腱的拉伸强度与肌腱厚度和胶原含量有关。$1 cm^2$ 肌腱能够承受 500～1000 千克的重量 [25, 50, 51]。在剧烈的活动如跳跃中，肌腱会承受非常高的负荷 [52]。在跑步过程中，人体跟腱能承受 9 kN 的力，相当于人体重的 12.5 倍 [53, 54]。负荷率也可能在肌腱断裂中起重要作用 [36, 54]。如果肌肉发生快速斜向的离心收缩，肌腱会承受最大压力。这时肌腱断裂的风险最高 [39, 55, 56]。

运动除了增加 GAG 的半乳糖胺含量外，还能增加成熟胶原的周转率和纤维的密度、直径和硬度。张力和压力对肌腱中蛋白多糖的表达有不同的影响：张力诱导合成核心蛋白聚糖，核心蛋白聚糖是提供胶原纤维之间交联最主要的蛋白聚糖；而压力则诱导产生蛋白聚糖。

运动适应的特征是释放促炎分子，如 IL-1β 和生长因子来调节细胞活性。从长期来看，运动可以增强肌腱，增加新胶原的生成，改变蛋白多糖的含量，改善张力弹性特性。

肌腱对训练的适应能力比对停训要慢。此外，突然的停训会产生典型的形状结构改变，这对肌腱的健康是危险的。因此，肌腱受伤后的康复必须是渐进的。

21.3 肌腱损伤

21.3.1 流行病学

肌腱可能会经历退化和创伤过程。在英国，1000 名居民中有 18 例软组织疾病患者，占新发风湿病患病原因的 40%。然而，这些数据也相对保守，因为很多肌腱病患者都较为年长，他们通常不去看医生。

最容易受伤的肌腱是肩袖、肱二头肌长头、腕伸肌和屈肌、内收肌、胫骨后肌腱、髌腱和跟腱。至少 50% 的肌腱问题是由过度负荷引起的。

跟腱损伤，在足球、网球、羽毛球和跳跃运动中很常见。跑步运动员跟腱损伤的患病率为 11%，但是 1/3 的跟腱损伤患者没有进行剧烈的体力活动却仍然患病。

前臂伸肌腱病在成年人中的发生率为 1%～2%，在网球、棒球和高尔夫球运动员中则非常常见。

髌腱肌腱病在跳跃运动中很常见，如篮球、网球、足球、冰球和排球。

肩袖疾病随年龄增长而数量增加。对尸体的研究证实，这种疾病在 70 岁以上的人类样本中的患病率为 30%～50%。此外，它在投掷运动中很常见，如棒球、网球、排球和标枪。

21.3.2 肌腱断裂

肌腱断裂是指肌腱纤维的部分或全厚层的撕裂 [57]。这种情况既可以是急性的，如在单一的高负荷冲击后断裂（如由突然或猛烈的踝关节背屈或弓箭步引发的跟腱断裂）；也可以是慢性的，当肌腱因肌腱病变或老化而变弱后，在承受较低负荷时肌腱发生断裂 [58]。

断裂位置因肌腱类型而异。例如，由于复杂的应力环境，冈上肌腱通常在止点处撕裂。而跟腱通常在中间实质部位撕裂 [57]。

据报道，高达 90% 的运动有关的跟腱断裂存在加速 - 减速机制 [59]。在肌腱单位中，起到保护作用的抑制通路功能失常，可能导致肌腱损伤 [60]。

肌腱断裂的病因尚不清楚 [8]。退行性肌腱病是自发性肌腱断裂最常见的组织学表现。肌腱退化可能导致力学性能的恶化，使肌腱发生断裂的风险更高 [57]。根据断裂跟腱的组织学结果，与过度使用导致慢性疼痛的肌腱相比，断裂肌腱的退化程度更大 [61]。

肌腱断裂后，通常在愈合过程中形成瘢痕组织，并且大多数肌腱无法恢复至正常肌腱的胶原结构、组成和组织学形态，导致修复肌腱力学性能下降，并增加了再断裂的风险[62]。

21.3.3 肌腱病

21.3.3.1 术语

"肌腱炎"原来是指肌腱区域慢性疼痛为特征的疾病，以炎症过程为基础。

"肌腱炎"和"肌腱退变"则用来描述组织病理学[63]：第一种伴随着炎症和疼痛，第二种是由肌腱退化引起的，并且没有明显的炎症。

组织学结果表明，在没有或仅有少量炎症的情况下，肌腱中亦存在愈合失败的病灶。本章将介绍胶原的正常结构被黏质无定形材料和其他结构所替代。

因此，"肌腱病"一词包括了所有以疼痛、肿胀及功能障碍为临床表现的肌腱相关疾病。

"肌腱病"一词建议用作过度使用引起的肌腱内和肌腱周围疾病，包括肌腱中发现的微观和宏观结构异常，并且可能并存多种病理改变[64, 65]。

这些症状很少是自发的，并且不是由单一因素引起。各种病理因素均会导致这些临床症状，并伴随肌腱完全或部分断裂以及组织缺失。

此外，如表 21.3 所示，可根据特定结构对肌腱病进行分类。

21.3.3.2 病因学

运动时所受的损伤中至少有 50% 与超负荷有关，超负荷会导致肌腱反复微损伤。这种损伤可能会由肌腱生理极限范围内的应力所引起[66]。亚临床损伤在肌腱出现疼痛症状之前会出现累积效应，具体的机制尚不清楚，但现在实验和临床研究已对肌腱病的发病机制有了一定的认识。

肌腱损伤可以是急性或慢性的，由内在或外在因素单独或联合引起。在急性创伤中，外在因素占主导地位，而在慢性创伤中，内在因素也起作用。尽管没有特定的因果关系，但这些因素与肌腱超负荷病理的发生有关。内在因素表现为灵活性受限、肌力下降和关节不稳定。外在因素有不正确的运动技术、不适当的设备和药物的使用（如氟喹诺酮类药物，表 21.4）。在慢性肌腱疾病中，内在因素与外在因素之间的相互作用很常见[8]。

内因

内因从其形成的局部环境（人的身体）直接影响肌腱的健康和组成。这些内在因素可以从许多方面影响肌腱的健康、强度和组成：

- 年龄：细胞常从有氧向无氧能量的产生转变，增加基质金属蛋白酶（MMP）分泌，导致肌腱结构破坏和成分之间的不平衡，并增加基质变性[67]。此外，细胞的可塑性降低，肌腱的血供减少[68]。
- 身体体质：较重的患者在行走时对负重肌腱会施加更大的负担，使结构受到更高的应变。无论肌腱的整体强度如何，接近肌腱的极限载荷 – 失效点的重复性应变会导致机械变形和更高的断裂风险。因为肌腱没有足够的时间来适应，让细胞更新和修复损伤，因而突然增加的重复性负荷也会造成伤害，肌腱可能会受到进一步的损伤，肌腱病逐渐恶化。患者之间的形态差异也会使某些个体容易受到肌腱损伤。许多这种情况不被认为是病理性疾病，而仅仅是解剖学变异[69]。例如，肩峰类型包括扁平、弯曲和钩状。在日常活动中，过度的应力会施加在肩袖肌腱上。有证据表明钩状更易在早期

表 21.3 肌腱病的术语（Maffulli N, Khan KM, Puddu G. Overuse tendon conditions: time to change a confusing terminology. Arthroscopy 1998;14:840–3）

位于肌腱组织中间的肌腱病
邻近组织的肌腱病
广泛肌腱病
止点肌腱病
肌腱断裂

表 21.4 肌腱病的内因和外因

内因	外因
• 年龄	• 药物（氟喹诺酮类）
• 身体体质	• 超负荷
• 代谢性疾病	• 疲劳负荷
• 慢性肾衰竭	• 异常负荷
• 营养	• 失用性
• 遗传学	• 压缩力
	• 外源性损伤（烟草或直接损伤）

出现肩袖肌腱病变和撕裂[70]。

- 营养：虽然缺血耐受时间相对较长，允许长时间的负荷和紧张，但长期的低氧应激可导致细胞功能下降以及最终死亡。此外，长时间缺氧可导致再灌注损伤，增加自由基，导致氧化应激增加，从而造成组织损伤。

- 代谢性疾病：全身性合并症可能会对肌腱造成损伤，可直接影响肌腱或引起局部生长环境的改变[71]。有充分证据证明糖尿病与肌腱病有关，它可以改变细胞的代谢，增加细胞内的水分和水肿，降低细胞的生长、耐受缺血和氧化应激的能力。此外，晚期糖基化终末产物增加，并且在沉积时会在胶原纤维内形成交联，从而改变其结构，增加促炎信号通路并修饰细胞再生的蛋白。血脂异常可能导致胶原纤维组织紊乱，密度降低，从而导致整体胶原纤维强度降低。高胆固醇血症可以在宏观上导致异常脂肪沉积在肌腱，产生"肌腱黄色瘤"。钙化肌腱病是钙直接沉积在肌腱中，通常在肩袖肌腱中见到。目前尚不清楚这是肌腱病本身导致，还是肌腱损伤或者是肌腱细胞的异常反应导致的。炎性关节病，如类风湿关节炎和银屑病关节炎，可导致肌腱直接损伤和炎症，并阻碍愈合。

- 遗传学：最近的证据表明，遗传学在肌腱强度以及抵抗应力和修复损伤的能力中起着重要作用。这些是多因素的，不同的结构可能取决于不同的遗传基因位点；变异可见于正常人群差异或作为不同临床病理或疾病的一部分[72,73]。

外因

肌腱病的外在因素从外部影响肌腱本身。最重要的是：

- 超负荷：它会对肌腱造成微观结构损伤。随着应变的增加，肌腱纤维最初被拉直，并随着应力的增加而发生少量额外应变[74]。一旦肌腱被拉直，肌腱的内在刚度就处于线性区域。在这个区域，刚度可以通过计算获得，并且各部位刚度都不同。根据肌腱的组成、组织排列和结构，弹性模量可能有很大变化。

- 疲劳负荷：损伤也可能是由于生理范围内的重复负荷造成的。反复的微损伤会引起疲劳和肌腱力学性能改变。肌腱在生理限度内的机械负荷刺激成纤维细胞增殖、胶原合成以及重新排列，从而促进组织的正确排列。如果肌腱遭受反复创伤而修复时间不足或没有足够的生物机制进行再生，累积效应可能导致肌腱病和最终断裂。

- 异常负荷：按肌腱位置异常而导致的异常负荷。在肌腱上的离心力会导致纤维之间的摩擦并在纤维之间造成微损伤和直接损伤。这可能导致异常愈合、局部纤维损伤和纤维组织紊乱。肌腱退化和无序会直接导致抗拉强度降低，并可能导致异常愈合以及增加裂断的倾向[75]。

- 失用性：在没有生理应力水平刺激的情况下，肌腱会发生退化，力学性能下降[76]。微观变化包括细胞数量和拉伸模量下降，胶原组织紊乱，细胞形态和修复能力变化[77]。在犬模型中，这会导致Ⅰ-Ⅲ型胶原、蛋白聚糖、核心蛋白多糖和纤连蛋白减少[78]。

- 压缩力：虽然肌腱通常承受拉伸应力，但在某些区域也可看到压应力[79]。骨–肌腱连接处有一个过渡区。在这个过渡区中肌腱与纤维软骨交错，纤维软骨矿化并与骨相连。在这个区域，肌腱承受压缩负荷，大多数临床肌腱病在这里发生。由于载荷导致压应力增加，因此必须增加纤维软骨结构。这可能导致纤维组织特性下降，易发生肌腱病[80]。

- 外源性损伤：可能是由来自身体外的原因造成的全身性损伤或局部损伤。如以下几种因素：①氟喹诺酮类药物。为可能阻碍细胞更新和愈合能力，并具有累积效应的药物。②烟草。即使肌腱受到生理负荷，也会影响其在微创伤环境中的愈合和重塑的能力。③直接机械损伤。在临床肌腱损伤中占有很大比例。肌腱撕裂常分为部分和完全肌腱撕裂，关于治疗指南存在很大争议。尽管肌腱具有黏弹性和相对抗拉的强度，但没有穿透或撕裂的钝伤也可导致肌腱断裂[81]。

21.3.3.3 组织学特征

当出现反复超负荷时，胶原纤维开始在它们之间滑动，破坏它们的共价键，从而导致肌腱组织的变性。此外，细胞外基质和血管也发生改变。组织学表现为：

- 胶原纤维的非炎性腱内退变，随着纤维厚度的减少，取向改变，血管向内分散生长，Ⅲ型胶原和纤维间 GAG 增加[26, 82, 83]。
- 细胞密度的可变性区域存在大量具有软骨样的圆形腱细胞，以及存在少量细胞核小而固缩的肌腱细胞。
- 细胞外基质增加，紊乱、无序的愈合且无炎症细胞浸润，没有炎症信号的愈合不良。明显的炎性病变和肉芽组织并不常见，并且大多与肌腱断裂有关[84]。

肌腱可出现各种类型的退行性病变，但黏液样或类脂质变性常见于跟腱[26, 85]。肌腱黏液变性的光镜检查显示纤维间有大的黏液斑和液泡。在类脂质变性中，出现异常的腱内脂质堆积，伴随着胶原纤维结构断裂[26, 86, 87]。在髌腱病中，尽管透明变性很少发生，但是黏液样变性常见[88, 89]。在肩袖肌腱病中，常见黏液样变性，但常出现伴有钙沉积的纤维软骨组织化生[90]。也有报道称在退行性撕裂的冈上肌腱中存在淀粉样沉积[91]。

肌腱病可以看作由于基质退化与合成之间的不平衡而导致细胞基质无法适应各种应力[67, 92]。从宏观上看，肌腱受影响的部分失去正常的白色光泽，并变成灰褐色且无定形。肌腱增厚，可呈弥漫性、梭形或结节状[93]。肌腱病通常在临床上是无症状的，唯一的表现可能是断裂。然而，它们也可能与有症状的肌腱周围炎共存[94-96]。在肌腱病中可出现黏液样变性。纤维化和伴有轻微炎症浸润的血管增生[8, 97, 98]。临床上可见腱周水肿和充血。纤维状分泌物可在腱鞘内积聚，临床检查时可感觉到捻发音[93]。

在 397 个跟腱断裂的样本中，Kannus 和 Jozsa[6] 在光学和电子显微镜下没有发现炎症。Arner 等[100] 在跟腱断裂后的第一天也没有发现中性粒细胞浸润。他们得出了任何炎症都发生在撕裂后期的结论。在最近的一项研究中，中性粒细胞的免疫组织化学染色证实了在 60 个断裂的跟腱中发生了急性炎症[100]。胶原变性和肌腱细胞坏死可能触发了急性炎症反应，从而进一步削弱肌腱，使其易于断裂。

总之，肌腱病表现出愈合失调的特征，并且通常没有炎症。尽管退行性改变可能没有症状，但通常认为退行性改变是导致急性肌腱断裂的危险因素[6, 61, 99]。尚不清楚炎症在肌腱断裂中所起的作用。

导致肌腱病的潜在病理生理过程也尚未确定。可能有多种信号通路导致肌腱变性，以下机制都被认为是肌腱病的病因：缺氧、缺血性损伤、氧化应激、体温过高、凋亡受损、炎症介质、氟喹诺酮类药物和 MMP 失衡[8, 13, 26, 41, 44, 101]。

21.3.3.4 分子特征

肌腱细胞可以调节其活性，从而适应机械负荷改变：体外的牵拉力刺激会增加胶原的合成。这一过程涉及两种类型的细胞连接，其特征是连接蛋白 32 和连接蛋白 43 的存在：第一种增加胶原的合成，第二种则使其减少。表达两种连接蛋白的连接点在单个纵向行中连接肌腱细胞。细胞之间的横向连接仅表达连接蛋白 43。因此，连接蛋白 32 存在于肌腱牵拉的主要应力线上，而连接蛋白 43 存在于各个方向。这两种通信网络可能具有不同的功能：肌腱细胞可能具有基本的合成水平，并由连接蛋白 32 放大。此时，连接蛋白 43 的信号可能被激活，从而减弱了对机械应力和维持调控的响应。

除了对胶原合成的影响之外，在体外肌腱细胞中的拉伸会促进促炎因子的产生以及炎症介质（如 COX-2、PGE2、MMP-1 和 IL-1β 等）的表达，较低的重复张力水平降低了促炎分子的产生，这就是小幅拉伸具有抗炎作用的原因。

IL-1β 产生的意义是诱导促炎性分子（如 COX-2、MMP1、MMP3、MMP13、ADAMTS-4 和 IL-6）的表达，由此增加了对细胞外基质的破坏和修饰。在这种情况下，细胞外基质无法适应机械应力。糖皮质激素可以降低 COX-2 和 MMP 表达，并且在体外减少蛋白多糖和胶原的合成：如果这种作用发生在体内，则可能是药物使肌腱的健康受损的原因。

当肌腱承受最大张力时，可能会发生局部缺血，并且某些肌腱的敏感性更高（如跟腱和胫骨后肌腱）。在放松阶段，肌腱部位会发生再灌注，产生的自由基会导致肌腱病。正常情况下，肌腱细胞表达抗氧化酶（过氧化物酶 5），可保护细胞免受不同活性氧的损害，在缺血时其表达增加。缺氧还会增加 VEGF 和 MMP 的表达，从而削弱肌腱结构。

在运动过程中，5% ~ 10% 的肌腱产生能量转化为热量。若无法控制运动诱发的高温，可能导致肌腱细胞死亡。单次高温发作导致这种结果的情况并不常见，但是反复的高温损伤和长时间的高温会导致肌腱细胞死亡。

在肌腱病的发生中，可能涉及肌腱细胞的过度凋亡。氧化应激可激活应激诱导的激酶［如 c-Jun N 端激酶（c-Jun N-terminal kinases, c-JNK）和 Caspase-3］产生，从而诱导细胞凋亡，但确切情况尚不清楚[102]。例如，股四头肌腱的自发凋亡率是正常肌腱的 1.6 倍[103]。

环丙沙星诱导 IL-1β 介导的 MMP-3 释放，而氟喹诺酮的使用与肌腱断裂和肌腱病有关[104, 105]。氟喹诺酮类介导的肌腱病变机制可能是抑制肌腱细胞代谢，减少细胞增殖、胶原和基质合成[106, 107]。

MMP 是一个蛋白水解酶家族。它既能降解细胞外基质网络的成分，又能促进组织重塑[108, 109]。与对照组相比，许多研究报告了跟腱病中 MMP-3 mRNA 的下调以及 MMP-2（明胶酶 A）和血管内皮生长因子（VEGF）的上调[110, 111]。在冈上肌腱断裂中，MMP-1（胶原酶 -1）活性增加以及 TIMP-1 表达增加[67, 112]。

在肌腱病变和肌腱断裂中，已经证明 MMP 活性的失衡以及 MMP 表达的差异[108, 112]。MMP 表达的时间顺序可能会不同，并且 MMP 的表达在肌腱病变和肌腱断裂中可能会存在差异。

IL-33 是 IL-1 细胞因子家族的成员，在细胞损伤[113]和生物力学过载[114]后释放，通过同源受体 ST2 发挥作用。Millar 等[115]发现 miR-29a 通过整合 IL-33 效应器功能和胶原基质变化，发挥肌腱细胞生物学功能的关键调节因子的功能。肌腱损伤或肌腱细胞的重复微撕裂应力导致 IL-33 的释放，从而通过 NF-kB 磷酸化下调 miR-29a 的表达并产生 ST2，触发炎症，并将正常胶原生成转变为生物力学差的 III 型胶原合成，从而降低肌腱的抗拉强度，使肌腱变成早期肌腱病活检中所见的病理状态。但是，表达提高的 ST2 可能以负反馈的方式，从系统中去除多余的 IL-33 作为一种保护机制。因此，认为 IL-33 是一种有影响力的警报蛋白，可能对再生与退化之间的平衡很重要。

另一个重要的分子是一氧化氮（nitric oxide, NO），其半衰期短，能杀菌及抗血管生成（高浓度），并刺激血管舒张和局部灌注。NO 合酶（NO synthase, NOS）源于精氨酸，由机械活动和中等体力活动诱导产生；实验和临床数据显示，细胞外基质合成增加，损伤肌腱的力学性能提高。因此，NO 可能在肌腱愈合中起重要作用，但在临床实践中，没有证据表明这对患者具有一定的治疗作用。

21.3.3.5 临床特征

疼痛与炎症有关，但在肌腱病中很少有患者发生炎症的证据。所以疼痛可能来源于机械和生化因素的共同作用[82]。

从理论上讲，与胶原的机械破坏有关的肌腱退化可以解释这种疼痛，但临床和手术观察对这一观点提出了挑战[82]。微透析取样显示，与对照组相比，肌腱病中乳酸含量增加了两倍[116]。

患有慢性跟腱病和髌腱病的患者表现出高浓度的谷氨酸神经递质，但促炎性前列腺素 PGE2 并没有明显升高[117]，然而，肌腱病肌腱中的 PGE2 水平始终高于正常对照组。

P 物质是一种神经递质和神经调质，存在于小的无髓感觉神经纤维中[118]。在肌腱中存在感觉神经网络，且 P 物质在跟腱病以及肱骨内外上髁病中都有表达[119, 120]。P 物质的水平升高与肩袖疾病的疼痛有关[120]。

或许在正常肌腱中，疼痛性多肽与抗疼痛性多肽之间存在平衡，因此，当病理条件下这种平衡发生改变时，就会发生疼痛[121, 122]。

21.4 肌腱愈合

肌腱断裂是由于急性创伤或削弱肌腱的慢性退化引起的。断裂后，肌腱会愈合，以修复受伤的肌腱并恢复功能[57]。

对肌腱缺乏详细分子和组织病理学的研究阻碍了我们对肌腱愈合机制的理解[123]。肌腱愈合研究主要是对横断的动物肌腱或断裂的人类肌腱进行的，与人肌腱病愈合的相关性尚不清楚[58]。

21.4.1 肌腱的愈合阶段

一般而言，受伤或受损肌腱的愈合过程经历了三个重叠的阶段，并具有独特的细胞和分子级联反应：①炎症期；②增殖期；③重塑期[123]（表

21.5)。

21.4.1.1 炎症期

愈合的炎症阶段在损伤后立即开始，持续长达 7 天。在起初的止血过程中，红细胞和血小板进入损伤部位。血小板聚集并形成纤维蛋白凝块以稳定损伤，同时释放促炎细胞因子来募集免疫细胞，主要是中性粒细胞[57]。在最初的 24 h 内，单核细胞和巨噬细胞占主导，吞噬坏死组织。然后，血管活性因子和趋化因子释放，启动血管生成。肌腱细胞增殖和细胞外基质形成[58, 124]。

分泌的血管生成因子能启动血管网络的形成。该网络负责使损伤部位新形成的纤维组织存活。尽管该过程复杂且随机性强，但已经证明血供的减少阻碍愈合，最初的血管生成反应是必须的[125]。

接着，肌腱细胞逐渐迁移到伤口，细胞外基质成分，主要是Ⅲ型胶原，由招募的成纤维细胞合成[123]。

在最初的炎症阶段进行，机械拉伸不利于愈合[126]。

21.4.1.2 增殖期

愈合的增殖阶段以损伤后 3 ~ 7 天开始，持续数周。在此阶段，肌腱细胞和巨噬细胞增殖并启动组织合成。一开始Ⅰ型胶原的产生减少，而Ⅲ型胶原的合成在此阶段达到峰值。细胞外基质主要由大量随机排列的胶原及非胶原组成，包括蛋白多糖和 GAG，可保持组织中的高水分含量[57]。

在愈合阶段进行被动拉伸可诱导肌腱细胞合成胶原，增加抗张强度、肌腱直径、蛋白多糖、胶原蛋白的交联，并和减少肌腱粘连[127-129]。

21.4.1.3 重塑期

愈合的重塑阶段开始于损伤后约 6 周，持续 1 ~ 2 年，取决于患者的年龄和疾病[58, 123]。这一阶段可分为巩固阶段和成熟阶段[130]。巩固阶段从大约 6 周开始，持续长达 10 周。在这一时期，修复组织从细胞变为纤维组织：随着组织的纤维化（Ⅲ型胶原替换为Ⅰ型胶原），细胞数量和基质产量均下降。在这个阶段肌腱细胞保持高代谢水平，肌腱细胞和胶原纤维开始沿着肌腱的纵轴逐渐恢复肌腱的刚度和抗拉强度[58, 123]。成熟阶段在大约的 10 周后开始，纤维组织在一年内逐渐转变为瘢痕样肌腱组织[131, 132]。在此阶段的后半段，肌腱细胞代谢和血管化下降[133]。

虽然重塑过程可以改善拉伸机械性能，但修复后的组织仍然是纤维性瘢痕，永远不会完全恢复到损伤前的结构、成分或功能[57]。

21.4.2 肌腱愈合过程的化学调控

在整个愈合阶段，肌腱的愈合过程是由多种分泌分子[134]复杂调控的。这些分子在生物反应的发生和发展中起着至关重要的作用。了解每个分子的作用有助于阐明肌腱愈合的潜在机制，了解

表 21.5　肌腱愈合的三个阶段（炎症、增殖和重塑期）及其持续时间

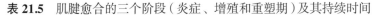
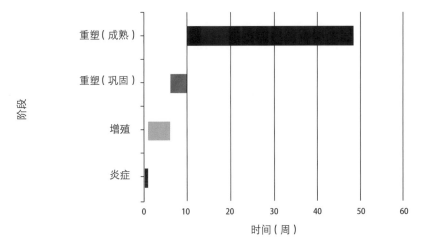

导致愈合失败的机制[57]。

21.4.2.1 分子变化

1. 在炎症阶段，侵袭性炎症细胞产生炎症细胞因子，如 IL-6 和 IL-1β。参与这一阶段的其他分子包括 bFGF、IGF-1、NO、PDGF、PGE₂、TGF-β、TNF-α 和 VEGF（表 21.6）。

2. 在增殖阶段，有许多生长因子，如 bFGF、BMP-12、BMP-13 和 BMP-14（也称为 GDF-5、GDF-6 和 GDF-7）、IGF-1、MMP、PDGF、P 物质、TGF-β 和 VEGF 等（表 21.6）。

3. 在重塑阶段，分别涉及 GDF-5、GDF-6 和 GDF-7、IGF-1 和 TGF-β（表 21.6）。

IL-1β 是一种细胞因子，可促进炎症、其他炎症因子和分解酶的表达，以及细胞外基质的降解和 I 型胶原合成的下调。在肌腱损伤的情况下，其水平显著上调。这种炎症反应对于将免疫细胞和肌腱成纤维细胞募集到损伤部位以及促进其他重要因子（如 TGF-β 和 PDGF）的表达和细胞外基质合成是必需的[57, 135]。

FGF 属于细胞因子家族，在细胞迁移、血管生成和细胞增殖中起着重要作用，由成纤维细胞和炎症细胞共同表达[57]。FGF-1 和 FGF-2（也称为 bFGF）在成人肌腱组织中含量最丰富[136, 137]。Chang 等[138] 在成熟肌腱细胞、腱鞘愈合部位周围的成纤维细胞和炎症细胞中发现 bFGF 的 mRNA 上调。bFGF 在愈合过程的早期升高[139, 140]，bFGF 可促进早期肌腱愈合[141]。

BMP 家族是 TGF-β 超家族的一部分，它刺激骨形成和肌腱愈合。BMP-2 和 BMP-7 是常见的成骨因子，在骨再生中起作用，已用于腱 - 骨的愈合；BMP-12、BMP-13 和 BMP-14 又分别称 GDF-7、GDF-6 和 GDF-5，影响肌腱组织的形成和分化，并促进纤维形成[57]。BMP 在肌腱愈合过程早期升高，此后逐渐降低[139, 140]。它们增强了肌腱的愈合，BMP-13 参与了早期的肌腱愈合反应，BMP-12 参与了肌腱的愈合和维护，BMP-14 对成熟肌腱的维持和动态平衡是必需的[136, 137]。

IGF-1 在愈合的形成和重塑阶段可能特别重要[123]。在炎症阶段，IGF-1 家族刺激成纤维细胞和炎症细胞向损伤部位的迁移和增殖。它还在增殖和重塑阶段增加了 DNA 的合成，以及 GAG、蛋白多糖和胶原的产生[136, 137]，还表现出抗炎作用，减少肌腱损伤后的功能缺陷并加速恢复[142]。在损伤后恢复 3 周的兔子韧带和恢复 4 ~ 8 周的马肌腱中发现 IGF-1 mRNA 和蛋白表达水平升高[143, 144]。

MMP 是 24 个锌依赖性内肽酶家族，其无活性前体通过蛋白水解后被激活[145]。MMP 是细胞外基质网络重塑的重要调节剂，其水平在肌腱愈合过程中会发生变化[109, 110, 146]。这些蛋白酶的许多亚型参与了肌腱重塑和修复[57]。TIMP 是平衡 MMP 降解和修复功能所需的内源性抑制剂[16]。在大鼠屈肌腱撕裂模型中，MMP-9 和 MMP-13（胶原酶 -3）的表达在手术后 7 ~ 14 天达到峰值[58]。手术后 MMP-2、MMP-3 和 MMP-14（MT1-MMP）的水平升高，并在 28 天维持高值[147]。这些发现

表 21.6　肌腱修复三个阶段发生的分子和组织学变化

	炎症	增殖	重塑
分子变化	IL-6、IL-1β bFGF IGF-1 NO PDGF PGE2 TGF-β TNF-α VEGF	bFGF GDF-5, GDF-6, GDF-7 IGF-1 MMP PDGF P 物质 TGF-β VEGF	GDF-5, GDF-6, GDF-7 IGF-1 TGF-β
组织学变化	红细胞 ↑ 血小板 ↑ 中性粒细胞 ↑ 单核细胞 ↑ 巨噬细胞 ↑	腱细胞 ↑ 巨噬细胞 ↑ Ⅲ 型胶原 ↑ 蛋白多糖 ↑ GAG ↑	巩固阶段 • 腱细胞 ↑ • Ⅰ 型胶原 ↑ 成熟阶段 • 腱细胞 ↓ • 血管化 ↓

表明 MMP-9 和 MMP-13 只参与愈合早期的胶原降解，而 MMP-2、MMP-3 和 MMP-14 在整个愈合过程中均参与胶原的降解和重塑[57,58,145]。

NO 是 NOS 由 L- 精氨酸产生的双原子高反应性自由基[57,58]。NO 可能在肌腱愈合的多个方面发挥作用[58]。高水平的 NO 与降解过程中 MMP 的活化有关，并由促炎细胞因子诱导。但是，NO 在伤口愈合过程中也发挥着作用，如血管生成、血管舒张、细胞增殖和胶原合成[57]。在大鼠跟腱切除术后 7 天 NOS 水平达到峰值，14 天恢复到基线[148]。在这项研究中，抑制 NOS 会减少愈合，导致横截面积减少，破坏负荷减少[148]。在慢性肌腱病中 NO 上调，在肌腱过度使用时过度表达[149]。

PDGF 存在于损伤后愈合早期以及整个重塑阶段[57]。在肌腱损伤后 PDGF 受体 β 的表达升高可持续 6 个月以上。这表明了 PDGF 在整个肌腱修复期间的重要潜在作用[150]。PDGF 促进趋化性、细胞增殖、DNA 合成、细胞外基质产生和表面整联蛋白表达，这对于机械转导具有重要意义[57]。它还在愈合过程中诱导其他生长因子如 IGF-1 的表达[136,137]。在细胞培养实验中，肌腱成纤维细胞增殖对 PDGF 的反应呈剂量依赖性[151]。

PGE2 是肌腱疼痛和炎症的介质。它在肌腱中会随着重复负荷的增加而增加，同时降低成纤维细胞的增殖和胶原产生[57]。另外，在细胞培养研究中，它降低了肌腱干细胞的增殖并促进成脂和成骨分化[152]。

P 物质是介导疼痛的神经递质[153,154]，存在于初级传入神经中。它可能调节成纤维细胞中 MMP 和 TIMP 的基因表达[155]，并且使 MMP 和 TIMP 的调控发生变化。此外，P 物质促进细胞释放前列腺素、组胺和细胞因子[156,157]。P 物质和降钙素基因相关肽（calcitonin gene-related peptide, CGRP）水平在增生期达到峰值，表明在该阶段可能发挥作用。P 物质还会因肌腱损伤和过度使用而增加，并与肩袖疾病引起的疼痛有关[158]。

TGF 属于细胞因子家族，主要通过 Smad 途径参与调节肌腱发育，调控伤口愈合中的瘢痕组织形成以及腱骨愈合。存在三种主要的亚型，TGF-β1、TGF-β2 和 TGF-β3[57]。在整个肌腱愈合过程中 TGF-β 维持高水平表达和活性[159,160]。

周围腱鞘的肌腱细胞和浸润细胞显示 TGF-β1 mRNA 表达增加[161]。相应地，还发现在修复区 TGF-β1/ 3 受体（CD 105；内皮糖蛋白）的表达上调[162]。Juneja 等[163]发现 TGF-β 表达呈双相型，对应于愈合期间 TGF-β1 表达的早期高峰和 TGF-β3 表达的晚期高峰。Heisterbach 等[139]还发现了 TGF-β1 表达的早期和晚期高峰。TGF-β1 在组织愈合的炎症阶段上调，并有助于刺激胶原的产生和细胞增殖。TGF-β2 抵消了 TGF-β1 的作用，这表明在肌腱愈合中，亚型与适中的胶原合成之间可能存在平衡[136,137]。因此，确定适当的剂量和亚型的组合对于 TGF-β 在肌腱愈合中的成功应用至关重要[123]。此外，Ⅰ型和Ⅲ型前胶原和 mRNA 的表达呈 TGF-β 剂量依赖性增加[164,165]。随着 TGF-β1 的加入，愈合肌腱的破坏载荷和刚度增加[164]。

TNF-α 是一种炎症介质，在肌腱损伤炎症期中升高，在肩袖肌腱病中也升高，并且与病理过程有关。此外，它直接影响瘢痕组织的形成，下调Ⅰ型胶原的表达[57]。虽然 TNF-α 可能在最初的炎症过程中是必要的，但在肌腱愈合的情况下减少 TNF-α 已经显示出改善的愈合性能[166]。

VEGF 在炎性阶段后，尤其是在增殖和重塑阶段[123]中活性增加。VEGF 促进了肌腱愈合中的血管生成[167]。这在肌腱退化、血液供应受损情况下和再生中都很重要。对此，理想的情况是有最好的毛细血管渗透性[125]。在肌腱损伤和修复过程中，VEGF 还可促进新血管形成，以帮助生长因子、细胞因子和炎症细胞的浸润[57]。这对于建立和维持腱内膜和腱外膜中存在的血管系统也是必不可少的[136]。在肌腱损伤后 7 ~ 10 天，在恢复到基线之前，VEGF 达到峰值，此时血管长入最多有 17 天。这表明受伤部位的细胞可能会通过 VEGF 的表达来调节血管生成[168]。

21.4.3 肌腱的内在和外在愈合

多年来，根据细胞群体的参与，提出了两种不同的治愈机制：肌腱内在和外在愈合[169]。最初认为肌腱缺乏内在愈合的能力，仅依赖于细胞从周围组织的迁移[57]。后来发现肌腱也具有内在愈合的能力[170]。现在人们认为这两种机制通常协同作用。

虽然内在和外在愈合均可发生，但不同的愈合方式可能主要取决于损伤部位[57]。例如，肩袖肌腱撕裂中以外在愈合为主，肩峰下滑囊和其他周围组织在很大程度上促进了愈合反应[171]。每种细胞的贡献也可能受创伤的类型、解剖位置、滑膜鞘和受伤部位运动量的影响[82, 172]。

21.4.3.1 内在愈合机制

在肌腱内在愈合中，存在腱外膜和腱内膜中肌腱细胞的增殖[173-175]。它们分泌胶原修复组织[57]。损伤后3天，内部细胞迁移到损伤部位，并继续保持高增殖率，直到损伤后7天[176, 177]。而外源细胞在损伤后立即出现在损伤部位，但它们保留的时间很短[57]。

腱外膜成腱细胞通过增殖和迁移启动修复过程[178-181]。内源性肌腱细胞有助于内在修复过程：与腱外膜细胞相比，内源性肌腱细胞可以分泌更大量和更成熟的胶原纤维[182]。尽管如此，腱外膜的成纤维细胞和肌腱细胞在修复过程中合成胶原蛋白，并且不同的细胞在不同的时间点可能产生不同的胶原类型。最初，胶原是由腱外膜细胞产生的，随后腱内膜细胞会合成胶原[183-187]。每种细胞类型的相对占比都可能受到持续的创伤类型、解剖位置、滑膜鞘的存在以及修复后运动引起的应力的影响[188]。肌腱细胞的功能可能会因来源部位不同而异。来自腱鞘的细胞产生的胶原和GAG少于腱外膜和腱内膜细胞。但是，来自屈肌腱鞘的成纤维细胞增殖更快[189, 190]。

内在愈合可以改善生物力学，减少并发症。特别是与外在愈合相比，由于附着力降低，它导致腱鞘内更好的滑动[191, 192]。

21.4.3.2 外在愈合机制

鉴于肌腱细胞的活性或修复能力较低[193-197]，所以外在愈合机制被激活。在此过程中，细胞会从周围的腱鞘、滑膜或腱旁组织中迁移到肌腱[58]。这些迁移的细胞会沉积胶原以促进肌腱的重塑，但也会导致粘连的形成，从而破坏肌腱的滑动。外在愈合还包括炎症细胞的入侵，其释放因子以促进受伤部位的愈合。祖细胞标记物在肌腱周围的细胞中有更高的表达。此外，肌腱周围细胞比内在细胞的迁移速度和复制更快，显示出更高的向肌成纤维细胞表型分化的潜力[57]。这表明它们可能有助于肌腱的重塑和异位分化的异常愈合[172]。

外在愈合过程的副作用是大量无序的胶原沉积，导致瘢痕组织的形成以及新组织与周围组织之间的粘连[169]。瘢痕组织会降低整体的力学性能，并且在以后的生活中再次断裂的概率增加[198]。此外，在愈合过程中伤口部位Ⅲ型胶原的浓度增加也可能导致力学性能降低[192]。即使经过长时间的恢复[199]，根据愈合阶段的不同，非胶原大分子的存在与排列在肌腱愈合过程中也会发生改变。例如，双糖链蛋白多糖的表达在肌腱再生的早期阶段上调，而核心蛋白聚糖的表达在重塑阶段增加[200]。外源性细胞流入伤口区域会导致健康肌腱中不常见的细胞数量增加（如血管内皮细胞、成纤维细胞和干细胞）[58]。这些细胞可以支配内源性肌腱细胞，尤其是对于细胞分泌，导致功能受损[201]以及与疼痛和功能受损有关的粘连形成[202]。

21.4.4 运动和力学负荷

在愈合过程中肌腱的机械环境影响愈合过程及其结果[203]。最佳的负荷环境可能会根据受伤类型和位置而差异较大，因此，了解适当的负荷环境可以获得肌腱修复合适的伤后康复策略[57]。

关于运动对人体肌腱影响的数据很少。因此，我们目前的大部分知识是基于动物研究的结果。然而，在解释动物研究时必须谨慎，因为未经训练的动物的结果不能与经过训练的动物的结果直接比较[58]。另外，活动受限的动物结缔组织质量和肌腱抗张强度很可能会下降，物理训练仅仅让这些参数恢复正常[42]。

石膏固定能改善肩袖撕裂中的腱骨愈合[57]。在大鼠模型中评估了制动固定对冈上肌腱修复的效果。与其他治疗方法相比，固定可在早期时间点改善基质组织，并在后期时间点改善肌腱的刚度和模量[204]。

虽然在这些情况下减少负荷可能是有益的，但完全无负荷可能不利于愈合，从而导致肌腱组织、结构和力学性能下降[57]。在动物模型中，通过肉毒杆菌毒素和石膏固定组合实现了完全无负荷。与单独石膏相比，这种方式显著降低了愈合肌腱的横截面积、极限载荷和刚度[205]。此外，在大鼠跟腱断裂模型中，与非固定组相比，长时间的石膏固定会导致与肌腱愈合相关的基因（BDNF、bFGF、NGF、IGF-1）的表达减少。这表明治愈潜力降低[206]。

虽然固定可能有利于某些肌腱的愈合，如冈上肌，但在其他情况下，固定是有害的。治愈的理想选择是早期固定[57]。

固定可减少肌腱中水分和蛋白多糖的含量，并增加可还原的胶原交联的数量[207, 208]。固定还会导致肌腱萎缩。但是由于较低的代谢率和血管性能，这些变化发生缓慢[209]。

在犬屈肌腱模型中，固定增加了外在愈合，或从腱鞘向内生长的修复组织，抑制了导致粘连的内源性反应[57]。相反地，在非固定组中，腱外膜细胞比腱鞘细胞具有更高的活性和更强的胶原产生[210]。此外，与延迟运动或固定相比，早期运动导致犬屈肌腱的极限载荷、刚度和关节活动范围增加。这些结果均说明更为成功的治疗效果[211]。

重复运动会增加人肌腱细胞中的 DNA 含量和蛋白合成[212]。对人肌腱细胞施加 15 min 的循环双轴机械应变也会导致细胞增殖[213]。在受伤的禽类屈肌腱上施加周期性载荷会导致腱鞘细胞向伤口处迁移[214]。在兔髌腱中，4% 拉应力的应用为防止细菌胶原酶造成的降解提供了保护[215]。临床研究表明在肌腱修复后及早运动是有益的，并提出了几种术后运动方案[216-220]。

在大鼠跟腱模型中，修复过程中的负荷增加了组织的力学性能，并诱导了肌腱发育所需基因的上调[221]。

最后，虽然一些肌腱需要负荷以获得最佳愈合，但过度负荷对肌腱可能与负载不足同样有害。这常见于肌腱损伤后恢复高水平活动的运动员或工人中。在大鼠肩袖撕裂模型中，损伤后恢复活动导致运动范围、肌腱刚度和模量下降[222]。所以肌腱损伤后在愈合过程中进行适当的机械负荷对于获得最佳的愈合效果是很重要的[57]。

细胞对负荷反应的确切机制仍有待阐明。然而，细胞必须以协调的方式对机械和化学信号做出反应[58]。例如，通过间隙连接的细胞间通讯对于在离体模型中引起促有丝分裂和基质形成是必要的[223]。

21.4.5　肌腱愈合的局限

尽管断裂的肌腱具有广泛的愈合反应，但在大多数患者中，尤其是老年患者，已愈合的肌腱的机械、结构、生化和生物学特性从未与未受伤的组织相匹配[57, 58]。在一项对绵羊跟腱的横断研究中，在 12 个月时其断裂载荷仅为正常的56.7%[224]。

肌腱愈合的一个主要限制是滑膜内肌腱损伤后粘连形成[225]。在受伤或手术时滑膜鞘的断裂使肉芽组织和周围组织的肌腱细胞侵入修复部位。外源性的愈合反应使外源细胞比内源性肌腱细胞占优势，使周围的组织附着在修复部位，从而导致粘连形成[58]。这些粘连限制了肌腱在鞘内的自然滑动和运动，而肌腱的自然滑动和运动是维持适当功能所必需的[226]。因此，有人提出了基于注射系统或植入装置的肌腱疗法，应当加强内源性并抑制外源性愈合，以便更好地恢复肌腱功能[227]。

肌腱愈合的另一个主要并发症是形成瘢痕组织代替天然肌腱。在愈合的重塑阶段，随着 I 型胶原产量的增加，修复组织从细胞转变为纤维。然而，该纤维组织发展成为了瘢痕组织，而不是天然肌腱组织。结果使肌腱变厚和变硬，仅能克服较低的单位机械强度。这就导致了愈合的肌腱质量及其功能活性低于健康肌腱。

最后，除了形成了瘢痕组织代替天然肌腱组织外，在腱 - 骨界面破坏的损伤中，自然止点部位的组织和成分也无法恢复。当肌腱愈合时，它不会再生肌腱与骨骼之间的过渡区域，而是形成带有材料间突兀界面、机械强度较弱的纤维性瘢痕组织，这种组织更易于再次断裂[57]。如果能尝试产生出自然的肌腱 - 骨骼过渡的增强方法，修复的效果将会得到极大改善[228]。

参考文献见本书数字资源。

第22章　肌腱损伤的新兴生物治疗

Gian Luigi Canata*、Valentina Casale、Angelo De Carli, Giacomo Zanon、Francesco Benazzo、Maria Concetta Rivellino、Alberto Vascellari、Francesco Oliva 著

刘　珅 译

22.1 引言

随着体育活动的日益盛行，肌腱损伤相关的运动损伤发病率迅速升高[1]。

肌腱问题是肌肉骨骼疾病发病的主要原因之一。据报道，在所有运动伤病中，疼痛性肌腱损伤所占比例为30%～50%[2]。

肌腱病变可由创伤或慢性退行性病变引起。它可以使肌腱更加脆弱，因而更容易发生断裂[3]。

除了采取预防措施以外，慢性病变的治疗策略还包括纠正生物力学，应用抗炎药物，采用冲击波或电磁场刺激等仪器治疗，使用透明质酸或生物制剂，如富血小板血浆或生长因子[4]。对于急性肌腱病变，仍应选择手术治疗。手术方式为肌腱修复或肌腱重建术（采用不同的移植物或材料）[5]。

肌腱愈合是一个缓慢的过程。该过程包含多个阶段，涉及从炎症因子募集再到生长因子和修复细胞的参与[6]。众所周知，在肌腱愈合的过程中经常会形成较差的纤维化瘢痕组织或者纤维粘连，而这些组织改变了肌腱的结构和功能[7]。

再生医学的方法可用于治疗因衰老、疾病或广泛病变导致肌腱组织愈合不良的患者[8]。

在肌腱愈合过程中，值得注意的是肌腱组织内不仅仅含有肌腱细胞。根据最新报道，肌腱组织内存在一种特定的细胞群，即肌腱源性干细胞（tendon-derived stem cells, TDSC）。它们具有自我更新和多向分化的特点[9]。从此，人们对肌腱愈合的认识取得了长足的进步。

说到"骨科的生物治疗"这个术语，我们用它来描述生物衍生材料等的临床应用，其目的是刺激肌肉骨骼组织的修复或再生[10, 11]。

在再生医学中，细胞、组织和器官替代物用来改善骨折、受伤肌肉、肌腱和韧带愈合过程[12]。随着生物治疗的发展，逐渐出现了几种可以增加修复强度和能力的方法，同时这些方法还能缩短手术后的恢复时间[13]。

再生材料包括骨移植、自体血注射、富血小板血浆、自体条件血清和间充质干细胞（MSC）等干细胞。

使用生长因子治疗肌肉骨骼损伤是相对较新的方法。首先被提出的是重组生长因子，但由于其成本高，在使用上逐渐受到限制。而在这一方面，自体血液产品具有优势[14]。同时在治疗中，得益于科学和技术的创新在临床实践中的引导作用，物理治疗也在不断地改进。

它们的使用原理遵循肌肉骨骼单元的固有特性：肌肉的血供丰富，但损伤后再生能力较差；而肌腱的血供较差，因而愈合不完全[12]。

再生材料一旦被植入宿主体内，它就必须存活下来。供体干细胞的再生潜能受到性别、年龄和疾病状态的影响[8]。

本文的目的是阐述新兴生物治疗方法在肌腱损伤的应用前景。

22.2 富血小板血浆在肌腱病中的应用

22.2.1 跟腱病

肌腱病的保守治疗通常从休息、活动调整、矫正鞋或鞋垫、物理治疗和离心性负荷锻炼开始[15]。

对保守治疗6个月以上无效的难治性肌腱病患者，肌腱周围注射富血小板血浆可能是另一种

治疗方法，但目前的研究存在一定的争议。

一些已发表的随机对照试验（RCT）表明，注射富血小板血浆治疗跟腱病变的临床效果并没有显著改善。Kearney 等[16]和 de Vos 等[17]不支持使用富血小板血浆治疗跟腱病变，因为它没有比单独的传统治疗方法显示出更多的优势。

De Carli 等[18]研究了富血小板血浆在跟腱断裂中的应用。他们报道：在跟腱断裂治疗中，加用富血小板血浆对于跟腱结构和功能恢复效果与不加用富血小板血浆相似。因而认为，在跟腱断裂的手术治疗中，加用富血小板血浆并不会带来更好的临床效果和功能。

22.2.2 髌腱病

Dragoo 等[19]证实：应用标准化离心性锻炼和超声引导下富白细胞的富血小板血浆注射，相较于单独锻炼或单独注射更能加速髌腱病的恢复，但富血小板血浆的优势随着时间的推移而逐渐消失。

Zajni 等[20]指出，对于慢性髌腱病变，连续两次注射富血小板血浆比单次注射富血小板血浆的治疗效果更好。

Liddle 等[21]在最近一篇系统评价中指出，富血小板血浆是治疗难治性髌腱病的一种安全且有前途的疗法，然而，尚无证据证实其优于其他疗法。

22.2.3 足底筋膜炎

Acosta Olivo 等[22]在最近的一项随机盲法研究中发现，对于足底筋膜炎患者，分别在病灶内采用皮质类固醇注射和富血小板血浆注射治疗，其疗效差异无统计学意义。他们推断，当保守治疗对足底筋膜炎患者无效时，可使用富血小板血浆注射进行治疗，因为其疗效等同于皮质类固醇注射。然而，该疗法的不足之处是制备富血小板血浆所需的成本和时间较高。

22.2.4 网球肘

尽管目前文献中所报道的研究存在争议，但在近期一篇关于肱骨外上髁炎治疗的综述中，Murray 等[23]指出，在物理治疗无效的情况下，富血小板血浆注射是一种治疗网球肘重要且有效

的方法。

22.2.5 肩袖肌腱病

目前的最高级别证据表明，在关节镜下修补肩袖时使用富血小板血浆并不能普遍降低再撕裂率或提高临床疗效评分。然而，在以下几种特定条件下使用富血小板血浆治疗将有降低复发率的趋势：应用固体富血小板血浆基质、在肌腱 – 骨界面应用富血小板血浆、在双排修复中应用富血小板血浆以及在小型和（或）中型肩袖撕裂中应用富血小板血浆[24]。

另一项研究表明，在一年随访期后结果发现富血小板血浆注射在改善慢性肩袖肌腱病患者的生活质量、疼痛、功能障碍和肩关节活动范围方面的疗效与康复锻炼安慰剂相似[25]。

在骨科运动医学中，注射富血小板血浆对上述解剖结构损伤的加速愈合具有重要意义。然而，绝大多数已发表的文献都是Ⅲ级和Ⅳ级证据。其中，富血小板血浆注射对髌腱病治疗有益。而在跟腱病的治疗中，并不推荐使用富血小板血浆。它既不是保守治疗的方法，也不能增强外科手术的疗效。在大多数高证据等级的研究中，注射富血小板血浆可以改善肘关节外侧肌腱病，但缺乏证据证明富血小板血浆注射优于更为简便的全血注射，因此其在临床实践中的应用仍然是未知的。对于肩袖疾病，绝大多数的外科 RCT 都没有显示出有益的效果，而目前关于富血小板血浆在肩袖损伤中的保守治疗应用仍缺乏相应证据[26]。

进一步研究将会对满足疗效所需的最佳生长因子、血小板、白细胞浓度以及合适的给药方法和在不同组织中注射富血小板血浆的时机提供更多信息，以期获得最佳的临床应用策略。循证医学指南尚需要更多同质性高、具有可重复性的 RCT，以解决目前富血小板血浆应用中的问题。

22.3 MSC 在肌腱撕裂中的应用：定义、类型和来源

干细胞是具有多向分化和自我更新功能的细胞。它们可以建立子代细胞系用于组织再生[27]。干细胞被视作生物治疗的基础，可被获取扩增，

并且具有很大的异质性。这些特性使干细胞引起各个科学领域极大的兴趣[28]。干细胞的独特之处在于，它可以在维持干细胞库特性的同时产生子代细胞。这些子代细胞最终分化为特定组织。

干细胞可分为三大类：

1. 全能干细胞　这类干细胞可以分化为机体的任意细胞系，如人类胚胎干细胞。它们来源于人类发育过程中的囊胚期。

2. 多能干细胞　这类干细胞可以分化为机体中除了滋养层细胞外的任意细胞系。

3. 定向多能干细胞　这类干细胞只能分化为少数特定组织的细胞系。

MSC 是一种特殊的定向多能干细胞亚型。它们可以从骨髓、脂肪、滑膜、骨膜或其他间充质组织中分离出来[29]。研究证明，这些细胞有助于软骨、骨、脂肪、肌肉、肌腱、皮肤和神经组织的再生[30, 31]。

MSC 有三个主要特征：多向潜能，可贴壁生长，以及细胞表面表达干细胞特异性抗原，而不存在用于识别其他细胞系的阴性标志物，如造血和内皮细胞的标志物（如 CD 14、CD31、CD34 和 CD35）[32, 33]。

骨髓是 MSC 的常见来源，特别是髂嵴。从骨髓中提取的干细胞称为骨髓 MSC。由于髂嵴位于皮下，容易触及，因此使干细胞采集过程较为简便。骨髓可从髂后上棘穿刺抽吸，所含的 MSC 可通过穿刺液浓缩而获得天然的干细胞[34]，或在实验室培养基中分离培养[35]以增加其数量再用于治疗。

脂肪组织是 MSC 的另一个常见来源。这种来源的 MSC 通常被称为脂肪 MSC。相较于骨髓 MSC，这种干细胞更易于获取[36]。

有研究比较了骨髓 MSC 和脂肪 MSC 的特性。它们在形态和免疫表型上没有区别，但在成骨分化或软骨分化的能力上存在差异[31]。Im 等的研究表明：脂肪 MSC 的成骨分化和成软骨分化能力低于骨髓 MSC[37]。也就是说，骨髓 MSC 分化为骨和软骨的能力强于脂肪 MSC[38]。

另一种更新的干细胞来源是诱导多能干细胞、它最初是成熟体细胞，经体外修饰后获得成体干细胞特性，如多向分化潜能[39]。有一些关于这类细胞的研究，但几乎仅用于体外实验。这是由于改性细胞的致瘤性和致畸性尚不清楚。

22.3.1 MSC在肌腱撕裂中的应用：体外和体内（动物）研究

干细胞在治疗骨不愈合、股骨头坏死、促进脊柱融合以及骨缺损或空腔填充中取得了令人鼓舞的疗效[40]。文献中一些动物实验证实：MSC 在肌腱撕裂治疗中具有重要作用。它们似乎可以通过生成纤维软骨组织而非瘢痕组织形成来促进肌腱愈合[39]。

动物实验表明 MSC 可以促进下肢撕裂肌腱的愈合。Nourissat 等证实，MSC 治疗后，跟腱愈合得以改善[41]。Ju 等研究发现，注射骨髓来源的 MSC 后，大鼠髌腱在力学和组织学方面的特征均得到改善[42]。Ouyang 等利用 MSC 修复大鼠前交叉韧带（ACL）撕裂，在 8 周时韧带的组织学和强度都得到了改善[43]。MSC 在肌腱愈合早期阶段似乎具有显著地暂时性促进作用。例如，Chong 等将 MSC 注射到大鼠损伤跟腱周围，术后 3 周的跟腱力学和组织病理学特性均得到改善，但术后 6 周时作用已不明显[44]。

目前也有将 MSC 治疗上肢肌腱撕裂的研究，尤其是用于肩袖撕裂。对冈下肌回缩经 MSC 注射 6 周后，收缩力、肌肉血管形成和肌细胞与脂肪细胞的比例显著增加。有趣的是，骨膜组织的形成层含有高浓度的 MSC，将其缝合于兔冈下肌缺损处，损伤处的力学性能得到了改善[45]。

然而动物模型中发现的结果往往不能直接用于人体。这是因为在动物模型中撕裂是由人为造成的，所研究的肌腱通常仍然属于健康肌腱。而在患者中，撕裂通常是发生受损的、不健康的肌腱。另一方面，许多研究没有检查或测量肌腱的相关标记，因此很难确定注射细胞的转归。它们可能仅发挥促进愈合作用，而非力学载体本身，并且在术后几个月也不会消失。一些体外和体内研究证实，细胞注射后仅有一小部分细胞持续存在于靶点，而大部分细胞在注射 7 ~ 14 天后已无法被检测到[46, 47]。研究显示，这些细胞通过旁分泌因子减少炎症，促进血管生成[46-48]。

有证据表明，在动物模型中注射 MSC 存在不良反应，如异位骨化形成[49]，还有其他并发症，包括动物研究中的肿瘤（特别是肉瘤）形成[50,51]等。此外，有证据显示 MSC 对免疫系统有抑制作用，MSC 分泌高水平的 IL-6 和 VEGF，并下调树突状细胞上 MHC Ⅱ、CD40 和 CD86 的表达，从而抑制 T 细胞增殖。Caplan 和 Dennis 发现 MSC 分泌的因子能够抑制免疫反应、细胞凋亡和纤维化[52]。

22.3.2　负载MSC的支架设计

支架是组织工程中用于接种细胞的生物材料，为种子细胞提供了良好的基质环境，并提高了其再生潜能。支架必须与所使用的细胞类型相容，并为细胞接种和黏附提供足够的材料性能支撑。同时支架不能引起机体炎症反应，还要能够承受修复和愈合过程中产生的力学和微环境改变[27]。

目前对于接种和负载 MSC 的最佳支架材料尚无定论，已有多种合成和天然支架材料被研究。

合成支架包括聚乳酸乙醇酸共聚物（poly-DL-lactic co-glycolic acid, PLGA）、聚乙醇酸（poly glycolic acid, PGA）和聚乳酸（poly-L-lactic acid, PLA）[28, 53]。透明质酸、含石蜡制孔剂的丝素蛋白支架以及由 PCL/PVA/ 壳聚糖组成的混合纳米纤维支架是常用的天然支架（Rosenbaum）。有证据表明，使用成纤维细胞涂层的 PLGA 支架可以刺激接种的 MSC 成肌腱分化[54]。Yokoya 等的一项研究发现，应用 PGA 片修复兔肩袖缺损，可改善肩袖的力学性能以及Ⅰ型胶原特性和组织学特征[55]。Yao 等利用大鼠跟腱损伤修复模型，将 MSC 加入细胞黏附分子 1 和聚 L- 赖氨酸涂层包被的缝线中。这种 MSC 增强型缝线可以在损伤后 7 天和 10 天增加跟腱的早期修复强度，但这种修复优势并没有持续到后期[56]。MSC 的分化受支架材料和表面特性影响。MSC 在富含胶原的支架中可优先分化为肌腱干细胞前体，而富含纤维连接蛋白的支架则促进其成骨分化[57]。合成的富含微孔的支架在动物模型中治疗有效，但在人体中会被机体识别为异物，从而引起免疫反应或炎症，最终导致失败，因而限制了其临床应用[58-60]。应用天然支架不会导致免疫反应，但由于其机械强度差、孔径难以控制等缺陷限制了应用[61]。

22.3.3　MSC在肌腱撕裂中的临床应用与临床研究

目前有关 MSC 在骨科临床中应用的研究相对较少，其中大多数研究聚焦于干细胞在骨再生方面的能力，如股骨头缺血性坏死。此外，在脊柱手术和足踝手术中也取得了成功[62, 63]。一些研究显示，将 MSC 用于治疗肘关节肱骨外上髁炎，在结果评分、超声表现、疼痛和机械性能方面有着良好的改善[64, 65]。在一项研究中，60 位髌腱病患者分别接受了皮肤来源的腱细胞样细胞（n=33）或血浆（n=27）治疗[66]。干细胞治疗组的临床评分（VISA评分）有所改善，并伴有肌腱厚度显著减少。超声显示两组肌腱低回声和损伤大小均有改善。目前仍不清楚干细胞的理想采集部位。一些研究报告称，局部采集（即微骨折或骨钻孔）可取得良好的效果，从而避免了从脂肪组织或髂嵴采集时出现的供区并发症，例如，在肩袖撕裂修补或肩峰成形术中通过大结节微骨折或钻孔采集 MSC。在手术过程中，即使是关节周围滑膜也可以作为干细胞的来源，从而减少新的韧带撕裂发生率[67, 68]。

迄今为止，尚无人体临床研究报道发现与动物模型中一样令人满意的结果，因为动物模型中良好的结果存在一定的前提条件。首先，在许多动物研究中，MSC 在注射或植入前会进行培养和扩增，从而赋予了它们天然潜能。而这在人体临床研究中存在一定的伦理问题，因为细胞在培养和扩增时可能会发生突变和表型改变，导致肿瘤形成的风险。在临床中通常不进行细胞预扩增，而是在相同的手术室，从骨髓中抽吸出来后直接注射或移植，从而把感染风险降到最低[69]。

由于肌腱的再生能力差，这极大地鼓励了通过寻求新的方法来解决肌腱撕裂后修复问题的研究。在动物模型中发现的结果令人鼓舞，但在临床实践中缺乏支持干细胞使用的临床证据。因此，目前还不建议常规使用干细胞。

还需要进一步的研究来确定 MSC 是否可以作为增强肌腱愈合的有效治疗方法。此外，这些细胞的长期安全性以及它们接种和生长的最佳支架，必须通过更大规模的动物模型研究和随访时间更长的 RCT 来证明。

22.4　肌腱增强术

临床中在治疗肌腱断裂和肌腱病变时常常涉及手术修复。当损伤的肌腱无法直接缝合或后期可能出现愈合失败时，快速准确的诊断和手术干预的时机是防止肌腱退变和磨损的关键。

文献中常对"慢性损伤"一词有所混淆 [70]，并且对于肌腱增强术缺少明确的手术指征。如果我们考虑到解剖结构不同（如肩袖和跟腱），或者肌腱实质部、肌腱－骨结合部和肌腱－肌肉连接部的愈合过程中存在的生物学差异，则更为明显地缺乏手术指征 [71]。较大的肌腱缺损或再断裂的处理是骨科医师面临的难题。更直观地说，肌腱组织损伤清理后应进行肌腱增强术 [72]。与正常肌腱组织相比，增强后的肌腱生物活性通常较低，而且在再移植过程中，仍不明确细胞和分子发生的改变以及新生肌腱的生物学 [73, 74]。

Pajala 等证实，新鲜跟腱全断后，采用增强修补术治疗的效果并不优于单纯端端修复术治疗的效果 [75]，并且这一理念可以用于所有有足够组织可供直接修复的急性肌腱断裂。

肌腱增强术为增强肌腱结构提供了更有效的处理方式 [76]。外科医师可以采用以下方法处理这些损伤：

1. 自体肌腱　从个体的某一部位获取后移植到另一部位。
2. 同种异体肌腱　将组织从供体中获取后移植到同种异体。
3. 异种肌腱　从一个物种的供体中获取后移植到另一个物种的个体，如从动物到人类。
4. 合成材料　人工移植材料。
5. 组织工程移植物　包括生物支架、生长因子、基因治疗和 MSC。

肌腱和韧带同种异体移植和异种移植越来越受到欢迎，这两种方法可以克服自体移植供体有限和供区并发症的不足 [77]。

随着许多用于肌腱增强的手术方法和生物材料的发展，初步研究也证实这些生物材料可以提供有效的肌腱增强，具备巨大的治疗潜能，然而应用这些生物材料进行肌腱增强术仍缺乏可用的数据。此外，在不同的研究中，术后并发症的发生率也有所不同 [76, 78]。

目前，由于缺乏高质量的临床研究，对于较大的肌腱缺损或再断裂患者，我们更倾向于采用游离或带血管的自体肌腱移植。另一方面，关于再生医学和组织工程移植物，仍然需要越来越多的基础研究和随机临床试验。

22.5 增生疗法

增生疗法，也称增殖疗法或再生注射疗法，是一种越来越受欢迎的基于再生注射的治疗方法，用于治疗多种肌肉骨骼疾病。增生疗法的使用可以追溯到 20 世纪 30 年代 [79]。当时可能是被用于治疗由韧带松弛造成的疼痛。增生治疗不同于其他再生注射疗法（如富血小板血浆和干细胞注射这些不需要其他生物制剂的疗法）。在第 3 版《韦伯斯特国际词典》中，增生疗法的定义为通过诱导新细胞增殖，使不完整的结构如韧带或肌腱获得康复 [80]。目前文献中报道的最常用的增生治疗方法是高渗右旋糖——一种简单的单糖，即葡萄糖 [81]。使用右旋糖增生疗法可能的作用机制是，注射右旋糖引起细胞渗透性休克，从而导致少量细胞刺激或坏死。这种有意在注射部位引起小规模细胞损伤，可引发炎症、肉芽组织形成、基质形成和塑形的伤口愈合级联反应，从而促进慢性损伤组织的局部愈合 [82]。根据创伤愈合级联模型，组织创伤会导致粒细胞大量浸润，随后募集单核细胞和巨噬细胞。巨噬细胞分泌多肽生长因子，进而募集和激活成纤维细胞。成纤维细胞在伤口处分泌新的胶原并最终收缩，导致组织收紧。当应力作用于新的组织时，胶原纤维将沿着应力的方向排列 [83]。

一项基础研究的结果表明，暴露于苯酚、甘油和葡萄糖后，小鼠前成骨细胞和髌腱成纤维细胞的细胞数量先减少，随后增殖增加。三色染色显示，增殖暴露 4 周后胶原合成增加 [82]。有证据表明，当系膜细胞、平滑肌细胞和牙龈成纤维细胞暴露于不同浓度的葡萄糖中时，可以刺激转化生长因子（TGF-β1）、血小板衍生生长因子（PDGF）、结缔组织生长因子（CTGF）、表皮生长因子（EGF）和 b- 成纤维细胞生长因子（b-FGF）的分泌 [84-88]。这些血小板源性生长因子和多种有丝分裂因子表达可能作为信号分子参与肌腱修复。

对于慢性肌腱疼痛和筋膜劳损的情况，使用增生注射疗法主要依据的是临床的成功经验 [89]。RCT 研究表明，有Ⅰ ~ Ⅲ级证据证实，在受损肌腱区域注射 10%～25% 右旋糖可以治疗跟腱炎、足底筋膜炎、肩袖肌腱病和肱骨外上髁炎 [90-94]。

22.5.1 跟腱炎

Yelland 等[90] 在一项三臂随机试验中比较了每周增生注射疗法、离心负荷训练以及两种联合疗法。受试者有 6 周或 6 周以上的实质跟腱病变。每周在每个压痛点注射含 20% 葡萄糖 /0.1% 利多卡因 /0.1% 罗哌卡因溶液，共治疗 4 ~ 12 次。最常见的压痛点位于跟腱的前外侧、跟腱的前内侧边缘以及距离跟骨附着点 2 ~ 7 cm 处的跟腱最后面部分。每个压痛点注射 0.5 ~ 1 ml 溶液，最多 5 ml。治疗次数取决于达到无痛活动所需要的时间或者受试者要求停止治疗。在初始治疗后 6 周以及 3、6 和 12 个月，对 VISA-A、疼痛、僵硬和活动受限评分、满意度等级和治疗费用等进行评估。到 12 个月时，VISA-A 达到最小临床意义变化值的比例分别为 73%（离心负荷训练组）、79%（增生疗法组）和 86%（联合治疗组）。VISA-A 评分在 12 个月时平均改善 23.7 分（离心负荷训练组）、27.5 分（增生疗法组）和 41.1 分（联合治疗组）。在 6 周和 12 个月时，离心负荷训练组的改善小于联合治疗组。与离心负荷训练相比，增生疗法能更早地减轻僵硬和活动受限，联合治疗能更早地减轻疼痛、僵硬和活动受限。与离心负荷训练相比，联合治疗每增加一个额外响应的增量成本则最低。

Maxwell 等[95] 针对 36 名患有慢性跟腱病的受试者进行了前瞻性病例系列研究，每 6 周在超声引导下跟腱内注射 25% 高渗右旋糖，直到症状缓解或无症状改善后，评价患者接受注射后的疼痛、效果满意度和超声改变。在治疗 6 周后，患者休息期间疼痛平均减少 88.2%（$P<0.0001$），正常日常活动期间疼痛平均减少 84.0%（$P<0.0001$），运动期间或运动后疼痛平均减少 78.1%（$P<0.0001$）。肌腱平均厚度由 11.7 mm 降至 11.1 mm（$P<0.007$）。肌腱的无回声裂隙或病灶数目减少 78%。肌腱回声 6 例（18%）增强，27 例（82%）无变化。新生血管在 11 例（33%）肌腱中没有变化，在 18 例（55%）肌腱中血管减少。其余 4 例肌腱在治疗前后均无新生血管。

Ryan 等[96] 进行了一系列前瞻性病例系列研究，采用与 Maxwell 等[95] 相同的增生治疗方案、结局指标和治疗计划。这项研究包括了 99 名患者的 108 根肌腱，都存在大于 6 个月的跟腱止点或中段处疼痛。从初始到最终平均为 28.6 个月的随访时间里，患者在跟腱中段的疼痛评分（休息，34.1 ± 27.7 ~ 3.3 ± 7.4 分、日常生活活动（activities of daily living, ADL，50.2 ± 25.6 ~ 9.5 ± 16.2 分）、运动（70.7 ± 23.3 ~ 16.7 ± 22.0 分）和在跟腱止点的疼痛评分上（休息，33.0 ± 26.5 ~ 2.7 ± 6.0 分；ADL，51.3 ± 25.4 ~ 10.0 ± 16.3 分； 运 动，69.6 ± 24.5 ~ 17.7 ± 29.1 分）都有明显改善。肌腱低回声区和腱内撕裂的大小和严重程度降低，而新生血管形成得到改善。疼痛症状的减轻与跟腱的某些超声表现的改善相对应。

22.5.2 足底筋膜炎

在一项双臂盲法试验中，Kim 等[91] 比较了采用自体富血小板血浆和增生疗法注射对于慢性顽固性足底筋膜炎患者的疗效。选取 21 例临床诊断为慢性足底筋膜炎的患者，通过超声明确诊断，并且采用如非甾体抗炎药、足底筋膜炎拉伸、夜间支具、足弓支撑或皮质类固醇药物注射等保守治疗无效后，随机分为两组。在超声引导下，于足底筋膜内注射 2 ml 自体富血小板血浆或 2 ml 15% 右旋糖 / 利多卡因溶液，共注射 2 次，每次间隔 2 周。增生治疗和富血小板血浆干预都可以显著改善疼痛水平，28 周时的缓解率分别为 17.1% 和 29.7%。右旋糖增生治疗组的平均足功能指数（foot function index, FFI）总分从基线时的 132.5 ± 31.1 分提高到 10 周时的 123.7 ± 47.4 分（改善 3.8%）以及 28 周后的 97.7 ± 52.5 分（改善 15.1%）。两个治疗组的临床改善都很显著，而且均超过 FFI 最小可察觉变化 11.9 的 2 倍。富血小板血浆组 FFI 总分和亚类分的平均缓解率（30.4%）高于增生疗法组（15.1%）。然而，在随访过程中均未发现显著的统计学差异。在疼痛和功能障碍亚类中，两组在最终重新评估时都有了显著改善。

Ryan 等[96] 对 20 名患有慢性足底筋膜炎的受试者（17 名女性）进行了前瞻性病例系列研究，以评估超声引导下 1.5ml 20% 葡萄糖 +0.5ml 0.5% 利多卡因注射对疼痛的治疗效果。经过 11.8 个月的随访，12 名患者的症状消失，4 名患者的结果良好（疼痛减轻 70% ~ 80% 并恢复活动），4 名患者的治疗完全无效。研究前后，所有项目的平均 VAS 评分均显著下降（$P=0.001$）：休息期间的疼痛水平从 36.8 ± 25.6 到 10.3 ± 10.9，日常生活活动期间的疼痛水平从 74.7 ± 20.8 到 25.0 ± 27.7，体力活动期间或之后的疼痛水平从 91.6 ± 9.2 到 38.7 ± 35.1。

22.5.3 胫骨结节骨骺炎（Osgood-Schlatter 病）

Topol 等 [97] 实施了一项随机双盲对照试验，涉及 54 名受试者的 65 例膝关节，以明确右旋糖注射、利多卡因注射与常规治疗减少患有胫骨结节骨骺炎的青少年运动员的运动改变和相关症状的可能性。注射方法为每月一次，持续 3 个月。对于在 3 个月后仍存在运动相关症状的受试者，将其实际注射药物透露给治疗医师和受试者，然后每月注射右旋糖，每月一次，直到症状消失或者病情恢复平稳后的 12 个月。在 3 个月时，与接受常规治疗（13/22）的膝关节相比，在右旋糖治疗组（21/21，$P=0.001$）和利多卡因治疗组（20/21，$P=0.034$）中，无运动改变的膝关节（Nirschl 疼痛阶段评分 <4 分）更为常见，而在右旋糖治疗组（14/21）中无症状的膝关节（Nirschl 疼痛阶段评分 0 分）比在利多卡因治疗组（5/22；$P=0.006$）或在常规治疗组（3/22；$P<0.001$）中更多。在 1 年时，在右旋糖治疗组（32/38）中的无症状膝关节比在仅用利多卡因治疗组（6/13，$P=0.024$）或仅用常规治疗组（2/14，$P<0.0001$）中更多。

22.5.4 腹股沟痛

Topol 等 [98] 对 22 名橄榄球运动员和 2 名足球运动员进行了一项前瞻性病例系列研究，目的是明确采用右旋糖增生疗法治疗因耻骨骨炎和（或）内收肌腱病所致的慢性腹股沟疼痛的疗效。根据触诊的压痛程度，每个月注射 12.5% 右旋糖和 0.5% 利多卡因到大腿内收肌起点、耻骨上与腹部交点和耻骨联合处，直到连续两次治疗后疼痛完全缓解或无改善。在最后数据收集时（治疗后 6 ~ 32 个月），24 名患者中有 20 名没有疼痛，有 22 名没有活动受限。疼痛的 VAS 量表测定显示：运动期间的平均疼痛从 6.3 ± 1.4 分改善到 1.0 ± 2.4

分（$P<0.001$），平均 Nirschl 疼痛阶段评分从 5.3 ± 0.7 分改善到 0.8 ± 1.9 分（$P<0.001$）。

22.5.5 肱骨外上髁炎

Rabago 等 [99] 在一项三臂 RCT 中比较了超声引导下的右旋糖注射疗法、右旋糖加鱼肝油酸钠注射疗法以及期待疗法治疗。在 32 例肘关节中，26 例成人慢性外上髁炎患者分别于 1 周、4 周和 8 周接受治疗。在治疗 16 周时比较了患者评分的网球肘评估（patient-rated tennis elbow evaluation, PRTEE）评分。右旋糖 - 鱼肝油疗法组［17.5 分（54%）］相对于期待疗法组［9.3 分（18%）］有显著改善（$P<0.05$），并且右旋糖疗法组在 PRTEE 功能亚量表上的改善优于期待疗法组（7.3 分比 5.4 分；$P<0.05$），而且在治疗 32 周时有进一步改善。采用握力测试仪测量对接受右旋糖增生注射疗法受试者进行测量，发现他们在 16 周时的握力超过了右旋糖 - 鱼肝油疗法治疗组和期待疗法治疗组的受试者（分别为 65.0 磅、0.9 磅及 18.7 磅；$P<0.05$）。在治疗 32 周时，右旋糖疗法（69.5 磅）和右旋糖鱼肝油疗法组（38.6 磅）两个注射治疗组的受试者的握力改善不再有显著差异（$P>0.05$）。

22.5.6 肩袖肌腱病

Bertrand 等 [94] 在一项三臂盲法 RCT 中对比了右旋糖增生注射疗法与单独将利多卡因注射至肩袖疼痛止点或止点上方（不注射于止点处）对疼痛性肩袖肌腱病的疼痛水平和退行性病变的影响。受试者接受每月注射 1 次并且连续注射 3 个月的治疗，在注射治疗的同时辅助程序化的物理治疗。在 9 个月的随访中，59% 的右旋糖增生注射疗法受试者与利多卡因治疗疼痛末端（37%；$P=0.088$）和利多卡因治疗疼痛末端以上部位（27%；$P=0.017$）受试者相比，疼痛改善大于 2.8（2 倍于肩袖肌腱病疼痛改善的最小临床意义变化值）。与将利多卡因注射至肩袖疼痛止点（4.7 ± 4.1；$P=0.079$）和将利多卡因注射至肩袖疼痛止点上方（3.9 ± 3.1；$P=0.003$）受试者相比，接受右旋糖增生注射疗法受试者的满意度为 6.7 ± 3.2。超声病理分级结果显示各组间无差异（$P=0.734$）。

总而言之，多项研究表明，右旋糖增生注射

疗法对肌腱病和筋膜病既能减轻疼痛，又能改善功能；右旋糖增生注射疗法与其他治疗方式（包括跟腱病的离心负荷训练，足底筋膜病的富血小板血浆治疗和肩袖肌腱病的利多卡因注射治疗）相比，可产生同等甚至更好的治疗效果。

在检查肌腱病和筋膜病的增生治疗安全性时，因注射导致的局部疼痛或不适是一种常见的副作用，通常会在第二天消失，少量或限量使用止痛药可能有助于某些患者的症状缓释。由于理论上会对一种或多种右旋糖增生注射疗法的机制产生干扰，因而非甾体抗炎药并不常规使用，尽管组织学证据并不支持这一理论[100]。另外，注射时还会出现少量出血。

关于不良反应[91, 92, 94-96]，许多研究人员报道，在应用增生注射疗法治疗后，无不良反应或并发症。并得出结论，高渗右旋糖具有"极好的安全性"。Yelland 等[90] 报道了一项不良反应。离心负荷训练组的一个受试者在打网球时出现了小腿部分肌肉撕裂。一位独立的医师并没有将此归因于离心负荷训练。

右旋糖增生注射疗法的少数绝对禁忌证包括局部脓肿、蜂窝织炎或化脓性关节炎。掌握患者的抗凝状态很重要，因为抗凝患者禁止注射。

小结

生物治疗是一个新的医学研究领域，旨在促进肌腱组织愈合。新的治疗方法层出不穷而且效果良好，但是进一步探索研究也很必要，从而更好地明确适应证、技术、模式、安全性和成本效益。

参考文献见本书数字资源。

第四部分
韧　带

韧带的组织学、成分、解剖学、损伤和愈合机制

第23章

John G. Lane、David Amiel 著

沈炜亮 译

23.1 引言

23.1.1 韧带和胶原

韧带是由紧密排列的胶原纤维束组成的结缔组织。纤维束沿着组织的长轴平行排列，以提供最有效的抗拉负荷。韧带在骨上的止点结构很好地适应了它们应有的功能。从韧带到纤维软骨再到骨，这一过渡性的转变实现了力的分散。相比于骨和止点周围的组织，韧带的断裂一般不发生在这种过渡区域[1-3]。韧带主要由胶原纤维构成，是一种致密、规则排列的结缔组织[4-6]。这些纤维组织短束将骨与骨相连接，限制和引导运动，并为内部结构提供支持。

胶原是哺乳动物中最丰富的动物蛋白，占所有蛋白的30%[7]。胶原分子组装成特殊的纤维，不仅使骨骼、软骨、皮肤、韧带和肌腱等组织具有完整的功能[8]，也为大多数器官提供了结构骨架。相邻分子间的交联是胶原纤维能够承受物理应力的必要条件。许多疾病的发生都是由于胶原的性质和组成发生了变化[7]。

23.2 韧带和肌腱的结构

虽然许多关于组织学的文献都将韧带和肌腱组织描述为"致密的、规则的结缔组织"[9-12]，但其实这两种结构的组织学特征是可以相互区分的[13]。用以区别的特征变量包括胶原束宽度、细胞形态、细胞大小以及卷曲度。波浪形卷曲是肌腱和韧带的特征，它在基质中呈现为规则的正弦形态。在偏振光下，我们能够对卷曲的周期和振幅进行很好的评估，而肌腱和韧带具有不同的结构特异卷曲模式。对于这种"手风琴样"的卷曲模式，有一种功能上的解释：它能够提供一个缓冲带，受力时在长轴上形成轻微的延伸，防止纤维的损伤。这种控制张力的机制充当了组织长轴的减震器。但是，当受力超过卷曲模式的生理力学极限时，韧带的结构就会发生不可逆的变化[14]。本章的重点是膝关节韧带，特别是前交叉韧带（ACL）和内侧副韧带（MCL）。我们将对这两条韧带以及肌腱和韧带各自的卷曲模式进一步描述。

在犬ACL中，位于中心的纤维束呈直线状或平面波状，而位于边缘的纤维束则呈螺旋状。在髌腱，所有纤维束呈螺旋波状。了解韧带的结构有助于了解ACL损伤后的修复以及移植手术后组织的再适应。这些组织学特征对了解人类韧带损伤很重要。

对ACL进行组织学评估，和髌腱一样，纵向排列的胶原束宽约20 μm。ACL的卷曲周期更短（45~60 μm），振幅小于5 μm。成纤维细胞位于胶原束的两侧，韧带中的成纤维细胞比肌腱中的多。ACL中的成纤维细胞呈圆形或卵圆形，在外观上与髌腱成纤维细胞有本质区别。细胞直径约58 μm，周长12~15 μm，细胞沿纤维束的边缘纵向排列（图23.1）。

相比之下，膝关节的MCL以杆状和梭形细胞最为显著。细胞的长度介于髌腱与ACL之间，长15 μm，宽25 μm。卷曲周期约为45 μm，振幅10 μm，胶原束宽度大约是20 μm。表23.1提供了肌腱和韧带的微观测量结果，包括细胞大小、形状、卷曲特性和纤维束宽度（表23.1）。

这些在形态和超微结构上的实质性差异可能反映了ACL和MCL在功能和环境方面的差异。

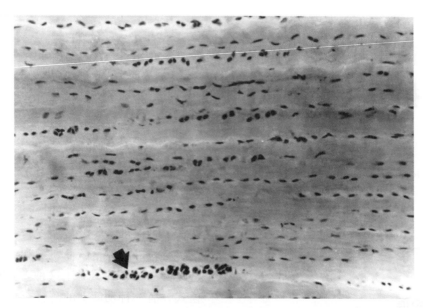

图23.1　正常 ACL 的组织学（HE 染色，×50）。注意：圆形的成纤维细胞、细小的纤维卷曲和一簇潜在的储备细胞（箭头）(From: Khatod M and Amiel D: Chapter 3, Ligament Biochemistry. In: Daniel's Knee Injuries, 2nd Edition/Pedowitz R, Akeson WH and O'Connor eds, LWW, NY, NY, 2003, Pg 34)

表 23.1　兔关节周围结缔组织的组织学观察概述

组织	胶原束（μm）	卷曲周期（μm）	卷曲振幅（μm）	细胞形状	细胞大小（μm×μm）
髌腱	20	120	15	纺锤形	（3~5）×15
跟腱	20	120	40	纺锤形	（3~5）×15
ACL	20	45~60	<5	圆形、卵圆形	（5~8）×（12~15）
MCL	20	45	10	棒状、纺锤形	（3~5）×15

From: Amiel D, Kleiner JB: Biochemistry of tendon and ligament. In: Nimni ME, Olsen B, eds. Collagen Biotechnology, Vol III. Cleveland: CRC Press, 1988, with permission. Also from Khatod, M, Amiel D: Ligament Biocemistry and Physiology. In: Pedowitz R, Akeson WH, O'Connor, eds. Daniel's Knee Injuries, 2nd edition, LWW, NY, NY, 2003, Pg 34

MCL 的细胞形态特征为成纤维细胞，而 ACL 的细胞特征与纤维软骨细胞相似。这些观察结果引出了 ACL 和 MCL 在功能、稳态和修复方面的差异等一系列深刻而重要的问题。

生化指标常用于评价胶原组织的结构性质，包括胶原的结构和类型、还原性和非还原性交联分析、蛋白多糖和糖蛋白。这些指标在研究软组织损伤和愈合和对运动的反应（以及制动的有害影响）中具有一定的重要性。只有对这些问题有更全面的认识，才可以打下坚实的科学基础，从而对各种治疗方法进行改进。但韧带的研究比较特别，因为大多数关于组织损伤和愈合的研究都是皮肤相关的，与韧带有关的较少 [15-17]。

23.2.1　韧带的胶原

韧带中的主要蛋白是胶原，但它不是单一的实体。它是哺乳动物中最丰富的动物蛋白，占所有蛋白质的 30%。胶原分子被细胞分泌后，在不同部位合成具有相应功能的特殊纤维，如骨、软骨、皮肤、韧带和肌腱等组织 [8]。胶原也为其他组织，如血管和大多数器官提供了一个结构骨架，而相邻分子间的交联是胶原纤维承受物理应力的必要条件。关于胶原分子官能团的研究已经取得了重大进展，包括分子的性质和位置等。组织胶原结构的修复和再生能力与人体的健康状况相关。一些疾病的病理特征就是胶原的过度沉积，常见于肝硬化、硬皮病、瘢痕疙瘩、肺纤维化和糖尿病等。在创伤或手术后，胶原的异常沉积可能损伤其功能，导致修复后粘连或愈合过程中瘢痕形成。此外，许多功能障碍性疾病是由胶原的性质改变引起的（如心脏瓣膜病变、骨关节炎、类风湿关节炎，以及先天性胶原蛋白疾病，如马方综合征、Ehler-Danlos 综合征和成骨不全等）。

23.2.2 胶原分子

胶原分子中氨基酸的排列如图 23.2 所示。每

隔三个氨基酸就有甘氨酸的出现。相邻的脯氨酸和羟脯氨酸出现得相对频繁，序列（甘氨酸 – 脯氨酸 – 羟脯氨酸）约占所有序列的 10%。三重螺旋结构产生三个对称的左旋螺旋链，相互缠绕之后形成一个相反的右手超螺旋结构，叠加了超螺旋之后的螺距约为 8.6 nm。这些链被称为 α 链，分子量约为 100 kD，包含约 1000 个间质胶原（包括 Ⅰ 型、Ⅱ 型和Ⅲ型间质胶原）的氨基酸（图 23.3）。每条链上的氨基酸之间的距离为 h = 0.201 nm，扭转度为 100°，每个螺旋有 3.27 个氨基酸残基，每

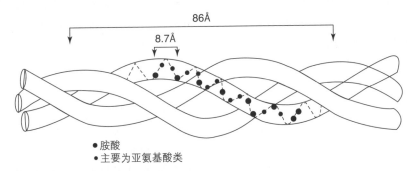

图 23.2　胶原的三重螺旋结构。单独的 α 链是左旋螺旋链，每圈大约有 3 个残基。这些链依次以右旋的方式缠绕在一起。在不同链上，相对的残基之间所形成的氢键（肽间氢键），可以对三重螺旋起到稳定作用。因此，这与发生在相同多肽链上氨基酸的 α 螺旋是不同的 (From: Amiel D, Sano S: Periarticular Ligamentous Tissue. In: Practical Orthopaedic Sports Medicine and Arthroscopy. Eds Johnson D and Pedowitz R. LWW, Philadelphia PA. Chapter 1, pg 6, 2007)

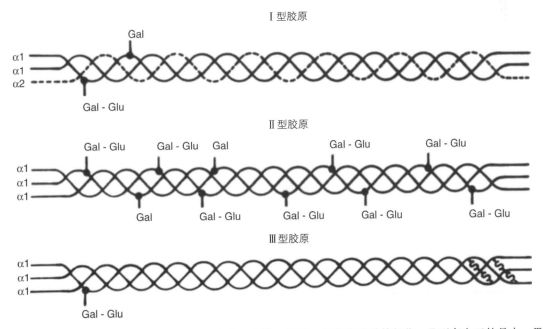

图 23.3　三种间质型胶原蛋白示意图。Ⅰ 型主要存在于皮肤、骨骼、韧带和肌腱等部位；Ⅱ 型存在于软骨中；Ⅲ 型存在于血管和发育中的组织中，并且是皮肤和其他组织中的次要成分。它们在链组成和糖基化的程度上存在差异。二硫交联只在Ⅲ型胶原中可见 (From: Amiel D, Sano S: Periarticular Ligamentous Tissue. In: Practical Orthopaedic Sports Medicine and Arthroscopy. Eds Johnson D and Pedowitz R. LWW, Philadelphia PA. Chapter 1, pg 6, 2007)

隔三个甘氨酸之间的距离为 0.87 nm。

单个残基在胶原结构中几乎完全伸展，而在完全伸展的链中的最大位移约为 0.36 nm。这样的间隔导致链与链之间无法形成除了氢键以外的键。除了这些分子内的构象模式，可能还有超分子的螺旋结构。最后，胶原分子通过"自组装"的过程形成纤维。

23.2.3 生物合成

在形成胶原纤维组成的细胞外网架过程中，参与生物合成的细胞需要先合成"前胶原"，然后这个分子被酶切去其非螺旋末端，产物在细胞外空间聚集成胶原纤维。前胶原分子已被鉴定为三种间质胶原（Ⅰ型、Ⅱ型和Ⅲ型）的前体。一些以 N- 氨基和 C- 羧基作为末端的前肽已被鉴定，初级序列也确定了。

α1 和 α2 链羧基端前肽的分子量为 30 000 ~ 35 000 kD，球状的结构不含有任何胶原样的结构域。这些前肽包含天冬酰胺连接的寡糖单位，而寡糖单位由 N- 乙酰氨基葡萄糖和甘露糖组成。一旦分子成型并转移到细胞表面，胶原中的这些延伸物就会被酶清除，然后胶原就会形成纤维。在许多结缔组织中以及胶原分泌细胞的培养基中，都可以发现这种选择性清除延伸物的酶。

23.2.4 基因表达

在软骨中发现Ⅱ型胶原后的 40 年间，许多其他种类的胶原被发现Ⅰ型、Ⅱ型、Ⅲ型、Ⅴ型和Ⅺ型胶原被归类为纤维形成型胶原。它们都表现出连续的、较长的胶原结构域，在合成阶段需要首先形成前胶原。基因克隆实验表明，Ⅰ型胶原基因是进化相关的，它们具有共同的祖先基因结构。人类的 17 号染色体包含了编码Ⅰ型胶原 α1 链的信息，而 7 号染色体编码了互补的 α2 链。一项比较了五种胶原纤维的研究表明，除了表达Ⅲ型胶原的基因和Ⅴ型胶原的 α2 链基因位于 2 号染色体上，所有其他基因均位于不同的染色体。

编码纤维形成胶原的基因很大，大小大约是功能性 mRNA 的 10 倍。许多外显子（编码序列）的长度为 54 个碱基对（base pairs, bp）。它们之间由较大的插入序列（内含子）分隔开来，插入序列的大小从 80 bp 到 2000 bp 不等。基因本身包含 38 000 bp，非常复杂。研究发现，这些基因的大多数外显子具有相同的长度。这表明胶原的祖先基因是由单个遗传单元的多次重复组装而成的，而这个单元包含了具有 54 bp 的外显子（图 23.4）。

本章的重点是韧带，并描述了 ACL 中特征性存在的两种胶原类型——Ⅰ型和Ⅲ型胶原。在 ACL 中Ⅴ型胶原蛋白的含量低于 1%。

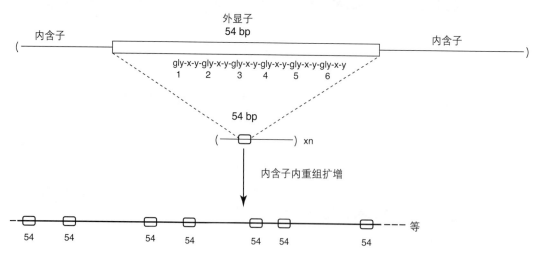

图 23.4 胶原蛋白的基因是由包含了 54 个碱基对的多个单元组成，每个碱基对对应 18 个氨基酸序列。这个最小序列的保守性和精确的反复表达，对研究蛋白进化过程提供了有价值的信息 (From: Amiel D, Nimni ME: The collagen in normal ligaments. Iowa Orthop J 1993; 13:49–55, with permission. Also In: Khatod, M, Amiel D: Ligament Biochemistry and Physiology. In: Pedowitz R, Akeson WH, O'Connor, eds. Daniel's Knee Injuries, 2nd edition, Lippincott, William and Wilkins, NY, NY, Pg 38)

23.3　蛋白多糖

蛋白多糖是由少量蛋白质与带负电荷的多糖链（GAG）结合而成的。在关节软骨中，蛋白多糖是构成大分子骨架的主要部分（约占组织干重的 30%～35%），但在韧带中蛋白多糖仅构成该骨架的一小部分，通常不到干重的 1%[13, 18, 19]。然而，蛋白多糖可能在形成细胞外基质以及与组织液相互作用方面发挥着重要作用 [20-27]。

韧带与肌腱、半月板和关节软骨一样，含有两类已知的蛋白多糖。一种是：较大的关节型蛋白多糖，含有较长的、带负电荷的软骨素和硫酸角蛋白链（多配体聚糖）。另一种是较小的蛋白多糖，含有硫酸皮肤素 [22-24]。由于带负电荷的长链，关节软骨型蛋白多糖倾向于向最大的结构域扩展，直到受到胶原纤维网的限制。因此，它们能在组织内保持水分，在受力过程中改变组织内的液体流动，并施加膨胀压力，从而增强组织的机械性能并填充胶原纤维之间的区域。

23.4　非胶原蛋白（糖蛋白）

这些分子主要由蛋白质组成，但其中也有许多含有少量单糖和低聚糖 [19, 22, 24]。虽然像纤维连接蛋白这一类的非胶原蛋白仅占韧带干重很小的比例，但它们对韧带细胞以及其生长环境的复杂相互作用，无论是在生长期、愈合期还是重塑阶段，均发挥着重要的作用。然而，其具体的作用还需要进一步研究。

纤维连接蛋白对于一系列细胞功能很重要，特别是那些涉及细胞与其周围细胞外基质相互作用的功能。纤维连接蛋白是高分子量的细胞外糖蛋白，其功能包括调节细胞内外基质的形态、细胞间黏附（包括细胞间的黏附以及细胞与基质的黏附）以及细胞迁移。在电镜下，纤维连接蛋白以细丝或颗粒的形式包裹在胶原纤维表面或与细胞膜相连接。纤维连接蛋白具有特殊的黏附结构域，区别于纤维蛋白、肌动蛋白、透明质酸、细胞表面因子和胶原蛋白。它们的功能是吸引和连接那些对于正常愈合和组织生长起关键作用的成分。

对兔韧带中纤维连接蛋白浓度的定量研究表明，与侧副韧带相比，交叉韧带中纤维连接蛋白的含量显著增加 2～3 倍 [13]。对于这种差异可以这样解释：交叉韧带被滑膜包裹，因此它相对于关节外韧带有更多更高层次的细胞结构。

韧带组织的自身修复以及对负荷变化的反应能力取决于细胞与基质之间的相互作用。正常情况下，基质大分子会缓慢而持续地被降解和取代。细胞必须合成新的大分子来平衡由于正常降解或微创伤造成的损失。在正常的受力过程中，基质保护细胞免受机械损伤，并将受力产生的信号传递给细胞。

细胞主要通过一组称为整合素的细胞表面蛋白与基质相连接。这些分子将基质的大分子（如纤连蛋白）与细胞内的骨架机械性连接。它们参与细胞黏附、迁移和增殖，并调节细胞合成新的基质大分子（图 23.5）。

23.5　生长因子

近年来生长因子是一类被广泛大量报道的多肽。已报道一些生长因子在局部应用后可加速皮肤伤口愈合 [28-30]。

损伤后血小板会移动到伤口部位，形成凝血块进行止血。血小板分泌肽，如 PDGF 和 TGF-β，这两种生长因子对损伤后修复过程的启动发挥了重要作用。这些因子对炎症细胞具有化学毒性，但似乎可以调节成纤维细胞的增殖和分化 [31-36]。伤口部位的炎症细胞随后释放其他多肽，如 bFGF 和 EGF。bFGF 可以促进血管生成，激活尿激酶型纤溶酶原参与新生血管反应，并促进伤口愈合 [37]。PDGF 在大鼠 MCL 损伤模型的实验中表明其对韧带愈合有良好的促进作用 [38]。在愈合过程中，富血小板血浆被证明可以促进胶原蛋白的重塑，提高细胞数量，并增加代谢活动 [39]。在犬损伤模型中，胶原 - 富血小板血浆水凝胶已被证明可以改善 ACL 的愈合 [40]。VEGF 也已证明可通过再生促进愈合 [41, 42]。

由于关节液将血凝块从韧带损伤部位冲走，可以推测损伤部位缺乏生长因子。缺少了生长因子和其他血凝块衍生物质必要的刺激，损伤的反应性很差。

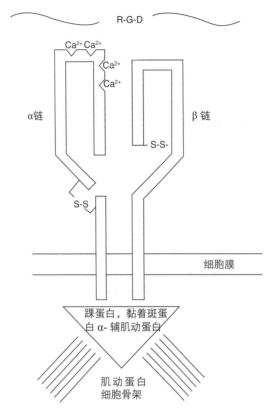

图 23.5 整合素的结构。这张典型的整合素示意图描绘了每个亚基巨大的球状胞外区域、单一短小跨膜的结构域和羧基端胞质区域。特殊整合素的细胞外配体结构域是由 α 链和 β 链的氨基末端联合组装形成。这些配体结合口袋利用配体肽链中的特定氨基酸序列完成配体的识别。最常被使用的三肽序列是：精氨酸 - 甘氨酸 - 天冬氨酸（R-G-D）。该序列参与了多种配体的结合，包括纤连蛋白、纤维蛋白原、血栓黏合素、玻连蛋白、层黏连蛋白和 I 型胶原蛋白。整合素的胞质结构域与含肌动蛋白的细胞骨架相连，可能通过了中间胞质蛋白的作用，包括踝蛋白、黏着斑蛋白和 α- 肌动蛋白 (From Khatod M, Akeson WH and Amiel D: Ligament Injury and Repair, Chapter 11. In: Daniel's Knee Injuries, 2nd Edition/Pedowitz, Akeson and O'Connor, LWW, NY, NY, 2003, Pg 196)

23.6 ACL 和 MCL 的细胞生物学差异

Lyon 等进一步揭示了细胞排列的差异[43]。在 MCL 中央 1/3 的深部有紧密的胶原纤维束，纤维束沿着韧带的纵轴排列。MCL 内纺锤状的成纤维细胞散布于胶原纤维束中。利用偏振光对 MCL 进行透射，发现胶原纤维呈高振幅、低频卷曲状，与相邻纤维束平行。MCL 成纤维细胞的排列角度方向与胶原纤维卷曲角度一致（图 23.6a）。在 ACL 中央 1/3 的深部也有紧密的平行的胶原纤维

束。它们沿着韧带的长轴排列。然而，纤维束被狭窄的空隙隔开，空隙中含有卵圆形细胞成串排列，就像串在绳子上的珍珠。ACL 胶原纤维束的卷曲形态为低振幅、高频率形态（图 23.6b）。此外，在狭窄空间内的细胞不符合相邻纤维的卷曲模式。人 ACL 的前内侧束沿着韧带长轴分为三个不同区域。这三个区域以梭形、卵圆形和球状细胞形态为特征。梭形和卵圆形细胞占据了 ACL 前内侧束的近端 1/4，并表达 α-SMA 亚型。在构成 ACL 远端 3/4 的球状区域，只有小部分细胞表达了 α-SMA 亚型[44]。这些细胞排列的差异可能代表了韧带的细胞谱。一端是典型的成纤维细胞 - 纤维细胞，另一端是软骨母细胞 - 软骨细胞[44]。但总的来说，MCL 在组织学上倾向于成纤维细胞 - 纤维细胞表型，而 ACL 细胞倾向于纤维软骨表型[43]。

为了解韧带损伤后的反应，需要对相关的细胞和生物学过程进一步讨论。ACL 与 MCL 之间的细胞差异包括表型、细胞排列、增殖、迁移、与基质的黏附、对机械力的反应和信号传导的差异等。Nagineni 等[45]研究了膝关节韧带的组织学，发现 MCL 细胞呈现典型的成纤维细胞形态，细胞呈细长的梭形。然而，ACL 细胞略大，呈卵圆形。我们实验室的 Lyon 等[43]报道了 ACL 细胞具有更多的纤维软骨特征。

在细胞质突起方面同样存在差异。MCL 成纤维细胞具有长形的胞质突起，向外延伸至周围基质。与此形成鲜明对比的是 ACL 细胞没有任何长胞质突起，细胞膜和相邻的胶原原纤维被无定形基质所分隔[43]。当这些细胞的纤维连接蛋白染色时，两种类型的细胞在细胞膜区域都表现出强烈的染色。主要的区别是，在 MCL 中，染色沿着突起一直延伸到基质，而 ACL 细胞缺乏较长的突起[43]（图 23.7）。Burridge 和 Chrzanowska-Wodnicka[46]发现 ACL 中代表应力纤维的微丝束比 MCL 多。这一结果支持了 ACL 细胞比 MCL 细胞能够形成更稳定的黏附斑块的结论。

已证实了 ACL 和 MCL 细胞增殖能力上的差异。ACL 外植体的细胞生长速度慢于 MCL，在体外的划痕实验中，同样显示更慢的结果[45]。在第 2 代和第 6 代 ACL 和 MCL 细胞的生长曲线中，均显示 ACL 细胞的增殖速度明显慢于 MCL（图 23.8）[47-49]。利用氚化胸腺嘧啶核苷掺入法检测

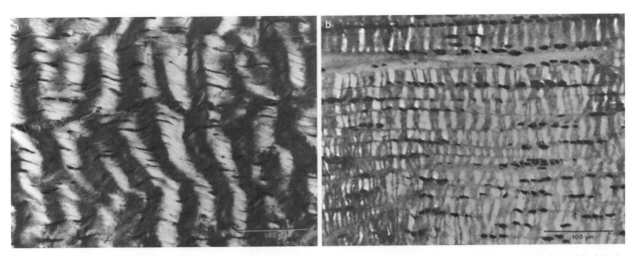

图 23.6 （a）MCL 中部的偏振光显微照片，显示了横切面上彼此大致平行的锐波形态。细胞体和突起与波的形状密切相关（HE，×50）。（b）兔 ACL 在偏振光下的形态，显示相邻束的波形排列稳态缺失。细胞没有紧紧地附着在基质上，排列不随基质的波形而发生形变 (From Khatod M, Akeson WH and Amiel D: Ligament Injury and Repair, Chapter 11. In: Daniel's Knee Injuries, 2nd Edition/Pedowitz, Akeson and O'Connor, LWW, NY, NY, 2003, Pg 191)

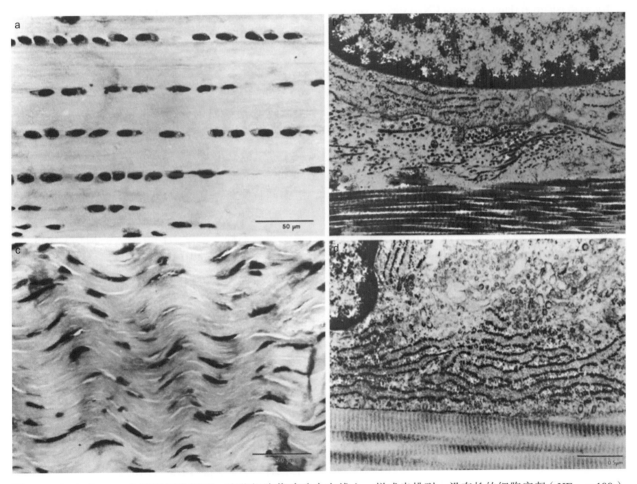

图 23.7 （a）兔 ACL 中部深层纵切面。这些细胞像珍珠串在线上一样成串排列，没有长的细胞突起（HE，×100）。（b）兔 MCL 中部深层纵切面显微照片。这些细胞呈纺锤形，胞质突起较长，其长度是细胞体长度的许多倍（HE，×100）。（c）兔 ACL 的高倍透射电镜显示一个无定形基质将细胞膜和邻近胶原纤维分开。成熟的胶原纤维不靠近细胞膜。（d）兔 MCL 高倍透射电镜显示成纤维细胞，其细胞膜与邻近的成熟胶原原纤维非常接近 (From O'Donoghue DH, Frank GR, Jeter GL, et al. Repair and reconstruction of the anterior cruciate ligament in dogs: factors influencing long-term results. J Bone Joint Surg Am 1971; 53:710–718, with permission.) (Also from Khatod M, Akeson WH and Amiel D: Ligament Injury and Repair, Chapter 11. In: Daniel's Knee Injuries, 2nd Edition/Pedowitz, Akeson and O'Connor, LWW, NY, NY, 2003, Pg 190)

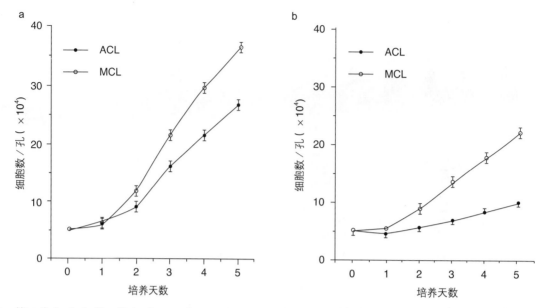

图 23.8 第 2 代（a）和第 6 代（b）ACL 和 MCL 细胞的生长曲线。结果来自 6 只兔子的 ACL 和 MCL 组织，分 6 批样本进行培养的结果 (From Nagineni CN, AMiel D, Green MH, et al. Characterization of the intrinsic properties of the anterior cruciate and medial collateral ligament cells: and in vitro cell culture study. J Orthop Res 1992; 10(4):470, with permission)

DNA 的合成情况，在对数生长期和融合培养结果都支持了这些细胞在培养中存在不同增殖率的结论 [45]。此外，将 ACL 细胞和 MCL 细胞进行体外培养，在细胞融合层制造一条划痕。48 h 后，在 ACL 培养基中的无细胞区将会看到单个细胞以非融合的方式出现。相比之下，MCL 培养的划痕无细胞区几乎完全被细胞所覆盖 [45]（图 23.9）。这些结果表明，与 MCL 细胞相比，ACL 细胞在损伤后增殖和迁移潜能较低。

另一个影响韧带成纤维细胞迁移的重要因素是纤维连接蛋白的表达 [50]。ACL 和 PCL 的纤维连接蛋白含量是 MCL 或髌腱的 2 倍。细胞生物学特征，如表型、细胞排列和卷曲模式、细胞的增殖和迁移揭示了正常 ACL 与 MCL 细胞内在特性上的差异。这些韧带细胞间的差异是产生不同修复机制的重要因素。

23.7 韧带损伤

膝关节韧带损伤是骨科医师最常遇到的韧带损伤之一。ACL 和 MCL 是维持膝关节稳定和正常功能的主要韧带 [52-55]。根据 Rockwood 等的分类，这些韧带损伤在临床上可以分为三度。一度为扭伤，累及最少量的纤维撕裂（微撕裂）或累及了小于 1/3 的韧带。有轻微的出血和肿胀，局部压痛，没有临床不稳定或松弛。二度扭伤累及更多的韧带纤维撕裂（1/3 ~ 2/3 的韧带），伴有更大的功能丧失、局部压痛和积液，但没有出现松弛或明显不稳。三度损伤有更大的损伤（超过 2/3 的韧带）、更明显的压痛以及膝关节松弛。膝关节松弛度在临床上可根据 3 级量表进行评估（1 级 = 0 ~ 5 mm，2 级 = 5 ~ 10 mm，3 级 ≥ 10 mm）。分级是根据查体时关节移位的距离来判断的，反映了韧带损伤的严重程度。

众所周知，ACL 对损伤的修复反应较差，几乎可以忽略不计 [57-61]，而 MCL 在大多数情况下甚至不需要手术修复就能迅速愈合 [59-62]。影响膝关节韧带损伤与修复的结构性因素有很多种：①损伤位置决定了修复细胞的类型，成骨细胞还是成纤维细胞；②侧副韧带损伤的大小可能影响了修复瘢痕的机械强度；③每条韧带的血供影响其营养状况 [63]，同时也有假设提出韧带在愈合过程中氧张力的变化可能是成功修复的重要调节因素；④韧带的位置是否在滑膜内可能对其修复的能力起重要作用。

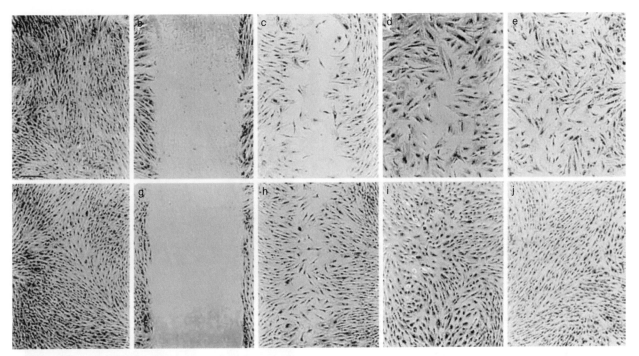

图 23.9 （a－j）ACL 和 MCL 培养物体外划痕试验的代表性图片。（a－e）ACL 培养。（f－j）MCL 培养。（a、f）对照培养。（b－g）划痕后立即记录。（c、h）24 h 后。（d、i）48 h 后。（e、j）72 h 后。标尺 =200 μm。所有图片的放大倍数相同 (From Nagineni CN, Amiel D, Green MH, et al. Characterization of the intrinsic properties of the anterior cruciate and medial collateral ligament cells: and in vitro cell culture study. J Orthop Res 1992; 10:473, with permission)

23.7.1　膝关节韧带修复的形态学

要了解韧带对损伤的愈合反应，就必须详细检查所损伤韧带的结构。韧带损伤的位置就是其中一个结构因素。Sherman 和 Bonamo[64] 发现近端撕裂（指韧带近端 20% 的损伤）占 ACL 撕裂的 80% 以上。中部实质撕裂或"拖把尾"型撕裂占所有撕裂的 10%，而撕脱占 ACL 损伤的不到 5%。Lyon 等发现 ACL 愈合不良的唯一例外是韧带的撕脱，即韧带从与之相连的骨附着处撕脱。撕脱伤的修复反应是由骨细胞来完成的，而不是 ACL 细胞。ACL 细胞并没有发挥有效的修复作用。ACL 偶尔会在损伤后下移，并附着在 PCL 上[65]。这种移位对于有运动需求的患者在功能上是不够的。MCL 实质损伤的位置似乎不会改变其功能修复的能力。但如前述，如果损伤与 ACL 撕裂同时发生，首先应该重建 ACL，否则 MCL 的愈合将伴随松弛表现[66]。

侧副韧带损伤的大小也被认为对最终愈合的机械强度很重要。Loitz-Ramage 等[67] 在兔膝 MCL 中制造了 8 mm 间隙损伤，对比 4 mm 的 Z 字成形术损伤。在 40 周、78 周和 104 周时进行了机械性能测试。结果显示，两种损伤模型所形成的瘢痕性能均明显低于正常水平，间隙损伤组的机械结构性能在所有时间点表现得更差。这些结果表明，如果在关节外的韧带有一个较大的初始间隙，那么容易形成长期的、机械性能薄弱的瘢痕。然而，临床研究显示缝合与闭合保守治疗对 MCL 的效果无明显差异。

为了研究手术修复方法在 ACL 修复中的作用，一种手术修复模型逐渐建立[68]。该模型可评估膝关节韧带固有愈合机制的结构性问题。在前期，Marshall 等[69] 采用一种技术，在兔模型中对 ACL 中部实质完全撕裂进行了修复的初步尝试（图 23.10）。术后 6 周，修复的韧带均无愈合迹象。所有样本均处于再吸收过程中，缝线骑跨在均匀、巨大的韧带缺损间隙之上。第二组以类似的方式进行手术，但添加放置了减张缝线，以减少残端间的间隙。术后 6 周，所有动物观察到相同的再吸收，但是依旧缺乏愈合反应表现。

为了限制残端回缩并确保模仿近似 ACL 撕裂，学者发明了一种"Z 字成形修复术"（图

23.10b）。术后 6 周，没有观察到愈合的迹象。这项技术的失败之处在于，ACL 残端撕裂后仍然会回缩，回缩后暴露的韧带末端会发生再吸收。

我们建立了一个仅横断韧带中段的模型（图 23.10e）。该模型通过保持内侧和外侧韧带的连续性，对韧带的生物力学稳定性产生最小的干扰。因此，撕裂的末端在撕裂后恢复期间彼此保持紧密的接触（图 23.11）。

在该模型中，暴露于关节液中的韧带表面区域仅局限于韧带断裂的位置，因此可以限制滑膜液中潜在的有害酶物质，使其难以进入损伤的区域。该模型通过以下两种抑制机制，很大程度上（虽然不是完全）可能导致 ACL 愈合失败的作用机制：①损伤部位的生物力学破坏；②韧带的酶降解以及滑液对成纤维细胞活性的抑制。在手术 ACL 撕裂模型中，经可重复实验验证，只有在小部分（5%）ACL 中观察到愈合反应（图 23.12）。

导致 ACL 和 MCL 愈合差异的另一个形态学原因是血供。MCL 的血供丰富，来源于膝内侧下动脉及其骨附着体[70]。ACL 的血供较差[70-72]。韧带旁的血管网穿过滑膜。这些血管横向进入韧带，并与韧带内的血管自由吻合。交叉韧带中部的核心部位血供不如近端和远端的核心部位。

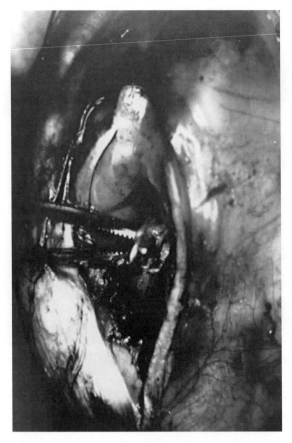

图 23.11 兔 ACL 中段部分撕裂 (From Khatod M, Akeson WH and Amiel D: Ligament Injury and Repair, Chapter 11. In: Daniel's Knee Injuries, 2nd Edition/Pedowitz, Akeson and O'Connor, LWW, NY, NY, 2003, Pg 187)

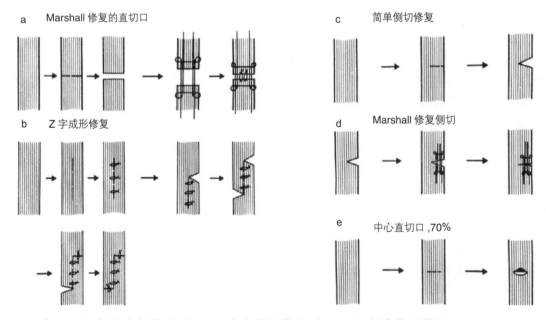

图 23.10 评估 ACL 愈合的手术模型。（a、b）完全撕裂模型。（c－e）部分撕裂模型 (From Amiel D, Kleiner JB. Biochemistry of tendon and ligament. In: Nimni M. Olsen B, eds. Collagen: biotechnology. Vol. 3. Cleveland, OH: CRC Press. 1988, with permission.) (Also from Khatod M, Akeson WH and Amiel D: Ligament Injury and Repair, Chapter 11. In: Daniel's Knee Injuries, 2nd Edition/Pedowitz, Akeson and O'Connor, LWW, NY, NY, 2003, Pg 186)

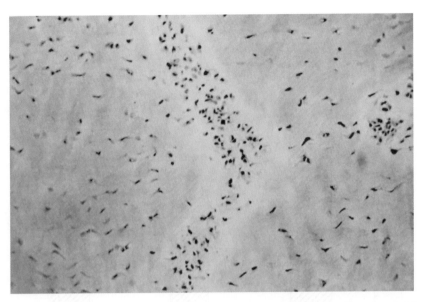

图 23.12　撕裂部位，术后 12 周（HE，×50）(From Amiel D, Kleiner JB. Biochemistry of tendon and ligament. In: Nimni M, Olsen B, eds. Collagen: biotechnology. Vol. 3. Cleveland, OH: CRC Press. 1988, with permission.) (Also from Khatod M, Akeson WH and Amiel D: Ligament Injury and Repair, Chapter 11. In: Daniel's Knee Injuries, 2nd Edition/Pedowitz, Akeson and O'Connor, LWW, NY, NY, 2003, Pg 187)

在影响韧带愈合的许多重要的形态学因素中，如机械力、血供和局部环境等，局部环境常用来解释交叉韧带愈合能力差的原因[73]。交叉韧带位于一个独特的环境。两条韧带都位于关节囊内，都被滑膜所包裹，使得它们不与滑液接触。滑膜只有几层细胞那么厚，将交叉韧带与浸泡在滑液中的其他关节囊内结构分开。在 ACL 损伤中，滑膜通常被撕裂，使磨损的韧带末端暴露于滑液中，而关节损伤后形成的血肿会释放大量潜在的破坏性酶。这就是滑膜关节内不良的局部环境。

滑液是由血的超滤液形成的[74]，已被证明会对韧带成纤维细胞产生刺激和不利影响[75,76]。Andrish 和 Holmes[75]证明了 ACL 在体外接触滑液时成纤维细胞的增殖能力减弱。滑液也被证明是 ACL 重要的生理营养传递途径[77]。Nickerson 等[76]发现牛滑液可以刺激兔 ACL 和 MCL 细胞增殖。最大的刺激效应出现在 20% 的浓度时。如果浓度更高，则效应越小。然而，即使高浓度也没有出现抑制作用。

我们的实验室研究了滑液在体内为兔膝关节韧带和半月板提供营养的作用[77]，通过关节内注射定量脯氨酸（前胶原），然后对 ^{3}H- 羟脯氨酸参入进行测定。结果显示所有膝关节结构均使用滑液来源的脯氨酸。交叉韧带表现出最多的 ^{3}H- 羟脯氨酸摄取（图 23.13），而在对照组的韧带和半

月板未检测到同位素。这些发现表明，关节内结构可以从滑液获得营养。

ACL 在急性断裂后迅速退化。Warren[78]在临床中发现了 ACL 断裂 6 周后韧带实质完全消失的现象。Kohn[79]在接受关节镜检查的患者中证实了这些发现。他指出 ACL 实质要么完全消失，要么仅剩下残端。

假设 ACL 损伤后，韧带的吸收是通过固有韧带细胞降解其细胞外基质所造成的。为了验证这一假设，本实验室建立了一种兔 ACL 损伤模型，可以在体外对胶原酶活性进行测定[80]。使用胶原酶分析是因为胶原是交叉韧带的主要结构蛋白。将左侧 ACL 在胫骨止点横断，而对右侧膝关节行假手术，作为对照组。术后 10 天收集 ACL 和半月板，组织培养 3 天后进行检测。结果显示，与对照组相比，损伤的 ACL 中的胶原酶含量增加了 82%（图 23.14）。这一结果与损伤 ACL 的总胶原蛋白平均净损失量为 34% 是一致的。

此外，横切的 ACL 会肿胀并缩回（图 23.15）。在横断的韧带游离末端表现出相对的细胞减少和胶原基质成分的丢失。这一观察结果在组织学上得到了证实：一旦发生破裂，ACL 的游离端会迅速变性[71,78,79]。横切的 ACL 组织本身可能是导致退行性过程的原因。ACL 内的细胞可能

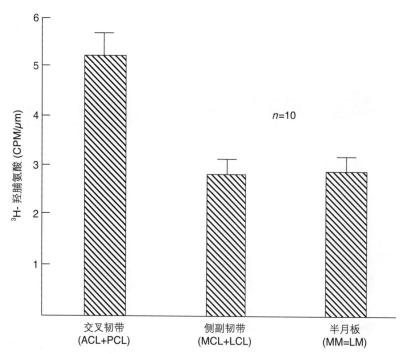

图 23.13 关节周围结缔组织结构对营养的摄取 (From Amiel D, Abel MF, Kleiner JB, et al. Synovial fluid nutrient delivery in the diarthrial joint: an analysis of rabbit knee ligaments. J Orthop Res 1986;4:90-95, with permission.) (Also from Khatod M, Akeson WH and Amiel D: Ligament Injury and Repair, Chapter 11. In: Daniel's Knee Injuries, 2nd Edition/Pedowitz, Akeson and O'Connor, LWW, NY, NY, 2003, Pg 188)

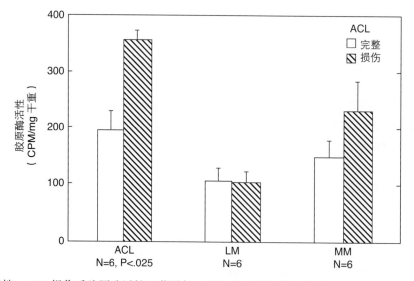

图 23.14 胶原酶活性。ACL 损伤后胶原酶活性显著增加，而在半月板无明显差异 (From Amiel D, Ishizue KK, Harwood FL, et al. Injury of the ACL: the role of collagenase in ligament degeneration. J Orthop Res 1989; 7:486–493, with permission.) (Also from Khatod M, Akeson WH and Amiel D: Ligament Injury and Repair, Chapter 11. In: Daniel's Knee Injuries, 2nd Edition/ Pedowitz, Akeson and O'Connor, LWW, NY, NY, 2003, Pg 189)

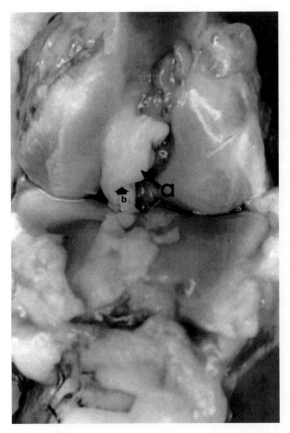

图 23.15　横断 ACL 的大体形态。注意水肿（a）和回缩（b）的表现

通过降解胶原基质来对损伤做出反应。

胶原酶的释放已经从其他关节结构如滑膜[81, 82]和关节软骨[83, 84]中得到了证实。这些结构合成并释放一种潜在的胶原酶。我们的实验数据表明，ACL 和半月板仅分泌活性酶，这可能对关节内结构有害[85]。ACL 是一种特殊的关节内结构，因为它有滑膜覆盖，使其免受关节内环境的影响。急性 ACL 损伤所导致的滑膜损伤发生时，这一保护屏障可能消失。之后，韧带将暴露于关节内环境，导致韧带发生变化。这可能部分解释了主要修复ACL 效果较差的原因。

23.8　韧带的修复

Andriacchi 等[86]和 Arnoczsky[87]描述了韧带受伤后愈合的四个阶段。第一阶段发生在受伤后72 h 内，包括急性炎症反应。这个阶段的修复分为两个方面，一方面是血肿的形成、血小板聚集和脱颗粒。另一方面是血小板释放生长因子，白细胞趋化进入损伤区。这对于理解潜在的治疗方法是如何刺激组织及减少瘢痕增生是很重要的。第二阶段是接下来的 6 周，伴有明显的细胞和细胞外基质成分的增殖。在这一阶段中，向内迁移的单核细胞转变为巨噬细胞，进而刺激纤维增生。Andriacchi-Arnoczsky 认为"重塑"包括两个阶段，即第三、四阶段。第三阶段从第 6 周到几个月不等，涉及早期瘢痕的初始重塑。最后，在第四阶段，随着修复组织的成熟，损伤区域发生最后的重塑。这一过程可以持续数年。Neurath 等[88]回顾了人类 ACL 损伤的不同阶段的研究，发现在第一阶段，红细胞、淋巴细胞和单核巨噬细胞较为常见。在细胞外基质中，纤维状渗出物和细胞碎片主要出现在断裂区域的附近。在这个阶段的最后第 3 天，成纤维细胞增殖明显增强，伴随着 Ⅲ型前胶原在细胞周围特征性的增强表达。第二阶段显示在断裂的 ACL 残端有成纤维细胞增殖。这种增殖甚至比第一阶段更为明显。这些细胞的超微结构越来越扭曲。韧带残端仅有少量肌成纤维细胞。在第三阶段患者之间的差异很大，而且无论如何愈合，ACL 残端的修复组织也不能达到正常韧带的水平。

已发现 MCL 有一个明显不同的修复过程。Frank 等[62]回顾了兔 MCL 的愈合情况。总的来说，本实验中的所有韧带都是通过瘢痕组织来填充连接间隙损伤而愈合的。组织学观察可见，MCL 损伤所形成的缺损在 10 天内充满了血管炎性组织。在瘢痕区域内，炎症组织逐渐消退，然后激活的成纤维细逐渐占主导，在 3 周内占据了大部分区域。在 3～6 周，成纤维细胞的数量和大小会降低，有证据表明细胞核呈纵向（沿韧带长轴）排列。在第 14 周依旧处于重塑阶段，组织进一步重新排列，细胞也进一步减少。在 14～40 周几乎没有变化。与正常 MCL 相比，细胞体积更大，细胞数量更多（图 23.16）。

23.8.1　愈合过程中细胞外基质的成熟

当 MCL 愈合时，愈合组织的生化和生物力学特性与正常值不同[64]。从生物化学的角度看，损伤部位的含水量在 10 天和 3 周时显著升高，然而在 6 周时又恢复到正常值。通过测定 GAG 含量，

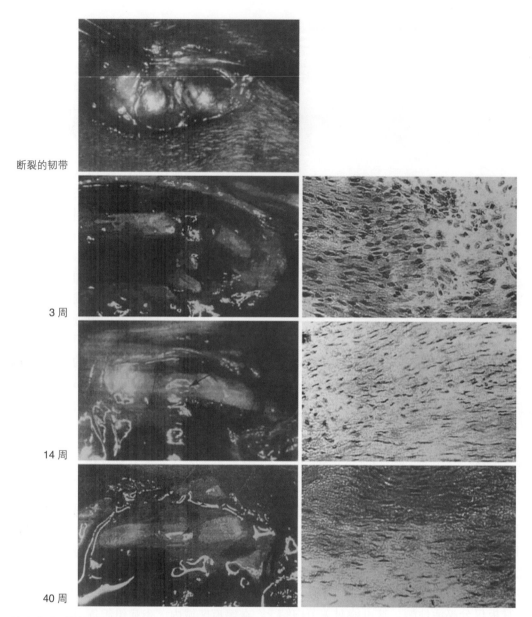

断裂的韧带

3 周

14 周

40 周

图 23.16 取自愈合不同时期的 MCL 中部具有代表性的瘢痕组织切片。细胞数量、大小（代谢活动）、分布和方向存在进行性变化时，认为炎症、增殖和重塑反应正在进行（HE，×30）(Khatod M, Akeson WH and Amiel D: Ligament Injury and Repair, Chapter 11. In: Daniel's Knee Injuries, 2nd Edition/Pedowitz, Akeson and O'Connor, LWW, NY, NY, 2003, Pg 194)

可认为基质中的蛋白聚糖含量也显著增加。这种增加发生在早期，并且在损伤后的所有时间点都保持在高水平。整体上是在趋于正常值，但 GAG 在 40 周时依旧处于高水平。胶原含量在第 10 天时表现正常，然而在 3 周内呈现显著下降，随后趋于回到正常值，然而从未完全达到。同时，Ⅲ型与Ⅰ型胶原的比例发生了改变。Ⅲ型胶原是一种未成熟的胶原，在韧带损伤后的任何时间段均可在瘢痕组织内发现显著增加。DNA 含量除了在第 40

周略有升高外，在其他时间段内均显著升高。Ⅲ型胶原被认为在早期修复过程中有特殊作用，因为它能够形成快速的交联以稳定修复部位[89]。在 Sherman 的研究[64]中，作者得出结论，尽管 MCL 明显愈合，但损伤部位在 1 年后仍然处于重塑阶段。

愈合韧带的结构改变包括了韧带瘢痕组织中间段的横截面积的改变，在任何时间段愈合韧带的横截面积都明显高于正常值。横截面的直径和含水量在 3 周时达到最高，然后从第 3 周到第 14 周逐渐下降。直径在第 40 周时保持稳定。韧带瘢痕的松弛度在第 3 周明显增加，然后在第 6 周略有下降，在第 14 周时已经与正常无明显差异。这种松弛度的减少可能是由肌原纤维导致的瘢痕收缩引起的。然而，在第 40 周时，在愈合的 MCL 中再次检测到较大的松弛。另一种力学特性，即韧带失效时的最大载荷，与对侧假手术组相比，所有实验韧带的载荷都显著降低。这些实验表明，受伤的 MCL 在不进行初次修复的情况下可以自行愈合，但是这样的韧带瘢痕会改变其生化和生物力学性质。在重塑过程中，许多生物化学的性质似乎回到了正常，如含水量、GAG 和胶原的含量。

但是生物力学有所损失，如松弛度和失效载荷。虽然长远的重塑可能可以帮助 MCL 恢复功能，但是目前的研究结果并没有显示韧带瘢痕组织具有类似的生物学恢复。而 ACL 既没有功能恢复，也没有生物学恢复。

当韧带结构被转移到一个新的环境中时，其特性是可以被评估和测量的。我们对一位用髌腱移植物进行 ACL 重建的患者进行了评估，观察了移植物的韧带化过程。组织学发现显示了韧带结构的重塑，包括卷曲模式的改变（图 23.17、23.18 和 23.19[90]）。

综上所述，韧带的愈合取决于很多因素。结构因素，如松弛度、撕裂的位置以及撕裂间隙的

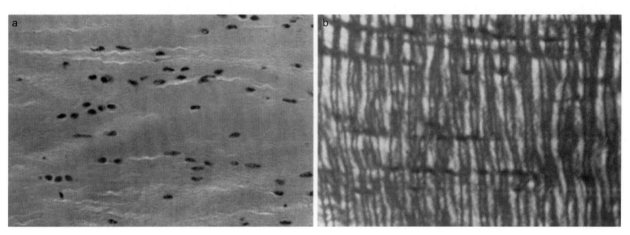

图 23.17　（a）正常 ACL，HE 染色。（b）正常 ACL，偏振光显微镜检查 (From: Lane JG McFadden P, Bowden K and Amiel D: Arthroscopy 9(2):151, 1993)

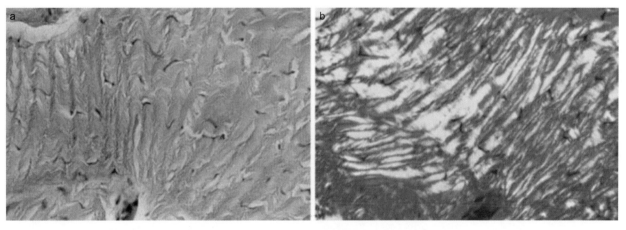

图 23.18　人腘绳肌腱、半腱肌自体移植物和人 ACL 的组织学和偏振光显微镜检查（×100）。（a）正常腘绳肌腱，HE 染色。（b）正常腘绳肌腱，偏振光显微镜检查 (From: Lane JG McFadden P, Bowden K and Amiel D: Arthroscopy 9(2):151, 1993)

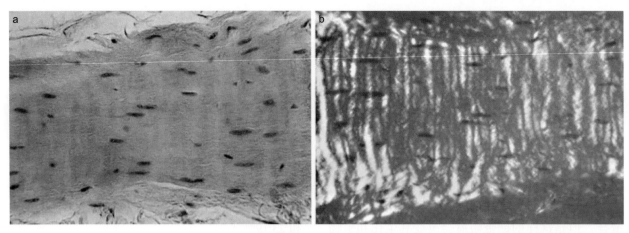

图 23.19 （a）自体半腱肌，HE 染色。（b）自体半腱肌，偏振光显微镜检查 (From: Lane JG McFadden P, Bowden K and Amiel D: Arthroscopy 9(2):151, 1993)

大小均会影响愈合，而生长因子和整合素等分子在韧带愈合过程中也起着至关重要的作用。目前有越来越多的研究与韧带愈合评估和生物治疗相关，这些都将为了解韧带愈合的机制提供更清晰的认识。这将帮助我们基于不同结构损伤的特点和反应性，提出个体化特异的治疗，并用不同的生物因素来增强愈合。

参考文献见本书数字资源。

韧带损伤的新兴生物治疗 第**24**章

Alberto Gobbi and Graeme P. Whyte 著
蒋　佳、戚文潇 译

24.1 引言

　　膝关节韧带损伤常发生于休闲及竞技体育运动中。为了使患者恢复功能并能重返运动场，可采用的治疗方法多种多样。韧带损伤的类型和严重程度取决于关节所承受的生物力学作用。在美国每年急性膝关节损伤的发生率约为每 10 万人 300 例。ACL 损伤的发生率约为每 3000 人 1 例，每年全国共行 ACL 重建手术约 20 万例 [1]。根据已有报道，PCL 完全断裂的发生率为每 10 万人 2 例 [2]，而无症状 PCL 损伤的罹患率预计远高于此 [3]。在患有急性膝关节损伤的急诊患者中，25% 的患者涉及侧副韧带损伤。该损伤最常出现于 20～34 岁的成年患者。国家大学体育协会（National Collegiate Athletic Association, NCAA）的损伤监测系统报道，对于 NCAA 所有的体育项目，在参赛 1 年以上的运动员中平均每千人出现 2.1 例内侧或外侧副韧带损伤 [4]，并且其中许多病例发生于非接触性运动，如游泳和体操 [5]。

　　尽管运动医学持续发展，相关文献资料也不断更新，但膝关节韧带损伤的治疗仍然颇具争议。美国每年大约开展 30 万例肌腱及韧带修复手术 [6]。肌腱移植物重建韧带是 ACL 缺损治疗的金标准，据报道成功率一般在 80% 或更高。由于腱性组织缺乏细胞和血供的特性，即使进行了手术干预，术后肌腱移植物的愈合以及韧带稳定性的恢复也可能过程缓慢 [7]。且手术 1 年之后，修复组织的结构和功能依旧比不上损伤前的原始韧带。韧带重建后也会出现相关问题，包括本体感觉功能欠佳，供区取材后的并发症，不稳导致无法恢复正常关节的运动学状态，以及关节过早的退行性改变 [8]。

　　考虑到韧带损伤往往发生于更年轻、更有活力的人群，其病损通常严重，因此通常需要调整生活习惯，甚至在进行手术重建恢复了稳定性之后也是如此。基于目前韧带缺损的手术治疗所面临的困境，生物治疗或使用生物因子进行加强手术或许能在传统治疗方法外提供另一种替代方案。

24.2 韧带愈合反应

24.2.1 血供相关解剖

　　ACL 和后交叉韧带（PCL）的血供来源于膝中动脉。该动脉是腘动脉的分支。细小的滑膜鞘血管包绕交叉韧带，在脂肪垫中也有分布。这些终末动脉表现为膝中动脉的分支。研究发现是韧带血供的主要来源。此外，关节囊血管也通过膝下动脉及腘动脉的分支为 PCL 的远端部分提供血供 [9]。

　　尽管 ACL 和 PCL 共用同一套来源于膝中动脉的血供，但在解剖结构上存在差异。这些差异导致 PCL 相对于 ACL 愈合潜力更高。相比于 ACL，PCL 的滑膜组织覆被良好，而滑膜组织对于韧带愈合意义重大。另外，ACL 的血供来源于膝动脉及髌下脂肪垫动脉丛。相比之下，PCL 的血供更为直接（图 24.1）。

　　相比于交叉韧带，侧副韧带血供的解剖特点大大增强了其愈合潜力。内侧副韧带（MCL）有多条分支血管穿行于韧带组织表面，其中一部分穿入韧带实质 [10, 11]。相比之下，ACL 的血供只限于一条或两条膝中动脉的分支血管。分支沿韧带表面于滑膜覆盖层深部走行 [11, 12]。

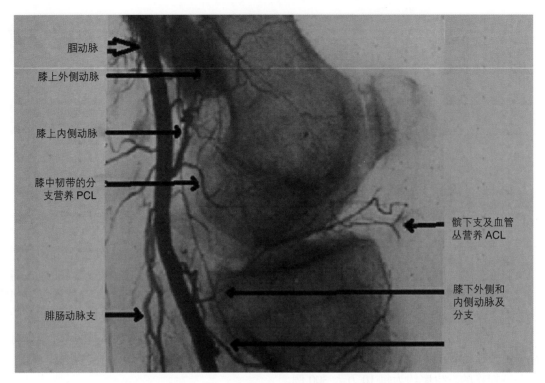

图 24.1 PCL 直接接受膝上内侧动脉的动脉分支血供。该动脉是膝中动脉的一条分支

腘动脉

膝上外侧动脉

膝上内侧动脉

膝中韧带的分支营养 PCL

腓肠动脉支

髌下支及血管丛营养 ACL

膝下外侧和内侧动脉及分支

24.2.2 韧带的关节内及关节外愈合

膝关节韧带损伤的愈合能力不能一概而论，与受累韧带及损伤的严重程度有关。相较于那些纤维位于关节腔外的韧带，膝关节内韧带损伤的愈合不甚可靠，有多种学说可解释其原因 [13]。有研究对比检查了关节内和关节外韧带的愈合反应，证明两者在细胞增生、迁移以及胶原生成等生物过程方面没有显著差异。然而，关节内韧带损伤后缺乏血小板纤维蛋白凝块形成 [14]。韧带损伤后缺少纤维蛋白凝块会导致撕裂的韧带纤维彼此分离，大量细胞迁移和组织修复与重塑受阻。然而，关节腔内循环的纤溶酶具有分解纤维蛋白凝块的能力，可能是造成凝块形成欠佳或无法形成的原因 [15]。此外，研究表明滑液可抑制 ACL 或 PCL 成纤维细胞的增殖与迁移 [16]，从而妨碍组织愈合（图 24.2）。

在没有进行手术干预的情况下，内侧和外侧副韧带损伤后的愈合往往优于 ACL 和 PCL。动物模型研究表明，ACL 和 MCL 愈合潜力的这种差

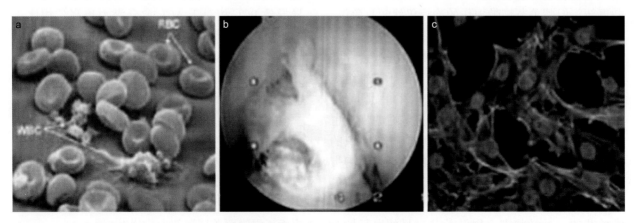

图 24.2 关节内韧带愈合各阶段。（a）白细胞及红细胞迁移。（b）ACL 损伤缺乏血小板纤维蛋白凝块形成，并且韧带再滑膜血管化过程受限。（c）组织学表现为纵向纤维排列紊乱

别可能与韧带血供有关：血供越好，愈合潜力就越高[17]。ACL 的体部相当缺乏血供，甚至没有血管分布。ACL 的这种相对乏血供特性以及与此相关的迟钝的损伤生理反应或许是使韧带愈合潜力受限的主要因素。

在年轻、经常参加体育运动的人群中，高达 90% 的膝关节损伤涉及 MCL、ACL，或两者都损伤[18, 19]。对于 MCL 损伤，若外翻应力试验松弛度超过 5 mm，则很可能存在韧带胶原排列欠佳，损伤愈合后膝关节也会残留有较高的松弛度，以至于对抗外翻负荷的能力减弱。ACL 合并 MCL 损伤的患者在行 ACL 重建后可仍存在生物力学缺陷，需要采取相对保守的康复计划，推迟涉及急转向跑和单腿跳动作的康复运动[20]。正因如此，重建 MCL 有效的控制功能十分重要，尤其是在患者膝关节松弛或动态神经肌肉刚度欠佳的情况下。

MCL 愈合后的外翻不稳归因于韧带的组织学缺陷，包括胶原的纤维体积减小以及胶原交联异常[21, 22]。生物疗法具有影响韧带损伤后胶原重构与定向排列的潜力，因而引起临床的极大关注。使用生长因子能刺激形成更强生物力学效应作用于 MCL 组织，与自然愈合形成的组织相比可更好地承载膝外翻应力。另有学者建议使用钻孔刺激治疗 MCL 病损，以增加韧带损伤处的生长因子聚集的浓度[23, 24]。横向纤维按摩法是一种更进一步的治疗方法。操作者采取垂直胶原纤维方向的横向手法，旨在诱导组织产生生理学和（或）结构性改变[24]。

MCL 或 LCL 损伤后不同的愈合内环境可对膝关节内外翻的运动学特性产生显著影响[25]。韧带成纤维细胞的迁移和增殖对于韧带损伤的愈合至关重要。研究表明多种细胞因子在韧带成纤维细胞的迁移和增殖过程以及后续生成修复组织的过程中发挥剂量依赖性作用[26]。尽管目前尚缺乏循证依据支持这些治疗的初步结果，但使用生物补充剂优化愈合内环境或许能生成更优质的修复组织。

24.3　韧带损伤的手术修复

既往文献研究已然描述了对 ACL 或 PCL 损伤（无论是部分撕裂还是完全撕裂）修复的种种尝

试[27, 28]。遗憾的是，这些手术治疗的失效率高达 90%[28, 29]。随着知识的进步，我们对韧带愈合过程的认知也不断深入，所遇到的困难（如关节内韧带断裂的纤维蛋白凝块缺陷）也有了解决方法。这些疗法可以宽泛地分为三组：细胞性、结构性以及组合疗法。这些治疗方法可单独使用，也可作为增强手段联合手术修复使用。

24.4　韧带愈合和修复的生物增强

细胞治疗从分子层面解决韧带损伤愈合过程中的潜力，从而为修复提供更好的生物学内环境。Steadman 的"愈合反应治疗"是最早在人体使用骨髓来源多能干细胞治疗韧带断裂的疗法之一[30, 31]。该疗法的临床结果令人鼓舞，而这样的结果可归因于骨髓细胞的多能性。多能干细胞最早从骨髓中分离而来，之后也可从其他组织诸如脂肪、肌肉、皮肤、结缔组织以及骨中分离得到。这类细胞具有表型可塑性，在离体组织工程或原位技术中广泛地应用于结缔组织的修复或再生。近来有研究比较了韧带祖细胞和多能干细胞的相似性，结果表明韧带祖细胞在调整后也具有增强修复韧带愈合的可能性[32]。

我们机构从 15 年前开始即在 ACL 和 PCL 的一期修复过程中运用骨髓刺激技术[33, 34]，对 ACL 或 PCL 部分损伤进行修复的同时以微骨折技术进行骨髓刺激，可有效地恢复韧带的稳定性，使青年患者重回运动场。我们的前瞻性病例系列研究包含了 50 名患者（平均年龄 28.3 岁）。5 年的随访结果表明，对于罹患急性 ACL 部分损伤的年轻运动员，一期修复 ACL 联合骨髓刺激以及富血小板血浆注射技术有效，可恢复膝关节的稳定性及功能[35]。

24.4.1　推荐技术

患者取仰卧位，全麻或腰麻。完成消毒铺巾及其他准备后进行全面的膝关节查体。膝关节稳定性检查之后行 Rolimeter 检查（Don Joy）。常规进行膝关节镜检，仔细记录交叉韧带的完整性。在不同的屈膝角度以及膝关节"4"字体位下用探针单独检查每一束韧带，从而明确 ACL

或 PCL 是否存在部分撕裂。在直视韧带的状态下进行 Lachman 试验和急拉试验以补充完善韧带损伤的检查。探清损伤的韧带纤维后，使用标准 Clever 钩以 1 号 PDS 缝线（Ethicon, Piscataway, New Jersey）缝合撕裂处远侧和近侧的残端纤维，打 Duncan loop 结，将撕裂的韧带对合在一起（图 24.3a）。这些缝线的作用是缝合撕裂的纤维，缩小残端组织之间的间隙，从而重现韧带的连续性。后续在髁间窝的邻近位置行骨髓刺激，释放多能干细胞，从而促进韧带愈合（图 24.3b）。在损伤的关节内韧带股骨止点的解剖位置进行直径 1.5 mm、间隔 3～4 mm、深 3 mm 的微骨折钻孔。一定注意避免损伤韧带止点。直视下确认微骨折区域释放骨髓成分。在 ACL 纤维松弛而未断裂的情况下，我们进行骨髓刺激而不进行韧带缝合。

之后使用商品化的制备系统制备富血小板血浆。以巴曲酶（Plateltex® act-S.R.O., Bratislava, SK）激活富血小板血浆，形成黏稠的富血小板血浆胶，并注射进入修复位置，为韧带愈合提供生物增强作用。近来韧带修复的生物增强技术发展，已涉及骨髓穿刺浓缩物（bone marrow aspirate concentrate, BMAC）的使用。该技术可在提供血小板来源生长因子的同时额外提供细胞性增强。与富血小板血浆相同，BMAC 在使用时也要以巴曲酶激活形成活性血凝块，并在抽干关节镜灌注液后应用于韧带修复部位。

我们在 2004—2009 年的研究中[33]，对 26 名 ACL 部分撕裂的运动员行一期修复、ACL 股骨附着区域骨髓刺激以及生物增强。所有患者都参与了特定的康复方案，并在手术前后用 Marx、Noyes、Tegner、SANE、Lysholm 以及 IKDC 评分进行评估。并且在患者最后一次随访时，在麻醉下行 Rolimeter 检查以评估胫骨的前向移位情况。在平均 25.3 个月的随访后，所有患者表现出优异的功能结果，并重返体育运动。其中 6 名患者进行了二次关节镜检查。显示修复的 ACL 束血管化极佳，纤维组织含量很少，探针检查稳定性良好。在我们机构这一技术也用于 PCL 部分损伤的治疗，其临床结果目前尚在分析中。在合并 MCL 副韧或外侧副韧带（LCL）低至中度损伤的合并韧带损伤病例中，我们往往采用包含富血小板血浆或 BMAC 的生物注射治疗侧副韧带损伤（图 24.4）。单纯且不需要手术干预的 MCL 和 LCL 损伤通常在门诊行富血小板血浆注射治疗，将富血小板血浆注射于韧带损伤位置及周围（图 24.5 以及 24.6）。

24.4.2 术后康复

术后患膝佩戴支具，3 周内允许挂拐进行部

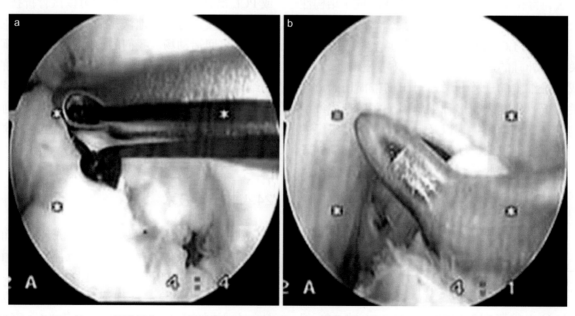

图 24.3 （a）以 1 号 PDS 缝线缝合 ACL 部分撕裂的纤维残端。（b）使用微骨折锥在股骨附着区域行软骨下骨钻孔，释放骨髓成分

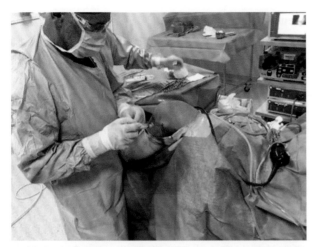

图 24.4　关节镜下 ACL 修复联合生物增强完成后，注射骨髓抽吸浓缩物治疗 LCL Ⅱ 级损伤

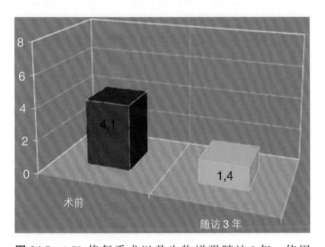

图 24.5　ACL 修复手术以及生物增强随访 3 年，使用 Rolimeter 测量膝关节松弛的位移差改善显著

分负重。使用持续被动活动进行活动度康复，一开始屈膝角度为 20°～60°，随后角度逐渐增大，并在术后 2 周达到 90°，之后停止使用持续被动活动。术后 6 周时要求屈膝至少达到 120°。系统逐渐训练本体感觉及肌力，术后 3 个月开始跑步。术后至少 4～5 个月重新开始进行高强度的对抗性接触运动。

24.5　未来展望

24.5.1　生长因子和富血小板血浆

大量体外研究表明生长因子可增强细胞增殖与迁移，并可促进胶原生成。在肌腱修复之后有多种生物活性分子参与细胞修复反应的过程中[36]。大量生长因子在肌腱损伤后表达显著上调，并参与愈合过程的多个阶段。这些因子包括胰岛素样生长因子 -1（IGF-1）、成纤维细胞生长因子 -β（TGF-β）、碱性成纤维细胞生长因子 (bFGF)、血小板衍生生长因子（PDGF）、血管内皮生长因子 (VEGF)、骨形态发生蛋白 (BMP)、结缔组织生长因子（CTGF）[37-40]。IGF-1 是肌腱愈合炎症期和增殖期的重要介质，PDGF、FGF、BMP 以及 TGF-β 也在韧带愈合中发挥重要作用。

Kobayashi 等 报 道 了 犬 类 ACL 损 伤 后 灌

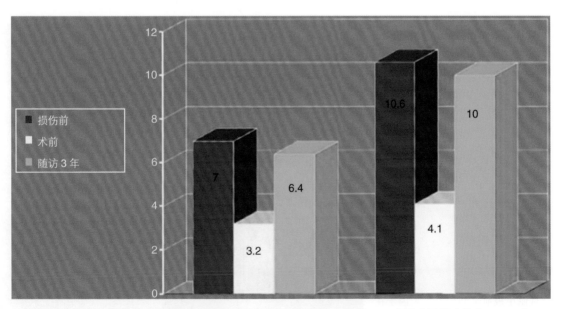

图 24.6　ACL 修复以及生物增强随访 3 年的临床结果（Tegner 和 Marx 评分）显著改善（$P<0.05$）

注 FGF 可促进韧带愈合及血管化的结果 [41]。Aspenberg 等证实 GDF5（BMP14）治疗跟腱损伤可改善愈合 [42]。这些生长因子通过与合成支架结合，旨在增强韧带修复。Chen 等在 ACL 重建模型中将 BMP2 与水凝胶及骨膜结合，检测其刺激腱 - 骨愈合能力。结果表明 PPC-BMP- 水凝胶复合物能作为基质包覆细胞和生长因子，有效介导愈合 [43]。

富血小板血浆的定义是从自体血液中分离得到的血浆成分，其血小板浓度高于基线水平（20 万血小板 / 微升）。血小板含有许多重要的生物活性蛋白和生长因子。这些因子调控着组织修复的关键步骤，包括细胞趋化、迁移、增殖、分化以及细胞外基质合成。使用富血小板血浆的原理在于，通过于损伤位置"超生理量"释放血小板来源因子，刺激并加强自然愈合的级联反应。

自体富血小板血浆可使用商品化试剂盒通过单纯抽取静脉血制备。收集静脉血后，再对其进行离心即可分离富血小板血浆。之后制备富血小板血浆胶，通常可使用的激活剂包括凝血酶（自体或动物来源）、氯化钙或促凝血酶，如巴曲酶（可发挥纤维蛋白原裂解酶的作用，诱导纤维蛋白凝块快速形成）。当将富血小板血浆分离物注射进入损伤组织部位后，血小板即被内源性凝血酶和（或）关节内胶原激活。根据制备方法不同，可将富血小板血浆分为富白细胞富血小板血浆

（leucocyte-rich PRP, L-PRP）、乏白细胞富血小板血浆（leucocyte-poor PRP, LP-PRP）和贫血小板血浆（PPP）[44]。若采用的自体血处理系统不同，则制备得到的富血小板血浆各组分含量也各异。我们机构一般制备富含生长因子 PDGF、TGF-β 以及 IGF-1 的富血小板血浆。这些生长因子能有效地促进生物愈合的进程。这一点已在体外研究中得到证实（图 24.7、图 24.8）。

有研究者对单用富血小板血浆对组织修复的促进作用提出质疑。Murray 等对骨骼发育尚未成熟的猪进行 ACL 修复及富血小板血浆注射。研究结果与富血小板血浆促进 ACL 愈合的观念相悖 [45]。术后 14 周，与行 ACL 修复但未额外使用富血小板血浆样本的体内数据相比，在缝合修复的同时额外使用富血小板血浆并未改善膝关节前后向松弛、ACL 最高拉伸负荷或线形刚度。在另一项猪 ACL 缝合修复模型研究中，Murray 等报道使用胶原 - 血小板复合物对 ACL 缝合修复有所裨益 [46]。

24.5.2 肌腱韧带的组织工程

对于严重的肌腱或韧带损伤，可通过手术修复组织，也可采用自体移植物、同种异体移植物、异种移植物或假体重建受损的肌腱或韧带 [7]。然而，由于种种局限，这些手术的临床效果不甚理

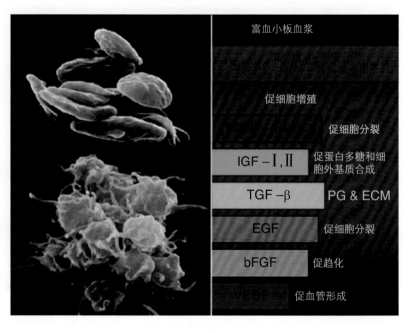

图 24.7 富血小板血浆和相关生长因子在组织愈合中的作用

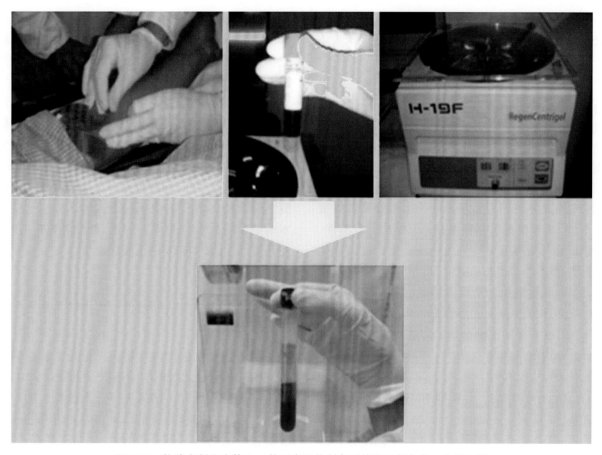

图 24.8　静脉穿刺取自体血，使用商品化制备系统离心制备富血小板血浆

想。这些局限包括供区并发症、修复失效、再损伤或长期功能恢复不全[47-49]。这些局限推动组织工程肌腱或韧带的发展，涉及细胞、支架和生物活性分子的多种组合，并在离体机械刺激下形成韧带的功能性替换，或可促进固有韧带缺损的愈合[50]。从根本上说，组织工程的目标是提高组织修复质量，从而促进恢复肌腱和韧带的功能。

24.5.3　细胞疗法

　　广泛用于肌腱韧带组织工程的细胞包括肌腱成纤维细胞（腱细胞）、真皮成纤维细胞以及间充质干细胞（MSC）。腱细胞合成细胞外基质成分，诸如胶原、蛋白多糖以及糖蛋白，并能显著影响胶原纤维的形成[51, 52]。人腱细胞可独立合成胶原，并在生长因子的刺激下上调 Scx、Tnmd 以及 Dcn 的表达[53]。一项以鸡为模型的研究表明，相比于无细胞支架，使用自体腱细胞工程化肌腱桥接肌腱缺损可提高机械强度并促进基质沉积[54]。与之

相似，将兔的屈肌腱去细胞后重新种植自体腱细胞，其弹性模量与正常肌腱相当（尽管其极限失效应力仍有所下降）[55]。此外，研究表明种植腱细胞可减少培养介质中胶原支架的降解[56]。这种机制或许能部分解释细胞种植支架优越的生物力学特性。

　　真皮成纤维细胞获取便捷，供区并发症较少，可作为腱细胞的替代选择[57]。一项以猪为模型的体内研究表明带有真皮成纤维细胞和带有腱细胞的组织工程肌腱在大体形态、组织学特征和拉伸强度上都较为相似[58]，提示真皮成纤维细胞在肌腱和韧带组织工程领域具有巨大潜力。

　　成人的 MSC 具有自我更新能力和多系分化潜能，因而在肌腱组织工程领域具有良好前景。MSC 可来源于多种组织，包括骨髓、脂肪及肌腱等。研究表明 MSC 可用于肌腱和韧带的组织工程[59]。与种植 ACL 成纤维细胞及皮肤成纤维细胞的缝线相比，种植骨髓基质细胞的聚乳酸 - 乙交酯缝线表现出更高的胶原生成量和 DNA 含量[57]。

尽管有大量文献在体内和动物模型研究中验证了 MSC 的组织工程价值，但目前尚且缺乏涉及人体的 RCT。

24.5.4 结构支撑及支架材料

在肌腱和韧带组织工程领域中，支架材料尤为重要，因为结构支撑是修复过程的重要一环，尤其是在组织重构和重塑的早期阶段。支架在内源性细胞充分沉积原始基质前为组织修复持续提供了生物力学支撑，从而保持修复结构的完整性，并可降低再断裂的风险。此外，功能合适的支架利于细胞增殖，促进基质生成，并且组织基质形成功能性肌腱组织，从而促进肌腱愈合[13]。通过细胞杂交环境改善、表面修饰、生长因子附着以及机械刺激介导的细胞重塑，可进一步改良支架，从而更好地促进肌腱愈合[60]。实验研究表明，水凝胶（作为支架单独使用或与胶原形成复合物使用）、富血小板血浆、骨膜或 BMP-2 都可改善临床结果[43,46]。

24.5.5 细胞-支架复合物

细胞分离物与支架的联合使用在肌腱和韧带损伤的治疗中发挥令人满意的作用。此观念基于以下前提：富血小板血浆和 MSC 可以提供生长因子和前体细胞，而支架材料既可作为基质支撑细胞运作，也可在治疗后提供生物力学支撑。另外，在一期修复韧带时，一个稳定安全且相对独立的环境可为修复部位提供保护，使其免受纤溶酶的影响。Cheng 等的体外研究证实，在胶原水凝胶中加入富血小板血浆可增强 ACL 细胞存活、代谢活性以及胶原合成能力，从而刺激 ACL 愈合[61]。Murray 等的一项以猪为模型的研究表明，缝合修复 ACL 时补充使用胶原 – 血小板复合物可导致修复部位形成大量瘢痕。经测量，以缝线缝合修复联合胶原 – 血小板复合物加强的韧带在屈服负荷、最大负荷以及 ACL 切线模量方面均显著优于单纯缝线缝合的韧带[46]。由于缺乏人体试验，这些技术的临床应用尚且受限，因而对于能够进一步阐述其临床价值的 RCT 更是需求迫切。

小结

运用辅助性生物治疗后，无论是实验性模型研究中韧带愈合的组织学质地以及生物力学功能，还是种种临床研究，结果无不令人鼓舞。随着肌腱和韧带组织的修复技术日臻完美，研究的前沿可能会逐渐侧重于多模式的治疗手段，包括使用可延展的支架材料，并联合细胞疗法，同时补充最佳的生长因子。仍有必要进行进一步的临床研究（包括 RCT），以阐明这些生物治疗的独特价值，并检测患者群体差异对这些治疗效果的影响。

参考文献见本书数字资源。

急性前交叉韧带损伤修复的生物增强

第 **25** 章

Alberto Gobbi、Graeme P. Whyte 著

朱敬先 译

25.1 引言

前交叉韧带（ACL）损伤是休闲和竞技体育活动中经常发生的损伤之一。根据美国流行病学数据统计，每年大概有20万例ACL重建。ACL损伤的发生率大约为1/3000[1, 2]。尽管运动医学文献中描述了很多先进的技术，但ACL损伤的治疗仍充满争议。当前治疗急性ACL损伤的金标准是用肌腱移植重建，据报道成功率为80%或更高[3-7]。尽管取得了这些成功的结果，但也存在供区并发症、本体感觉差和不能完全重返高危运动等缺点[8-11]。另外，由于重建手术破坏了股骨远端或胫骨近端生长板，因此，骨骼未成熟的患者存在医源性损伤和术后生长障碍的风险[12, 13]。

考虑到ACL损伤的年轻活跃患者经常会遇到明显的功能限制，对于急性部分ACL损伤，应继续研究可以恢复功能并及时回归运动的治疗选择[12-21]。此外，开发一种ACL的再生修复方法——保留本体感觉功能和原韧带的止点结构，可能将优化生物力学功能[22, 23]。

ACL撕裂的一期缝合修复技术在20世纪50年代就已普及[18, 19]。长期的随访表明，这些技术可导致高达90%的失败率，因此该技术已被摒弃[14, 15, 17]。尽管如此，最近的研究表明，在加入生长因子和骨髓间充质干细胞（MSC）来增强的情况下，ACL一期缝合有愈合的可能性[16, 20, 24–27]。与ACL重建技术相比，这一技术的潜在优势是保留了ACL的解剖结构、运动学和本体感觉，同时显著降低了供区并发症和术后肌无力的情况。

25.2 我们的经验

25.2.1 研究对象

我们的机构研究了50例急性ACL部分撕裂患者的临床结果（平均年龄28.3岁）。他们接受了韧带一期缝合以及骨髓刺激和韧带内生长因子注射治疗。根据损伤类型分为四组：Ⅰ型：前内束部分撕裂（<100%）；Ⅱ型：后外束部分撕裂（<100%）；Ⅲ型：双束部分撕裂；Ⅳ型：完全撕裂（表25.1）。该研究队列仅包括具有Ⅰ、Ⅱ和Ⅲ型病变的患者。由于手术的主要目的是重新连接受伤的韧带纤维，从而提供一个牢固的支架来促进自发愈合，因此ACL两束断裂均不超过50%。在修复过程中增加了生长因子和从骨髓中释放的MSC来增强修复。本研究排除了所有不适合一期缝合的损伤。进一步的排除标准包括ACL中间实质部撕裂，合并Ⅳ级软骨损伤的撕裂，合并LCL或PCL部分或完全撕裂以及MCL完全撕裂（包括Ⅰ级或Ⅱ级MCL损伤的患者）。对侧膝关节损伤或手术史、膝关节严重力线不良或不愿参加严格康复方案的患者也排除在外。

表 25.1 ACL部分撕裂的分类

分型	描述	患者数量
Ⅰ	前内束部分撕裂（<100%）	20
Ⅱ	后外束部分撕裂（<100%）	4
Ⅲ	两束部分撕裂	12
Ⅳ	完全撕裂	0

25.3 手术技术

　　患者在腰麻下取仰卧位。用关节镜辅助 ACL 重建术的常规准备及铺单。通过标准的前内侧和前外侧入路对膝关节例行关节镜检查，并确认 ACL 的部分撕裂（图 25.1a）。在进行 ACL 修复之前，处理其他关节内结构的合并损伤。使用 Clever Hook 或其他缝线穿过器械（图 25.1b）并通过 1 号 PDS 缝线（Ethicon, Piscataway, New Jersey）进行 ACL 缝合修复。将 ACL 撕裂的各个部分用 Duncan loop 固定在一起。使用 45° 微骨折锥，在 ACL 的股骨解剖止点周围打几个孔（直径 1.5 mm，相距 3~4 mm，深 3 mm，图 25.1c）。使用市售系统（Arthrex Angel System, Naples, FL, US）制备富血小板血浆胶。分离出约 3 ml 富血小板血浆，并用巴曲酶（Plateltex® act-S.R.O., Bratislava, SK）活化，以产生黏性富血小板血浆胶，然后将其注入修复部位以生物增强愈合过程。最近我们使用的首选技术是用活化的骨髓抽吸浓缩物增强 ACL 修复，为愈合韧带提供 MSC 和生长因子（图 25.1d）。巴曲酶或自体凝血酶可用于激活骨髓抽吸浓缩物，尽管使用自体凝血酶需要额外的 15 min 离心时间。

25.4 康复

　　康复方案基于功能而非暂时的标准；恢复的进展与特定目标的实现有关，达到目标后允许患者继续进行下一个康复阶段。

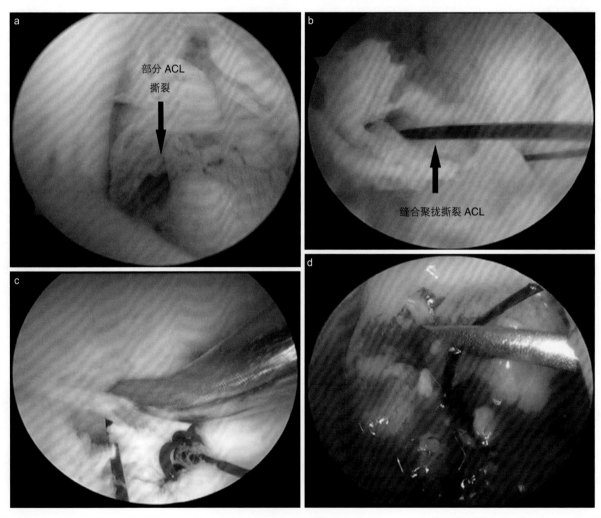

图 25.1　（a）ACL 前内束部分撕裂。（b）在关节镜下缝合聚拢撕裂韧带纤维。（c）使用微骨折锥在髁间窝内 ACL 足印周围行骨髓刺激。（d）使用活化的骨髓抽吸浓缩物修复 ACL

在康复方案中确定了五个基本步骤，这些步骤是按顺序实现的[28]：

1. 解决疼痛、肿胀和炎症。
2. 恢复关节活动范围（ROM）和肌肉柔韧性。
3. 恢复肌肉力量。
4. 恢复运动模式和协调性。
5. 恢复运动姿势。

从功能的角度，我们通过微观目标将康复方案划分为三个阶段，并最终达到了特定的功能标准。

手术后的最初几周对于修复后的 ACL 愈合过程很重要，因此，可以在伸直位用支具固定 3 周来保护膝关节，并避免可能加重韧带负担的运动[29]。每天在限定 ROM 内进行连续被动运动 4~6 h，以减少发生关节纤维粘连的风险。膝关节 ROM 会逐渐增加，到 2~3 周时达到 90°，然后逐渐发展为完全 ROM。在开始的前 3 周规定用拐杖部分承重，然后按可承受的重量承重。该方案强调恢复力量和本体感受。在第二阶段结束时，恢复了低强度锻炼和基本的日常生活能力，而第三阶段的目标是完全恢复功能并重返运动。这是通过一系列由肌肉骨骼和神经系统组成的训练动作实现的，从一般动作模式逐渐递进至特定运动的功能。根据提前设定的临床参数和功能目标逐步

可恢复步行、跑步和运动特定的活动（表 25.2）。表 25.3 给出了康复计划期间在游泳池、健身房和运动场进行锻炼的更多详细信息。

25.5 结果

所有患者均参加了最后的 5 年随访。在该病例系列中未发现感染或术后严重并发症。4 名患者（8%）在体育活动中发生再次撕裂，并在初次 ACL 修复后 2 年内接受了 ACL 重建。对于这些患者，最终分析中包括翻修手术前的最新评估评分。

膝关节前移与健侧的差异从术前的 4.1 mm 降低至 5 年随访时的 1.4 mm（$P<0.05$）。在 5 年的随访中，观察到 Tegner、SANE、Marx、Noyes 和 Lysholm 评分均有显著改善（$P<0.05$）。最终的 IKDC 客观评分在 39 例患者中为正常（78%），在 10 例患者中接近正常，在 1 例患者中为异常。IKDC 评分接近正常或异常的 11 例患者伴有合并损伤（半月板或软骨病变）。39 名患者（78%）完全恢复了体育运动。术后平均 6 个月即可恢复运动。11 名患者（22%）未达到损伤前运动水平，其中 4 名患者是与功能能力无关的个人选择。

对 6 例患者（12%）进行了二次关节镜检，

表 25.2　康复计划进阶标准

功能阶段	微观目标	进阶标准
• **第一阶段**：恢复步态和日常自主生活（0~8 周）	– 保护韧带，避免剪切力 – 疼痛、肿胀和炎症控制 – 完全恢复伸直 – 逐渐恢复屈曲 – 股四头肌神经肌肉控制恢复 – 正确的步行模式恢复	1. 完全伸直，屈曲 >120° 2. 没有或仅有很少疼痛和肿胀 3. 可标准化步态完全负重行走 4. 恢复正常的股四头肌收缩功能，恢复肌肉张力和营养状态
• **第二阶段**：恢复直线跑步（8~16 周）	– 恢复全范围活动 – 进一步恢复膝关节伸 - 屈肌的张力、营养和灵活性 – 功能进展以及加入抗阻力的开链运动 – 日常活动良好的功能和自主性 – 无疼痛和肿胀	1. 完全恢复活动 2. 没有疼痛和肿胀 3. 无并发症 4. 良好无痛的跑步模式 5. 适当的肌张力和本体感受控制（达到对侧肢体等速力量的约 80%） 6. 单腿跳跃测试约占对侧肢体的 80%
• **第三阶段**：恢复特定运动模式（16~24 周）	– 完全恢复肌肉张力和营养 – 恢复正确的基本运动姿势 – 动态本体感受运动中的适当神经肌肉控制 – 持续没有疼痛、肿胀和并发症 – 逐步恢复特定运动方式 – 恢复一般运动状况	如果符合以下条件，则可以在康复方案完成后重返高强度的体育活动： – 跑步和运动特定模式的正常化而不会感到疼痛或不稳 – 等速肌力 > 对侧肢体的 90% – 功能测试 >90% 对侧肢体（如单腿跳跃测试）

表 25.3 康复计划

	第一阶段	第二阶段	第三阶段
支具	• 在行走过程中和整个晚上支具都处于伸直状态 3 周。在白天休息时可将支具取下，并通过 Kinetec® 进行康复训练和移动 • 术后 4 ~ 6 周，支具开锁，在可耐受的活动度内，直到完全负重和步态恢复正常	–	–
负重	• 拄双拐且支具伸直位部分负重 3 周（从脚趾点地行走开始，增加至 10% 自重）。随后继续在支具辅助下逐渐增加负重	完全负重	–
肿胀及炎症控制	• 术后即刻持续冰敷系统（如冷冻袖带，AirCast®USA） • 按处方使用非甾体抗炎药和抗凝剂 • 使用抗血栓袜，直到负重恢复 • 休息时将肢体抬高，积极活动踝关节 • 根据需要进行超声、HeNe 激光治疗和经皮电疗	• 进行康复锻炼后，冰室 20 min，以控制肿胀 • 根据需要进行超声、HeNe 激光治疗和经皮电疗	–
活动度	• 被动活动（屈伸角度）： – 第 1 周：10° ~ 60°。随后每天增加 5°，直到 2 ~ 3 周后达到 0° ~ 90°，6 周时达到 0° ~ 120°，术后 8 周达到全范围 • 前 3 周每天使用 Kinetec® 6 ~ 8 h • 伸直运动，用于在头 2 周后恢复完全被动伸直。避免过伸 • 主动和被动屈曲 • 前 3 周避免主动伸直 – 第 3 周后，开始无阻力主动伸直在 40° ~ 90° – 第 6 周后，开始无阻力主动伸屈	• 逐步恢复全范围活动度 • 屈伸角度在主动及被动活动中均达到全范围 • Kinetec® 非必须	–
肌肉力量	• 术后第 1 天，股四头肌收缩训练（快速收缩）和等长收缩，膝盖伸直，脚处于中立位置 • 随后根据疼痛、肿胀和活动程度的不同，引入以下练习： – 直腿抬高练习 – 同步收缩练习（股四头肌和腘绳肌） – 股四头肌肌肉电刺激 – 踝关节弹力带抗阻的主动屈伸 – 股内收肌、外展肌和臀肌在伸膝位的力量训练 – 在 3 ~ 4 周内，在有限的运动范围内（0° ~ 40°，如轻微蹲和弹性举腿）进行次最大强度的闭链练习 – 膝关节屈肌的次最大强度锻炼 • 在不使用拐杖的情况下恢复稳定步态之后，进行以下练习： – 加强肌肉收缩，并改善对膝关节运动的控制（如举腿和贴墙下蹲） – 全负重的离心及向心跖屈 – 核心稳定练习 • 注意事项：在 6 ~ 8 周内避免股四头肌抗阻的开链练习，然后从近端阻力和有限的 ROM 开始	• 以离心和向心的方式进行闭链强化练习（如举腿和下蹲） • 开链力量训练（如伸膝）逐渐从 90° 过渡到 40° 直至完全伸直，使用逐渐递增的离心及向心远端抗阻 • 等速强化始于高角速度和有限的活动度 • 加强髋关节内收肌、外展肌和臀肌的锻炼 • 进行离心和向心的屈膝运动（如屈膝） • 进行锻炼，以加强肌肉收缩，并优化对膝关节运动的控制（如举腿和贴墙下蹲） • 加强踝关节的力量和本体感觉练习 • 进行核心强化练习	• 逐步进行开链和闭链的力量训练，特别是股四头肌和屈膝肌群的训练 • 低角速度全活动度等速运动训练 • 增强式训练练习
肌肉拉伸	• 一旦恢复了 130° 的屈膝角度，就可以进行肌肉拉伸（腘绳肌、小腿三头肌、臀后肌群、髂腰肌、阔筋膜张肌和股四头肌）	• 持续肌肉拉伸	• 持续肌肉拉伸

表 25.2 （续）

	第一阶段	第二阶段	第三阶段
本体感受练习	• 在第 2~3 周进行双足和单足的部分负重（坐位）的本体感觉训练，并在第 4~5 周进行完全负重训练 • 随后进行： 　– 小的本体感受训练 　– 弹跳器的简单练习	• 全负重的双足和单足本体感受运动 • 复杂的本体感受训练 • 跑步并弹跳器跳跃练习	• 动态控制模式进行高级本体感受训练（单脚或双脚）
手法治疗	• 膝关节和小腿的轻柔按摩 • 从术后第 2 周开始推动髌骨 • 股四头肌、腘绳肌及髂胫束按摩	• 需要时对腿部进行持续按摩治疗	• 必要时
有氧练习和功能活动	• 上肢功率车 • 在跑步机上进行不同速度的步行训练 • 在自行车上进行无阻力骑行 0°~100° 活动度练习。从较高的速度开始，然后以较低的速度进行抗阻训练 • 交叉训练机及台阶器 • 术后第 6 周之后开始游泳（伸直腿）	• 上肢功率车 • 在跑步机和柔软的地面上进行逐渐加速的直线跑步 • 渐进式阻力自行车练习 • 游泳	• 自行车、游泳、体操及有氧体操器械
水疗	建议在术后第 2~3 周在游泳池内进行康复训练 • 在康复的早期阶段进行训练，旨在控制疼痛和肿胀，以及恢复正常的活动能力、肌肉张力和本体感受控制 • 进行旨在恢复特定神经运动特定模式的锻炼	• 通过进行渐进式锻炼和针对特定运动的训练继续进行泳池疗法的康复 • 进行肌肉力量和有氧恢复，并在游泳池中进行锻炼以促进早期恢复，同时最大限度地降低韧带超载的风险	必要时
场地训练	-	• 重新建立在场地和运动环境内训练的信心 • 在场地内不穿鞋原地跑步、直线跑步以及改变方向跑步	• 不同跑步模式、曲线跑、圆圈跑、冲刺和急停 • 增强式跳跃、小跳、侧向运动、双足和单足跳及侧跳 • 可动态控制运动的高级本体感觉训练（双足和单足） • 有氧和无氧运动相结合 • 普通体育活动的运动模式（通过控制运动的离心阶段、制动和方向改变和控制"飞行"和"着陆"阶段的单脚跳运动来执行） • 逐渐恢复特定项目的运动（从低强度到高强度）

一致显示 ACL 愈合。用探针探查时显示 ACL 稳定并且在愈合的韧带中所含纤维组织极少（图 25.2）。

25.6 讨论

　　ACL 一期修复联合骨髓刺激和生长因子应用是恢复部分 ACL 撕裂的年轻运动员膝关节稳定性和功能的有效技术 [30]。潜在的好处包括保留原 ACL，避免 ACL 重建手术相关的并发症，如本体感觉丧失。MSC 和富血小板血浆充当前体细胞和生长因子的来源，可以增强韧带愈合 [31, 32]。韧带撕裂纤维的解剖修复和连接是必不可少的，因为韧带束之间的间隙可能会阻止细胞迁移和组织再生 [33]。

　　Steadman 等还描述了 MSC 在 ACL 修复中的潜在益处。他的研究显示其在膝关节稳定性、功能和回归运动方面获得了出色的结果 [27, 34]。作者研究了该方法在一组 48 例 40 岁以上活跃个体中治疗 ACL 近端撕裂的结果，并报告了至少 2 年的随访后临床疗效的改善。在另一项研究中，在接

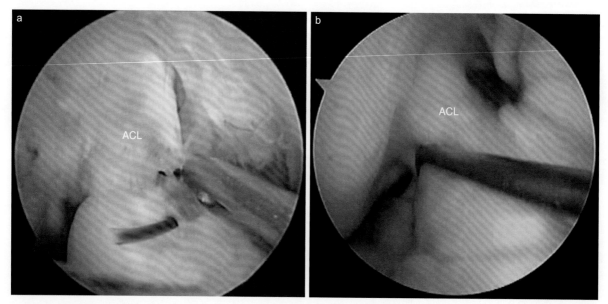

图 25.2 使用骨髓刺激和生长因子增强技术治疗 ACL 部分损伤后，分别在 4 周（a）和 6 个月（b）后行二次关节镜检。在关节镜下用探针确认韧带的稳定性

受"愈合反应"治疗（ACL 股骨足印区微骨折）的 13 名运动活跃、骨骼发育不全伴有 ACL 近端撕裂的患者中，有 10 例报告了出色的临床结果[20]。有趣的是，该过程是在没有缝合 ACL 的情况下进行的。

在本研究组中，98% 的患者在最终随访时呈现出 IKDC 客观评分正常或接近正常，并且 Tegner 评分与损伤前水平相当。其他评价工具（Marx 和 Noyes）的改善表明了良好的结果，稳定性和功能恢复至类似于受伤前的评估结果。尽管先前的研究报道一期修复后 ACL 的再断率较高（约 50%）[15, 17]，但本研究队列的再断率明显较低（8%），并且与在相同时间点进行 ACL 重建后的结果相当[35, 36]。需要强调的是，并不是所有的 ACL 损伤都可以用这种技术治疗。选择患者至关重要，应遵循严格的纳入标准。在年轻运动个体中发现的部分 ACL 撕裂的比例相对较低，再加上必须遵守严格的康复方案，导致符合条件的患者数量较少。精确的选择标准、患者对物理治疗方案的依从性以及定期随访可能是中期随访显示成功率高（90%）的原因。

毫无疑问，有助于组织修复和再生的生物增强技术将继续改进。具有协同作用的多种生物制品的应用可能在再生医学的发展中起重要作用。

此外，随着组织工程和分子生物学的发展，支架和细胞支架复合物技术的发展可能会为加强韧带修复提供有效的治疗选择。已有报道显示在实验 ACL 模型中使用富血小板血浆支架复合物后，可以通过增强 ACL 细胞活力、代谢活性和胶原合成来加速韧带愈合[32]。基本前提是，尽管富血小板血浆或 MSC 将充当生长因子和前体细胞的来源，但支架在细胞过程中既充当基质，又在 ACL 的一期修复后充当生物力学支持。这将为再生细胞提供安全的环境，将它们与关节腔内循环的纤溶酶作用分隔开来，后者会抑制纤维蛋白凝块的形成过程。

在我们的 ACL 部分损伤患者队列中采用生物增强进行 ACL 修复的技术，其结果与选择性前内束重建或标准单束技术的预期结果相当。为了制订适当的治疗指南，有必要进行进一步的对照研究，以比较部分 ACL 损伤患者的手术治疗方法之间的差异。

小结

ACL 一期修复联合骨髓刺激和生长因子应用是治疗急性 ACL 部分撕裂的有效方法。患者选择很重要，应遵循严格的纳入标准。正确的手术技术和适当的康复方案至关重要。这种治疗不会改变骨骼的解剖结构，因此在失败的情况下，可以很容易地转换为标准 ACL 重建。进一步的研究应侧重于明确该技术在治疗急性 ACL 部分撕裂中的具体作用，并且提高对韧带愈合过程中细胞生物学的理解，这对于改善患者的远期预后是至关重要的。

参考文献见本书数字资源。

第26章　前交叉韧带部分损伤的生物修复

Graeme P. Whyte、Alberto Gobbi、Dawid Szwedowski 著
陈 俊 译

26.1 引言

前交叉韧带（anterior cruciate ligament, ACL）是膝关节的重要稳定装置，有助于控制胫股旋转运动和前后向的运动。ACL 损伤经常导致功能受限，不能进行各种休闲和竞技体育活动。ACL 重建是目前治疗 ACL 功能不全的金标准，使患者有很高的概率重返运动 [1,2]。然而，ACL 重建有一些明显的缺点，包括未成年患者的并发症发生率高、本体感觉丧失、供区并发症、不能完全重返高要求运动以及无法恢复至正常膝关节的运动学 [3-5]。考虑到 ACL 损伤的发病人群大多为年轻人，容易引起患者生活方式的改变，能够恢复该韧带类解剖功能的治疗方案有可能克服当前 ACL 重建的许多缺点。ACL 部分损伤的最佳治疗方法一直是运动创伤领域讨论的焦点。关节镜辅助下的 ACL 重建技术已经成功地应用于各种类型的 ACL 损伤。如果发生 ACL 部分损伤，手术处理包括用于治疗完全断裂的标准 ACL 重建技术，或者采用其他更直接的办法。在 ACL 部分损伤的情况下可以考虑手术修复，或选择性重建损伤的 ACL 束。从理论上讲，保留天然 ACL 可以最大限度地减少本体感受的损失，并避免采集自体移植物导致的并发症 [6]。对细胞修复机制的认知的进步和各种生物制品的应用可能是未来某些型 ACL 损伤的重要治疗方法。

26.2 基础科学与分型

多种实验模型已用来探究 ACL 的解剖，及其对损伤的生理修复反应 [7-10]。在急性断裂后，可观察到 ACL 退变。这与关节腔内胶原酶活性的显著

增加有关 [7]。ACL 的愈合能力较差，明显低于其他韧带的愈合能力，如 MCL[8]。体外实验数据表明，ACL 组织细胞的生长速度慢于 MCL[8, 11]。这些发现表明，ACL 发生损伤后，细胞增殖和迁移能力较差。此外，动物实验发现，与 ACL 相比 MCL 中的前胶原 mRNA 水平更高。这表明 ACL 损伤后胶原合成能力不佳，组织修复能力不理想 [10]。纤维蛋白凝块的形成过程是韧带修复的一个重要组成部分，而这一过程在 ACL 断裂时受损。关节腔内的纤溶酶能够抑制纤维蛋白凝块的形成 [12]。缺少纤维蛋白凝块的情况下，损伤的 ACL 纤维将保持分离，细胞迁移能力降低，愈合受限。此外，关节滑液已被证明会削弱 ACL 成纤维细胞的增殖，从而进一步降低组织自发愈合的能力 [13]。

目前，文献中关于 ACL 部分撕裂的分类存在不一致（图 26.1）。临床实践中，首选治疗方法争论较大。在 Noyes 等发表的文章中，将 ACL 损伤按照撕裂区域、韧带损伤程度、韧带束与胫骨的关系进行分类 [14]。Gobbi 等根据 MRI 和关节镜检发现，将 ACL 的部分撕裂分为四类（表 26.1）[15]。

表 26.1　ACL 损伤的 Gobbi 分型

Ⅰ型	前内侧束部分损伤（<100%），后外侧束完整
Ⅱ型	后外侧束部分损伤（<100%），前内侧束完整
Ⅲ型	前内侧和后外侧束部分损伤（<100%）
Ⅳ型	前内侧和后外侧韧带完全损伤

26.3 ACL 损伤的一期修复

ACL 损伤的自然病程及其较差的愈合能力在文献中已有阐述。在一项前瞻性研究中，Noyes

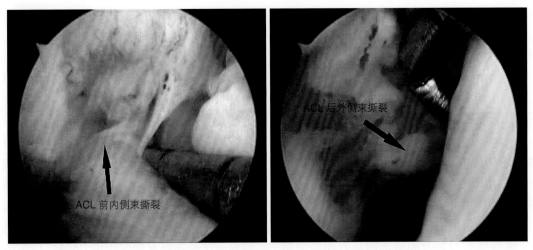

图 26.1　ACL 部分撕裂，前内侧束（a），完整水肿的后外侧束（b）

等估计，如果患者 ACL 部分损伤超过一半，50%的患者在保守治疗后会进展至 ACL 完全损伤 [14]。此外，Braggion 等的研究报告称，一些在 ACL 损伤急性期接受关节镜检的患者归类为 ACL 不完全损伤，而在损伤的慢性期接受关节镜检的所有患者均出现完全撕裂 [16]。Sommerlath 等报道了 22 例急性 ACL 部分撕裂患者的平均 Lysholm 评分为 93 分 [17]，其中 19 例经保守治疗，仅 3 例采用手术修复撕裂的韧带纤维。与 Sommerlath 等不同的是，Buckley 等报道 25 例关节镜下诊断为部分撕裂患者中，只有 44% 的患者经保守治疗后能够恢复运动 [18]。Fujimoto 等评估了部分撕裂且需求较低患者保守治疗和自发愈合情况 [19]。在他的研究中，74% 的患者在受伤 16 个月后膝关节稳定性得以恢复。

尽管早在 1895 年就有了 ACL 修复的记载，但 ACL 部分撕裂的一期缝合在 50 年前才得以普及 [20, 21]。Feagin 等报道了一种急性损伤后进行 ACL 修复技术。该技术使用 PGA 编织缝线穿过韧带的胫骨残端和经股骨骨道固定 [22]。长期的随访研究表明，这项技术的失败率高达 90%，因此被 ACL 重建术取代 [14, 22, 23]。即便如此，最近也有研究表明一期缝合修复后使用生长因子和骨髓 MSC 可以使 ACL 具有愈合潜能 [24-28]。

26.4 生长因子和富血小板血浆在 ACL 修复中的作用

组织愈合过程依赖许多生物活性物质协调，如细胞分化、增殖、迁移和支持性细胞外基质的沉积过程。这些生长因子大量存在于在富血小板血浆中，并已被证明可以在许多阶段增强组织修复能力 [29]。富血小板血浆在临床上常用于刺激自然愈合级联效应，并通过在损伤部位集中直接释放血小板源性因子来增强组织再生。富血小板血浆由自体静脉血离心分离获得，通常由产品化的系统提取和处理。重要的是，根据分离方法的不同，富血小板血浆生长因子成分存在显著的差异性。富血小板血浆中包含的生长因子中，PDGF、FGF、BMP 和 TGF-β 均已证明能够增强韧带的愈合。

Seijas 等研究了富含生长因子的血浆对 ACL 部分撕裂患者重返赛场的作用 [30]。大多数患者在治疗后恢复到损伤前的活动水平，1 年后随访的 MRI 成像显示，多数患者韧带完整性得到完全恢复。在 Kobayashi 等的一项研究中，使用 bFGF 后，犬 ACL 损伤后的血管化和韧带愈合得到改善 [31]。在其他动物模型中，靶向应用生物活性因子，如 TGF-β1、GDF5、BMP2 等，胶原蛋白合成和韧带损伤愈合反应在治疗中得到了增强[32-34]。然而，其他研究未能证明在动物模型中使用富血小板血浆促进了 ACL 修复[6]。

26.5 MSC 在 ACL 修复中的作用

MSC 是一种多潜能干细胞，存在于多种组织中，包括骨髓、肌肉、滑膜和脂肪等。这些前体细胞具有自我更新的能力，能够分化成多种组织类型，在一系列临床细胞治疗中受到广泛关注[35, 36]。这些细胞与韧带固有细胞具有相似的特性，因此它们有可能用于 ACL 的损伤修复[24, 37]。ACL 损伤后的细胞修复自然过程存在一些特有缺陷，影响了其愈合能力。MSC 疗法可以在细胞和分子水平上影响 ACL 修复过程。Steadman 最早描述了一种用于促进 ACL 损伤后愈合的方法。该方法是在髁间窝处制造微骨折，使骨髓释放含有 MSC 及生长因子的物质。这些因子认为具有帮助凝块形成和增强细胞修复过程的作用[25, 38]。

我们分析了一期缝合修复 ACL 部分撕裂术后 5 年的临床结果，修复过程中先在患者髁间窝处的韧带足印区制造微骨折，随后在该处应用富血小板血浆[15]。在接受治疗的患者中，78% 的患者恢复了体育活动，并且在末次随访中，胫骨前向移位的差值显著降低。基于这些数据，我们认为这项技术可以有效地恢复膝关节的稳定性，并使年轻的急性 ACL 部分撕裂患者能够重返运动。目前，我们在 ACL 部分损伤修复情况下首选的生物增强方法是在修复部位应用 BMAC（图 26.2）。

也有其他的系列报道称，检测了关节内注射 BMAC 治疗 ACL 损伤，随访 MRI 成像显示损伤的韧带完整性得到改善[39]。治疗 ACL 损伤的修复和重建的生物增强方法还将继续发展，以确定富血小板血浆和 MSC 制品最利于组织愈合的理想成分[9]。

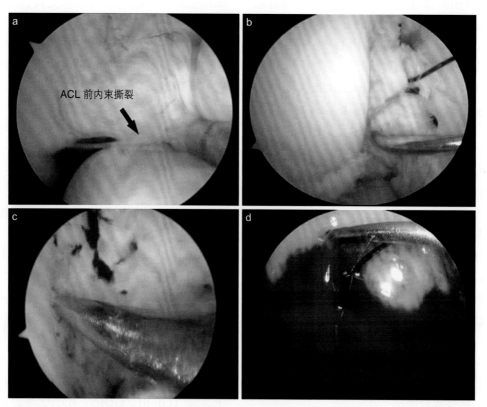

图 26.2 ACL 部分撕裂，累及前内侧束（a）。关节镜下使用 1 号 PDS 缝线缝合修复 ACL（b）。使用微骨折锥对髁间窝 ACL 足迹区行骨髓刺激（c）。活化骨髓抽吸浓缩物在修复 ACL 部分撕裂中的应用（d）

26.6　展望

生物制品应用于 ACL 部分损伤的修复技术，以及它们在恢复膝关节稳定性方面的作用，将继续取得进展。这些方法在细胞修复的生物级联中协同作用的潜力是令人鼓舞的，但仍有待进一步的临床研究证实。随着细胞分子生物学和组织工程技术的进步，细胞支架复合物可能会给韧带损伤类解剖修复带来更大进展。在 ACL 损伤的情况下，这些复合物能够提供结构支持和部分隔离循环纤溶酶的环境，同时提供生长因子和前体细胞以增强修复过程。

小结

对于出现症状的 ACL 部分损伤，并希望重返

运动，对膝关节稳定性有要求的患者，在治疗过程的早期首选手术治疗，以免出现渐进性松弛症状和膝关节功能障碍加重。尽管可以选择重建损伤的 ACL 束，但是使用标准的 ACL 重建技术同样可以恢复膝关节的稳定性。对于这些韧带部分损伤的病例，尚无选择性重建与标准重建的对比分析。在本中心进行的部分 ACL 损伤病例中，应用生物增强的 ACL 修复技术已显示出与标准重建方法所预期的相当的结果。为制定合适的治疗指南，还需要对来自对照组的结果进行进一步分析，以比较 ACL 部分损伤患者的不同手术处理的结果。

参考文献见本书数字资源。

第五部分
半月板

半月板损伤自然病程的新理念及其治疗的未来选择

第27章

Theofylaktos Kyriakidis、René Verdonk、Peter Verdonk 著
马　宁、郭全义 译

27.1 引言

由于可用的纵向数据有限，所以确切的半月板损伤自然病程尚不清楚。不过研究发现，半月板损伤会着随时间的延长逐渐加重[1, 2]。因为天然半月板内部没有血管，因而撕裂后可能没有再生能力，愈合能力有限[3]。此外，已有文献证明，应尽可能保留半月板组织，因为半月板组织的缺失会导致关节软骨表面的峰值应力增加，并最终导致软骨退化，发展为骨关节炎[4]。软骨退变与半月板缺失的量和位置成正相关[5]。正如资深学者 R.Verdonk 在以前发表的文献中所提到的，在膝关节手术治疗策略中，半月板损伤的手术理念变化最大，从简单切除到尽量保留半月板组织[6]。如今，半月板修复和再生的需求显而易见，并且该方案是治疗的优先选择。因此，各种促进半月板愈合的策略应运而生。除了具有显著疗效的再生医学之外，还包括其他新的生物技术。

27.2 解剖

半月板是正常膝关节的重要结构，具有重要的生物力学和功能[7, 8]。内侧半月板呈半月形，覆盖 50%～75% 的内侧胫骨平台。相比之下，外侧半月板的形状更接近圆形，虽然其比较小，却覆盖外侧胫骨平台的 75%～90%（图 27.1）。半月板切面呈三角形，附着在周边的关节囊上，并通过韧带连接在胫骨前方和后方。内侧半月板还与内侧副韧带相连。两条板股韧带把外侧半月板后角固定在髁间的股骨内髁上。它们分别位于后交叉韧带的前方和后方，也被称为 Humphrey 韧带

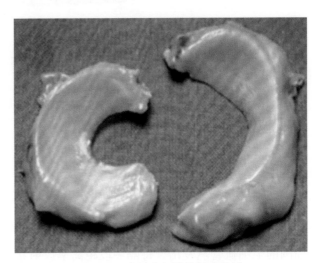

图 27.1　人的内侧及外侧半月板

和 Wrisberg 韧带[10, 11]。内侧和外侧半月板通过单独的韧带相互连接，如半月板间前韧带[12]。附属的韧带增加了半月板的稳定性，防止半月板在受压时挤出[13]。正常半月板组织由 72% 的水、22% 的胶原、0.8% 的糖胺聚糖和 0.12% 的 DNA 组成[14]。在组织学上，半月板为纤维软骨结构，主要由胶原纤维网与细胞交织而成，细胞外基质为蛋白多糖和糖蛋白[15]。半月板组织主要为 I 型胶原（＞90%）。胶原纤维精确的取向结构与半月板的功能直接相关。胶原纤维主要为环形取向结构，以承受张力。放射状结构的胶原纤维主要存在于半月板的中间部分和暴露的表面[16]。这些放射状纤维起着固定环形半月板的"纽带"作用[17]。目前有关半月板细胞生物学的概念表明，在人类半月板中至少存在两种细胞群（图 27.2）。纤维软骨细胞主要分布在半月板的中内 2/3，外 1/3 主要由成纤维样细胞构成[18]。人在出生时整个半月板都是有血管的[19]，然而，在 10 岁以后，可能由于膝

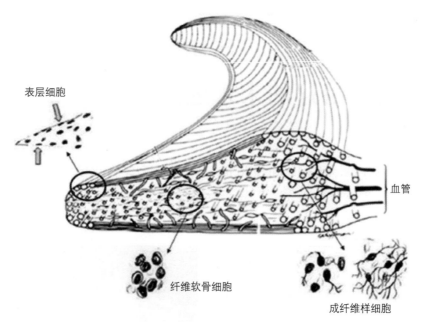

表层细胞

血管

纤维软骨细胞

成纤维样细胞

图 27.2 半月板细胞的类型及其区域分布

关节的负重和运动，半月板的内部区域逐渐变成无血管结构。半月板的主要血管来源于膝下内侧动脉、膝下外侧动脉和膝中动脉。它们从半月板周围的毛细血管丛发出，每隔一段距离呈放射状穿过半月板，并在半月板前后角提供更丰富的血供[20]。血管化的部分仅限于在内侧半月板周围缘10%~30% 的宽度，在外侧半月板为10%~25%的宽度，相当于红区，而与之相对的内侧 1/3 为白区。半月板的血管化与半月板的愈合过程有直接关系。在腘肌腱附近也有一处无血管区[3, 20]。半月板通过腓总神经的腓侧支接受神经支配。这些神经纤维与血管相伴，主要分布于半月板外周 1/3 有血管区[21]。此外，在半月板前角和后角发现了三种类型的机械感受器。研究认为半月板同时接收和传递本体感觉信息[22]。

27.3 生物力学功能

如前所述，半月板具有多种重要的生物力学功能。它们的主要作用是在负重过程中促进压力载荷的传递和分布，增加股骨与胫骨的接触面积，降低应力。因此，半月板切除术后膝关节的退行性改变在文献中已被证实[4, 23, 24]。此外，半月板在动态载荷作用下的减震能力也在许多研究中得到了证实。研究表明，膝关节在没有半月板时的减震能力比正常膝关节低约 20%[25-27]。半月板也可以通过限制所有方向的过度运动，作为次要的关节稳定装置[3]。这在膝关节前交叉韧带缺失的临床研究中得到了更好的证明。在前交叉韧带不完整的情况下进行内侧半月板切除术会增加膝关节前后向以及旋转运动的不稳定[28, 29]。在前交叉韧带缺失的膝关节中，抵抗胫骨前方应力最重要的结构是内侧半月板的后角[29, 30]。半月板同时具备关节润滑、营养软骨[31, 32]以及提供本体感觉的功能[33–35]。

27.4 半月板损伤的自然病程

根据最近的文献，骨关节炎和正常膝关节的MRI 常出现病理异常信号[36–39]。当这些与撕裂有关的异常信号与骨关节炎相关时，可能是无症状的，也可能导致疼痛[40]。不仅如此，大多数撕裂位于内侧半月板，并且随着损伤转为慢性，进展也快于外侧半月板[2]。纵行半月板撕裂多与外伤史相关，而水平、斜行或复合撕裂常与退变相关[37, 39, 41]。截至目前，由于可用的数据有限，我们对半月板撕裂如何发展的认识还不够。但一些研究认为半月板损伤患者的病情将随着时间的推移而出现进展[1, 2]。在非骨关节炎的中年患者中，内侧半月板 MRI 中的半月板内线性信号强度不太可能消失，应被认为是内侧半月板退行性撕裂的危险因素[1]。此外，半月板损伤与频繁的膝关节疼痛之间具有一定的相关性，因为这两者都与骨关节炎有关[1, 2, 42]。因此，有必要更好地了解半月板损伤的自然病程，为患者最佳治疗提供研究依据。

27.5　半月板损伤的分类

相关文献基于半月板损伤的症状、可修复性和损伤类型提出了几个分类系统。本章将介绍 2007 年引入的国际分类法[43]。这种分类是基于关节镜下半月板撕裂的形态学特征，对其他解剖学发现也有描述[44]。

27.5.1　半月板撕裂的国际分类

国际关节镜 – 膝关节外科和骨科运动医学学会（International Society of Arthroscopy, Knee Surgery and Orthopaedic Sports Medicine, ISAKOS）膝关节委员会根据关节镜下观察到的撕裂长度、深度、结构和位置等形态学特征，开发了一个标准化的国际半月板记录体系[43]。此外，该分类系统为评估半月板撕裂治疗效果的国际临床试验数据整合提供了足够的观察者间的可信度[45]。

27.5.1.1　撕裂的长度

撕裂长度指半月板裂口到达半月板表面的长度，不包括未达到半月板表面的撕裂（MRI Ⅱ级）。

27.5.1.2　撕裂的深度

撕裂深度是基于 MRI 的 0～3 度分类的。部分撕裂是指撕裂延伸到了半月板的上表面或下表面，而完全撕裂指撕裂同时延伸到上下两个表面。

27.5.1.3　撕裂的部位（图 27.3）

委员会提出了一个分区系统来描述撕裂的部位。1 区撕裂包括距半月板滑膜交界边缘 <3 mm，2 区撕裂距半月板滑膜交界边缘 3～5 mm，3 区撕裂距边缘＞5 mm。这些区域根据半月板的血供情况分别相当于红区、红白区和白区。尽管各区血供不同，也无法用关节镜区分。半月板撕裂也可以根据其在前后平面上的位置来描述为前、后或前裂或后裂[46]。中间 1/3 称为体部[47]。

27.5.1.4　撕裂的类型（图 27.4）

半月板撕裂可分为以下几种类型：
纵向垂直撕裂（图 27.5a、b）
纵向垂直撕裂可位于半月板的任何位置。如撕裂延伸，就会导致桶柄裂。

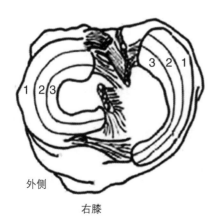
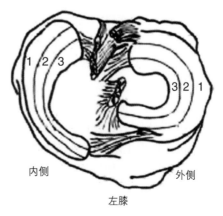

图 27.3　半月板分区

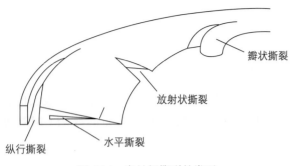

图 27.4　半月板撕裂的类型

瓣状撕裂

放射状撕裂

纵行撕裂　　　　水平撕裂

水平撕裂（图 27.5c）

水平撕裂开始于半月板的内边缘，并向关节囊延伸。

放射状撕裂（图 27.5d）

放射状撕裂也开始于内边缘，并向关节囊延伸。这种典型撕裂通常位于外侧半月板的中后 1/3 处。这种撕裂可以完全穿过半月板边缘，使半月板横断。

瓣状撕裂

瓣状撕裂可以是垂直的，也可以是水平的。垂直瓣状撕裂贯穿半月板的上下表面。此外，水平瓣状裂是水平撕裂的延伸。在水平瓣状撕裂中，半月板要么上表面完整，要么下表面完整。

混合撕裂

混合撕裂指在多个层面的复杂撕裂。

盘状半月板

盘状半月板是一种先天性变异，多数发生在外侧半月板。1974 年，现代关节镜之父 Watanabe[48] 将这种变异分为三种类型。不完全型盘状半月板比正常半月板大，其附着正常。完全型盘状半月板覆盖整个胫骨平台，但也保持正常附着。第三种类型的盘状半月板缺乏后关节囊附着，比前两者更容易出现症状。最近，Ahn 等提出了两种新的分型系统。一种是基于关节镜下发现，另一种是基于术前 MRI 结果[49, 50]。首先，从边缘稳定性和撕裂位置来看，有三种类型：半月板关节囊交界前角型、半月板交界后角型和后外侧角缺失型。对于这三种撕裂类型需要采取不同的关节镜技术来修复。基于盘状半月

板周边垂直撕裂引起的半月板位移在 MRI 下可分为四种类型：①无移位。盘状半月板的周边部分不与关节囊分离，整个半月板无移位；②前内侧移位、后角的边缘与关节囊分离，整个半月板向前或前内侧移位；③后内侧移位，前角的边缘与关节囊分离，整个盘状半月板向后或后内侧移位；④中心移位，后外侧部分的边缘撕裂或缺失，整个盘状半月板向髁间中心移位。这个分型系统为外科医师选择合适的治疗方法提供了更多的参考信息，通过关节镜检查后对撕裂进行分析并决策。

27.5.2 创伤性损伤

创伤性撕裂是由于特定的膝关节损伤引起的，可以是单纯损伤，也可能合并有韧带或软骨损伤。韧带修复提供半月板以及软骨的完整性[51]。创伤性撕裂通常发生于年轻的运动患者屈膝旋转时。这种撕裂可分为两种病理状态：稳定膝关节的创伤性撕裂和前交叉韧带（ACL）缺失的创伤性撕裂。

27.5.3 退行性病变（图27.6）

相反地，退行性半月板撕裂发生在年长人群，发展缓慢，其多因素发病机制要比外伤性半月板撕裂更为复杂。在一般人群中这种撕裂的患病率随着年龄的增长而增加，从 50 ~ 59 岁女性的 16% 到 70 ~ 90 岁男性的 50% 以上[37]。据报道，膝骨关节炎患者半月板撕裂的患病率超过 90%[52~54]。

27.5.4 儿童半月板损伤

儿童外伤性半月板损伤并不常见，然而，由于运动次数增多，其发病率也在不断增加。儿童半月板损伤可能是单纯损伤，也可能合并韧带损伤。最常见的损伤是与盘状半月板或高活动度半月板等先天畸形有关。推荐在儿童时期进行半月板修复，因为与成人相比其愈合机会更大。

27.6 半月板损伤的处理

目前有多种方法都可以用来治疗半月板损伤，从保守治疗到半月板切除、修复和置换等各种方

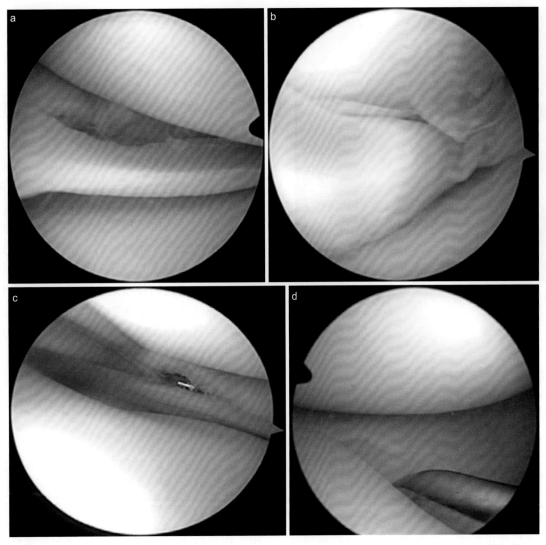

图 27.5　半月板撕裂的关节镜图像。(a)纵行撕裂；(b)桶柄样撕裂；(c)水平撕裂；(d)放射状撕裂

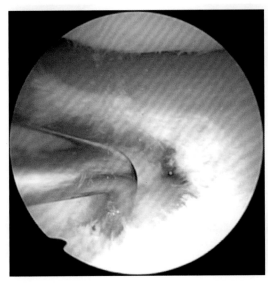

图 27.6　退变的外侧半月板

法。治疗方法的选择取决于半月板撕裂的类型以及半月板的潜在愈合能力。在轻中度患者中，退行性撕裂非常常见[55]，而这些损伤通常是无症状的，适于保守治疗[56]。然而，在非手术治疗患者中有 0～30% 的患者仍需要转为手术治疗[57-60]。对于疑似有症状的撕裂，通常进行关节镜下半月板部分切除术（图 27.7），即使还没有证据表明其较保守治疗更具有优越性[57, 58]。对于在负重位 X 线片显示晚期伴有退行性半月板病变的患者，不应建议关节镜手术。因为血供是半月板修复成功的基础，位于半月板无血管区的损伤预后较差，因此要进行半月板部分切除术[61]。然而，半月板治疗的首要目标是尽可能多地保留有活力的半月板组织。对年轻患者的外伤性半月板撕裂，应首

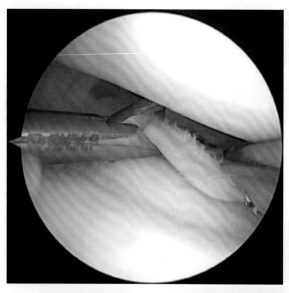

图 27.7 对不可修复的纵向半月板撕裂的部分行部分切除

种方案，在满足严格适应证的患者中取得了满意的疗效 [63-67]。

27.7 生物治疗在半月板愈合中的应用

再生医学通过创造促进组织重建的条件以促进组织的自然愈合。目前的趋势是在半月板外科手术领域提出新的技术。生物增强是促进组织再生的最先进策略，发挥着重要作用 [68]。事实上，骨科生物治疗可以被描述为促进肌肉骨骼组织修复或再生的生物介质材料的临床应用 [69]。这种生物技术广泛应用于软组织和软骨损伤，是骨科组织工程最早成功的技术之一，即细胞、生长因子和支架的结合。目前生物学应用越来越普遍，成为治疗半月板损伤的一种选择，以避免半月板组织的缺失，促进半月板的愈合和加速再生。因此，人们提出了多种方法来达到这一目标，如富血小板血浆（platelet-rich plasma，PRP）、生长因子、干细胞、纤维蛋白凝块和基因治疗。

27.7.1 富血小板血浆和生长因子（图27.9）

富血小板血浆是自体血液中血小板浓度高于其基线的血浆部分 [70]，通常由外周血离心后得到。作为自体再生技术，其用途在许多临床应用中越来越受到关注。它通过具有组织愈合潜力的

选半月板修复术。一般采用的是关节镜下修复方法，可分为三种：由内向外缝合技术、由外向内技术和全内技术（图 27.8）。这些方法的失败率相差无几 [62]。半月板切除术只能在损伤无法修复的情况下进行，因为半月板切除会导致膝关节结构退化 [4]。如果年轻患者在半月板切除术后出现半月板广泛破坏和缺失，以及同侧间室的疼痛，可以考虑行半月板置换术。手术时膝关节的力线和稳定性应当是正常或已矫正到正常 [63]。同种异体移植物和半月板支架是目前治疗这些后遗症的两

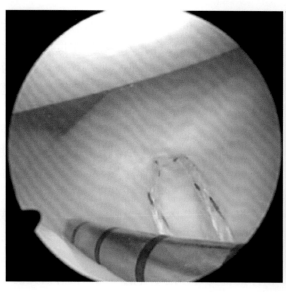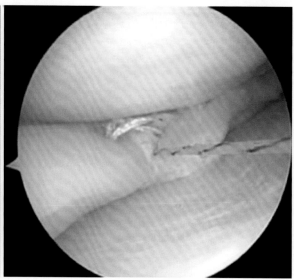

图 27.8 采用全内技术缝合半月板

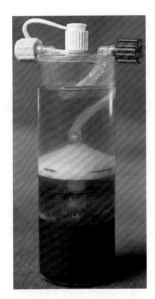

图 27.9　富血小板血浆。这三层包括底部的红细胞、中间层富血小板血浆和顶层的贫血小板血浆

多种生长因子和细胞因子发挥作用[71-73]。生长因子促进软骨形成，并且维持软骨细胞的表型，可用于治疗受损的软骨或半月板[74]。最近在富血小板血浆中发现了一些感兴趣的生长因子：转化生长因子-β1（TGF-β1）、血小板衍生生长因子-BB（PDGF-BB）、胰岛素生长因子-Ⅰ（IGF-Ⅰ）、成纤维细胞生长因子2（FGF-2）和骨形态发生蛋白-6（BMP-6）。尽管如此，富血小板血浆的使用仍存在很大争议，并面临监管限制[75]。虽然它已被广泛用于旨在增强组织愈合的运动医学领域[71, 76]，只有个别临床研究对其治疗半月板损伤的有效性进行了探索[77]。Griffin 等[77] 分析了半月板修复时联合应用富血小板血浆是否能降低后续半月板切除的可能性，以及富血小板血浆是否会对功能、临床表现和患者报告结局产生影响。在至少 2 年的随访中，他们报告了两组数据都具有相似的结果。另外，Pujol 等[78] 报道，与标准的切开修复半月板相比，富血小板血浆生物增强治疗后临床结果略有改善，半月板的愈合率更高。

27.7.2　间充质干细胞

间充质干细胞（MSC）在再生医学中具有很大的应用前景。它们被定义为人体各种组织来源的多能细胞，包括骨髓、脂肪、外周血和滑膜等。根据定义，干细胞的特征在于它们自我更新

的能力、发育可塑性以及能够分化成特定的治疗细胞类型。迄今为止，已有多种针对软骨、肌腱和半月板等临床领域的实验、临床前研究或临床研究正在开展[79, 80]。关于半月板的研究中发现，MSC 分泌的分子可形成促进愈合的再生微环境形成[81, 82]。Matsukura 等[83] 发现与正常膝关节相比，半月板损伤后滑液中具有高浓度的 MSC，提示它们可能在内源性半月板再生中直接修复细胞或作为分泌生物活性因子而发挥作用。鉴于这一潜力，外源性 MSC 可能是一种潜在的半月板内在修复新策略。在过去十年中，有几项动物研究调查了 MSC 的作用，结果令人振奋。Zellner 等[81] 报道了 MSC 修复半月板无血管区缺损的疗效。Horie 等[84] 发现了类似的结果。在部分半月板切除术的兔模型中植入滑膜组织 MSC 后，半月板再生明显增强。他们还发现滑膜 MSC 可分化成类似半月板纤维软骨细胞。Desando 等[85] 对半月板愈合的兔实验模型关节内注射脂肪来源的基质细胞，发现这些细胞能促进软骨和半月板修复，并能够减少滑膜中的炎症，从而抑制骨关节炎的进展。然而，目前使用 MSC 用于半月板修复的临床研究有限。Centeno 等[86] 研究了分离扩增的人自体 MSC 经皮注射到膝关节中能否有效地促进软骨和半月板组织的再生，并进行了病例分析。在注射后 24 周，MRI 发现软骨和半月板生长的表现具有统计差异，同时关节活动度得到了增加，疼痛有所缓解。Pak 等[87] 同样在另一项病例研究中报道了注射自体脂肪干细胞联合富血小板血浆、透明质酸和 CaCl₂ 来修复半月板Ⅱ度撕裂。Vangsness 等[88] 对膝关节内注射人 MSC 的安全性进行了随机双盲对照研究，发现 MSC 具有促进半月板部分切除术后再生的能力以及对膝骨关节炎的预防效果。研究报告了半月板再生和膝关节疼痛改善的证据。这些结果证实了人 MSC 对膝关节组织的再生和保护作用。总结而言，MSC 似乎可以刺激半月板组织的再生，是治疗半月板撕裂和缺损，从而尽可能多地恢复天然半月板组织的比较有希望的方法。然而，这些再生技术仍需要进一步的优化[89]。

27.7.3　纤维蛋白凝块

有学者过去 20 年对纤维蛋白凝块的作用进行

了评估。它似乎对修复细胞具有趋化和激发有丝分裂的作用，并为修复过程提供支架[32]。一些临床研究报告了积极的结果，特别是对于半月板无血管区的修复。Henning 等[90] 在单纯的半月板撕裂中注射外源性纤维蛋白凝块，使半月板修复的失败率从 41% 降低至 8%。Van Trommel 等[91] 对 5 名患者系列使用纤维蛋白凝块增强修复外侧半月板腘肌腱无血管区的完全放射状撕裂，二次关节镜检发现所有半月板完全愈合，没有进一步的退化迹象。Ra 等[92] 也通过 MRI 和二次关节镜检同样发现用纤维蛋白凝块成功修复半月板完全放射状撕裂。Kamimura 等[93] 同样发现使用纤维蛋白凝块对半月板退行性水平撕裂修复可改善临床主观评分，并在关节镜检随访中达到 70% 的愈合率。但该技术存在纤维凝块在半月板撕裂处很难放置和保留等缺点。

27.7.4 基因治疗

基因治疗是一种旨在通过输送局部生长因子以促进半月板愈合的有趣方法。通过体内和体外策略，可将基因成功地转移到肌肉骨骼系统的诸多组织中并在其内表达，包括半月板[94]。目前已有多种基因载体，如逆转录病毒、腺病毒和腺相关病毒，并且各有各的特征[95, 96]。迄今为止，尽管进行了多项体外研究[97-99]，但对基因治疗半月板损伤只有少量临床前研究。Goto 等[100] 用携带人的 TGF-β1 cDNA 或标记基因的逆转录病毒感染人和犬半月板单层细胞，结果显示，与对照组相比，添加 TGF-β1 后胶原和蛋白多糖的合成增加。Zhang 等[101] 研究了人 IGF-1 基因是否可改善半月板前角无血管区全层损伤的修复，结果发现修复的半月板损伤区充满了与正常半月板纤维软骨相似的白色组织。据我们所知，尚无已完成的治疗性基因转移的临床试验。尽管如此，我们相信这一特定研究领域的快速发展将很快为骨科医师提供新的治疗选择。

27.7.5 半月板支架和组织工程

半月板支架是由天然材料或合成生物材料组成（图 27.10），保有与天然半月板相似的物理和（或）机械性能结构。因此，它们应具备以下重要特征：最佳的机械强度、生物相容性、孔隙率、安全降解性，并易于手术操作。最近提议将含有合成支架的半月板替代治疗可以作为部分半月板切除术后膝关节仍有症状患者的选择，以改善症状，同时还可能减少退变。一方面，无细胞半月板支架仅用于少部分满足严格适应证的患者。虽然结果很有希望，但目前还没有证明它能再生功能和稳定性俱佳的半月板组织。另一方面，细胞或自体生长因子的生物增强作用或许是整体提高组织工程半月板支架再生潜力可行和有效的选择，其基于生物学和工程学原理开发出受损组织的替代品[102]。尽管该方法已应用于先前文献中的多种生物治疗策略，但它正确的含义是向支架中添加细胞或生长因子以实现宿主 – 靶组织的再生[103]。

小结

半月板治疗从保守治疗到手术方法转变的历史揭示了在过去 130 年来人们对半月板疾病病理认识的增加。有趣的是，第一次进行的外科手术是半月板修复术，因此表明有时历史并非如想象中的那么好预测。从半月板手术的起源开始，整个 20 世纪已经见证了很多成就，使临床实践中有效的治疗策略不断扩展和改进。今天，半月板修复不仅是机械修复，还需要关注细胞层面。为了促进组织再生，现正在密切关注这种细胞修复的潜能，以便更好地整合新设计的植入物。

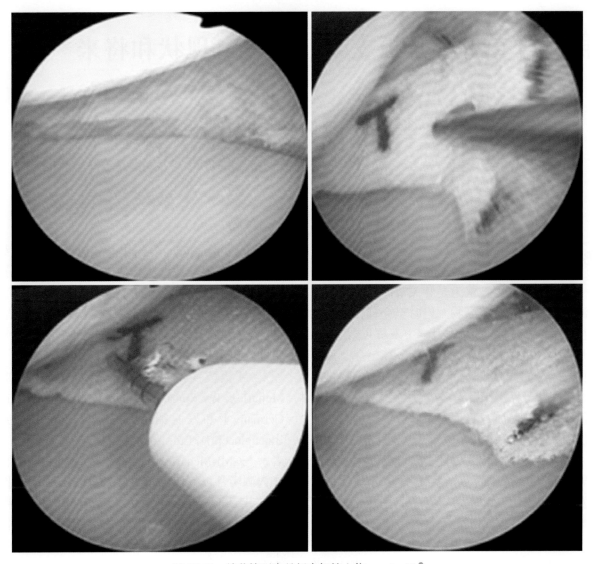

图 27.10 关节镜下半月板支架植入物——Actifit®

参考文献见本书数字资源。

第 **28** 章　半月板支架：历史、现状和将来

Sarper Gursu、Mustafa Karahan　著
赖思可、付维力　译

28.1 引言

半月板曾一度被认为是膝关节内的下肢肌肉来源无功能性发育残余物。但时至今日，认为半月板在膝关节复杂的生物力学中发挥重要作用。半月板的功能包括改善关节适配、稳定性、调节负重均匀分布、减震、润滑、传导应力、提供本体感受和软骨保护作用[1-10]。半月板完整性的破坏会使软骨应力增加，进而导致软骨退化，发生不可逆的关节损伤和骨关节炎[11-13]。

1948 年，Fairbanks 发现将半月板从膝关节移除会导致关节软骨受损并逐渐发展为骨关节炎[14]。这一发现使得人们更倾向于选择保留半月板手术，而非半月板部分或全部切除术。在每年进行的关节镜手术中，半月板相关手术所占比重很大：欧洲有超 40 万例，而美国超 100 万例[15]。不幸的是，并非所有的半月板损伤都适于保留，有的需要进行部分、次全或全切除术[6, 7, 9, 16]。半月板部分切除术后的患者每年约有 4%存在关节软骨丢失[17]。随着时间的流逝，84%的此类患者在影像学上表现出膝关节明显退化[18]。

近年来，建立半月板替代物以使风险最小化逐渐成为研究热点。同种异体半月板移植和半月板支架已成为缺失半月板组织的可替代选择[5, 11, 19]。Milachowsky 于 1984 年实施了第一例同种异体半月板移植术[20]。该方法适用于半月板次全或全切除术的患者，并被视作金标准，但并不适用于半月板部分切除术的患者。此外，诸如可用性、延迟或不完全整合、疾病传播、尺寸形状不匹配以及异常免疫反应等潜在问题使得同种异体移植远非所有半月板缺损患者的理想替代选择[6]（图28.1）。

1992 年，Stone 等提出了首个半月板支架，由牛跟腱 I 型胶原纤维构成，作为半月板部分缺损的替代物[21]。在对犬进行初步研究后，研究者在 1997 年发表了人体研究的初步结果，报告了疼痛减轻和宿主半月板组织长入的满意结果[22]。目前临床上主要有两种类型的组织工程支架：胶原半月板支架（collagen meniscal scaffold, CMI; Menaflex, Ivy Sports Medicine GmbH, Grafelting, Germany）和聚氨酯半月板支架（Actifit, Orteq Bioengineering, Ltd, London, UK）[2, 3, 6, 7, 23, 24]。前者——CMI-Menaflex 于 2000 年在欧洲被批准用于内侧半月板替代，2006 年被批准用于外侧半月板替代，而 Actifit 于 2008 年在欧洲被批准用于临床，以替代两侧半月板[3, 6]。本章旨在回顾半月板支架研究领域的现状，讨论其未来可能的发展方向。

28.2 半月板支架

为了避免由半月板部分切除术带来的灾难性后果，半月板支架应运而生（表 28.1）。这些支架旨在提供一种允许半月板样组织从宿主环境长入的结构。理想的支架应当具有易得、尺寸多样以可用于各个患者、稳定性好、降解产物无毒、无疾病传播风险以及材料生物相容性好等特点。支架的孔隙率应较高，足以允许营养物质进入。理想的支架还应具有促进细胞增殖分化、促细胞迁移以及可生物降解等重要特性[10]。

迄今已有多种生物材料被研究以构建理想的支架。这些材料主要分为四种类型：细胞外基质（ECM）成分支架、合成聚合物支架、水凝胶和组

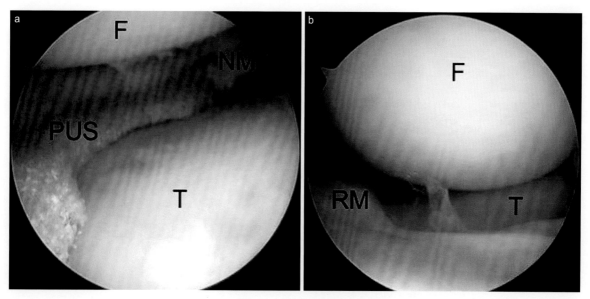

图 28.1　一例 17 岁女性足球运动员半月板次全缺损。（a）在半月板边缘植入聚氨酯支架；（b）植入 12 月后，支架已完全愈合并整合到了原生组织中（PUS：聚氨酯支架；NM：原生半月板；F：股骨；T：胫骨；RM：再生半月板）

表 28.1　半月板支架的适应证与禁忌证

半月板支架	
适应证	禁忌证
无法修复的半月板撕裂 >25%~50%	感染
半月板部分切除术后疼痛、肿胀	已知对支架材料过敏
半月板组织缺损 >25%~50%	膝关节力线未矫正
创伤后半月板慢性损伤	合并后交叉韧带损伤
半月板前后角完整且边缘周向完整	膝关节内未经治疗的严重软骨病变（ICRS 分级 >2 级）
	膝关节骨坏死
	膝关节后向不稳
	免疫疾病
	半月板全切
	炎性关节炎
	BMI>35 kg/m^2
	未成年患者
	妊娠期患者

织衍生支架（表 28.2）[13]。在各种支架中，常用于半月板部分替代的有细胞外基质成分支架 CMI 和合成聚合物聚氨酯支架。

28.2.1　CMI

　　CMI 自 20 世纪 90 年代问世以来，已被广泛研究。自 Rodkey 等[25]首次对其进行体外实验以来，已进行了大量动物实验研究，并且未观察到明显的不良反应。新生组织在大体及组织学上均类似于天然半月板。进一步的人体实验证实了 CMI 可用于重建缺损的半月板组织并改善功能[26]。内侧或外侧半月板缺损均可使用 CMI。

28.2.1.1　CMI 的力学和生物学特性

　　CMI 是由从牛跟腱分离纯化的 I 型胶原组成，

表 28.2 可用于支架的生物材料

半月板支架	细胞外基质成分支架	胶原半月板移植物
		透明质酸和明胶
		胶原 – 糖胺聚糖
	合成聚合物支架	聚氨酯
		聚乳酸
		聚乙醇酸
		聚己内酯
		聚乳酸 – 聚乙醇酸共聚物
		左旋聚乳酸 – 聚对二氧环己酮
	水凝胶	海藻酸钠
		聚 N- 异丙基丙烯酰胺
		聚乙烯醇
	组织衍生支架	丝素蛋白
		小肠黏膜下层
		脱细胞组织
		骨膜组织
		软骨膜组织
		细菌纤维素

辅以硫酸软骨素和透明质酸等糖胺聚糖，不含任何非胶原材料和脂质。对胶原纤维进行交联处理以提升稳定性并易于植入和处理。通过 γ 射线进行灭菌[21]。植入物无致癌性、致热性或细胞毒性[27]。术后二次镜检进行的活检证实支架在 12 ~ 18 个月内被广泛吸收，有新形成的组织长入，从而替代支架。植入物促进了纤维软骨细胞向支架迁移，从而建立了新的功能性组织基质[6, 7, 24, 28, 29]。

28.2.1.2 CMI 的疗效

一项针对急性和慢性半月板损伤患者的大样本量研究发现，CMI 可以改善慢性损伤组的临床结果，功能恢复更好，而对于急性损伤的患者效果则不尽如人意[26]。Zaffagnini 等的最新研究[30]对比了 CMI 和内侧半月板部分切除术的长期临床、放射学和 MRI 结果，随访至少 10 年，发现 CMI 组在疼痛、活动水平和放射学结果方面较半月板部分切除组有明显改善。该研究最瞩目的发现是，IKDC、Tegner、生活质量评价量表 SF-36 和 VAS 等评分结果显著改善，但 Lysholm 和 Yulish 评分无明显差异。Bulgheroni 等[11] 研究了使用 CMI 5

年后的临床、放射和 MRI 结果，发现 Lysholm 和 Tegner 评分均显著改善，且未见软骨表面继续退化，新生组织无不良效应。在 Monllau 等进行的另一项纳入了 22 例系列患者至少随访 10 年的研究中[31]，术后 1 年患者功能和疼痛评分明显改善，且在末次随访时功能状态结果相同，没有观察到并发症，手术失败率为 8%。

大量研究发现 CMI 可用于治疗半月板部分缺损。支架在植入后经细胞长入并逐渐被吸收。在多数病例中可见组织再生。再生组织会随时间推移而逐渐成熟，但其尺寸通常小于正常半月板，且形状不规则。选择合适的患者是获得满意结果的关键因素。

28.2.1.3 膝关节合并疾病的联合手术

合并其他疾病的联合手术通常不是 CMI 植入术的禁忌证，在实际操作中常针对合并疾病进行联合手术。对膝关节前交叉韧带（ACL）损伤者行 ACL 重建术有利于半月板愈合，因此建议对这两种结构行联合重建术。重建术可在一期手术中进行。如优选同期手术，则应先植入 CMI，因为重建 ACL 后膝关节紧张度增加，难以植入 CMI。在 CMI 植入前或同时，应对膝内外翻畸形进行矫正（图 28.2）。也应对膝关节内的软骨损伤采用微骨折、马赛克成形术或骨软骨移植术等合适的方式进行治疗。鉴于粗糙蚀变的软骨可能危及新植入的 CMI，因而时机选择是治疗软骨病变的关键 [11, 32, 33]。

尽管 CMI 在外侧半月板的应用少于内侧半月板，但两者具有相似的临床结果。无论内侧或外侧半月板，肿胀和残余间室疼痛都是 CMI 植入后最常见的并发症 [27]。

28.2.2　聚氨酯半月板支架（Actifit）

CMI 应用多年的临床经验发现，尺寸减小和形态改变是两个最常见的问题。这也激发了对尺寸和形态更稳定的植入物的进一步研究 [3]。由脂肪族聚氨酯材料制成的聚氨酯半月板支架具有最佳的生物相容性和机械强度 [34]。聚氨酯半月板支架直至 2008 年才获准在欧洲使用，因此有关这种植入物的临床经验仍然有限。

28.2.2.1　Actifit 的力学和生物学特性

Actifit 是一种合成的聚合物支架，由可生物降解的聚酯（聚己内酯）和聚氨酯制成。形成支架软段的聚酯提供了稳定的降解速率和柔韧性，而形成硬段的聚氨酯则为植入物提供了机械强度 [24, 35]。聚氨酯也用作增强支架与残余组织的缝合固定。该支架相当稳固，耐磨性好，在含水环境中通过酯键水解而缓慢降解。其降解产物被证明是无毒的。未观察到软骨损伤或炎症反应等与支架有关的不良效应 [16, 23, 34-36]。Actifit 具有内侧和外侧两种构型，可分别用于相应缺损。

28.2.2.2　Actifit 的疗效

Verdonk 等 [37] 作为 Actifit 研究小组于 2012 年发表了将 Actifit 应用于 52 例不可修复的内侧或外侧半月板部分损失患者，随访至少 24 个月的研究结果。术后 6 个月及 24 个月膝关节功能、疼痛及运动水平证实有显著改善。治疗失败率为 17.3%

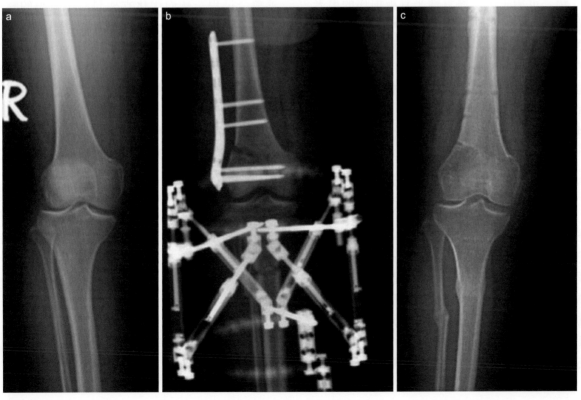

图 28.2　同一患者的 X 线片。术中同时纠正了下肢力线。（a）术前 X 线片，（b）X 线片示股骨胫骨截骨，（c）二次镜检时的 X 线片

（9 例），其中外侧半月板的失败率更高。92.5%的患者软骨 ICRS 分级保持稳定或得到改善。二次镜检结果证实支架整合了原有半月板组织。

Bouyarmane 等[1] 报道了聚氨酯支架治疗 54 例半月板切除术后外侧半月板节段性缺损患者的研究结果。患者术后 6、12、24 个月接受了评估，随访证实疼痛及 VAS、IKDC、KOOS 等功能评分均有显著改善。在这项多中心研究纳入的 54 例患者中，仅有 3 例患者因疼痛需行二次关节镜手术。

Kon 等[23] 报道了在 18 例患者中使用 Actifit 替代半月板缺损的病例系列。该研究中，除 1 例患者是首次接受治疗外，其余患者在进行支架植入术前均经历过各种手术治疗。11 例患者需接受 ACL 重建或胫骨截骨等联合手术。所有的临床预后指标、Tegner 和 IKDC 评分具有统计学意义的显著改善。

最近一项探究软骨组织状态对 Actifit 效果影响的研究，对 19 例无软骨病变和 35 例合并各种软骨病变的患者进行了评估，结果显示在半月板尺寸和形态方面，无软骨病变的患者具有更好的 MRI 表现[3]。

聚氨酯支架作为一种生物相容性好的聚合物植入物，可用于不可修复性半月板损伤的患者，为组织再生长入提供基质，是针对半月板部分损伤的一种安全有效的替代物。多数已发表的研究报道了植入后 6 个月及 12 个月具有优异的临床和功能效果，活检示细胞具有半月板样分化潜能。Actifit 植入术现有的研究结果喜人，且不亚于 CMI。

28.2.3 CMI及Actifit手术植入技术

完成膝关节评估和诊断性关节镜检后，将半月板边缘新鲜化至红区组织。确认半月板前后角完整和外侧游离缘宽度至少为 2 mm。将半月板缺损段修剪成矩形以实现支架精确适配。若天然半月板组织血供不佳，可使用微骨折锥钻孔以向支架提供足够的血供。测量缺损长度，将支架修剪为比原位缺损长度大 10% 的尺寸。关节镜入路开口应足够大以插入支架。替代内侧半月板有时需

松解内侧副韧带（MCL），以便操做半月板。将支架植入缺损处后根据术者的经验使用半月板缝合方式进行固定[16,28]。

术后 2 周内应将膝关节屈曲限制在 30°，然后逐渐增加，以促进原生组织向内生长，并使植入物愈合至半月板边缘。术后 8~10 周内应避免负重。术后 3 个月内应达完全屈曲，6 月内恢复至可完成轻度运动[16,28]。

28.3 半月板支架的未来展望

对于半月板部分切除术后膝关节疼痛的患者，目前半月板支架是一个相当不错的选择。在正确把握适应证和娴熟的手术技术的前提下，有望缓解大多数患者的症状并改善其功能状态。但现有的植入物较天然半月板而言力学特性仍有不足，因此支架技术还有很大的进一步发展空间。

在骨科领域，特别是半月板替代术，加速康复已成为研究热点。在动物研究中，生长因子（TGF-β1、PDGF 和 IGF 等）或细胞（如间充质干细胞）用于实现这一目标[40]。上述方法可用于改善愈合过程，从而优化支架与原生组织的整合。富血小板血浆（PRP）富含丰富的生长因子，在半月板替代加速愈合中扮演重要角色[7,38]。

现有的半月板支架仅适用于半月板部分缺损，而在不久的将来，可用于半月板整体替代的新型支架有望问世。3D 打印技术可用于研发具有天然半月板仿生形状的整体半月板支架[39]。手术时机的选择和半月板支架使用的适应证有待进一步明确。

总而言之，大量证据明确证实半月板支架替代在半月板切除术后症状性患者中取得了可喜的疗效。但目前就半月板支架的力学和生物学特性而言，尚无最理想的生物材料，亟待进一步的研究。

参考文献见本书数字资源。

半月板重建

Camila Cohen Kaleka、Pedro Debieux、Diego da Costa Astur、
Gustavo Gonçalves Arliani、Moisés Cohen 著
张正政 译

29.1 引言

　　随着接受完全或部分半月板切除术患者随访时间的增加，半月板生物力学特性的重要性得到了验证。另外，预期寿命的增加以及人们对体育锻炼的兴趣日益浓厚，也使得对保持关节健康的需求有所提高。在这种情况下，鉴于半月板损伤的愈合能力有限，半月板组织的保留、修复、重建和置换便显得至关重要。多项研究均证明，半月板切除是发生膝骨关节炎的重要诱因[1-5]。由于半月板可以增加关节匹配度，分散软骨的压力分布，因此一旦切除就有可能发生骨关节炎。

　　半月板不仅由蛋白多糖和细胞外基质组成[6]，还主要由富含Ⅲ型胶原的纤维软骨组成[7, 8]。它们主要形成环向和放射状纤维网络架构。因此，在日常活动中，施加在膝关节上的部分负荷得以消散，从而导致较低的能量传递到软骨表面，以此减少生物力学磨损。此外，半月板（尤其是内侧半月板）在膝关节稳定中也起着重要作用，特别是当韧带损伤时，半月板的缺失可能会进一步加重关节的不稳[9]。最后，半月板损伤本身会引起炎症反应，最终导致患膝的退行性变[10]。尽管半月板切除术尤其是外侧切除的长期效果差，但术后症状缓解和早期恢复正常活动的效果仍然很显著。因此，半月板损伤和继发症状不容忽视。在过去的 20 年里，全世界的研究者都在寻找维持关节稳定的修复或替换半月板组织的理想替代物。本章的目的是分析目前保留和重建半月板的方法，尤其是生物治疗。

29.2 半月板损伤：治疗策略

　　物理治疗是治疗半月板损伤的多种方法之一，且非常重要。对于急性半月板损伤，应立即采取休息并减少负重、冰敷、加压包扎和抬高患肢；也可以使用非甾体抗炎药和镇痛药，同时进行 8 周的物理康复锻炼，以镇痛、恢复关节活动度及本体感觉。不过，物理治疗成功与否取决于损伤本身。通常对于半月板损伤范围小（小于 1 cm）、纵裂、非全层、稳定型、红区及退变性损伤且年龄小于 45 岁的病例，可以获得较为满意的结果。最近一项多中心随机对照试验（RCT）显示，年龄在 45 岁或以上且有半月板撕裂有症状的患者随机接受物理治疗或半月板手术。6 个月后，两组在功能改善方面没有发现显著差异。但是，30% 仅接受物理治疗的患者在接下来的 6 个月内接受了手术治疗[11]。

　　半月板的主要手术包括半月板部分切除术或半月板修复术。鉴于半月板修复的生物学和技术问题，半月板修补常限于不稳定的、垂直的、滑膜缘的撕裂，因此半月板部分切除手术是最常见的术式。半月板损伤的关节手术是最常见的骨科和运动医学手术之一[11]。然而，不同损伤特征的半月板应该以不同的方式处理。半月板损伤可按类型（放射裂、水平裂、纵裂、鹦鹉嘴样撕裂或复合裂）、深度（1、2 或 3 型）、持续时间（急性或慢性）、区域（红区、红白区或白区）、机制（创伤性或退化性）和术中发现（稳定或不稳定）进行分类。由于这些分类标准中的每个分类都通过复

杂的组合分析与其他分类标准相关联，因此难以设计出用于此类治疗的准确流程图。然而，每个患者的特征，包括年龄、下肢力线、膝关节的稳定性、合并损伤、体重、运动水平以及预期所进行的体育运动的类型都会直接影响其治疗方式。当进行半月板切除术时，应尽可能保留半月板组织，以避免继发的生物力学影响。

重建半月板缺损的方法包括同种异体半月板或者人工合成材料的移植。已开发出用于部分或整体半月板替代的合成植入物，包括胶原半月板移植（collagen meniscal implant, CMI）、水凝胶和聚合物支架。尽管使用合成植入物的临床证据仍然有限，但最近的研究已显示出一些有希望的结果。

29.2.1 半月板修复

自 1980 年首次报道半月板修复以来，越来越多的关注点集中于改善手术技术、适应证和禁忌证。优化康复以及充分评估关节的功能恢复。既往研究表明，理想的半月板修复适应证包括年轻患者的滑膜缘纵裂[12, 13]，而最近的研究表明该术式在复杂型撕裂、损伤范围扩大到白区的撕裂及慢性损伤也取得了令人满意的结果[14, 15]。由于复杂型撕裂（多个平面损伤或延伸至中间 1/3 区）的愈合率约为 50%，因此需要较长期的康复计划。术后 6 周应避免膝关节负重[15]。

但是，近年来半月板缝合的失败率有所下降。再手术率从 2003 年的 23% 下降到了目前的 12.5% 左右。尽管如此，由于无法统一规范半月板损伤的类型及其合并手术的术前标准，因此很难保证研究结果的准确性。所报道的半月板手术的失败率从 9.0% 到 24.3% 不等[16]。另外，一些作者判定成功的标准是基于临床成功（当患者无症状时），而另一些作者则是基于生物学成功（当观察到半月板愈合时）。但无论标准如何，半月板修复的成功都应包括稳定关节软骨并保护其免于退变。

目前一些研究小组正在研究如何使用更安全的设备改善半月板固定，以及如何将生物疗法直接应用于损伤部位（即生长因子），以提高半月板修复后的愈合率。但是，即使是最先进的技术，也不能修复所有的半月板损伤。正因如此，目前的基础及临床研究的目的是找到安全的替代物来替换不可修复的损伤。这些研究采用不同方法进行治疗，因而产生了不同的结果。

29.2.2 半月板部分替代

半月板部分替代的方法在一些情况下是有效的。半月板置换可以降低整个关节表面的接触压力。因此，这应该是改善关节功能、减轻疼痛和预防关节退变的合理方法。但是我们应该注意，美国 FDA 尚未批准此类治疗方法。这些方法起源于欧洲并逐渐扩大实施范围[10]。以前关于半月板部分移植替代的研究多集中于具有特定适应证并有 2 年随访期的系列病例[17, 18]。这类手术的适应证局限于包括以下情况的成年患者：有半月板切除术后症状，2 级 ICRS 软骨损伤，关节稳定性良好或手术同时恢复膝关节的稳定性，保留半月板滑膜缘[17]。禁忌证包括患者 BMI 大于 35 kg/m^2，半月板完全缺失，半月板滑膜缘不稳定或多区域损伤，下肢力线不良及软骨损伤分级 ≥3 级[17]。另外，尚没有科学证据证实在半月板症状出现之前行部分半月板置换预防手术。手术包括以下步骤：在关节镜下评估半月板切除术后保留的空间，可降解合成移植物的准备，以及移植物的植入及固定。植入术促进了细胞的增殖。随着其向移植物长入，最终形成类似于半月板组织的再生组织[10, 19]。目前可用于临床的支架可分为两类：胶原基质（Menaflex, ReGen Biologics Inc.）和聚氨酯非胶原基质（Actifit, Orteq Bioengineering, Ltd.）支架（表 29.1）。

29.2.2.1 胶原基质支架

最早使用胶原基质支架的研究可追溯到 20 世纪 80 年代末和 90 年代初[20-22]。尽管这些研究是初步的，并且大多是实验性的，但它们有助于定义最近使用的支架的特性。对实验动物狗[20]和兔[21]随访 6~12 个月的研究均显示，半月板部分切除术后植入小肠黏膜下层（small intestinal submucosa, SIS）组股骨髁软骨的组织学较单纯接受内侧半月板切除组有显著差异。但是，最近的一项研究与这些结果相矛盾[23]。随着组织工程技术的发展，美国开发了首个临床使用的 CMI®。这种具有生物相容性和可降解性的植入物命名为 Menaflex。迄今为止，该植入物仅在某些欧洲国家使用，并尝试以名称 CMI® 重新获得 FDA 的批准。该植入物是由牛跟腱纯化的 I 型胶原制成[10, 22]。

表 29.1 可用于半月板替代的支架及其组成、适应证和研究类型

	特点	适应证	侧别	认证机构	研究类型	结果
Actifit®	脂肪族聚氨酯合成物，可生物降解，无细胞	半月板部分替代	内外侧	欧洲、智利、南非；进行中：美国（FDA）、巴西（ANVISA）	I 期、II 期	临床上和统计学上改善
CMI®	牛跟腱来源，可生物吸收	半月板部分替代	内外侧	欧洲、南非及美国	I 期、II 期	10 年随访显示关节疼痛缓解和功能性改善，但 MRI 和组织学结果有争议
NUsurface®	合成物，不可吸收降解	半月板完全替代	内侧	欧洲	I 期	无长期随访结果

在 20 世纪 90 年代后期，Stone 等 [24] 最先报道了该技术的使用，但由于病例少且随访时间短，因而所得结果有限。此外，该手术仅部分有效，再手术率为 22%。然而，这些研究证明了该技术的安全性 [23]。Zaffagnini 等 [25] 发表了一项针对 8 例患者随访 6 ~ 8 年的研究，显示临床和放射学结果良好。但是，二次关节镜评估和 MRI 显示植入物随时间的推移而逐渐退变，尺寸显著减小或植入物完全降解。同一作者发表了一项非随机性对照研究 [26]，随访 10 年，表明使用 CMI® 可获得良好的临床效果。但是，这种支架的降解速率（6 月至 2 年）较快，可能会限制其临床应用。

在一项多中心 RCT 中，311 名患者被分为半月板部分切除术 + 支架植入术的试验组以及仅接受半月板部分切除术的对照组，并对其进行了平均 59 个月的术后随访 [27]。此外，患者在随机分配前也分为急性损伤和慢性损伤两组，对该比较结果进行了单独的分析。发现慢性损伤患者术后的效果较急性更好。在急性损伤患者中，没有一项结局指标出现明显改善。但在慢性损伤患者中，CMI® 植入组的 Tegner 评分显著改善（$P=0.04$）。该研究认为 CMI 移植可能是半月板部分切除术的一种替代方案，但该治疗方案仍存在包括移植物尺寸的减小或完全降解等问题。此外，有学者认为，移植物应具备与天然半月板相同的生物学特性，因此需要进一步加强关于支架内组织生长的体内研究 [28]。

29.2.2.2 非胶原支架

用于治疗半月板缺损的另一种有希望的替代方法是 Actifit®。Actifit® 由可吸收的合成聚氨酯组成。该支架与半月板滑膜缘缝合连接在一起，并能够在支架的多孔结构内生长出仿生半月板的组织结构 [17, 18]。材料的合成性质可能有利于植入物的定制。对于内侧和外侧半月板，Actifit 的制造方式有所不同。此外，其孔隙率约为 80%，有利于新组织的长入。97.7% 的患者显示组织整合。研究证实，细胞外基质和血管组织可以穿透这种聚氨酯支架 [29, 30]。Verdonk 等对 12 例接受支架替代的病例行 MRI 和二次关节镜检发现，仅有 1 例出现半月板组织未取代聚氨酯支架 [29]。

植入物本身无法替代半月板的功能，但是聚氨酯支架通过巨噬细胞和巨细胞吞噬而逐渐被替换为半月板组织，此过程持续大约 5 年 [31]。此外，同一研究者的另一项前瞻性多中心临床研究对 52 例接受 Actifit 植入的患者（50 例慢性和 2 例急性病例）进行了为期 2 年的随访评估 [17]。所有临床参数均得到了显著改善（包括 KOOS、IKDC、Lysholm 和 VAS 疼痛评分），并且 92.5% 的患者的 ICRS 软骨评分保持稳定或有所改善。尽管取得了这些良好的结果，不良事件和失败率仍然很高（17.3%），特别是在外侧半月板中，失败率达到了 33.3%。由于这项研究是多重个案研究，它具有方法学的局限性，包括缺乏随机和对照组，因此需要与传统的半月板切除术相对比来克服这些局限性 [17]。

29.2.3 半月板完全替代

尽管目前提出了尽可能保留半月板组织的理念，但骨科医师对一些严重半月板损伤的病例仍会进行半月板全切术。在术后的几年中，近 50%

的患者出现症状，因此需要进行半月板替代以减轻疼痛，防止进展到晚期[10]。对于一些半月板滑膜缘缺失的病例，应优先进行半月板完全替代手术。数十年来，对于半月板全切除术后有症状的患者，唯一的选择是半月板移植。然而，尽管在术后最初的 5 年中取得了令人鼓舞的结果，但在术后 20 年的评估表明，良好的临床效果有所下降[32]。此外，半月板移植在理想情况下应保护膝关节，避免关节磨损，但是仍没有足够的证据支持半月板移植的软骨保护能力。

目前，半月板移植是对接受半月板切除术后有症状患者的最佳替代方案。然而，供体来源、移植物尺寸差异、高成本以及疾病传播风险等问题限制了该技术的使用。鉴于以上困难，学者近几十年来一直在研究用合成材料完全替代半月板。最近，一种无固定解剖学形态且用于内侧半月板的合成类悬浮植入物（NUsurfac®, Israel）正在进行 I 期临床试验[10]。尽管是完全替代物，但由于不需要固定，受体半月板的滑膜边缘以及前后角必须保持完整。

29.2.3.1 同种异体半月板移植

自 1989 年进行第一例半月板移植以来，在 30 多个临床试验中已报告了令人满意的半月板移植结果，主要是疼痛和功能改善。即使考虑到不同的处理、灭菌、存储、手术方式和评估方法，仍有 85% 的患者得到了改善，证明这类移植在合适的病例中值得推行[32, 33]。制订术前计划时应当谨慎考虑适应证、移植物尺寸适配度及手术方式等。半月板移植的理想指征是患者年龄相对较小，为 20～50 岁，具有半月板全切术或部分切除病史，并有持续的半月板手术区域疼痛；还要具备膝关节的稳定。下肢力线正常及软骨损伤不应超过 2 级（ICRS 分级）。如果软骨超过 2 级且仅为局部损伤，需要同时进行相应的治疗。同样，截骨及韧带重建手术需要同期进行，以保证半月板移植手术的效果[34-37]。影响移植后临床效果的因素可分为膝关节相关因素（软骨损伤、关节稳定性、下肢力线及既往手术等）、移植物相关因素（内外侧别、保存方法、灭菌及尺寸测量方法等）、手术相关因素（医师的经验、植入方法、移植物固定及合并手术等）和康复相关因素（被动运动范围、负重、持续被动运动及恢复活动的时间等）[36]。但是，半

月板手术成功的最关键因素之一是半月板的术前尺寸测量。必须准确进行同种异体移植物的测量，并在加工过程中进行分析，只有 10% 的测量误差是可以接受的。但是，尚没有关于移植物尺寸容错性的临床结果。

目前尚没有测量半月板宽度和长度的可靠方法，以及由谁来负责专业的测量（在组织库中工作的外科医师或护士）[36]。我们认为，这些专业类别人员都应该知道可用的方法，以及哪种方法的可靠性更高，包括 Van Thiel 等基于 X 线片和 MRI 资料，提出人体测量数据的回归方程等[38]。参照对侧健康膝关节 MRI 似乎是测量半月板的最佳选择[39]。如果没有，则可以采用针对内侧和外侧半月板不同计算方法的另一种技术。1995 年由 Pollard 等提出了一种较好的确定内侧半月板长度和宽度的方法[40]。对于外侧半月板，Yoon 等提出的放射学参考方法是确定其长度的较好选择[41]，而基于人体测量数据的方法应该用于确定其宽度[38]。

同种异体半月板移植物可以冷藏（4 ℃）、新鲜冷冻（-80 ℃）、冷冻保存或冻干。有研究表明即使没有完整的细胞活性，供体细胞也会重新填充受体 DNA，因此，大多数外科医师使用长时间的新鲜冷冻或深度冷冻的移植物[36]。关于外科手术，目前已报道了各种技术，已证实固定前角和后角是必要步骤之一。此外，外侧半月板前后角的距离尤其重要，所以外侧半月板最常用的固定方法是骨桥。由于没有对照组，因而文献中的研究范围有限。尽管如此，移植的成功取决于所涉及的关节间室。Verdonk 等报道内侧半月板的成功率达到 72%，外侧半月板的成功率为 63%[42]。然而，Cole 等报道患者外侧半月板移植的满意度为 93%，内侧半月板移植的满意度为 68%[43]。尽管取得了令人鼓舞的结果，但半月板移植仍存在一些困难和风险。主要问题包括组织库中移植物的可用性低，移植物成本高，手术技术的精度以及细菌污染的风险。

29.3 研究潜能

近几十年来，再生医学取得了长足的进步。许多实验研究已经解决了半月板再生的问题。尤

其是研究人员正在针对需要不同手术干预的不同临床情况开发了再生解决方案。这些解决方案涉及以下方面：①改善生物黏附性和损伤修复能力；②半月板的部分再生，以重建半月板切除术后的组织；③半月板完全再生，用于全部或部分半月板切除术后。以下内容描述了半月板组织工程的各个因素（细胞、生长因子和支架），并结合了不同技术的实验策略。

最近的一篇综述总结了 3 项临床研究、18 项临床前研究以及 68 项组织工程体外研究。研究显示，在半月板手术中生物增强和组织工程策略的前景越来越大。干细胞和生长因子疗法的作用似乎特别突出。对体外组织工程研究总结发现，大量支架类型有望替代半月板。文献没有指出最佳的半月板支架类型，以及能最好解决半月板修复或移植替代的生物增强方案。在此过程中，机械生物学以及生物力学和生化的作用越来越受到关注，希望通过这些方面对策略进行改善[44]。

29.3.1　种子细胞

间充质干细胞（MSC）是来源于各种组织（如脂肪组织和骨髓）的多能细胞。MSC 仍然仅限于用于治疗半月板损伤的科学研究。即使在这种情况下，MSC 的使用也具有局限性，且并非完全可重复。间充质细胞的另一种替代方法是骨髓基质细胞（BMSC），它也有同样的局限性。在临床研究中，Vangsness 等比较了两种细胞浓度的间充质细胞与含有透明质酸的对照组的效果[45]。MRI 检查显示在接受同种异体 MSC（50×10^6）移植的患者中，24% 的患者半月板体积增加，优于其他实验组。Zellner 等在兔的半月板白区制造损伤模型，并用无细胞基质透明质酸胶原治疗其中的一组[46]。其他干预组包括添加富血小板血浆、自体骨髓和添加培养 14 天的间充质细胞。此外，还有未经治疗的对照组。间充质细胞组与其他组的区别在于修复组织的外观类似于纤维软骨，尽管该组织与正常半月板组织整合稍差。作者认为间充质细胞有修复白区损伤的生物学潜力[46, 47]。但是，根据一些作者的观点，切除的半月板碎片的细胞被认为是理想的，因为这些细胞获取的并发症较低，并且可以植入生物支架中。除了半月板和间充质细胞和 BMSC 外，其他类型的细胞也可用于半月

板再生，包括滑膜细胞、关节软骨细胞、耳软骨细胞、鼻软骨细胞和肋骨软骨细胞。

在最有希望改善最终结果的策略中，细胞增强技术值得特别关注。尽管尚无定论，但现有的临床前证据表明，与单独使用生物材料相比，细胞可能增强组织再生，因此有必要在这一方向上进行进一步的研究。探索最佳的细胞来源、操作和应用方式可能有助于将生物工程组织学研究转化至临床实践中。但需要注意，在动物模型中报道的细胞增强技术的良好作用可能无法在人体模型中得到证实[48]。

29.3.2　富血小板血浆

从 20 世纪 90 年代初期开始，富血小板血浆已被用于提高不同组织的愈合力，尤其是在口腔科和颌面外科手术中。富血小板血浆由超生理浓度的自体血小板及生长因子组成，可以以不同的形式用于组织愈合。基于富血小板血浆的作用机制，研究多集中在治疗肌肉损伤上，但是将富血小板血浆单独或作为修复佐剂用于膝关节损伤的治疗也是合理的。尽管有希望，但迄今为止进行的少量研究尚不能证明富血小板血浆的有效性[49, 50]。通过体外和体内试验，Ishida 等研究了用富血小板血浆修复半月板的潜能[49]。作者对比了富血小板血浆和贫血小板血浆，发现富血小板血浆可以增强细胞活力和糖胺聚糖浓度。随后，作者还通过对照研究了富血小板血浆对兔半月板白区损伤的影响。在 3、6 和 12 周后处死动物。Ishida 等发现富血小板血浆组的纤维软骨细胞和细胞外基质显著增加[49]。这些结果表明，富血小板血浆可能是针对半月板白区即无血管区损伤的有效治疗方法。

29.3.3　生长因子和基因治疗

当前基因治疗是所有医学领域中最具前途的手段，很少有研究报道其在骨科和半月板损伤方面的应用，但是目前有一些相关报道。Goto 等用携带 TGF-β cDNA 基因或标记基因的逆转录病毒转染单层培养的犬和人半月板细胞[51]。与对照组相比，转染了带有 TGF-β 病毒的细胞培养中产出了更高浓度的 TGF-β、胶原和蛋白聚糖。同样，Hidaka 等提出通过基因疗法改善半月板血运，以

期可以改善半月板愈合和修复[52]。通过使用腺病毒作为肝细胞生长因子（HGF）基因的载体来诱导牛半月板中血管的形成，获得了令人鼓舞的结果，2 周（$P=0.02$）和 8 周（$P=0.001$）后，显微镜检查显示与对照组相比，实验组的血管增加明显。作者认为基因疗法对于治疗半月板损伤是可行的，值得进一步研究。

目前还有一些研究是关于生长因子对增加基质合成和抑制基质金属蛋白酶的影响。尤其是 TGF-β 对单层培养中的细胞增殖以及蛋白聚糖和胶原合成的增加具有显著作用[54, 55]。在最近的一项研究中，与半月板切除术患者相比，ACL 重建后 PDGF 在膝关节中的浓度更高。因此，在 ACL 重建过程中 PDGF 的释放可能是同期进行半月板切除术与膝关节韧带重建手术可增强半月板修复的因素之一[53, 55]。生长因子刺激后的细胞快速增殖是组织工程过程中的复杂机制。

29.3.4 支架

支架是合成的或生物学的结构，对于组织工程具有以下非常重要的特征：①具有生物相容性；②类似于正常半月板的形状，或在植入过程中有塑形的能力；③有促进细胞生长的多孔结构；④具备对抗应力特性，可承受细胞整合时作用在膝关节上的机械力；⑤生物降解速度慢，可促进新生组织的逐渐长入；⑥对大分子有渗透性；⑦具有促进细胞分化、增殖或迁移的内部结构[47, 53]。目前支架分为胶原和非胶原基质支架。值得注意的是，聚合物支架没有供体缺乏、移植物尺寸和疾病传播的问题。

文献认为生物材料特性（如生物相容性）是影响成功再生的关键因素，这可能会对治疗的关节

产生有益影响，同时部分证据认为细胞植入支架可能有利于半月板组织再生。尽管如此，由于多种原因，包括科学、经济和管理方面的原因，目前临床研究集中于无细胞半月板支架植入的方法，并已在人体获得了良好的结果。临床前的总体证据支持使用支架重建损伤的半月板组织，生物材料性能的进展可能进一步改善目前支架材料的结果[44]。

小结

行半月板切除术患者的长期随访结果并不能令人满意，并且对于运动需求高的患者应该尽量保留半月板组织。这些都是行半月板修复手术的理由。修复技术具有非常可靠的结果，但是当需要进行部分半月板移植替换时，所需的支架应利于间充质细胞的长入，并尽量少发生炎症反应。临床上，植入物应具有软骨保护作用，并能恢复正常半月板的生物力学特征和运动，同时减轻关节疼痛。对进行半月板全切术且伴发关节疼痛和功能受限的患者，适于行半月板移植。但尚未证明这种方法的长期关节软骨保护效果。除了在一些国家无法使用同种异体移植物以外，尚无法获得半月板假体及替代物的长期结果。迄今为止，已出现了一些三维支架利于半月板结构形成，并投入使用了，但这些支架都没有完全仿生正常半月板的组织和生物力学特性。因此，应该在支架、细胞基质、生长因子和细胞培养等方面继续研究，以改善目前对半月板损伤的治疗。

参考文献见本书数字资源。

半月板支架：30年的经验 第**30**章

William G. Rodkey、Shu-Tung Li 著
张　钟、付维力、李　箭 译

30.1 引言

在很长一段时间里，半月板认为是一种可有可无的结构，甚至被认为是进化后的无用残余组织。在那个时期，几乎所有的半月板病变首选手术治疗，时常是切除整个半月板。近几十年来，研究明确证实了半月板是膝关节的重要结构，并对维持膝关节的健康起着重要作用。半月板通过承受载荷、应力分布和减震实现保护关节软骨的作用。此外，半月板还可优化关节匹配度，从而增强关节稳定性，同时润滑关节，以便更好地活动。众所周知，修复半月板所面临的一个主要困难是半月板组织存在无血管区（或白区），损伤后难以自愈[1]。因此，治疗半月板损伤最常见的方法仍然是半月板部分切除术。已证实半月板缺失将影响膝关节载荷分布，进而发生膝骨关节炎[2,3]。

基于对半月板重要性的认识，为了尽可能保留半月板，应对半月板进行修复、重建或替换。膝关节镜技术的发展极大地帮助实现半月板的保留。此外，MRI 的出现和发展极大地提高了准确、快速诊断半月板病变的能力，因此更多的半月板病变得到了早期的发现，为实现修复提供了可能。半月板损伤的早期治疗也能更好地保护关节软骨。

同种异体半月板移植是最早应用于半月板重建的技术之一。Milachowski 等[4] 在 30 年前首次报道了在患者体内进行的同种异体半月板移植，共 23 名患者接受了冻干或深低温冷冻的同种异体半月板移植，此后出现了许多新的同种异体移植物保存技术和外科植入技术。然而，同种异体移植物的使用引起了人们对成本、移植物来源、可用性以及少见的可能存在的疾病传播的担忧。此外，同种异体半月板移植仅用于完全或次全替换受损或缺失的半月板。目前尚无同种异体半月板常规用于部分或节段性半月板重建或置换。

出于对各方面的考虑，目前需要构建一种永久的、可吸收的或可再生的半月板支架，从而用于部分或节段性地替换丢失或缺损的半月板组织，而非直接替换整个半月板。

半月板置换的目的为：①减轻患者半月板部分切除后引起的疼痛；②防止半月板切除后关节软骨退行性改变及软骨下骨改变；③避免或降低半月板切除后引起的风险；④重建膝关节在半月板切除后的最佳机械性能。如果实现了这些目标，膝关节可恢复正常功能，从而恢复到期望的运动水平。不论是半月板置换、修复，还是损伤刺激新生组织再生，都无须与正常半月板组织完全一致，但在功能上必须与半月板足够类似，这样才能让患者恢复他们所期望的运动水平。

30.1.1 过去

随着关节镜技术和相关器械的发展，很多半月板损伤可采用部分切除术治疗。虽然半月板全切术已不多见，但外科医师仍然面临着困境：半月板部分切除会导致关节力学改变，这往往会导致退行性骨关节炎，并且软骨退变的速度和程度与半月板切除的量直接相关。因此，我们团队和其他学者在 20 世纪 80 年代后期开始研发半月板支架或再生材料用于治疗部分或节段性半月板缺损。

由于来源充足且易调整其组成和形式，人工合成材料成为替代半月板有前景的选择。早期研究者最常用于半月板替代的合成材料有聚四氟乙烯、聚酯和碳纤维。Toyonaga 等[5] 用网状聚四氟乙烯假体替代犬半月板全切术后的外侧半月板。

将网状聚四氟乙烯支架卷曲折叠，以模拟外侧半月板的形状，再将其缝合到关节囊上。研究者在术后 12 个月时发现胫骨关节软骨出现了缓慢的退行性改变和骨关节炎，同时股骨关节软骨也有类似但程度相对较轻的退行性改变。股骨髁的挤压将半月板假体向外侧挤出。在失去半月板替代的保护后，半月板全切后关节出现了常见的退行性改变。植入的半月板假体自关节处挤出后，与腘肌之间形成大量粘连，严重阻碍膝关节的正常活动。此外，作者还发现在植入后 3 个月后，材料周围就出现了慢性炎症细胞、成纤维细胞和异物巨细胞。在 12 个月时仍能观察到类似的组织学表现。此外，作者认为网状聚四氟乙烯假体因其韧性、柔软性和组织相容性，具有保护关节软骨的潜在能力，同时能支持细胞迁移和浸润到材料间隙中，仍然是半月板置换的理想材料。尽管作者对该材料给予了积极的评价，但没有进一步报道其应用。

Leenslag 等 [6] 使用了聚（L- 丙交酯）增强的碳纤维多孔复合材料用于替换重建半月板。该假体无法预防膝关节发生退行性关节炎，并且植入后很快就出现了关节不稳。随着假体的降解，游离的碳纤维颗粒被释放到关节中，并产生了明显的滑膜炎，这导致结果的解释更加复杂。后来，该研究团队 [7] 在类似的碳纤维 - 聚（L- 丙交酯）材料中加入分段聚氨酯，得到了碳纤维 - 聚氨酯 - 聚丙交酯材料，将其植入犬半月板较大楔形损伤模型中。在术后第 4 周及第 8 周取出假体，观察到植入物几乎完全被纤维组织长入，其中部分表现出类似透明软骨的纤维组织。研究者指出，碳纤维引起滑膜炎的问题仍然存在，解决该问题后才能对该材料进行进一步的探究。

由于碳纤维会引起滑膜炎，Klompaker 等 [8, 9] 设计了一种不含碳纤维的假体，该假体由聚氨酯和聚（L- 丙交酯）组成，并用聚（L- 丙交酯）纤维进一步增强，同时还设计了另一种仅由聚氨酯组成的假体。实验模型均为大型犬半月板。Klompaker 等 [8, 9] 发现由聚氨酯和聚（L- 丙交酯）组成的植入物中约一半有纤维组织生长和半月板愈合，未愈合的大部分都是半月板自关节脱出所致，而在仅含聚氨酯的植入物中，15 例中有 10 例愈合良好。Klompaker 等 [8, 9] 认为，上述植入物诱导血管向半月板缺损处生长，纤维组织最终转化为纤维软骨。

Wood 等 [10] 研发了一种聚酯 - 碳纤维生物假体。该假体由编织的高韧性聚酯纤维包裹同心环向堆积的碳纤维而成。聚酯纤维从假体的两端延伸出来，用于经胫骨骨隧道固定。将假体植入 18 只兔的内侧半月板处，在术后 3 个月或 6 个月进行评估。在最后评估时，大多数兔膝关节内的假体从本来位置移位，且碳纤维引起的滑膜炎的发病率也很高，这与其他学者的研究结果类似。作者还报道了几乎所有的个体聚酯纤维都出现了显著的炎症反应，碳纤维内没有明显的细胞长入。动物膝关节内的再生半月板形态差强人意，没有半月板生物再生。因此，该假体不能提供半月板的正常功能特性。

1985 年，Wall[11] 获得了一项人工半月板发明专利，该人工半月板由橡胶或聚四氟乙烯等类似的"柔韧"材料制成。专利中还指出可以用尼龙或不锈钢柔韧材料加固半月板，但目前尚无关于该发明专利的研究发表。

Sommerlath 和 Gillquist[12] 对聚氨酯涂层的涤纶半月板假体进行了探索，将其替代兔内侧半月板，术后 3 个月进行大体和组织学评估，并与假手术、单纯内侧半月板周边切口和完全切除内侧半月板组比较，发现涤纶聚氨酯假体与半月板全切的膝关节的股骨软骨变化的发生频率相同，但假体植入膝关节的胫骨软骨表面变化较少。作者还观察到植入假体和半月板切除的膝关节均有很高的骨赘形成率，但假体植入膝关节的骨赘明显更大。几乎所有关节在假体植入后都发生了滑膜炎。但作者指出，没有发现疏松的涤纶颗粒及明显的异物反应。总之，膝关节植入涤纶聚氨酯假体与膝关节半月板全切除均出现了同样的结果，单纯半月板周围切口的膝关节与假手术的膝关节相似，均接近正常。

鉴于上述材料的缺陷，本团队认为用于半月板支架的理想材料应该是能够逐渐被完全吸收的天然蛋白质。我们对于新生半月板形成的假设是，天然半月板在合适的体内环境中可具有再生能力。因此，任何需要承重的组织工程材料首先必须确定该产品的设计能够满足要求。在用于新生半月板的组织工程三要素中，我们认为细胞外基质支架材料最为关键，因其可影响半月板的生物力学性能 [13, 14]。因此，细胞外基质支架材料的初始、再生和重塑后的生物力学性能必须能够发挥预期的效果。此外，细胞外基质支架材料必须能够对长入其中的细胞具有细胞传导性并且能够渗透营养物质。另外两个组织工程组成要素是生长因子和细胞，它们可以加速整个再生和重塑过程，并可能为细胞浸润和基质合成提供更理想的生物环境[13,14]。

30.1.2　现在

再生医学领域在过去 30 年中取得了令人瞩目的成绩，特别是在用于诱导半月板在内的各种组织再生的由天然或合成聚合物制成的可吸收支架材料的设计制造方面[15-35]。其中，Ⅰ型胶原因其丰富的来源、成熟的分离和表征方法以及良好的生物相容性，使之成为最受欢迎的生物材料。近年来，用于治疗人类各种损伤的Ⅰ型胶原支架植入物已经上市，包括用于周围神经损伤[36]、骨科和运动损伤[23,26-28,31,35,37]、皮肤损伤[38]以及其他损伤等[39-42]。在不同类型组织的修复和再生中，半月板是最具挑战的领域之一，也是本章讨论的主题。

在 20 世纪 90 年代，作者同其他学者一起研发了Ⅰ型胶原半月板支架，用于半月板重建和再生[23,27,30]。动物及临床研究表明，在半月板部分切除或已有半月板缺失时植入该支架获得了成功，即胶原支架促进了半月板组织再生并改善了膝关节的功能[26,28,35,43,44]。胶原半月板植入物修复的有效性已经得到了长期临床随访研究的证实[26,29,35,43-45]。自 2001 年以来，该产品一直在除美国外的大部分地区销售，最近美国 FDA 也批准了其在美国销售和临床使用。

在欧洲，另一种用于临床的半月板支架是无细胞聚氨酯。这种支架可经过几年的时间缓慢吸收[21,32,33]。该支架具有较高的柔韧性和缝合牵拉强度。Verdonk 等[33]的研究显示植入人体 1 年后几乎所有的支架都与自体半月板整合，并且所有活检标本均无细胞死亡或坏死的现象。术后 2 年，虽然试验组患者的病情持续改善，但仍存在约 17% 的失败率[32]。该研究认为，根据术后 2 年的随访临床数据，聚氨酯支架对于不可修复的、伴有疼痛的、部分半月板缺损的治疗是有效且安全的。Kon 等[21]报告了 18 名患者使用这种聚氨酯支架的 2 年随访结果。在该队列研究中，患者在术后 2 年时有临床改善且无不良事件发生。因此，研究者认可聚氨酯支架的安全性和短期随访中的

有效性，可能作为部分半月板缺损的有效治疗方法[21]。由于聚氨酯半月板的使用时间比胶原半月板移植物短，所以发表的相关文章较少[46]。

30.1.3　未来

市场上第一种在人类身上使用的再生产品是Ⅰ型胶原半月板移植物。尽管取得了初步的成效，但仍需要进一步改进，特别是在半月板愈合初期的生物力学功能方面。为此，提高膝关节生物力学性能和愈合率、缩短康复时间以及迅速恢复膝关节功能仍是需要努力的方向，亟待开发新一代半月板植入物。

组织工程学是结合生命科学、工程学和临床科学，以开发生物替代物来改善、重建和维持目标组织和器官功能的一门特殊学科。组织工程包含三个关键要素，即支架材料、细胞和生长因子。在接下来的章节中，我们将针对有关新一代半月板植入物重建和再生的每一个要素进行讨论。

我们相信组织工程学方法可以为再生医学提供最佳的解决方案，尤其是对于半月板这类一旦因运动或疾病受损后就很难自愈的组织和器官。我们下面将讨论关于半月板修复和再生以及研发新一代组织工程植入物的策略。

最初的Ⅰ型胶原半月板移植物是从牛跟腱中分离的纯化Ⅰ型胶原纤维构成的[23,24]。这些胶原纤维能满足诸多支架设计要求，如限制组织再生的边界尺寸、细胞生长的孔隙结构、植入物的初始机械强度和生物相容性。由于半月板对生物力学要求严格，在术后康复过程中，能够使包括血管区的细胞浸润、新组织沉积和成熟等预期的生物学活动发生，同时能够平衡并维持植入物的吸收速率、新生组织的沉积速率与组织重塑和成熟，从而恢复膝关节的功能。

自 2001 年将胶原半月板移植物引入临床以来，出现了大量针对半月板修复再生的组织工程产品的研究[15,17-20,32-34,47-53]。在介绍其他材料的同时，我们重点阐述使用Ⅰ型胶原作为支架材料以及将其与细胞和生物因子结合的相关研究。我们已经得知Ⅰ型胶原支架能够促进半月板的修复和再生。在此基础上，仍有必要将该支架改造成一种新的组织工程化胶原半月板移植物。下述讨论同样适用于由其他支架材料的发展。

我们将从两个不同的概念来探讨组织工程技术。一是在手术植入支架时将细胞和生物因素添加到支架中。二是细胞在细胞培养系统或组织反应器中开发一种组织工程产品，即细胞在植入前就开始生长并产生细胞外基质。如果使用的细胞为干细胞，那么需使用特定的生物和机械因素刺激细胞分化，在体外系统中分化为特定组织的表型[54-56, 87]。

这两种方式都有各自的优点。前者的临床转化过程，包括制造和监管耗时较短。通常而言，据修复组织的不同，研发组织工程产品（细胞、生长因子、支架或任何组合）需要 15 ~ 20 年。值得注意的是每年大约有 100 万例半月板手术，其中大部分是半月板部分切除术[57]。近年内如果不能进行半月板再生或置换，那么大量患者可能会发展为骨关节炎。在制订治疗策略时必须考虑到这一点。第二个优点是手术过程简单，经验丰富的关节镜医师只需接受少量训练即可完成。

第二种方式还处于早期研究阶段。许多与细胞相关的问题需要解决，如细胞在支架内的生长、培养条件、表型鉴定和移植物特性、批量生产等。半月板的初始再生在植入前细胞体外培养阶段即可完成一部分，因而后期体内的组织重塑和成熟将更具预见性。

然而，我们相信，通过第一种方式，可以在更明确和经济可行的时间框架内开发出组织工程半月板。随着组织工程领域科学技术的进步，第二种方式将在今后出现，有望更快地解决更复杂的问题。

我们的目标是将最初细胞外基质概念的范围扩展到组织工程中去。因此，开发新一代半月板植入物的目标是：①提高支架的初始生物力学稳定性；②提高重建半月板的愈合率和再生率；③缩短术后康复时间；④加速功能恢复。

上述目标都是相互关联的。第一个目标与支架的生物力学性能直接相关。由于缺乏对某些生物参数和人为因素（包括年龄、健康、膝关节状况、性别和患者对术后康复活动的依从性）的控制，首要策略是集中在支架设计上。20 世纪 90 年代研发的重组Ⅰ型胶原支架材料满足了最初的生物力学要求，比如可缝合到邻近半月板边缘，植入物的大小和形状与人类半月板类似，允许被动

移动，允许一定程度的压缩和剪切应力，允许细胞长入和血管化以提供营养。即使满足了这些关键的设计要求，在半月板愈合和再生的关键阶段，修复的半月板仍有不同程度的再撕裂发生[26, 35, 45]。

为了实现和提高上述目标，在半月板愈合的最初几个月，材料设计应该集中在设计更加耐用的胶原支架上。首先，胶原纤维应模拟天然半月板沿着纤维的应力方向排列。纤维重构技术的优点是根据生物力学要求设计纤维的取向。其次，改善移植物表面的润滑性能。在植入物中加入润滑水凝胶分子可实现表面润滑，从而减少剪切应力和可能的撕裂，特别是患者关节软骨质量较差时，这有利于在移植物上施加较大载荷时的载荷分配。有效的润滑分子包括聚阴离子或聚阳离子分子。聚阴离子分子包括透明质酸和硫酸软骨素等，聚阳离子分子包括壳聚糖和聚赖氨酸等。在支架的制备过程中，通过共沉淀法将这些分子结合到胶原支架中[23]。重要的是，分子在物理上、机械上和静电上被包裹在胶原纤维中，而不是通过共价键与胶原化学连接。被包裹的分子会慢慢地从移植物中扩散出来，使表面变得光滑，以减小股骨髁与移植物表面之间的摩擦。分子的分子量可以控制分子的释放速率。还可以通过化学修饰胶原纤维与聚阴离子或聚阳离子分子的相互静电作用来控制分子的掺入和释放速率[58]。

向支架材料中添加细胞可以提高愈合率。细胞包括半月板纤维软骨细胞或间充质干细胞。根据移植物达到临床使用标准所需的时间，首选自体细胞。半月板软骨细胞可以通过从半月板的红区（血管缘）活检获得，因为血管区半月板可以再生。可以按照标准流程分离、培养和鉴定这些细胞[59, 60]。植入支架时将细胞注入多孔胶原支架内是可行的。

从几种不同的组织中可以分离出自体干细胞[61]，常从骨髓中分离间充质祖细胞[62]。在文献中，这些细胞的分离和培养方法众所周知。另一种干细胞来源是从脂肪组织中分离[63]。最近，骨骼肌源性干细胞在许多方面的应用受到重视，并被应用于各个方面[64, 65]。所有的间充质干细胞都有一个共同的特征，即它们都是多能细胞，能够在适当的生物微环境下分化为软骨细胞[61]。例如，干细胞在半月板的位置将分化为软骨细胞，并产

生细胞外基质，其结构类似于天然半月板[66]。

从脐静脉中分离出的同种异体干细胞在临床上有一定的应用前景[67]。在过去几年已有多位学者对这些细胞进行了分离和培养[68-70]。其优点是可以从一根脐带上分离出许多细胞。通过有限的传代（一般 2～3 代），便可以获得用于临床的数百万具有多向潜能细胞表型的干细胞[69]。

关于将生物因子掺入支架中，目前在细胞培养系统中，已经在体外对许多生物活性分子进行了评估。其中一些分子对细胞增殖、细胞外基质沉积、细胞迁移和支架收缩等关键参数有显著的积极影响。目前市场上只有 BMP-2 和 PDGF 两个关键生长因子。已有研究就这两种生长因子对半月板细胞的影响进行了探究，并显示出积极的作用[71-73]。BMP-2 是一种强有力的成骨因子并且同时证明具有成软骨作用[71]。PDGF 已经被用于各种组织的修复研究，包括半月板和软组织伤口愈合[72,73]。

这个策略即是运用已批准用于临床的自体来源或人重组生长因子来加速移植物进入临床应用。在这个领域，已有大量关于可促进半月板修复和再生的自体组织生长因子的信息。获得生长因子的自体来源之一是骨髓。各种研究表明，骨髓含有间充质干细胞和大量生物活性分子，包括 PDGF 和 BMP-2，可将其分离出来应用于组织工程。最近的研究表明，使用胶原支架时将从血液中分离出的富血小板血浆限制在伤口部位以延长原位活性，这对前交叉韧带（ACL）的愈合有积极的作用[74]。在这方面，使用胶原半月板支架作为富血小板血浆的载体进行半月板的修复和再生可能有益。富血小板血浆可以在支架植入后通过注射或在植入前用富血小板血浆预处理结合到支架中。

30.2 组织工程学特点

下面将探讨组织工程各个要素的具体情况。它们适用于未来新一代增强型胶原半月板移植物的开发。值得重申的是，支架材料、细胞和组织特异性生长因子是组织工程三个重要的组成部分。

30.2.1 细胞外基质支架材料与组织工程

30.2.1.1 材料

从基础研究到应用科学，各种组织器官的细胞外基质一直是研究的热点。在不同组织和器官来源的天然细胞外基质中有许多分子成分已被分离、表征和功能鉴定。在组织和器官关键分子的这方面科学研究有助于理解细胞外基质。

胶原尤其是 I 型胶原是细胞外基质的主要成分之一，同时也是组织器官的结构支撑物。I 型胶原的结构和性能已有很好的表征，因此用 I 型胶原作为材料设计工程化细胞外基质支架非常合适。其中有一位作者 STL 使用 I 型胶原作为生物材料，成功地研发了多种细胞外基质支架诱导组织和器官的再生[22,23,75]。通过与他们合作，我们成功构建了当前的半月板支架植入物（I 型胶原支架），促使我们从组织工程学的原理出发去思考下一代半月板植入物的概念。

30.2.1.2 I 型胶原纤维的特性

我们认为细胞外基质支架的成功设计是顺利运用于半月板修复和再生的组织工程植入物的关键前提。我们仍然相信细胞外基质支架应由天然细胞外基质基质的关键成分即 I 型胶原制成。最好从富含 I 型胶原的组织中分离出完整的 I 型胶原纤维，并对其进行鉴定，以确认该材料是否适合植入。分离完整 I 型胶原纤维的方法及其用于诱导组织再生的组织工程细胞外基质支架的方法已经成熟[22]。下面将对其进行简要的回顾。

I 型胶原在所有哺乳动物物种中的同源性

已经证实，I 型胶原的结构（从一级结构到三级结构）在所有哺乳动物中都是同源的。这一特性使动物物种来源的 I 型胶原可成功地用于人体植入[22]。很早 I 型胶原就被证实具有很低的免疫原性[76]。因此，纯化的 I 型胶原纤维具有良好的生物相容性。

分子和原纤维的聚集特性

I 型胶原纤维在水溶液中可通过机械、化学或酶的作用解离成分子或纤维，然后重组成具有天然结构的长纤维。这些纤维可根据特定的设计要求制备成细胞外基质支架，用于不同的组织修复和再生。这种分离和重建的多功能性使得在设计阶段能够控制尺寸、孔隙率、纤维取向和机械性能等几个关键参数。这些参数在设计半月板再生的细胞外基质支架时至关重要 [22, 23]。

静电特性

在医学应用中，胶原蛋白的静电特性非常重要。Ⅰ型胶原分子中来自赖氨酸、羟赖氨酸和精氨酸侧链的阳离子基团（约 240）与来自谷氨酸和天冬氨酸侧链的阴离子基团数量基本一致。这些带电基团既可以结合带正电荷的分子，也可以结合带负电荷的分子。改变溶液的 pH 或使用化学修饰可以控制结合的离子 [58]。事实上，在目前市场上胶原半月板植入物的开发中，胶原纤维的解离和重建起着关键作用 [23]。

生物学特性

Ⅰ型胶原的几个关键生物学特性包括止血特性和细胞相互作用特性。这些特性已被应用于设计特殊的组织修复和再生植入物。在过去，胶原促进止血的机制一直是许多研究关注的主题 [77-79]。已经证实天然的Ⅰ型胶原纤维是一种有效的止血材料。天然胶原纤维的止血特性首次应用于医学是在 20 世纪 70 年代末 [80, 81]。在细胞培养中，Ⅰ型胶原纤维表面一直被认为是细胞黏附和生长的理想表面 [82]。选择Ⅰ型胶原纤维用于细胞外基质支架设计和组织工程应用的另一个原因则是Ⅰ型胶原具有细胞亲和性。

综上所述，Ⅰ型胶原基细胞外基质支架的研究和开发为组织工程指导医学和牙科组织再生做出了巨大贡献。需注意的是，根据上述结构和性质来设计支架，当组织缺损不超过临界尺寸时，单独使用Ⅰ型胶原支架就足以有效诱导组织再生。比如使用Ⅰ型胶原支架来引导周围神经再生，在啮齿动物的坐骨神经修复模型中，观察到Ⅰ型胶原管状神经导向可以成功地再生长度不超过 1 cm 的坐骨神经 [83]；而在人类，通过管状神经导向再生的长度约为 2 cm。

30.2.2 细胞与组织工程

近年来已经开发出许多基于细胞的疗法。这些方法用于治疗各种难以愈合的组织和器官损伤 [54-56, 84-86]。需要注意的是，仅通过细胞治疗半月板难以取得成功，部分原因是缺乏合适的细胞外基质支架来支持和促进体内细胞增殖和组织再生。最近，一种名为"组织自组装"的新技术声称能够在没有支架的情况下将高密度的细胞植入组织部位，展示了一定程度的可行性 [87]。然而，将其转化为临床应用仍有待研究。我们相信，一个精心设计且满足细胞相容性的细胞外基质支架将会比没有支架发挥更好的作用。就这方面而言，研发含细胞的支架植入物需要组织和细胞生物学技术，包括组织获取、细胞分离、随后的细胞扩增、表型鉴定和细胞保存。因此，组织工程的发展需要生物材料科学家与细胞生物学家之间的密切合作。

我们这里讨论的细胞包括组织特异性分化细胞和未分化干细胞。分化细胞可从感兴趣的特定组织中分离得到，如从半月板组织中分离纤维软骨细胞用于半月板修复，或通过有限的组织活检获取关节软骨细胞用于关节软骨的修复 [19]。如果有可供采集的合适组织，我们更喜欢使用自体细胞。从转化科学的观点来看，自体组织和细胞的处理可以促进半月板再生组织工程植入物的发展。

近年来，干细胞研究为组织和器官损伤的治疗提供了另一个方面的基础。成人干细胞（间充质干细胞）可以从各种组织中分离出来 [88]。因此，可以分离、培养自体来源的干细胞，将其结合到特定的细胞外基质支架中用于特定组织或器官的修复。最近，肌源性干细胞在关节和其他肌肉骨骼疾病的治疗中引起了极大的关注 [64, 65]。

与分化细胞相比，未分化的干细胞有明显优势，因为这些干细胞具有分化能力。当局部环境有利于分化时，干细胞可以分化成不同组织的特异性表型细胞，比如软骨细胞。此外，从同种异体来源（如脐静脉）分离的干细胞可以为组织工程应用提供比自体来源更多的优势。

30.2.3 组织特异信号因子与组织工程

组织特异信号因子是一个非专用术语，通常包含许多生物活性分子。这些分子可以调节发育和术后组织伤口愈合过程中的细胞行为和基因表达 [71, 89]。信号分子主要包括天然组织和器官中的细胞因子和生长因子，基因通过表达上调或下调来实现其特定的功能。作用于半月板细胞的信号分子包括 TGF-β、FGF、PDGF-AB、IGF-1、EGF、HGF 和 BMP。这些分子作用于半月板细胞，发挥细胞增殖、胶原合成、糖胺聚糖或蛋白多糖合成和支架收缩（如果在细胞培养系统中使用支架）等关键作用。不同的信号分子对半月板细胞的作用不同。每种类型的分子在体内的功能都不相同。此外，由于半月板含有不同类型的细胞，每种信号分子对这些细胞的影响也是不同的。尽管许多细胞信号分子已经在体外或体内模型中进行了研究，但大多数分子仅限于研究。因此，谨慎限制这些分子在组织工程中的应用至关重要。在当今的监管环境下，任何大分子治疗进入临床使用时都需要承担巨大的财政负担。

机械作用对细胞行为的影响一直是许多研究的主题，特别是需要承受机械应力的肌腱、骨、韧带和半月板 [90-92]。在半月板修复的情况下，生物力学因素也是信号因素之一 [51, 93]。半月板两个关键的机械应力分布是股骨垂直产生的径向应力和周向应力 [94-100]。设计半月板支架时，必须考虑生物力学因素，比如既要考虑体内力学稳定性，也要考虑组织重塑为有功能的半月板样结构。

工程化产品领域已有大量研究，但该领域的发展仍处于初级阶段。我们的目标是根据目前对半月板结构和功能的了解、对急性和慢性半月板损伤的临床理解以及半月板切除后半月板和膝关节退变机制的理解来提出治疗策略。为了更加有效地实现这一目标，我们就必须将科学、技术和医学等多学科领域联系起来。最近成立的美国国家转化科学促进中心（National Center for Advancing Translational Sciences, NCATS）可能有助于促进科学、工程、临床实践和工业的结合，将半月板修复和再生植入物的研发从概念转化为临床实践。

对于关节的保护和重建，我们还没有所有的解决方案，也许我们这一代人永远也不会有，但我们相信未来一定是生物解决方案。我们关注的不仅是金属和塑料，更是"骨科的生物治疗"：骨科生物学、组织工程、基因治疗、支架和基质、间充质干细胞和生物调控等。我们将继续专注于骨科的生物治疗，这不仅是半月板，而且是所有骨科的应用。

参考文献见本书数字资源。

小结

总而言之，虽然在半月板修复和再生的组织

第**31**章 半月板支架的临床应用

P. Bulgheroni、E. Bulgheroni、M. Campagnolo 著
谢 兴 译

众所周知，半月板组织缺损会导致关节内受力平衡的改变，并且随着时间的推移，出现关节退变[1-4]。因此，过去二十年里半月板修复的新技术得到了蓬勃发展。然而，半月板损伤并不总是可以修复的，有时需要对半月板组织缺损后出现的症状进行治疗。

近年来，出现了采用组织工程技术设计的半月板支架，用以治疗半月板缺损，改善膝关节功能并延缓关节炎的出现。这些支架具有特定大小和方向的多孔结构，其生物力学特性和刚度能够在超额载荷时保护正常关节功能，同时促进组织再生[5-8]。多种类型的支架正在研发中，但目前只有两种无细胞的支架被用于临床。

德国常春藤运动医学股份有限公司研发的CMI（Menaflex）见图 31.1。2000 年该公司开始生产内侧半月板 CMI，而外侧半月板 CMI 从 2006年开始提供。该支架由从牛跟腱分离纯化的 I 型胶原结合糖胺聚糖构成。它的形状类似于正常半月板，可通过关节镜植入，具有良好的生物相容性和可吸收性。多孔的超微结构有助于支架内细胞成分的增殖和分化，继而产生细胞外基质，再生类半月板样组织，同时支架逐渐被重吸收[8]。

英国 Actifit-Orteq 半月板支架见图 31.2。这是一种由聚己内酯 - 聚氨酯构成的生物可降解合成支架，自 2008 年开始使用。该支架具有多样的机械性能，从而更能抵抗手术过程中的操作和关节载荷。此外，支架的高吸收率可以促进组织更完全地再生。

超微结构显示支架由 80% 的较软的聚己内酯和 20% 氨基甲酸乙酯硬段组成，孔隙率为 80%。

支架的降解始于聚己内酯的水解，水解时间为 5 年，同时氨基甲酸乙酯片段被巨噬细胞和巨细胞清除，并整合到周围组织中[9, 10]。

31.1 临床适应证

被广泛接受的支架植入的适应证是半月板切除术后疼痛。对于无症状的患者，是否采用支架的预防性应用仍具有争议。

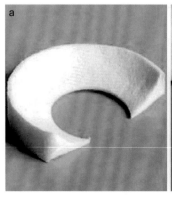
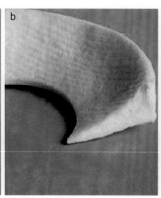
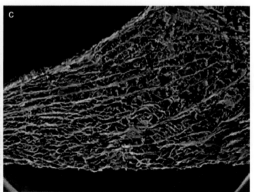

图 **31.1** CMI（a, b）大体外观，（c）超微结构

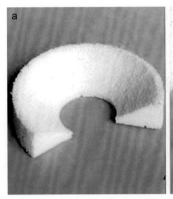
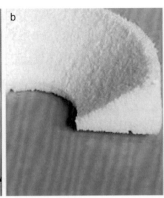
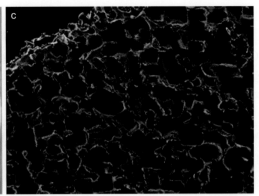

图 31.2　Actifit（a, b）大体外观，（c）超微结构

Rodkey 等[11] 在一项多中心随机研究中，对 311 例患有不可修复半月板撕裂或接受半月板切除术后有疼痛的患者进行了随访，证实 CMI 对替代不可修复半月板和半月板缺损的慢性半月板损伤患者是有益的。但植入物对急性损伤患者没有任何益处。

然而，一项关于 CMI 植入后 5 年随访的研究[12] 发现急性半月板损伤患者的预后有向更好的方向发展的趋势。Hirschmann 等[13] 报道，由于预防性原因接受 CMI 植入的患者在一年随访时 Tegner 评分高于其他患者。

Filardo 等[14] 推测这一争议可能是由于半月板切除术后即刻显著的临床改善，使得支架植入的益处在短时间内不那么明显。可能半月板保护关节的作用需要更长的时间才能在临床上表现出来。对急性损伤的长期研究将有助于阐明这个问题。

为了确保支架植入成功，半月板前角、后角和滑膜缘应完好无损。

根据 ICRS 分类，关节软骨应正常或不超过Ⅲ度损伤。然而，也有报导同时进行复杂的微骨折、骨软骨支架植入和软骨修整的病例[15, 16]。

患者必须相对年轻，愿意遵守康复方案。膝关节必须稳定且力线正常。如有异常，必须进行韧带重建和（或）截骨术。

禁忌证包括骨骼发育不全、曾行半月板全切除术、半月板根部损伤、严重的骨关节炎、对植入物材料过敏、老年患者、感染或炎症性疾病。

手术技术：第一步是在关节镜下检查是否符合植入的适应证，并清理所有病变组织。然后为 CMI 准备植入软组织床，将滑膜缘新鲜化至可见有新鲜出血，以支持半月板的生长。接下来测量半月板缺损。切割的植入物应比测量区域长 10%。用缝合血管时使用的血管夹钳将完全干燥的植入物持入关节，使用全内缝合开始进行缝合。在大多数情况下，其余缝合也是用全内技术完成的。在某些特殊情况下，也会用到内 - 外缝合。一般情况下，缝线方向垂直于植入物的中心部位，与四肢平行。

康复方案：在手术后的第 1 周，患者必须戴上膝关节支具，逐渐增加活动范围。6 周后关节活动度恢复正常。负重也是渐进的：从第 1 周起开始部分负重，10 周后可以完全负重。建议术后即刻开始进行等长肌力锻炼，6 个月内不允许随意活动。

31.2　中长期随访结果

31.2.1　临床结果

CMI 已经在临床实践中使用了超过 15 年，并且已经发表了一些关于长期结果的研究。

Zaffagnini 等[17] 报道了对 33 例半月板损伤患者行内侧 CMI 植入或部分半月板切除术后 10 年的随访结果。术后 10 年，CMI 组所有观察的临床参数较术前均有显著改善。与仅行半月板切除组相比，CMI 组 VAS 评分明显降低，IKDC、Tegner 指数和 SF-36 评分明显升高。

Monllau 等[18] 报道了对 22 名患者行内侧 CMI 植入，至少随访 10 年。在末次随访时，没有患者出现半月板相关症状或与植入物有关的并发症。术后 1 年 Lysholm 和 VAS 评分明显改善，术后 10

年随访结果无变化。

同样，据笔者的经验[19]，26 名接受临床评估的 CMI 患者在植入术后 2 年时 Lysholm 和 Tegner 活动评分显著改善，并且在 10 年的随访中结果基本没有改变。

在另一项研究[20]中，17 名接受 ACL 重建加内侧 CMI 治疗的患者与 17 名接受 ACL 重建加半月板切除的患者进行了比较，平均随访 9.6 年。两组患者的临床数据和膝关节稳定性均有改善。CMI 组与半月板切除组比较，VAS 评分较低，关节稳定性更好。

外侧 CMI 自 2006 年开始用于临床。两项研究[21, 22]报道了至少 2 年随访的结果，其临床疗效与内侧 CMI 相似。术后各项评分均较术前明显改善。半数以上患者的活动水平与受伤前相似，大部分患者对治疗满意。

Actifit 的使用时间较短，最近才发表了一些中期随访研究。

Schuttler 等[23]报道了 16 例患者接受 Actifit 植入术，术后随访 48 个月。未观察到并发症，所有的临床评分（KOOS、KSS 和 VAS）均较术前显著改善。术后 2 年 UCLA 活动评分明显增加，但在术后 4 年评分降低。

Dhollander 等[24]报道了 44 例不可修复的半月板部分缺损（29 例内侧半月板，15 例外侧半月板）植入聚氨酯支架的前瞻性研究结果，并进行了至少 5 年的随访。结果用 VAS、IKDC 和 KOOS 评分进行评价，显示植入术后 5 年膝关节功能和疼痛明显改善。

Filardo 等[15]对 16 例患者术前以及术后 24、36、48、60 和 72 个月的临床数据（IKDC 和 Tegner 评分）评估后发现指标有显著改善，术后

2 年症状出现明显缓解，再之后随访时则无变化。但患者的活动水平仍低于损伤前。

31.2.2　X 线片结果

Zaffagnini 等[17]对内侧半月板 CMI 植入术和部分切除术的长期随访进行了比较，同时评价了双下肢负重位 X 线片的影像学结果。研究发现 CMI 组的内侧关节间隙明显小于半月板切除组。

Mollou 等[18]对 CMI 内侧半月板植入患者进行了 10 年的负重位 X 线和 Rosenberg 位片的随访。所有受试者均采用 Ahlback 量表进行评估，22 名患者中只有 4 名出现进展，且变化是从术前 0 级到末次随访的 1 级。

笔者[20]比较了术后平均随访 9.6 年的 ACL 重建联合 CMI 或半月板切除术的患者。两组患者的健康膝关节和手术膝关节均没有明显的影像学改变。

在中期随访的 Actifit 植入物研究中，没有关于影像学评价的报道。

31.2.3　MRI 结果

在大多数研究中，对于两种植入物 MRI 的形态和信号强度以及关节软骨的状态均分别用 Genovese[25]和 Yulish[26]评分来评估（表 31.1 和表 31.2）。

CMI：在所有接受 CMI 植入且随访至少 10 年的患者的 MRI 评估中，观察到植入物信号形态的 Genovese 评分逐渐恶化。信号显示植入物体积减小，形态不规则，有时完全被吸收（Genovese 2 级和 1 级）。反之，植入术后观察到的明显高强度

表 31.1　Genovese 评分：支架植入后 MRI 观察的形态和信号强度的评分[25]

特征	1 型	2 型	3 型
形状与尺寸	植入物完全吸收	稍小的植入物大小规则或不规则	植入物形状大小与正常半月板相同
信号强度	高信号	轻微高信号	与正常半月板信号相同（无信号）

表 31.2　Yulish 评分：MRI 评价关节软骨的评分[26]

0 级	1 级	2 级	3 级	4 级
正常	正常轮廓 ± 异常信号	表面磨损；糜烂或溃疡少于 50%	部分厚度缺陷超过 50%，不到 100%	全厚层软骨丧失

信号随着时间的推移逐渐减弱，但只有在少数情况下，它与正常半月板相似（Genovese 3 级）。在所有病例中，新组织与原半月板组织之间的界面都无法再区分[18]。

Zaffagnini 等的回顾性研究[27]就 CMI 的 MRI 信号的演变，证实了移植物形态的逐渐恶化，表现为体积缩小或被吸收，信号的高强度逐渐降低。这种变化可能是由于支架随着时间的推移而被重新吸收，或是由于负载应力导致支架坍塌，而高信号降低可能是新组织的生长导致。

Zaffagnini 等的另一项研究[17]用 Yulish 评分评估关节软骨。CMI 组的评分优于半月板部分切除组，但没有显著的统计学差异。

根据笔者的经验[19]，Yulish 评分在术后 5 年保持不变，但在术后 10 年略有恶化。

Acifit：Dhollander 等[24]对 15 例患者术前、术后 2 年和 5 年的 MRI 检查结果进行评价。在所有病例中，支架形状缩小，表面不规则（Genovese 2 级），MRI 显示高信号。随访 2～5 年，信号无明显变化。

Shuttler 等[23]在 48 个月的随访研究中，观察到 18 例中有 4 例半月板外突，2 例出现骨挫伤，但并未影响临床结果。

在本章提及的大部分患者的 MRI 信号出现了减弱、形状不规则以及组织内有高信号，其中 1 例支架被完全吸收。

Filardo 等对 11 例患者的 72 个月随访也观察到了同样的 MRI 改变[15]。在末次随访中，支架与半月板交界处明显可见，出现了 7 例（5 例内侧和 2 例外侧）半月板外凸，3 例软骨下骨水肿。

De Coninck 等特别针对半月板外突进行了研究[28]。在这项研究中，对 26 名患者（18 名内侧和 8 名外侧）进行了 MRI 检查，检查显示术前就出现了进行性半月板外凸，而外侧半月板观察到的情况则与之相反。术前保留的半月板边缘宽度与术后内侧半月板外凸发生率呈明显负相关。但半月板支架的外凸与临床疗效评分没有观察到具有相关性。

31.2.4　并发症

CMI：与植入物相关的并发症很少有报道。据报道，并发症发生率为 7%，再手术率为 6.8%[29]。主要问题为肿胀（50%）和疼痛（15.2%）。神经损伤（7.7%）、不稳定（3.8%）、感染（3.8%）、深静脉血栓（3.8%）、伤口问题（3.8%）、髌股关节症状（3.8%）、发热（3.8%）、慢性滑膜炎（3.8%）和 CMI 失败（3.8%）的发生率也较低。

Acifit：Actifit 患者的并发症也不常见。据报道，再手术率为 5.5%[30]。常见的不良事件为滑膜炎，通常可以用抗炎药解决[31]。

31.2.5　二次关节镜检

CMI：Rodkey 等[11]发现自体半月板与复合支架再生组织在术后 1 年出现了大体整合，但也有少数植入物部分吸收。笔者[15, 21]（图 31.3）观察到支架与周围组织的整合。其中 1 例持续性滑膜炎患者的支架完全被吸收。大多数患者的支架体积在术后 5 年内随着时间的推移而缩小，边缘出现磨损和不规则。大多数患者关节软骨完整，

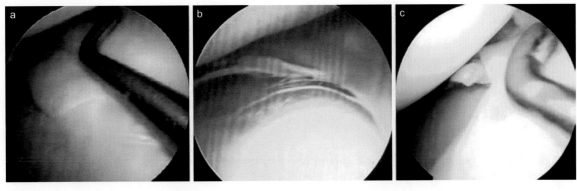

图 31.3　CMI 关节镜复查。（a）术后 7 个月；（b）术后 18 个月；（c）术后 60 个月

没有任何关节软骨损伤的出现或进展迹象。

Actifit：一项研究[32]（图31.4）报道了在4个月到4年的不同时间点二次关节镜探查9名患者术后复合支架组织再生的情况。在术后第一年进行的二次关节镜检发现，植入物呈黄色，与周围组织结合良好，尺寸略有缩小但稳定。手术18个月后，植入物的黄色变浅，表面常常不规则，尺寸有所缩小，特别是靠近中心的部分。未观察到进行性的关节退变。

31.2.6 组织学

CMI：在笔者的一项研究[12]中（图31.5），活检的组织学结果显示半月板样组织内有细胞和

少量血管。随着时间的推移，新组织逐渐成熟。植入后3年，原支架的一些纤维仍然存在。这些纤维之间的空隙由结缔组织填充，有很多梭形或圆形的细胞都被新生的细胞外基质和血管包围。植入术后5年病理标本显示CMI原支架的纤维完全被吸收。CMI植入术后6个月的超微结构显示[7]CMI切片由10~30 μm的平行连接层组成，经5~10 μm的小束连接。结缔组织网形成直径40~60 μm的陷窝。活检标本的陷窝中充满结缔组织，其中含有新生血管和成纤维细胞样细胞。细胞内呈现丰富的粗面内质网和一些线粒体。在细胞外基质中，胶原纤维直径均匀（126±32 nm）。CMI的原始结构仍可见，植入体内后未见炎性细胞。

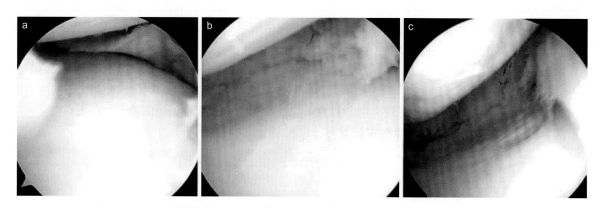

图31.4 Actifit关节镜复查。（a）术后4个月；（b）术后20个月；（c）术后41个月

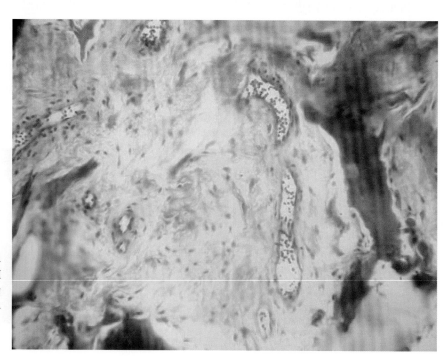

图31.5 CMI植入术后2年光学显微镜观察植入物的HE染色。CMI植入物结构明显。陷窝内新长入的血管和结缔组织明显。新组织呈纤维状，富含梭形细胞和圆形细胞，植入后2年出现血管

Actifit：笔者一项关于 Actifit 临床结果的研究[32] 对活检标本进行了组织学评估。用偏振光显微镜的双折射可以清楚地区分支架和其他组织。术后 4 个月，新组织形成。该组织具有无定形和不均匀的基质和数个梭形成纤维细胞或更多膨大的纤维软骨样细胞（图 31.6 ）。在后续随访时间点的活检中，细胞构成似乎更接近正常组织。一些细胞出现充盈和活跃，而另外的细胞已经完全分化并按典型的软骨细胞样排列。组织中未观察到血管形成。

所有活检样本均显示有活细胞和基质结构且无坏死迹象[31]。在接受二次关节镜检的 11 名 Actifit 患者中，有 3 名患者的组织学检查显示存在浆细胞、巨噬细胞和罕见的淋巴细胞，这可能是异物反应的结果。然而，根据 Van Tienen[33] 的异物反应分类，可以认为这是一种低级的异物反应。

小结

两种半月板植入物在中长期的随访观察中均能有效地改善关节症状和关节功能。MRI 评估显示在大多数情况下支架内会长入新生组织，尽管新生组织的信号与正常半月板不同。

二次关节镜检和组织学评价也证实了支架内新组织的生长，但其外观与正常半月板不同。

未观察到膝关节退行性变的进展，提示植入物可能对关节软骨有保护作用。然而，仍需要进一步的研究来评估支架的预防性植入是否有保护软骨的作用。

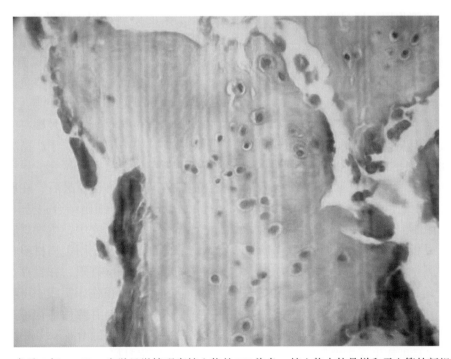

图 31.6　术后 2 年 Actifit，光学显微镜观察植入物的 HE 染色。植入物由软骨样和无血管的新组织填充

参考文献见本书数字资源。

第32章　半月板再生支架

A. Sessa、F. Perdisa、E. Kon、M. Marcacci、G. Filardo 著

江　东、余家阔 译

32.1 引言

半月板在体内的重要性及必要性已得到了广泛认可[1]。实际上，膝关节的正常功能和运动学依赖于半月板的完整性，半月板的损伤可加速膝关节退变的进展[2]。半月板在将负荷从大腿转移到小腿上时发挥关键作用，通过将负荷分散到关节表面上，以最大限度地提高关节运动的一致性，并在屈伸和旋转运动时稳定膝关节。同时，半月板还可起到吸收震荡的作用，并有助于关节润滑和营养供应[3]。

半月板病变通常会导致膝关节疼痛和功能障碍，半月板切除术仍是骨科手术中最常见的手术之一[4,5]。但是，由于损伤或医源性半月板切除术造成的半月板组织缺失都可能永久改变关节的生物力学和生物学环境[6]，因而增加了继发性骨关节炎的风险。因此，目前的半月板病变损伤治疗集中在尽可能多地保留半月板组织上，以防止骨关节炎的过早发生[3-7]，尤其是对于年轻和运动量大的患者，应首先考虑是否具有保留或重建半月板结构的可能性。

目前有多种不同的治疗方式，包括通过用同种异体移植物或半月板替代支架进行半月板修复。然而，半月板修复并不适用于所用种类的半月板损伤，其最佳适应证为年轻的患者半月板周缘纵向或垂直的急性半月板撕裂[8]。实际上，由于血液供应的特点，血管丰富的半月板外缘在撕裂后具有最佳的愈合能力。相反，中央白区的愈合能力较弱，并且不易修复。如果无法进行半月板修复，或者在先前的有症状的半月板切除术中，半月板组织明显丢失，则可以采用两种手术方法进行半月板置换，每种手术方法都有特定的适应证。在半月板完全或次全缺失的情况下，可以移植整个半月板同种异体移植，而支架的植入适合部分缺失，因为需要具有稳定的半月板边缘进行固定。目前有大量关于半月板同种异体移植的临床文献，然而支架的作用仍具有争议。

支架的原理是用三维结构替代半月板缺损，其能够支持半月板样纤维软骨组织的产生。最近对动物模型中的34个临床前试验进行的系统综述显示，除有关涤纶支架的一些负面报道外，大多数构建物呈现总体改善作用[9]。大多数动物研究强调了这些生物材料在半月板再生和软骨保护方面的潜力。另一方面，由于产品异质性和不同的临床前模型以及已发表研究的异质设计，尚无最合适的支架使用方法。最后，在所有回顾研究中有12项将支架与细胞结合以进一步改善组织再生，而在大多数研究中，生物材料是无细胞植入的。考虑到与单独使用生物材料相比，关于细胞增强的益处的证据有限，并且存在明显的实践和经济问题，因此在临床实践中将支架以无细胞的方式引入。如今，有两种结构可用于临床，以治疗半月板切除术后综合征：第一种由牛胶原蛋白制成［胶原半月板植入物（CMI®），常春藤运动医学股份有限公司，格雷弗尔芬，德国］，第二种是基于合成聚氨酯材料（Actifit®，奥尔特克，英国）。

32.2 适应证

需仔细选择接受半月板支架植入的患者，以确保最佳疗效并防止早期失败。使用支架进行半

月板置换的指征是伴有慢性症状的半月板缺损，缺损范围大于 25%，其前后附着点完整，并且整个周缘结构均完好无损。这是确保植入物稳定固定必不可少的条件。在发生急性不可修复的半月板撕裂的情况下，在采取半月板切除术的同时是否进行半月板支架植入，目前尚无定论[10]。但是，有些医师会在特定的病例中同时进行这两种方式的治疗[11-13]。任何韧带损伤都应予以处理，以最大限度地减少对半月板植入物的应力，并获得最佳功能结果[14]。除了未处理的膝关节不稳外，该手术的主要禁忌证还包括未处理的力线不良、IV级软骨病变或严重的退行性病变、关节感染以及类风湿或炎性关节炎。此外，还需要考虑到适当的术后康复的重要性，应始终考虑患者的动机和依从性。

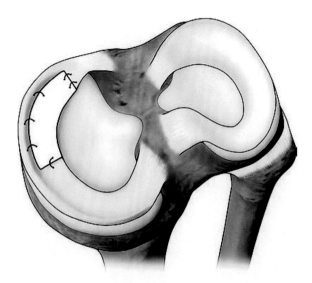

图 32.1　将半月板支架植入内侧半月板缺损。使用缝线将植入物固定在半月板残余组织上

32.3　手术技术

可用于临床的两种半月板植入物对于内侧或外侧半月板均具有不同的构造。手术方法基本类似，包括切除受损组织，随后植入定制尺寸的多孔材料。该材料用做临时支架，以再生半月板样组织。

外科手术主要在关节镜下进行。患者取仰卧位，膝关节屈曲 90°。通过常规的前内侧和前外侧入路进行关节镜评估。然后，通过切除所有退化的或不稳定的半月板组织，得到稳定的全层缺损的半月板边缘。受区准备完成后，使用专用仪器测量缺损面积，并准备超过该面积 10% 的植入物，以获得良好的匹配打压和稳定性。然后用血管弯钳夹持大小合适的支架，并通过相应的入路进入关节。最后，使用探针将植入物放置在正确的位置，并将其缝合至关节囊上。如今，全内缝合已成为大多数缺损部位的金标准。使缝线沿植入物的边缘垂直或倾斜缝合，在前后交界处用水平缝合[15]（图 32.1）。在缝合外侧半月板植入物时，应注意避免将缝线穿过腘肌腱。通过缝线固定了支架后，再使用探针检查稳定性，并测试完整的运动范围以及运动过程中的稳定性。

32.4　临床结果

32.4.1　CMI®（表32.1）

据报道，第一个用于临床的半月板支架是牛胶原支架（CMI®）。它是一种多孔胶原基质，主要由来自牛跟腱的纯化 I 型胶原和少量糖胺聚糖组成。该组织内部通过化学交联以提高其在体内的稳定性[16]。

在过去的 20 年中，CMI® 是研究最多的半月板支架，并且临床前研究表明，支架可在体内逐渐被吸收，同时生成新的纤维软骨半月板样组织[16, 17]。这些临床前研究结果也已在患者的组织活检中得到了证实，在早期随访中就可有效缓解疼痛及恢复运动功能，并且具有长期疗效[15-18]。

1997 年，Stone 等[19]首次发表了 9 例患者的病例系列研究，显示了 CMI® 植入后 36 个月的安全性和阳性临床结果。在二次关节镜检查时观察到植入物吸收和半月板样新生组织的存在，而 MRI 显示，随着时间的推移，植入物逐渐成熟。有研究证实了 CMI® 植入后短期内可改善临床结果。Hirschmann 等[12]发现 55 个内侧和 12 个外侧

表 32.1　报告 CMI® 植入后临床研究结果总结

作者	研究设计	患者数量	位置	急性/慢性	年龄	性别	随访时间（月）	结论
Bulgheroni P, KSSTA 2015[23]	回顾性比较研究	34 例	内侧	6 例慢性，28 例急性	33	25 例男，9 例女	118	内侧 CMI 植入和部分内侧半月板切除术联合 ACL 重建均具有良好的长期临床效果。与采用部分半月板切除术治疗慢性半月板变性患者相比，接受 CMI 治疗的慢性患者膝关节疼痛水平明显降低
Zaffagnini S, Arthroscopy 2015[20]	病例系列	43 例	外侧	慢性	30	30 例男，13 例女	24	从术前到最终评估，所有临床评分均明显改善。术后 6 个月时发现功能改善。末次随访发现，58% 的患者报告活动水平与受伤前相似。95% 的患者对手术满意。6% 的患者观察到疼痛、肿胀或支架降解
Hirschmann MT, KSSTA 2013[12]	病例系列	67 例	55 例内侧，12 例外侧	慢性	36	47 例男，20 例女	12	91% 的患者显示 IKDC 客观评分正常或接近正常。Tegner、Lysholm、VAS 评分疼痛和满意度得到改善。MRI 显示，整个植入物吸收 5%，部分吸收 92%，无吸收 3%；72% 的人有 3 mm 半月板外凸。3 例失败
Zaffagnini S, AJSM 2011[22]	比较研究	17 例	内侧	10 例慢性，7 例急性	38	17 例男，20 例女	120	与半月板部分切除组相比，CMI 组的 VAS 评分疼痛明显减轻，客观 IKDC、Tegner 和 SF-36 明显升高。MRI 显示黏液样退变信号 11 例，正常信号但体积缩小 4 例，可识别植入物 2 例
Rodkey WG, JBJS Am 2008[10]	随机对照试验	160 例	内侧	75 例急性，85 例慢性	39	126 例男，34 例女	59	研究各方面的评分都有改善。1 年时对 141 例进行了二次关节镜查。与原始指数评分相比，13 例 CMI 失败。CMI 导致半月板组织显著增加。在植入物吸收的过程中，可支持半月板基质的产生和整合
Zaffagnini S, KSSTA 2007[21]	病例系列	8 例	内侧	5 例慢性，3 例急性	31	8 例男	82	除 1 例患者外，所有病例的主观 CKRS 评分和客观 IKDC 评分均改善。MRI 显示 5 例黏液样退变，1 例无法识别的植入物，2 例信号正常但信号小。软骨损伤无加重
Linke RD, Oper Orthop Traumatol 2006[24]	随机对照试验	23 例	内侧	不详	42	不详	24	两组患者的 Lysholm、IKDC 和主观疼痛都有相似的短期改善（HTO/HTO+CMI）。因移植物完全脱出而失败 1 例。对 23 例进行二次关节镜检查。显示 8 例优，7 例良，7 例差，1 例脱出
Stone KR, JBJS Am 1997[19]	病例系列	9 例	内侧	5 例慢性，4 例急性	39	7 例男，2 例女	36	症状减轻。植入物被新的胶原和典型的半月板纤维软骨细胞浸润和替代

半月板植入物在术后 12 个月的所有评分均表现出明显的疼痛缓解和功能改善。MRI 评估显示，大多数患者的半月板重塑、降解、吸收和外凸情况明显。内侧与外侧之间没有差异。

Zaffagnini 等 [20] 进行了一项多中心研究，采用 CMI® 治疗不可修复的半月板撕裂或伴有症状的部分组织缺损。43 例患者从术前到术后 24 个月的临床评分均得到了显著改善。较高的 BMI、合并其他手术以及半月板慢性损伤将对系列病例术后的最终结果产生负面影响。同一课题组也报告了不同研究的中长期随访结果，证实 8 例不可修复的半月板撕裂或先前进行半月板切除患者在内侧 CMI® 植入后早期随访中具有显著的临床效果，并在术后 6～8 年内取得了稳定结果。MRI 评估显示出异常结果，但几乎在所有病例软骨均得到保护且无退变 [21]。此外，他们报告了 33 例接受 CMI® 植入或半月板部分切除术治疗内侧半月板损伤患者的 10 年随访结果。在长期评估中，与使用支架治疗组相比，半月板切除术组的患者表现出明显更多的疼痛症状和更低的临床评分，并且在采用 X 线评估时显示出明显的关节间隙变窄 [22]。Bulgheroni 等 [23] 比较了 17 例接受 ACL 重建与内侧 CMI® 移植联合手术的患者与 17 例接受 ACL 重建和内侧半月板部分切除术的患者。在平均 9.6 年的长期评估中，他们观察到两组患者的所有临床评分显著改善，而影像学评估无显著性差异。另一方面，慢性半月板损伤患者用 CMI® 治疗时评分更高，而内侧 CMI® 治疗的急性损伤患者膝关节松弛程度更低。

一些学者为证明这种治疗方式的有效性进行了更高水平的研究。Linke 等 [24] 进行了一项对 60 例内侧半月板次全缺损和膝关节内翻患者的 RCT：30 例仅接受外翻胫骨高位截骨术治疗，并与第二组 30 例 CMI 植入治疗进行对比。随访 24 个月的临床评估显示，两组之间的临床结果无显著差异。Rodkey 等 [10] 还对 313 例患者进行了多中心 RCT。这些患者仅接受了内侧半月板切除术或随后进行内侧 CMI 植入术，在术后 12 个月进行二次关节镜检查时发现，超过 90% 的 CMI 患者出现了新的组织再生，并且原半月板组织区域的再生超过了 70%。60 个月时随访发现，经支架植入治疗的慢性半月板缺损患者获得了更好的临床效果，二次手术率更低，而急性半月板损伤后移

植 CMI 的效果与对照组相比没有明显差异。

最后，影像学结果仍具有争议。近期对 CMI® 植入后 MRI 结果进行的系统综述 [25] 显示早期和长期随访之间存在时间依赖性。即随着时间的推移，植入物体积有变小的趋势，在 1 年和 2 年的随访中，内侧比外侧更接近天然半月板。MRI 显示移植物在术后早期为高信号，之后信号逐渐降低，术后 1 年和 2 年大多数病例为等强度信号。大多数长期随访的病例中可观察到高信号的新生半月板组织。有趣的是，没有发现 MRI 表现与 CMI 大体外观之间的相关性，也没有发现 MRI 表现与临床结果之间的任何相关性。

32.4.2 Actifit®（表32.2）

第二种可用的半月板支架由具有生物相容性、缓慢降解、人工合成的脂肪族聚氨酯构成。Actifit® 旨在克服 CMI® 的弱点，特别是提高了组织的易处理性及缝合强度，从而简化了植入技术。

在令人振奋的临床前研究结果 [26-28] 之后，该支架被引入临床实践。2011 年 Verdonk 等 [29] 报道了 52 例患者接受 Actifit® 植入后 12 个月的短期阳性临床结果。此外，MRI 评估显示软骨状态稳定，44 例患者的组织学评估显示完全为有活力的半月板样组织，没有坏死或细胞死亡的迹象，也没有关于支架材料或其降解产物的严重不良反应。这证实了其高度的生物相容性以及成功促进了新的组织长入。此后，在相同病例系列研究的进一步评估中，相同作者报道，大多数患者在持续长达 24 个月的随访中临床改善效果较为稳定，并且 MRI 评估结果发现软骨状态有所改善 [30]。

其他课题组也确认使用该产品短期内可得到有效改善。Efe 等 [31] 对 10 例患者进行 1 年的随访，发现内侧半月板节段性组织缺失患者术后的阳性结果，同时 MRI 显示了良好的关节软骨状态。此外，Bulgheroni 等 [32] 通过 Actifit 植入治疗 19 例患者，6 个月的临床评分显著改善，直到 24 个月最终随访时仍有持续改善。MRI 显示植入物信号强度高并保护了软骨表面。此外，在术后早期，有 9 例患者进行了二次关节镜评估，显示支架尺寸不变，并且与周围组织整合良好，而在 12 个月和 24 个月时观察到植入物的形态不规则且尺寸略有减小。Bouyarmane 等 [33] 进行了一项前瞻性多

表 32.2 Actifit® 植入后的临床研究结果总结

作者	研究设计	患者数量	位置	急性或慢性	年龄（岁）	性别	随访时间（月）	结论
Dhollander A, AJSM 2016[38]	病例系列	44例	29例内侧，15例外侧	40慢性；4急性	16～50	24例男，20例女	60	术后长达5年的临床改善。MRI在2年和5年的随访中显示植入物体积变小。随访5年，46.7%的患者软骨状态稳定。在随访期间，有62.2%的植入物存活。在最后的随访中，66.7%的内侧支架仍有功能，而53.8%的外侧支架有功能
Filardo G, KSSTA 2016[37]	病例系列	16例	12例内侧，4例外侧	不详	45	9例男，7例女	72	IKDC主观评分显示从基线到最终随访都有显著改善。术前状态与最终随访之间的Tegner评分显著改善，但仍明显低于受伤前水平。高分辨率MRI记录了异常发现。在大多处理组病例，观察到手术部位的移植物外凸和骨水肿
Schuttler KF, KSSTA 2016[36]	病例系列	18例	内侧	慢性	33	不详	48	与基线相比，在48个月后观察到的VAS和KSS膝关节功能评分持续改善。活动水平的改善仅持续到24个月，此后一直下降。KOOS评分在所有方面均显示出显著改善。关节软骨没有明显变化
Kon E, KSSTA 2014[34]	病例系列	18例	13例内侧，5例外侧	16慢性，2急性	45	11例男，7例女	24	所有临床评分（IKDC，Tegner）均有显著改善。16例MRI显示结果良好。如合并其他手术可导致恢复缓慢，需1年时间
Bulgheroni P, Joints 2014[32]	病例系列	19例	16例内侧，2例外侧，1例双侧	慢性	33	17例男，2例女	24	术后6个月临床评分有明显改善，并且随着时间的推移逐渐增加。在MRI研究中，植入物显示出清晰的高信号。12个月和24个月分二次关节镜检查，发现该支架具有不规则的形态，并且尺寸略有减小。没有观察到对植入物的不良反应
Bouyarmane H, Orthop Traumatol 2014[33]	前瞻性多中心研究	54例	外侧	慢性	28	37例男，17例女	24	在6个月和2年的临床随访中，疼痛和功能评分[VAS、IKDC和所有KOOS量表（运动除外）]在临床和统计学上均有显著改善
Spencer SJ, Knee 2012[40]	病例系列	23例	14例内侧，9例外侧	慢性	35	18例男，5例女	12	最近一次随访膝关节评分（Lysholm、IKDC、KOOS和Tegner）提高了91.3%。8.7%没有改善：1例移植物失败，1例移植物在症状改善后又变差。二次关节镜检查CMI 9例中有5例<50%填充，Actifit 5例中有4例>50%填充
Verdonk P, AJSM 2012[30]	病例系列	52例	34例内侧，18例外侧	50慢性，2急性	31	39例男，13例女	24	所有临床结局评分（VAS、IKDC、KOOS和Lysholm）均显著改善。24个月时有92.5%（37/40）的患者在MRI上软骨评分得到改善或稳定，其中9例（17.3%）治疗失败
Efe T, KSSTA 2012[31]	病例系列	10例	内侧	慢性	29	8例男，2例女	12	KOOS和KSS的所有部分评分在统计上都显著改善。4例植入物与天然半月板形状相似；4例植入物形状不规则；支架均未被吸收
Verdonk R, AJSM 2011[29]	病例系列	52例	34例内侧，18例外侧	46慢性，2急性，4未知	31	39例男，13例女	12	1年时的MRI：71%软骨稳定，4例软骨变差，7例软骨改善。44例活检：材料存留，无坏死，无不良反应。三层具有不同构造：①血管，②带有成纤维细胞的疏松细胞外基质，③成软骨细胞样细胞

中心研究，发现在 54 例患者外侧半月板移植 24 个月的随访中，疼痛和功能均得到了显著的临床改善，再次手术率低至 5.5%。Kon 等[34] 评估了 18 例接受各种合并手术患者的半月板支架植入，在 12 个月和 24 个月时观察到临床结果显著改善，具有合并损伤的患者恢复较慢，但 24 个月时的结果无明显差异。所有测试的临床指标及在 MRI 测试均呈现显著的改善结果。

尽管有几项研究记录了使用 CMI® 支架的中长期随访结果[15, 22, 35]，但聚氨酯支架的研究主要集中在短期内随访，只有很少的近期研究报道了中期随访的发现。Schuttler 等[36] 报告了他们对 18 例半月板内侧损伤系列患者的最新评估，描述了长达 48 个月的临床结果。Filardo 等[37] 在中期随访中还更新了他们的 18 例系列患者的治疗结果，以明确手术后长达 72 个月的稳定结果。除了良好的临床结果外，在 11 例患者中进行的高分辨率 MRI 记录了形态、信号强度和植入物外凸方面存在异常发现，但不满意的影像学发现与阳性临床结果之间没有发现相关性。Dhollander 等[38] 对 44 例接受聚氨酯支架植入的不可修复的部分半月板缺损患者进行了至少 5 年的随访，记录了中期临床结果和生存分析。术后 2~5 年的随访显示临床稳定改善，总生存率为 62.2%，超过了半月板修复手术[39]，但比文献报道半月板同种异体移植差，因此这种治疗方式的适应证仍具有争议。最后，在 2 年和 5 年的随访中，MRI 显示，与天然半月板相比，植入物尺寸较小，表面不规则。此外，在 46.7% 的病例中观察到了关节软骨的退变。这表明这种支架植入对这些系列患者中期的软骨保护作用有限[38]。

32.4.3 对比研究

两项研究比较了使用这两种支架获得的临床结果。

Spencer 等[40] 对 23 名 CMI®（12 名）或 Actifit®（11 名）植入手术的患者进行了短期评估。他们报告在 19.1 个月时两组的临床结局均较良好且无差异，在 MRI 上均没有明显的软骨磨损。最近，Bulgheroni 等[41] 比较了 28 例植入 CMI® 的患者和 25 例植入 Actifit® 的患者，两组患者的临床症状较术前均显著改善，而在临床或功能评分上均未发现组间差异。MRI 评估显示支架保留在原位，最终随访时两组均无退化性骨关节炎进展。最后，在 Actifit® 组中，组织学表现出更好的特征，其中观察到无血管的软骨样组织。而在 CMI 组中，观察到血管散在分布的纤维样组织[41]。

小结

使用生物来源或合成的支架替代部分半月板缺损是一个很有应用前景的策略，并且大多数已发表的研究均显示了良好的临床结果。尽管已有针对多种含或不含细胞的生物材料的临床前研究，但目前只有两种支架材料在临床实践中得到了应用，并且都不含细胞。

影像学结果出现一些具有争议性的发现，从而提出了需要进一步完善的问题。这些以生物材料为基础的半月板替代方式在预防软骨进一步退变方面取得了良好的结果。X 线及 MRI 结果显示其具有软骨保护作用。即使没有发现影像学与阳性临床结果相关，两种植入物的 MRI 大多显示出异常的信号和形态。因此，仍需要通过随机试验长期随访评估半月板支架植入后对损伤关节的保护作用，以确认其临床效果和最佳适应证。

参考文献见本书数字资源。

第33章 个性化定制患者特异半月板支架

Ibrahim Fatih Cengiz、Hélder Pereira、Marios Pitikakis、João Espregueira-Mendes、Joaquim Miguel Oliveira、Rui Luís Reis 著

苟马玲 译

33.1 引言

现如今半月板的研究已得到科学界的重视。以 1996—2006 年及 2006—2016 年的两个十年为区间，在学术论文搜索引擎上检索"半月板"关键词，我们能看到论文发表数量上的巨大变化。半月板现已成为许多研究领域的重要主题，包括但不限于生物学、生物力学、基因工程、生物技术和组织工程，当然还有临床研究。对半月板的深入理解对临床实践 [1-2]、临床前研究及生物材料的处理方法等都有重要意义 [3-5]。然而，许多这些方面还没有被深入了解或揭示。目前还没有发展出既具备细胞结构生物学特点 [6]、又具有适当生物力学特性 [7] 的理想半月板植入物。如果植入物不具备生物学特性 [8-9]，则后续的新生组织就无法拥有健康天然半月板的相似特性。理想的半月板植入物需要具有患者特异性，以便更好地整合至其膝关节而发挥作用 [10]。本部分展示了一种先进的制造方法，通过处理患者的医学影像资料来定制患者的半月板植入物，以满足临床的需求。

33.2 个性化定制患者特异半月板支架

再生医学已经不仅限于传统的组织工程，其正在逐步发展成为以建立具有天然的细胞结构、血管化及细胞外基质的新组织为目标的学科。组织工程学的终极目标是利用细胞、支架材料和信号因子来再生组织 [6, 11]。细胞首选患者的自体细胞，在体外进行扩增，再将其打印或接种在支架上 [12]。这种 3D 支架由多孔生物材料组成，可以支持细胞在材料上的附着、增殖和分化。将带有细胞的支架在体外培养后再植入患者体内。理论上，支架在植入后随时间逐渐降解，同时细胞合成细胞外基质。这一过程的主要难度在于如何让新生组织与天然半月板在组成和生物力学方面达到更高的相似性。由于半月板在人体中发挥重要的生物力学上的功能，因此支架的大小和形状尤为重要，即有必要依照不同患者所需而个性化定制特异性的半月板。快速成型技术 [16-19] 正在取替传统的支架制造方法 [13-15]，用以生产满足解剖学和生物功能需求的支架。

图 33.1 详解了定制患者特异半月板植入物的步骤，包括生产能够与患者自身细胞和血生物制品相适应的特异性支架。这里需要强调的是，患者特异性不仅意味着支架具有患者所需的特定大小和形状，还包括与自体细胞如半月板细胞或干细胞，以及血生物制品相互作用。例如，富血小板血浆就是血生物制品，因为其是天然生长因子和细胞因子的重要来源，可以促进组织的愈合 [20-23]。

在此我们将从对患者膝关节的医学成像开始，为大家介绍定制患者特异半月板 3D 模型的八个主要步骤。

步骤 1：MRI 采集 患者膝关节的静态医学成像是定制患者特异半月板支架的第一步 [10]，动态 MRI 可能是成像采集未来发展的方向 [24]。MRI 是临床上最常用于膝关节的医学成像方法，并且比 CT 更加安全。为方便骨科医师对患者进行诊断，患者需要以仰卧的姿势将需做手术的下肢从足进行矢状位 T1 或 T2 加权扫描。常规的 MRI 图像采集不足以提取半月板信息，因此，应使用特定的操作步骤。采集时应具有 3D 各向同性序列，以提供高空间分辨率的医学数字成像和通信（Digital Imaging and Communications in Medicine，

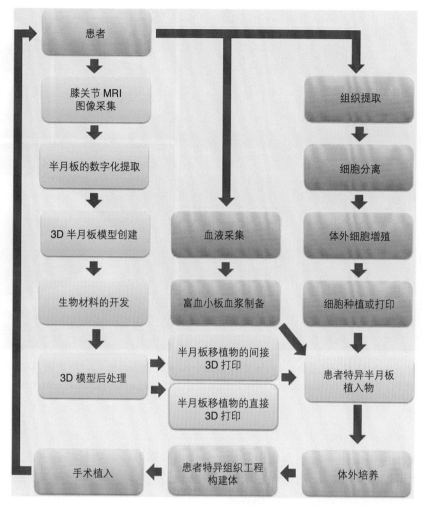

图 33.1　用组织工程方法定制患者特异半月板的示意图。患者接受 MRI 扫描，然后从图像数据集中以数字方式提取半月板图像，并在后处理后将其处理成 3D 模型，并用已经开发的生物材料进行直接或间接 3D 打印，例如，用患者特定的模具来生产支架。从患者体内分离出自体细胞，富血小板血浆则来自患者的血液。细胞在体外增殖并被接种到定制的患者支架上或打印在生物材料上。然后将植入物进行体外培养，再将开发的组织工程构建体植入患者体内

DICOM）数据集。各向同性序列是指体积图像在所有维度上都具有相同的分辨率。这种 MRI 采集将比常规采集花费更长的时间，也因此增加了成本。并且整个扫描过程中患者必须保持静止。如果患者不能在每次扫描过程中保持静止则必须重新采集图像。半月板图像提取的 MRI 技术人员需要与构建支架的组织工程师充分沟通细节，以保证能够从患者的 MRI 图像中直接提取的 3D 模型。但如果患者的 MRI 是在患者需要半月板植入时才提取的，则获得的半月板 3D 模型可能不会是健康的模型。如果膝关节骨软骨组织发生了变化，原本健康半月板的大小和形状可能已经丢失。由于半月板手术是最常见的骨科手术，也许当组织工程师开发出理想的半月板植入物时，医疗保健系

统和（或）医疗保险系统将发生巨大变化。

步骤 2：半月板的数字化提取　通过对半月板医学图像分割进行数字化提取是生成患者定制半月板支架的关键步骤 [10]。数字化提取是对来自 MRI 的 DICOM 图像中的半月板组织进行分割。图像分割工具包括但不限于 MITK[25]，GIST[25] 和 Analyze[26]。Cengiz 等 [10] 详细报道了一种交互式实时测地线水平集算法的使用。该水平集算法用于半月板组织工程的一种变异算法（图 33.2a-c）。此外，当使用半自动分割方法时，需要对分割后的图像进行手动校正。这包括一些手动调节，以提高半月板数据提取的准确性。根据获得的 DICOM 数据集，可能需要对图像进行预处理。例如，通过去除低信号或高信号值，使图像保持在特定的

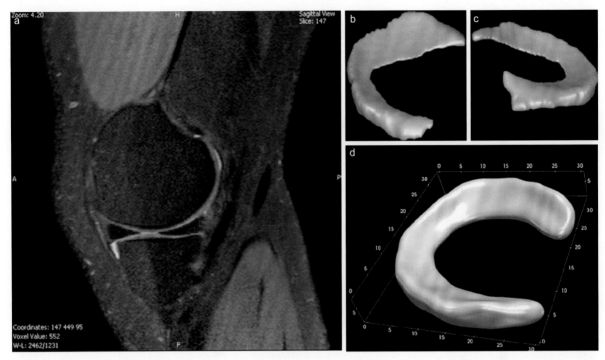

图 33.2   患者膝关节半月板 MRI 数字化提取（a）、内侧半月板（b）和外侧半月板（c）的重建 3D 患者定制模型，以及外侧半月板的最终后处理 3D 模型（d）。Reproduced from Cengiz et al. [10] with asked permission from the publisher

灰度范围内，消除图像中由于采集不当而出现的不需要的伪像。也可以使用 Insight 细分和注册工具包（Insight Segmentation and Registration Toolkit, ITK）开源库通过自定义编写的代码执行此预处理[27]。

步骤 3：3D 半月板模型创建   患者定制的 3D 半月板模型重构[10]可以通过表面渲染的分割图像获得，或者更具体地讲，可以使用移动立方体算法[28]获得。一旦从 DICOM 数据集中提取出半月板的数字信息，就可以使用软件执行此操作。图 33.2d 显示了患者定制的 3D 半月板模型。

步骤 4：3D 模型后处理   实际上，为保留原组织信息，从医学图像中提取的 3D 组织模型在形状和大小方面都不会做进一步的处理。但是，尽管是患者定制的，3D 半月板模型可以在后处理步骤中进行打磨，填充较小的孔，以避免支架生产中的实际操作问题。基于所使用的工具，用可视化工具包（Visualization Toolkit, VTK）文件格式从 DICOM 数据集中提取半月板[10]并通过三角形网格形式提供 3D 模型。此 3D 模型应转换为立体光刻（stereolithography, STL）格式这种大多数 3D 打印的标准格式。

步骤 5：生物材料的开发   半月板支架生物材料的开发完整过程需要花费大量时间（几年），因此，在整个植入物的构建过程中选择生物材料非常重要。大多数合成生物材料相较于天然生物材料更适合直接用于 3D 打印。然而，天然生物材料[29, 30]用于制作患者定制产品时仍然可以通过间接 3D 打印的方法进行处理。这就是为什么生物材料开发步骤（图 33.1 绿色部分）位于 3D 半月板模型的后处理之前的原因。如果要使用间接 3D 打印来生产支架，则有两个主要选择：

1. 将获得的半月板 3D 模型用于生成数字模具模型，然后用易于打印的材料进行打印，并依照 3D 打印模具来制造支架（图 33.3）。
2. 用易于打印的材料打印 3D 半月板模型，然后以传统方式制作模具。

支架的制作过程包括使用动物模型表征支架的体内性能[31]。因此，为保证性能最优化，制作动物定制半月板支架也很重要（图 33.4）。

步骤 6：支架的制造——对准和分层   此步骤是通过 3D 虚拟以校准半月板模型或模具模型。在需要按比例放大生产的情况下，要插入并对准多个物体以进行同时制造。这样避免了等待各层

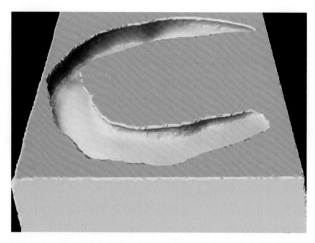

图33.3 通过对患者定制的3D模型进行后处理获得的患者的定制半月板模具。该模具可用于直接使用3D打印性能较差的生物材料制造患者定制的支架

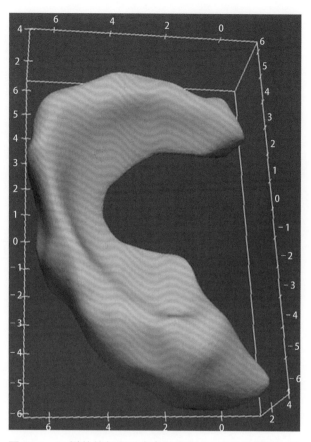

图33.4 11周龄的新西兰白兔的定制3D半月板模型。单位：mm

之间固化的时间，缩短了整体的制造时间。理论上，物体的分层情况决定了要制造的总层数。但实际上，层厚度是由所使用的生物材料的打印性能与特定的印刷参数共同决定的[10]。因此，模型应依照这些参数相应地分层，如图33.5所示。

　　步骤7：支架的制造——结构　支架的结构是每一层结构图案输出的累积[10]。对每一层结构的调整，可以得到多样性的最终支架。事实上，在半月板中细胞结构[6]、血管化和生物力学[7]方面是不均一的，因此这一步骤非常有意义。此外，通过研究可以进一步优化结构以适合患者的状况，如控制孔格的大小和结构来调整支架的机械特性[32]。

　　步骤8：支架制造-打印参数　基于所选的3D打印方法[26]，需要考虑一些参数。对于挤出式

3D打印系统，所施加的压力、打印速度以及喷头的类型、形状和长度对层厚和整体打印的成功与否有关键影响，所有这些参数都是严格按照所使用的生物材料设定的。在开始打印支架之前，应优化所有参数[10]。图33.6展示了由聚己内酯制成的3D打印的患者定制半月板支架。

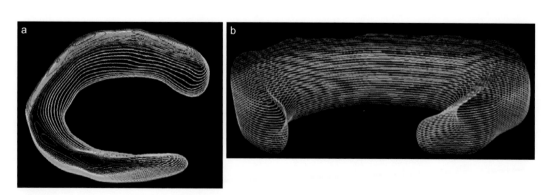

图33.5 分层处理患者定制的3D半月板模型。图（a）为俯视图，图（b）为侧视图。 Reproduced from Cengiz et al. [10] with asked permission from the publisher

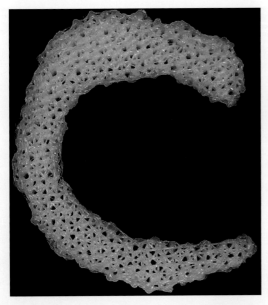

图 33.6 3D 打印的患者定制支架的照片。比例尺 =1 cm。
转载自已经获 Lengiz 等 [10] 作者及出版社授权

33.3 小结

半月板具有很重要的作用，但由于其复杂性且个体差异性大，理想的半月板仍然在研究中。针对患者的定制半月板植入物的制造仍处于起步阶段，但在不久的将来一定会在临床上得到应用。通过提取患者的静态或动态 MRI 以及以直接或间接 3D 打印的方法制造半月板，我们可以设计并制造符合解剖学意义的半月板植入物。结合自体细胞和血生物制品，这种定制的支架将成为骨科个性化疗医疗的一部分，广泛地在临床中使用。

参考文献见本书数字资源。

3D 打印人工半月板

34章

Yusuke Nakagawa、Lisa A. Fortier、Jeremy J. Mao、Ichiro Sekiya、Scott A. Rodeo 著
郭维民 译

34.1 引言

大部分半月板损伤需要切除损伤的半月板组织[1]。虽然半月板切除术可以暂时减轻疼痛，由于半月板在保护关节软骨中发挥重要作用，即使是部分半月板切除都会引起骨关节炎[2,3]。半月板修复术可能是一个更好的选择。但是由于半月板的愈合潜力很差，半月板修复的适应证非常有限，因此它的失败率仍然很高[4,5]。虽然如今越来越多的研究支持同种异体半月板移植以及人工半月板替代用于治疗严重的半月板损伤缺失，但是即使在满足恰当适应证的情况下，这些治疗选择都缺乏广泛的有效性，且可行性有限。因此，针对半月板修复和替换治疗的组织工程方法以及生物增强治疗受到了广泛的关注。本章对用于外科替换治疗的半月板支架的现有研究进行总结，并将重点关注 3D 打印人工半月板支架。

34.2 基础知识

34.2.1 解剖

半月板是位于膝关节股骨髁与胫骨平台软骨表面之间的一对 C 形纤维软骨组织。半月板可以增加膝关节的协调完整以及接触面积，从而防止出现局部的应力集中。大体观察下，半月板表面呈现光滑平整的白色（图 34.1a）。半月板的前后冠状韧带将半月板牢靠地固定于胫骨平台上。半月板是相对无血供的组织结构。解剖研究显示血管浸润范围是内侧半月板宽度的 10%~30%，外侧半月板宽度的 10%~25%[4]。含血管区域的血供主要来源于膝内外侧动脉的上下分支。富含血管的滑膜也可以延伸到胫骨平台与股骨髁之间的半月板外周附着区域。虽然半月板的外周区域富含血管，但是大部分半月板组织是无血供的，因此必须依赖滑液的渗透作用来吸收养分。半月板可以依据血管分布分为两个不同的区域——外侧含血管的区域（红-红区）以及内侧完全不含血管的区域（白-白区）。两者之间被红-白区分开，该区域同时表现红-红区和白-白区的特性。

半月板有均一的胶原取向性结构。这与它的功能密切相关。构成这三种不同胶原纤维的取向结构包括：环形、辐射状以及随机方向（图 34.1b-d）[5]。环形纤维是位于半月板深部区域的主要纤维。辐射状纤维散在分布于以外周区域为主的深部区域。因此半月板在拉伸特性上具有各向异性。环形方向的拉伸强度要高于辐射方向。在半月板的表层，纤维的取向结构一般是随机的。

虽然半月板主要由纤维软骨组织构成，但是它的生物化学成分以及超微结构成分还是呈现区域异质性差异。半月板的细胞类群根据不同的区域以及细胞形态可以分为三种不同类型：浅表层细胞、在无血供区域深部的纤维软骨细胞以及血管区域的成纤维细胞（图 34.1b、e、f）[6]。最近的研究发现浅表区域还含有干细胞类群[7]。这些纺锤形的细胞平行于半月板的表面排列，有助于维持组织稳态及促进修复和再生。纤维软骨细胞主要表现为卵圆形和圆形，类似于软骨细胞，而且能分泌大量 I 型胶原和少量但是非常重要的 II 型胶原以及蛋白多糖。这些细胞主要合成和维持细胞外基质。成纤维细胞呈长梭形，而且与其他细胞以及细胞外基质相接触。

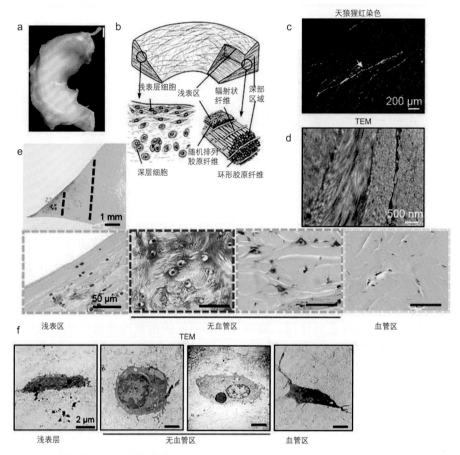

图 34.1（a）年轻成年猪的胫骨平台上半月板的大体观。半月板表面光滑平整，呈白色；（b）各区域细胞类型以及胶原超微结构的示意图；（c）在偏振光显微镜下猪半月板组织的天狼猩红染色。白色箭头示辐射状纤维；（d）胶原纤维的透射电镜图像；（e）猪半月板番红 O/ 快绿组织学染色；（f）细胞在不同区域的透射电镜图像：无血管区的表面、无血管区的深部和血管区。转载自：Kawamura S, Lotito K, Rodeo S.: Biomechanics and Healing Response of the Meniscus. Operative Techniques in Sports Medicine 2003; 11(2): 68-76; Nakagawa Y, Sekiya I Kondo S, Tabuchi T, Ichinose S, Muneta T, et al., et al.: Relationship Between MRI T1rho Value and Histological Findings of Intact and Radially Incised Menisci in Microminipigs. J Magn Reson Imaging 2016; 43(2): 434–45

34.3 半月板组织工程

34.3.1 支架

组织工程是指结合细胞和（或）化学信号联合物理性支架，并以目标宿主组织再生为目的的技术（表 34.1）。不同的组织移植物已经被用于半月板的替代治疗，包括人同种异体半月板移植物、小肠黏膜下层移植物（small intestinal submucosa, SIS）以及自体肌腱移植物。Milachowski 和 Wirth 在 1984 年进行了第一台同种异体半月板移植手术[8]。现在，半月板的移植手术被认为是针对已进行了完全或者次全半月板切除有症状患者的替代治疗方式。短期和中期的随访结果显示，在相对年轻的患者中同种异体半月板移植手术可以改善膝关节功能，明显减轻疼痛（图 34.3）[9, 10]。但是，同种异体半月板移植是否可以提供长期的软骨保护效应仍然存在争议，因为移植组织会随着时间退变，引起材料特性的削弱、半月板外凸以及移植物的萎缩[11]。SIS 和自体韧带移植物尚无法获得满意的疗效[12, 13]。

对于人工支架而言，生物来源和人工合成材料针对半月板组织再生都有其各自优势。生物来源半月板支架的主要优点是它们一般都包含能够促进细胞粘附、增殖以及分化的生物活性因子，同时，这些天然材料具有良好的生物相容性，并

表 34.1　半月板组织工程的支架、信号和细胞

支架			信号		细胞
移植物		同种异体半月板	生长因子	FGF	半月板细胞
		小肠黏膜下层		TGF-β	间充质干细胞
		自体韧带		BMP	滑膜
					骨髓
人工	生物来源	胶原		IGF-1	脂肪
		透明质酸 → CMI		PDGF-AB	胚胎干细胞
		多层蚕丝		CTGF	诱导多能干细胞
		聚氨酯 → Actifit	富血小板血浆		
	合成材料	聚己内酯 →	骨髓穿刺液		
		聚乙醇酸	激素		
		水凝胶	miRNA		

且可以快速降解。它们的缺点包括批次间具有差异性，可能传播疾病，力学特性较差，以及理化特性调控有限。此外，天然材料相对复杂且很难定义。这样的话，就很难去阐述它们对于细胞功能效应的机制。Balint 等 [14] 已经报道了通过使用可降解的酪氨酸多聚物网加强胶原支架。该支架在模拟正常半月板压缩负重的情况下表现出良好的环形方向的拉伸强度，硬度以及环向应力行为。

生物可吸收的合成多聚物，比如聚氨酯（polyurethane, PU）、聚乙醇酸（polyglycolic acid, PGA）、聚乳酸和聚己内酯（poly（ε-caprolactone），PCL）已经得到了广泛使用，并且在半月板支架的生物制造方面发挥着重要的作用 [15]。这些多聚物具有诸多优势，比如可塑性强、生物力学特性优越以及作为现成移植物的潜在可普及性。但是人工合成材料也具有一定的缺点，包括它们的疏水特性、缺乏生物活性以及会引起无菌性炎症和免疫反应等。

水凝胶材料（天然或者合成）一般具有生化可塑性，并可作为细胞或者生长因子的传递系统。虽然其生物力学特性在某种程度上可通过改变底物浓度或成分进行调节，但常不及天然半月板。为了克服这个问题，Holloway 等 [16] 设计了纤维增强的合成支架，由含超高分子量聚乙烯（ultra high molecular weight polyethylene, UHMWPE）纤维的聚乙烯醇（poly-vinyl alcohol, PVA）水凝胶构

成，并通过改变纤维的成分以及取向结构来模拟天然半月板特性用于半月板替代治疗。这个复合支架在动态的标本模型中证实可以重建膝关节接触力学特点，达到同种异体半月板移植的水平。

34.3.2　细胞来源

细胞治疗是一种在促进损伤组织的功能再生、强化支架治疗方面非常有前景的干预策略。用于移植的细胞可以分为分化细胞和干细胞。

用于半月板再生的分化细胞主要是半月板细胞（纤维软骨细胞）以及软骨细胞。这两种细胞类型都已经成功地应用于细胞 - 支架复合体，并且体内外研究都得到了非常有意义的结果。但细胞来源的问题限制了这类细胞的使用。使用自体半月板细胞以及软骨细胞要求两步手术过程。第一步是获取组织后进行细胞分离和培养，紧接着是手术植入。

在干细胞方面，基础和临床研究中使用最多的细胞类型是间充质干细胞（mesenchymal stem cells, MSC）。因为它们很容易从外周结缔组织中获取，如骨髓 [17]、骨膜、脂肪和滑膜 [18]。而且，它们具有良好的安全特性。有两方面的原因使得针对这些细胞的研究日益火热 [19]。首先，发现MSC 可分化为很多种终末分化细胞类型，包括成骨细胞、软骨细胞、脂肪细胞及肌细胞。这代表

了一种非常具有吸引力的潜在再生损伤结缔组织的方式，包括膝关节内的结构，如半月板。其次，MSC 分泌大量不同种类的细胞因子和其他营养支持因子，通过旁分泌作用促进损伤组织的愈合过程。植入扩增或者修饰的 MSC 是一种非常有前景的半月板愈合的生物增强治疗。近期的文献已经证实滑膜组织来源 MSC 促进损伤软骨的愈合和再生，同时有益于半月板再生 [20, 21]。滑膜 MSC 是一种非常有吸引力的细胞来源，因为它们可以通过微创的方式从滑膜组织获取，而且很容易扩增培养。另外，多个研究者发现，相较于骨髓或者骨膜，滑膜来源 MSC 拥有非常好的体外软骨分化和增殖潜能 [22]。Nakagawa 等 [23] 发现在猪体内植入滑膜 MSC 可以通过诱导细胞进入半月板无血供区的纵裂，以促进半月板的修复。Ozeki 等 [24] 发现滑膜 MSC 可以促进自体韧带植入部分半月板切除模型中的半月板再生，而且还可以阻止骨关节炎的发展。

胚胎干细胞和诱导多能干细胞因具有多向分化潜力以及超强的增殖潜力，也认为是纤维软骨组织工程日益重要的细胞来源。但将这些细胞应用于半月板组织工程仍然处于早期阶段。

34.3.3 半月板组织再生的理化信号

生物物理以及生物化学的信号刺激旨在通过招募宿主细胞以激活内源性修复机制，而不是要求植入的外源性细胞的存活。这些组织工程应用的经典活性因子可以分类为重组蛋白（生长因子）、激素和小分子。一些体内外研究已经评价了针对半月板的特异生长因子治疗的有效性 [25]。例如，bFGF 用于刺激半月板细胞产生 II 型胶原和蛋白多糖 mRNA。在绵羊动物模型中，半月板纤维软骨细胞在 bFGF 的刺激下促进增殖并产生新的细胞外基质 [26]。bFGF 可恢复单层半月板细胞的扩增能力。PDGF-AB 在血管生成以及细胞发育过程中发挥重要作用。PDGF-AB 在半月板的外侧区域比中心区域表现出更好的愈合反应 [27]。但是这种合成代谢生长因子可以增加包括无血供区域在内的半月板所有区域的细胞增殖和细胞外基质形成。PDGF-AB 亦可促进半月板细胞的迁移。生长因子的补充可以提高细胞迁移、增殖以及基质产生以及整体促进细胞分化，但是临床转化还需考

虑最佳的递送模式以及细胞因子最佳的效应位点。当下主要的焦点问题是优化这些不同生物调节因子的递送时机以及释放特点。

富血小板血浆是富含血小板的自体血浆浓缩物，包含大量来自 α 颗粒和致密体的多种生长因子，如 PDGF、VEGF、TGF-β、IGF-1、b-FGF、HGF 和 EGF 等 [28]。富血小板血浆在半月板组织工程中可能发挥积极的作用，但是还需要进一步的研究证实。

最近几年，骨髓穿刺浓缩物（bone marrow aspirate concentrate, BMAC）在骨 [29] 和软骨 [30] 再生中的应用越来越受欢迎。BMAC 一般通过密度梯度离心法从髂骨的骨髓（bone marrow, BM）穿刺液中获得。和富血小板血浆一样，BMAC 也包含可增强其治疗潜力的血小板以及生长因子。此外，人类的 BMAC 还包含富血小板血浆没有的 MSC[31]。

34.4 半月板置换与再生

34.4.1 半月板同种异体移植（meniscal allograft transplantation, MAT）

半月板置换的目的是减轻患者半月板切除术后的疼痛和肿胀，阻止或延缓骨关节炎的进展，以及改善膝骨关节炎的稳定性。MAT 是当下半月板整体置换的唯一治疗选择。目前有两种不同的 MAT 用于半月板置换——新鲜半月板（伴随活细胞）及冷冻半月板。冻干同种异体移植物因为其保存技术引起的结构改变以及萎缩而不再应用。由于容易获取，冷冻同种异体移植物是现在常用的移植物来源（图 34.2）[32]，而新鲜半月板在对比研究中没有表现出明显的优势 [33]。

半月板移植手术有非常严格的适应证。一般要求患者小于 50 岁，膝关节稳定且力线良好，关节病变轻微且疼痛强烈。骨关节炎的严重程度对预后有着决定性的影响，严重的骨关节炎是该手术的禁忌证。患者如果存在膝关节不稳且同时满足半月板移植的适应证，则必须在进行半月板移植手术的同时或提前进行韧带重建手术，以稳定膝关节。对于对线不良的患者，需要截骨来纠正力线。半月板移植术的基本原则包括实现或者重

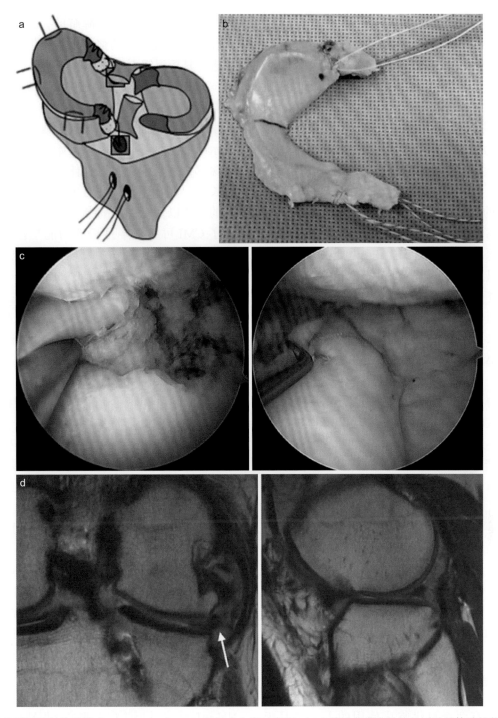

图 34.2 半月板同种异体移植（MAT）。（a）MAT 的手术方案示意图；（b）前后角带有骨块的同种异体移植物；（c）移植术中的关节镜图像。左图：后角骨栓固定于骨隧道。右图：移植物通过由内向外缝合固定于关节囊；（d）外侧同种异体半月板移植术后的 MRI（冠状位和矢状位）图像，白色箭头示外凸的移植物。（a）转载自：H. Wang, T. Chen, A.O. Gee, I.D. Hutchinson, S.A. Rodeo, S.A. Maher, et al.: Altered regional lding patterns on articular cartilage following meniscectomy are not fully restored by autograft meniscal transplantation.Osterthritis and Cartilage 2015; 23: 462-468

建正常膝关节的力线及稳定性，植入大小匹配、未照射的移植物，牢靠固定半月板前后角及关节囊，同时确保患者仅能恢复中等强度运动，以增加移植物的存活机会。整体而言，大部分临床研究报道了短期和中期随访的膝关节症状改善，但没有数据支持半月板移植的软骨保护作用[32]。该手术被认为是保护关节的过渡性治疗技术，适用于那些半月板有缺损而没有更好的选择的年轻患者。

MAT 的局限性主要包括移植物来源有限，具有潜在疾病传播的风险，存在免疫排斥及解剖不匹配等问题。此外，还可能出现退变性撕裂、移植物外凸以及萎缩。这些都会影响长期的移植物功能。半月板撕裂常常发生在后角的附着处或无血供的中间区域，可能是高接触应力等机械因素导致的。保护胫骨平台软骨区域的移植物萎缩以及尺寸变小也是一个突出的问题。有一些研究已经关注到了 MAT 的萎缩，但还没有研究特异性地量化萎缩的比例以及程度。Lee 等[34] 报道了移植物大体形状的改变。通过测量宽度以及厚度，在手术后 1 年逐渐观察到有 16.1% 的病例出现了中间体部的萎缩，但萎缩没有影响短期临床表现。半月板外凸也是半月板移植手术的并发症。不同程度的半月板萎缩、退变以及外凸可以通过 MRI 发现，但是与症状没有任何关联。例如，一项早期和中期的随访显示，大部分临床研究发现的半月板外凸并未影响临床预后评分，但是半月板外凸可能增加骨关节炎的风险。MAT 手术后移植物的外凸可能受到内侧以及外侧半月板移植根部固定方式差异的影响。

34.4.2 目前半月板支架的临床应用

欧盟现有两个可供临床使用的人工半月板支架。一个是生物来源的支架——胶原半月板移植物（collagen meniscus implant, CMI, ReGen Biologics, Frankin Lakes, NJ, USA）（图 34.3a）。另外一个是合成支架（Actifit, Orteq Limited, London, UK），主要由聚氨酯和聚己酸内酯制备而成（图 34.3b）。这两种支架的临床适应证是疼痛、不可修复的内侧或外侧部分半月板缺损，并且需要具有完整的外周血管边缘以及用于固定的前后角。

这两种支架均为生物可降解的，并且可通过合适的孔径为滑膜来源的宿主细胞提供生长环境，以促进半月板组织再生。

CMI 是由 I 型胶原和糖胺聚糖构成的支架。糖胺聚糖包括软骨素和透明质酸。它是通过甲醛化学交联制备而成，可用 γ 射线消毒。动物研究显示组织的生长是从表面开始，再逐渐成熟并进入深部组织层。这个过程伴随滑膜活性纤维血管的长入。在临床研究中对患者的活检提示毛细血管的生成以及 CMI 逐渐被不成熟的胶原替代，证实了 CMI 可重塑半月板的功能[35]。Steadman 和 Rodkey 在 5 年的随访中发现，所有患者的活检结果均可见纤维软骨以及有序的细胞外基质，没有免疫排斥反应、炎症以及感染[36]。在临床结局方面，Zaffagnini 等[37] 和 Monllau 等[38] 随访了至少 10 年，发现大部分患者的疼痛和功能明显改善。虽然出现了移植物萎缩，但没有观察到退行性膝关节疾病的出现和进展。

Actifit 是一种逐渐降解的聚己酸内酯和聚氨酯的多聚物的无细胞支架。术后 3 个月通过双重对比增强 CT 首次观察到了新生组织的生长[39]。术后 1 年的活检发现 81% 患者为 3 层组织结构，包括血管、细胞外基质特征以及细胞结构。新生组织为具有活性的类似半月板组织，没有观察到免疫反应。Verdonk 等[40] 对 52 例不可修复的半月板缺损患者进行了超过 2 年的随访，发现所有临床评分指标都具有显著的统计学和临床差异。但是，Spencer 等[41] 发现尽管有好的临床预后，支架内再生组织的 MRI 信号特点与正常半月板纤维软骨的信号并不相似。虽然进行长期随访以确定半月板替代治疗的远期疗效是非常必要的，但目前的早期结局展示出了积极的潜力。

另外，在欧洲和以色列正在进行一个采用 NUsurface 半月板治疗内侧半月板缺损的前瞻性多中心非盲非随机研究。NUsurface 是一个类似于盘状半月板外形、浮动的 UHMWPE 加强的聚碳酸酯聚氨酯半月板装置（NUsurface, AIC, Memphis, Fennessec）。它的植入要求是具有完整的边缘（图 34.3c）。这个材料是永久性的，不会出现组织降解和细胞浸润生长。目前该材料已被用于临床前的羊动物模型研究中，并观察到一定的软骨保护效应[42]。

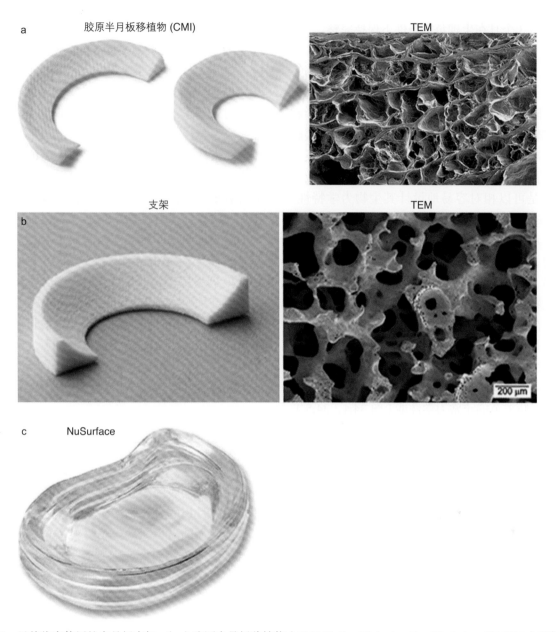

图 34.3 目前临床使用的半月板支架。（a）胶原半月板移植物（CMI; ReGen Biologics, Franklin Lakes, NJ, USA）及其透射电镜图；（b）Actifit 支架（Orteq Limited, London, UK）及其透射电镜图；（c）NUsurface（Active Implants, 孟菲斯, 田纳西）

34.4.3 3D打印人工半月板

　　未来的组织工程半月板策略应旨在构建一个可以维持膝关节稳态的完整功能单元。构建一个生物力学性能较强并适应膝关节功能的半月板组织。3D 打印有助于构建兼具仿生结构和适宜细胞生长的微环境的理想半月板支架。Grogan 等[43]构建了 3D 打印甲基丙烯酰明胶（methacrylated gelatin, GelMA）半月板支架，通过投影光固化技术来仿生天然胶原的取向结构。研究者将人无血供区的半月板细胞种植于支架，在软骨培养基中培养 2 周，然后将支架植入人半月板缺损离体模型。植入后 3 周的结果证实 GelMA 支架无细胞毒性，且可诱导细胞的取向性生长。Vrancken 等[44]在山羊的膝关节模型内植入 3D 解剖塑型的聚碳酸聚氨酯半月板支架，发现该支架的生物相容性良好，术后 3 个月在生理负重条件下保持完整。

34.4.4 释放蛋白的3D打印聚己内酯支架

有限元（finite element, FE）模型表明环形和轴向或辐射状方向的模量是影响天然半月板接触压力分布的重要决定因素，因此，任何半月板替代支架都应满足上述条件。人工合成支架的最大优点就是可以相对容易地设计其生物力学特性。电纺丝的聚己内酯［poly（ε-caprolactone），PCL］支架展示出了作为组织工程半月板解决方案的巨大潜力，同时可能为半月板细胞提供合适的微结构环境。这些纳米纤维能够提供足够的起始（0点）生物力学性能，以保护再生半月板组织，同时优化在环形方向的 3D 取向结构上细胞外基质的沉积，并促进细胞长入支架内部[45, 46]。近期，Lee 等[47] 发现负载 CTGF 和 TGF-β3 两种生长因子的 3D 打印 PCL 多聚微球可促进绵羊半月板再生，从而保证了膝关节的正常力学性能（图 34.4、34.5）。结缔组织生长因子（connective tissue growth factor, CTGF）也称作 CCN2，是 CCN 家族肝素结合蛋白中的一种基质细胞蛋白。CTGF 在细胞黏附、迁移、增殖、血管生成、骨骼发育以及组织伤口修复等多种生物学过程中发挥重要的作用，与结缔组织病也密切相关。CTGF 在半月板组织中在调节 I 型胶原合成方面发挥重要的作用[48]。TGF-β 具有刺激胶原和蛋白多糖生成、增加半月板组织修复时半月板细胞的黏附性以及促进细胞外基质的收缩等调节作用[49]。Lee 等将 CTGF 和 TGF-β3 序贯处理用于诱导人 MSC 的纤维软骨细胞分化。这些细胞因子可以诱导宿主干细胞分化成为半月板样细胞（纤维软骨细胞），而这些细胞在 PCL 支架内形成了新生组织。此外，该治疗在术后 3 个月时恢复了绵羊再生半月板的非均一性力学特性[47]。

在大体观察中，负载有生长因子的半月板支架优于没有负载生长因子的支架，其组织学表现出含有更丰富的胶原和蛋白多糖、排列更有序的新生纤维软骨样组织（图 34.6）。接受没有负载生长因子支架组的动物关节软骨出现了更严重的退变（图 34.7）。该技术最大的优势在于可以根据 MRI 模板为患者定制个性化特异 3D 支架，亦可用于生产均码的现有成品。笔者正在探究上述两种细胞因子的最佳负载浓度，并评估长期的随访效果，以加速其临床应用进程。综上，我们认为，无细胞的 3D 打印支架联合细胞因子的治疗方式对于半月板再生具有十分积极的意义。

小结

在蓬勃发展的半月板组织工程领域，作为同种异体半月板的替代物，不论天然还是合成材料都具有巨大的潜力。就生物材料整合以促进恢复原半月板的功能而言，细胞 - 生物材料的相互作用、生物信号以及生物力学刺激都是对半月板组织形成至关重要的因素，也是半月板组织工程领域进步的潜在突破口。

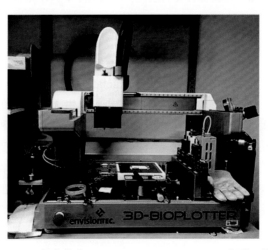

图 34.4　3D 打印机（3D-Bioplotter, Envision TEC 公司，德国）

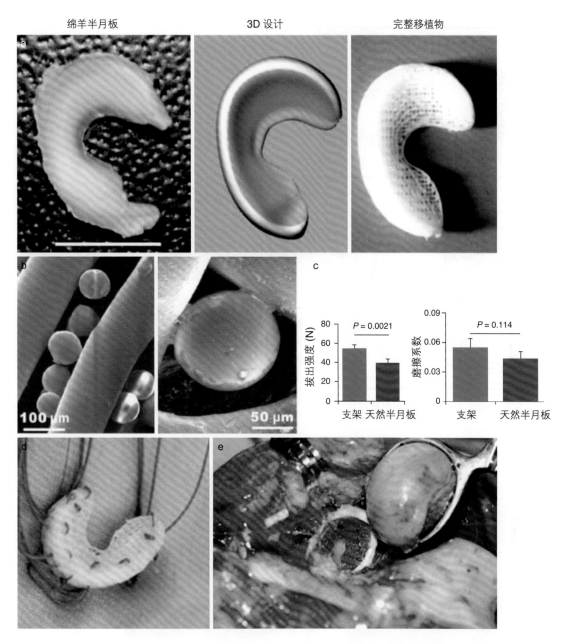

图 34.5　绵羊半月板支架植入。（a）3D 激光扫描绵羊标本内侧半月板的解剖重建图。经逐层沉积法构造 3D 打印 PCL 支架；（b）经逐层沉积法 3D 打印得到的 PCL 人半月板支架，PCL 纤维直径为 100 mm，形成直径 100 ~ 200 mm 的孔道。（b）包裹 rhCTGF 以及 rhCTGF 的 PLGA 微球（microspheres, mS），与 PCL 纤维产生物理接触；（c）支架与半月板外侧缘经 2-0 爱惜邦缝线缝合后的拔出强度，支架在持续剪切力下的摩擦系数与天然半月板没有差异，支架为负载 CTGF+TGFβ3 的 PCL；（d）一个植入前带有 2-0 爱惜邦缝线的支架；（e）将绵羊股骨髁脱位后，暴露内侧半月板并植入支架。转载自：Lee C, Rodeo S, Fortier L, Lu C, Eriksen C, Mao J. Protein-releasing polymeric scaffolds induce fibrochondrocytic differentiation of endogenous cells for knee meniscus regeneration in sheep: Sci. Transl. Med 2014; 6: 266ra171

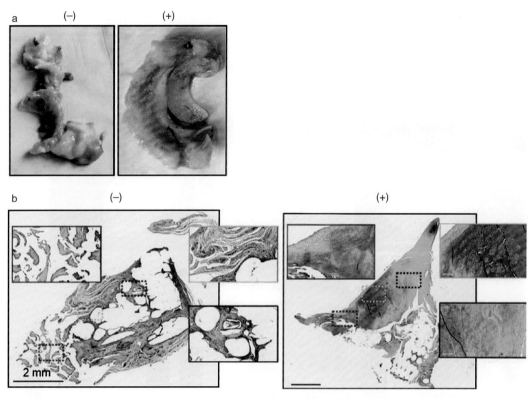

图 34.6 （a）支架植入术后 6 个月时半月板的大体观。左图：未负载生长因子的支架。右图：负载生长因子的支架；
（b）组织学染色

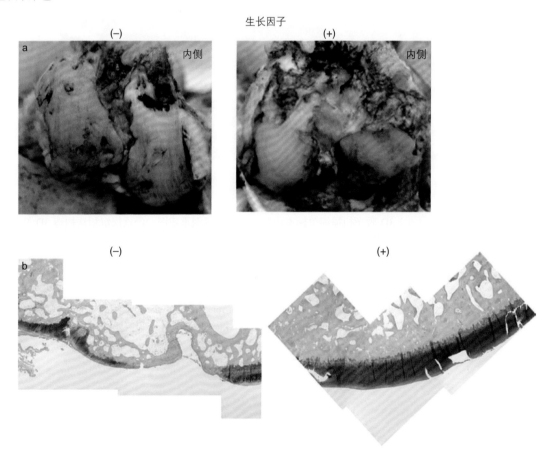

图 34.7 （a）支架植入术后 6 个月时股骨髁关节软骨的大体观。左图：未负载生长因子的支架。右图：负载两种生长因子
的支架。（b）组织学染色

第六部分

骨

骨解剖学和骨折的生物愈合过程 第**35**章

Ersin Ercin、Onder Murat Hurmeydan、Mustafa Karahan 著
童文学、秦 岭、姚 昊、许建坤 译

35.1 骨解剖学

35.1.1 前言

骨是一种高度血管化的组织,具有迅速调动矿物质满足代谢需求的能力。骨组织的动态结构特征使其在应对各种机械和激素刺激时可以发生骨重塑。骨组织的主要作用是为人体提供结构上的支撑,支持肌肉收缩并产生运动,充当矿物质的储藏库,承受负荷,保护内脏器官。由于外部损伤或疾病导致的骨结构改变会极大地影响代谢平衡和生活质量。根据宏观结构特征,骨结构可分为骨皮质和骨松质,而根据微观结构特征,骨结构可分为编织骨和板层骨。

35.1.2 宏观结构

成人骨骼由80%的骨皮质和20%的骨松质组成[1]。骨皮质致密,形成外层,其结构方向与由中央管(哈弗斯管)和包围中央管的基质同心圆层(骨板)而组成的骨单位一致[2]。哈弗斯管是含有神经血管组织的贯穿隧道,由Vokmann结构斜行连接。骨单位的外边界称为黏合线。小梁(松质)骨是由疏松的骨支柱网络组成的。它比骨皮质更具有弹性和多孔性,具有较高的转换速率和代谢活性。骨松质由相互连接的小梁网络组成,内含骨髓。

长骨的最外层是骨膜,它由两层构成:外层是坚固的纤维结缔组织,内层是由间充质干细胞(MSC)、分化的骨祖细胞、成骨细胞和成纤维细胞组成的增殖层(形成层)构成[3]。骨膜具有极高的干细胞潜能,在骨发育、稳态和骨修复中起着至关重要的作用[4]。骨膜具有丰富的外周血管和交感神经网络,而且骨膜细胞对机械和药理学刺激具有较高的敏感性[5, 6]。

35.1.3 微观结构

正常骨为板层结构(板层骨)。每个片层由具有应力取向的、密集排列的胶原纤维组成。在不成熟和病理性的骨(编织骨)中结构随机排列,力学性能较差。虽然胶原纤维通常有一定的倾向性,但它们之间并不平行。编织骨比板层骨更具有亲细胞性和矿化性。胚胎骨骼和骨折骨痂组织属于编织骨。

35.1.4 骨的组分

骨由细胞、细胞外基质(矿化基质和有机基质)和水组成。骨细胞包括成骨细胞、骨细胞、破骨细胞和骨衬细胞。成骨细胞由MSC分化而来,产生Ⅰ型胶原。成骨细胞的分化是由多种IL和包括转化因子β(TGF-β)、胰岛素样因子1(IGF-1)和血小板源生长因子(PDGF)在内的多种生长激素调控的。它们通过甲状旁腺激素(parathyroid hormone, PTH)、维生素D、糖皮质激素、前列腺素和雌激素等受体对激素水平差异做出反应。骨细胞是包围在新形成的基质中的一类成骨细胞[7]。它们的主要功能是维持骨组织。它们在组织转换和调控细胞外钙磷浓度方面也起着重要作用。骨细胞与周围的基质保持着广泛而相互联系的网络,不仅能对矿物变化,而且能对机械应力变化做出反应,此反应可在几秒钟内发生[8]。有趣的是,骨细胞具有吞噬潜能,称为骨

细胞性骨溶解。它们可以再吸收，然后替代骨陷窝 – 小管网络周围的骨矿质[9]。破骨细胞是一类多核细胞，起源于单核 – 巨噬细胞系统中的单核前体细胞[10]。它们的主要功能是吸收骨基质。这些细胞的功能被称为"切割锥"[11]。骨矿物质的吸收依赖于破骨细胞分泌氢离子降低周围微环境的 pH，以及组织蛋白酶 K 消化蛋白质基质[10, 12]。最终结果是在骨内膜和骨膜表面形成空隙，称为 Howship 陷窝。破骨细胞富含抗酒石酸性磷酸酶（TRAP），可作为细胞的标识。核因子 -κB 受体活化因子配体（RANKL）、巨噬细胞集落刺激因子（M-CSF）、基质金属蛋白酶（MMP）、IL-10 和降钙素是调节破骨细胞功能的重要因子。骨衬细胞是一类不活跃的成骨细胞，覆盖在骨组织表面，彼此间有缝隙连接。虽然还未完全清楚它们的功能，但它们可以形成一个屏障，阻止破骨细胞和骨基质之间的直接相互作用，调节其他细胞的功能和维持骨流动性[13, 14]。

细胞外基质由 60% ~ 70% 的矿物质和 20% ~ 25% 的有机基质组成。矿物质负责维持骨骼的硬度和抗压强度，主要以羟基磷灰石形式由钙和磷酸盐组成。碳酸盐和镁也包含在羟基磷灰石的晶体中，并在必要时促进离子从骨矿质释放[14]。有机基质由胶原、非胶原蛋白和生长因子组成，剩下的组织空间被水占据。细胞外基质中主要的胶原类型是 I 型胶原（90%），由成骨细胞分泌，成层排列。胶原的三重螺旋结构为细胞外基质提供了抗拉强度。在骨细胞外基质中发现的其他类型的胶原蛋白包括 III 型、IV 型、V 型、XI 型和 XIII 型胶原。基质还含有非胶原蛋白。这些蛋白对调节矿化和维持胶原层的强度至关重要。骨中最丰富的非胶原蛋白是骨钙素。它被 PTH 抑制，但被 1, 25- 二羟基维生素 D3 激活。骨钙素水平可以作为骨转换的一个标志。主要的糖蛋白有碱性磷酸酶和骨黏连蛋白。碱性磷酸酶可以水解矿物沉积抑制剂，而骨黏连蛋白调节胶原纤维的直径。同时，一些特定的蛋白质则来自体内血清，包括血清白蛋白和 α2-HS- 糖蛋白[15]。还有许多其他有助于基质矿化和机械强度的蛋白质，包括基质 Gla 蛋白、二聚糖、核心蛋白聚糖、血小板反应蛋白、纤维连接蛋白、骨涎蛋白、DMP1 和 MEPE[15-17]。此外，生长因子和细胞因子如 TGF-β、IGF、IL-1、IL-6 和骨形态发生蛋白（BMP）在细胞外基质中有显著表达。

35.2 骨折的生物愈合过程

35.2.1 前言

骨折愈合是一个非常奇特的过程，它与软组织愈合导致瘢痕形成不同，骨折愈合的最终结果是正常骨结构的再生。

35.2.2 骨折愈合的类型

骨折部位的力学强度指骨折的稳定性，这会影响骨折的愈合过程。有两种不同的骨折愈合类型：一期愈合（膜内成骨）和二期愈合（软骨内成骨）。

35.2.3 一期骨愈合

一期骨愈合仅发生在极少的骨折端移位（刚性固定）或骨折端加压的情况下[18]。这种固定方式与正常的骨重建相似，骨折断面由哈弗氏体系连接。不出现中间的软骨内成骨过程，因此被称为膜内成骨或一期骨愈合。一期骨愈合的特点是直接骨重建和愈合，无外部骨痂形成。

一期骨愈合可进一步分为接触愈合和间隙愈合。

35.2.3.1 接触愈合

骨折端直接紧密贴近，骨折端间隙小于 0.01 mm，骨折端之间的应变小于 2% 时，则发生接触愈合[19, 20]。在这种骨折愈合形式中，利用破骨细胞的隧道效应，骨单位能够平行于骨长轴生长。这些由破骨细胞产生的腔隙被位于切割锥角的成骨细胞填充。新哈弗斯系统的形成使携带成骨细胞前体细胞的血管可以穿入。桥接骨单元通过直接重塑向板层骨转化而成熟，在不形成膜性骨痂的情况下愈合。

35.2.3.2 间隙愈合

即使在骨折端之间有一个极小的间隙（> 800 μm ~ 1 mm），也会发生一期愈合。这称为间隙愈合。在这种类型愈合中，骨愈合和哈弗斯重建不会自发生[21]。骨折部位充满与长轴方向垂直的板层骨。需要二次骨重建。通过纵向哈弗斯重塑，形成与损伤前方向一致的新骨单位[22]。

与二期骨愈合不同，一期骨愈合没有大量炎症细胞进入骨折血肿组织[23,24]。

35.2.4　二期骨愈合

这种骨折愈合（也称为软骨内愈合）与骨折端移位有关，包括骨膜和外部软组织的反应。软骨组织在愈合的早期阶段被成骨细胞所取代。二期骨愈合包括经典的损伤、炎症（血肿）形成、软骨痂、硬骨痂和骨重塑阶段。虽然骨折愈合的各个阶段是相互联系的，但整个级联事件在受伤后会立即开始，引起局部和系统性反应。

35.2.5　骨折愈合阶段（图35.1）

35.2.5.1　炎症期及血肿形成

炎症期在骨折后 24 h 达到高峰，并在骨折发生后持续约1周。炎症反应被激发后，MSC迁移到骨折部位。这些细胞被激活而执行免疫抑制功能，

此过程被称为许可[25]。骨折导致骨及周围组织血管内皮的完整性中断。在骨折间隙中，纤维蛋白原转化为纤维蛋白，导致骨折血肿的形成。局部微环境的特点是缺氧，pH 降低，乳酸和钾浓度升高[26]。局部组织损伤以及对坏死及缺氧条件产生的免疫反应同时引发了先天免疫系统激活和后天免疫系统激活。急性炎症细胞、多形核中性粒细胞（polymorphonuclear neutrophils, PMN）跟随巨噬细胞迁移到骨折区域。PMN 的主要作用是通过释放大量细胞因子和趋化因子来调节炎症反应，有助于吞噬受损细胞和碎片，并保护机体免受感染[27-29]。这种调节在过度炎症反应的情况下非常重要。高度激活的 PMN 可能会加重组织损伤，减缓愈合。在动物模型中，通过诱导中性粒细胞可以改善骨愈合[30]，但也有研究发现通过减少中性粒细胞来改善骨生成[31-34]。因此，PMN 的平衡调节对于正常的骨再生是必要的。PMN 通过释放趋化因子吸引巨噬细胞，进而清除病原体，启动组织修复。最初的炎症反应包括炎症细胞分泌 IL-1、IL-6、TNF-α、IFN-γ、IL-11 和 IL-18[21]。

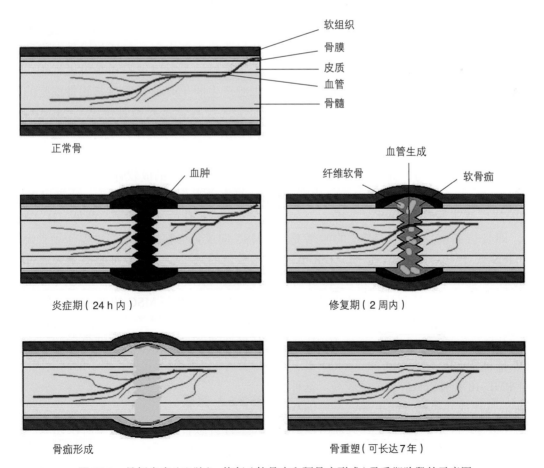

图 35.1　骨折炎症（血肿）、修复（软骨痂和硬骨痂形成）及重塑阶段的示意图

炎症期巨噬细胞通过分泌 IL-1 触发 IL-6、粒细胞 - 巨噬细胞集落刺激因子（GM-CSF）和 M-CSF 的释放，刺激血管生成和软骨痂的形成[35, 36]。IL-1 的第二个峰值出现在损伤后 3 周，且主要通过成骨细胞表达释放。这一过程可以促进骨痂的降解和刺激骨重塑[37, 38]。IL-1 在骨折愈合过程中的不同功能是由于 IL-1 受体（Ⅰ型受体和Ⅱ受体）的差异表达所致[37]。TNF-α 是由巨噬细胞、NK 细胞和 T 淋巴细胞产生，于炎症和修复阶段高表达。TNF-α 介导 MSC 迁移至骨折部位，并刺激 MSC 产生 M-CSF[37, 39]。类似于 IL-1，TNF-α 的释放显示两相模式，而且效果与两个受体相关：TNF-R1 和 TNF-R2[40]。IL-6 是成骨细胞在 IL-1 的刺激下产生的[38]。和 IL-1 和 TNF-α 一样，IL-6 表达在早期炎症阶段达到顶峰。但不同的是，IL-6 水平在第一周结束时立即恢复到基线，并在后续阶段保持恒定。IL-6 能刺激血管生成、血管内皮生长因子（VEGF）的生成、成骨细胞和破骨细胞的分化[38, 41]。另一个促炎细胞因子 IFN-γ 在骨损伤刺激下升高，并且在骨折愈合阶段维持高水平，直到后期骨重塑阶段恢复正常水平[42]。IFN-γ 在 MSC 许可方面扮演重要的角色，可能引发 MSC 的增殖和免疫调节功能[43]。此外，最近的研究表明，抑制 T 细胞和 IFN-γ 的功能有益于同种异体 MSC 介导的骨生成[44]。

MSC 需要从骨膜、骨髓和血液循环等来源迁移到骨折部位。这一过程是由一些生长因子、细胞因子和趋化因子共同参与，其中包括 SDF-1 或 CXCL12、CXCL7、TNF-α、MCP-1 和 MIP-1α[45-50]。MSC 向骨折部位募集被认为发生在骨折愈合的早期阶段，即骨折的第 1 天[51]。MSC 的激活是由 TNF-α、IFN-γ、IL-17、Toll 样受体（Toll-like receptors, TLR）、BMP、制瘤素 M 和 IL-22 介导的[25, 37, 43, 52-58]。炎症反应的抑制是进一步启动骨折愈合修复阶段的关键。除了促炎细胞因子（IL-1、IL-6、IL-8、IFN-γ 和 TNF-α），抗炎细胞因子如 IL-1 受体拮抗剂（IL-1 receptor antagonist, IL1-RA）、IL-4 和 IL-10 在骨折血肿中浓度较高。这种多因素参与的特征或异质性反映了炎症反应的双重调控[59]。TGF-β2 和 TGF-β3 水平在炎症阶段后期达到顶峰，可能具有免疫抑制作用[60]。活化的 MSC 通过直接反馈机制抑制炎症反应[25]。随着炎症反应的抑制，从修复阶段开始，还有一些免疫细胞和细胞因子在以下骨折愈合阶段继续发挥作用。

35.2.5.2 修复阶段：软骨痂和硬骨痂形成

血肿后形成的肉芽组织促进血管向内生长和血管生成。在肉芽组织内，骨折端之间发生软骨内成骨。在 MSC 向软骨细胞和成骨细胞分化后，软骨组织形成柔软的骨痂。骨膜、骨髓和骨内膜是成骨细胞和骨细胞的三种来源，而骨痂内的软骨细胞主要来源于骨膜。Ⅰ型和Ⅱ型胶原的产生是为了形成一种基质，使骨折端恢复稳定。这与骨折端不再自由移动的时间基本一致，时间在骨折发生后 2~3 周。软骨痂中有 TGF-β、FGF-1 和 -2、PDF 和 IGF-1 表达，调节软骨细胞分化。FGF-2 调节转录因子 Sox-9 的表达。Sox-9 激活Ⅰ型、Ⅸ型、胶原基因和聚集蛋白聚糖基因的表达[61]。

随着软骨向钙化软骨基质以及终末软骨细胞的分化，硬骨痂随之出现。巨噬细胞产生 MMP 降解软骨基质。这些 MMP 在软 - 硬骨痂转换中起关键作用[11, 62-65]。其他免疫细胞也会在软硬骨痂矿化过程中重新出现，包括与成骨细胞和破骨细胞密切接触的 T 淋巴细胞和 B 淋巴细胞。这些淋巴细胞产生的 TNF-α 触发成熟软骨细胞的凋亡，进而实现从软骨过渡为骨[28, 42, 66]。BMP-2、BMP-4 和 BMP-7 单克隆抗体在硬骨痂形成区域的骨膜间充质细胞、早期软骨痂的增殖间充质细胞和由这些细胞分化而成的成软骨细胞中，对 BMP 的染色强度均增强[61]。IL-17 是另一种可以影响软骨痂向硬骨痂转化的细胞因子。此外，IL-17 还能增强 MSC 向成骨细胞的分化[67]。鉴于硬骨痂期软骨细胞数量的减少，其主要细胞类型为成骨细胞和破骨细胞。各类生长因子包括 PDGF、TGF-β、IGF、FGF-1 和 BMP 与 MSC 的增殖和成软骨分化以及胶原的沉积相关[38, 68, 69]。总之，软骨痂向硬骨痂的转化受到巨噬细胞、T 淋巴细胞、B 淋巴细胞以及各种细胞因子和生长因子的高度调控[25]。

35.2.5.3 重塑

骨折愈合最终通过重塑阶段完成。在这一阶段，愈合的骨折段恢复到接近其原来的形态、结构和机械强度。切割锥是由破骨细胞形成的。它们首先会将无组织的编织骨移除。然后，成骨细胞沿着中央血管有组织地排列成板层骨。在骨重建过程中，骨的管状结构以及骨细胞的哈弗斯系统重建和恢复。这一过程开始于骨强化阶段，并在形成坚实的骨连接后持续数月或数年。骨折后的骨重塑主要与成骨细胞和破骨细胞功能在全身和局部调控通路下的平衡有关。成骨细胞和破骨细胞的功能是由 MSC、巨噬细胞和细胞因子如 TNF-α 和 IL-17 调控的 [25]。TNF 家族分子 RANKL 及其受体 RANK 是骨重塑的关键调节因子 [70]。骨保护素 (osteoprotegerin, OPG) 是 RANKL 受体的可溶性诱饵受体，可抑制破骨细胞的分化和功能，减少骨吸收 [71]。与此同时，IL-17 在与外周血单核细胞共培养时，可上调 MSC 的 RANKL 表达，促进破骨细胞的形成 [63, 72]。另一种细胞因子——由 MSC 和成骨细胞在骨愈合的后期阶段产生的 TNF-α [37] 也可以影响成骨细胞和破骨细胞的功能，在骨重塑阶段有至关重要的作用 [73, 74]。此外，几个系统性的激素通路也参与骨重塑。PTH、PTHrP、1, 25-20H 维生素 D3 和瘦素通过增加破骨细胞分化来增加骨吸收。相反，性激素抑制破骨细胞的分化，而间歇性服用 PTH 和高剂量的维生素 D3 刺激骨祖细胞向成骨细胞的分化。

35.3 小结

骨折愈合的生物学过程是一个多细胞因子和生长激素参与的不同阶段相互重叠的过程。炎症期以促炎细胞因子和炎性细胞为主。MSC 向骨折部位迁移，由"鸡尾酒"趋化因子调控。在最初的炎症反应被抑制后，从修复阶段开始，MSC 开始向成骨细胞和成软骨细胞分化，形成骨痂。骨折愈合是通过重塑来完成的，而重塑受到成骨细胞与破骨细胞功能之间的调节，并涉及全身和局部的调控通路参与。骨重塑会在几个月到几年的时间里缓慢进行。对于成功的骨重建，充足的血液供应和机械稳定性至关重要。此外，根据目前掌握的知识，骨折是否能最终成功修复，似乎在一开始就受到多因素的调控，包括生长因子和细胞因子的早期分泌以及后期进一步发挥作用。随着最近的进展，对愈合各阶段所发生的生物学事件的进一步理解，早期干预骨折的愈合过程可有效避免出现任何不利于骨折愈合的状况（表 35.1）。

表 35.1　骨折愈合过程中释放的生长因子和细胞因子

	骨折修复过程中的主要来源细胞和组织	对骨折愈合的影响	参考文献
PDGF	骨痂中的血小板、单核细胞、巨噬细胞、内皮细胞	刺激间充质细胞增殖	[75]
		启动骨折修复和骨痂形成	
IGF	骨痂和骨基质	刺激成骨细胞增殖	[25]
FGF-1 和 FGF-2	骨痂中的炎症细胞、成骨细胞和软骨细胞	刺激祖细胞增殖	[75]
		促进血管形成	
TGF-β	血小板、炎症细胞、成骨细胞、破骨细胞和软骨细胞	促进血管生成	[25, 75]
		刺激祖细胞增殖	
		调节软骨基质钙化	
BMP	骨祖细胞、促软骨细胞增殖的成纤维细胞	促进骨折愈合和骨再生	[25, 38]
GMCSF	T- 淋巴细胞	成纤维细胞迁移和胶原合成	[76]
		单核、巨噬细胞的增殖和分化	
IL-1	巨噬细胞（炎症阶段）	促进血管生成	[35-38, 75]
	成骨细胞（修复阶段）	诱导 IL-6、M-CSF 和 GMCSF 的分泌	
		成纤维细胞胶原合成及交联	
		促进软骨痂的形成	
		骨痂的选择性降解	

（续）

IL-6	成骨细胞	刺激血管和 VEGF 生成	[38, 77]
		成骨细胞和破骨细胞分化	
		刺激骨吸收?	
TNF-α	巨噬细胞（炎症阶段）	介导 MSC 进入骨折部位	[25, 37-40]
	成骨细胞、自然杀伤细胞、T 淋巴细胞	刺激 MSC 产生 M-CSF	
	软骨细胞（修复阶段、重塑阶段）	MSC 许可	
INF-γ	自然杀伤细胞、T 淋巴细胞	MSC 许可	[25, 41, 43, 78]
		刺激人成骨细胞碱性磷酸酶的活性	
		抑制破骨细胞的体外分化	
IL-17	T 淋巴细胞	促进骨形成	[67, 79, 80]
		加速骨折愈合	
		促进 MSC 分化为成骨细胞	
		将软骨痂转化为硬骨痂	

参考文献见本书数字资源。

临床骨不愈合或延迟愈合的生物治疗

第**36**章

Fabio Valerio Sciarretta 著

王少杰、石 磊 译

大部分骨折经过正确的治疗后都能在预期的时间内自行愈合，但仍有 5% ~ 10% 的骨折无法如期愈合，发生率为 9/10 万[1]。美国 FDA 将骨折不愈合定义为受伤后至少 9 个月且 3 个月无愈合迹象。骨折延迟愈合与不愈合对骨科医师意味着治疗上的严重挑战，且相关的并发症、治疗费用以及劳动力丧失也会造成严重的社会经济负担。Einhorn 等早在 1995 年就已报道，美国当年治疗的 560 万例骨折患者中多达 10% 的病例没有完全愈合[2]，并需要多项复杂而长期的治疗。在费用方面，英国的 Dahabreh、Dimitriou 和 Giannoudis 在 2011 年[3]报道单例骨不愈合治疗需要花费 13 844.68 英镑，与早期文献中 2005 年[4] 加拿大治疗的 1 例胫骨干骨折所需的费用相仿，约合 18 712 加元。这一情况在 2013 年出版的苏格兰人流行病学研究中进一步强调，涉及五百多万人（5 169 140 人），每例骨不愈合对英国国家医疗服务系统（NHS）造成的负担为 7000 ~ 79000 英镑[5]。在他们的报道中，2005 — 2010 年间苏格兰住院治疗的骨不愈合患者有 4895 例，平均每年 979 例，总发生率为每年 18.94 人 /10 万人，性别分布为 57% 为男性，43% 为女性，最常见年龄在 30 ~ 40 岁。按照苏格兰每年约有 1000 例骨折不愈合的比例推算，整个英国每年的发病人数约为 11 700 例。这意味着仅英国 NHS 每年就要为骨折不愈合花费数十亿英镑[6]。

骨折不愈合的原因尚不明确，其病变的发生认为是多因素所致。事实上已提出的致病因素有多种，并且可能与代谢变化或者患者合并情况有关，如糖尿病、肥胖、吸烟[7]、创伤、局部不利环境和生物学通路的改变，阻碍了正常的愈合过程。曾经这类损伤认为是发达国家主要关注的问题，而最近交通创伤所致的骨折在欠发达国家也已经对社会产生了严重影响，其至会更频繁地发生严重的残疾，比如关节僵硬、骨折畸形愈合与不愈合[8]。

骨折延迟愈合与不愈合的经典治疗方式包括一些刺激骨修复的方法，如骨移植。绝大多数骨移植是使用自体骨，但也有同种异体骨或者合成的骨替代物。自体骨移植依然是治疗骨不愈合的金标准，并且已有几种移植物被推荐和使用，比如骨松质、皮 – 骨松质和带血管的节段骨。大多数用的是腓骨移植物。每一种移植物都有自身特异的适应证和局限性。自体骨松质被广泛认为是理想的骨移植物，因其能同时提供骨诱导生长因子如 BMP、成骨性细胞以及成骨诱导支架，成功率达 50% ~ 80%[9]。然而，其局限性在于获得的方式需要侵入性的操作，并可能造成供区并发症，以及可获得的数量有限。目前同种异体骨（新鲜冷冻、干燥处理或冻干）存在多种获取形式，如脱矿质骨基质、骨松质与骨皮质、骨皮 – 松质、骨软骨块以及整块骨段[10]。材料提供的量没有限制，但存在的风险包括传染病传播、潜在罕见的免疫原性排斥以及术后感染与再骨折等。虽然合成移植材料能够规避这些风险（这些材料包括生物陶瓷、羟基磷灰石以及磷酸三钙），但并不能为宿主部位提供成骨诱导性或者成骨成分，而其降解过程也受到解剖部位和一些临床因素的影响。为了同时获得自体与异体移植物的优点，人们想到了复合移植物。这种移植物可以结合合成支架与生物因素，以刺激细胞渗入和新骨形成[11]。在使用同种异体骨移植进行髋臼翻修时出现了一种特别的解决方案，即同种异体骨移植物结合含有骨 MSC 的骨髓浓缩物[12]。60 例患者被分成两组：

30 例患者使用了同种异体骨 + 平均 195 000 个（86 000～245 000 个）细胞，而对照组（30 例患者）仅使用同种异体骨。在最少 12 年的随访中，放射学发现使用同种异体骨联合 MSC 的患者具有更好的移植物整合和更少的同种异体移植物吸收率。

如前所述，骨折的愈合是一个多维复杂的过程，包含多种不同的、明确的且相互重叠的阶段——初始炎症期、软骨痂形成期、硬骨痂形成期、初始骨愈合以及骨塑形期。这些过程大多同时伴随着合成代谢的骨形成和分解代谢的重塑交替发生。分解代谢阶段包括了软组织与软骨痂的移除，以及骨痂的初步形成与塑形。随着对这一复杂修复过程细胞水平的深入研究，我们发现有多种细胞类型参与该过程——炎症细胞、血管细胞，以及骨软骨祖细胞包括 MSC 和破骨细胞[13]。

MSC 的定义为具有多向分化能力的非造血基质细胞，能刺激骨、软骨、脂肪组织、肌腱与肌肉的生长[14, 15]。这些多能细胞在多种成人组织中都可以找到，包括骨髓、滑膜组织、脂肪组织、脐带以及胎盘。

国际细胞治疗协会（International Society for Cellular Therapy）的间充质与组织干细胞委员会（Mesenchynal and Tissue Stem Cell Committee）[16]，提出了定义人类 MSC 的最低通用标准：

- MSC 在标准培养条件下贴壁生长。
- MSC 必须表达 CD105、CD73 和 CD90。
- MSC 不表达 CD45、CD34、CD14 或 CD11b、CD79α 或 CD19 以及 HLA-DR 表面分子。
- MSC 必须能够体外分化为成骨细胞、脂肪细胞和成软骨细胞。
- MSC 不表达造血细胞抗原。

有趣的是，Iwakura 等[17] 于 2009 年在肥大性骨不连的组织学研究中测试了骨不连组织来源的细胞是否具有多系间充质分化的能力。流式细胞检测发现，贴壁细胞持续阳性表达 MSC 相关标志物 CD13、CD29、CD44、CD90、CD105 和 CD166，而不表达造血细胞标志物 CD14、CD34、CD45 和 CD133，与对照的骨髓基质细胞相似。在细胞系特异性诱导因子存在的情况下，贴壁细胞可以体外分化为成骨细胞、成软骨细胞以及成脂肪细胞。因此作者认为，他们的结果展示了肥大性骨不连组织含有多系间充质祖细胞，而骨折部位形成了间充质细胞库。这些细胞能够转化形成软骨和骨细胞。

Giannoudis 等[18] 进一步定义了骨折与小骨缺损的骨愈合过程，并在 2007 年提出骨折愈合的"钻石概念"。这一过程涵盖了几个方面的协调互动以及一系列级联事件。首先，MSC 在骨折损伤处募集或随着血液循环转送到骨折部位。骨折处的血肿已证实是信号分子（IL-1、IL-6、TNF-α、FGF、IGF、PDGF、VEGF 以及 TGFβ 超家庭成员）的来源，这可能是启动愈合级联细胞事件的诱因[19]。所有这些生长因子都是由许多现有细胞分泌的，包括 MSC 和成骨细胞[20]。骨愈合的第三个要素是细胞外基质，其为所有细胞的相互作用提供了天然支架。已有多种骨传导基质和多种生物材料用于骨缺损的填充，包括胶原、脱矿骨基质、同种异体移植物、羟基磷灰石、PLA 或 PGA、生物活性玻璃以及钙基陶瓷。第四个要素就是骨折环境的机械稳定性，并具有良好的血供。这对促进骨痂形成和骨折愈合是必需的。所有骨折固定装置应用的目标都是促进骨折部位的生物稳定性，并保护必要的软组织覆盖和骨折间隙的血管化。对机械稳定性的要求越来越受到重视，因具体情况而异，也取决于所用的特定移植物或支架。根据宿主骨和植入材料的特性，可能需要不同的特定环境。这些复杂的级联事件需要对不同的阶段进行精准的协调。这些阶段相互重叠，直至骨折愈合和骨重塑完成。然而，在多种不同因素的作用下，生理性的骨痂形成过程可能脱离正常途径，包括更年期相关的激素变化、年龄相关因素、体育运动的改变、用药及继发疾病。这些因素对女性和男性都可造成各种骨骼疾病。生理性骨痂的形成也可以受到其他因素的影响，如炎症的存在、骨折端间隙的大小、骨折部位的负荷以及骨祖细胞的存在等[21]。假如所有过程都沿着"骨愈合级联事件"顺利进展，则骨折得以正常充分愈合并进行节段性重塑。在骨折后的初始阶段，释放众多细胞因子，以招募不同类型的细胞，从血管内皮细胞、成纤维细胞到 MSC。这些细胞促进了软骨细胞与成骨细胞的增殖以及细胞外基质的产生[22]。

对于在骨折部位激活的细胞反应模式的深入了解与探究，促进了替代自体移植、同种异体移植或支架的解决方案的形成。近年来，借助再生医学以及对采自骨髓或脂肪组织 MSC 的应用已成为一项有吸引力和实用性的治疗手段。这项技术在骨延迟愈合、骨不愈合与骨缺损中被广泛应用。如前所述，MSC 在骨折修复中具有重要作用。骨祖细胞可以单独或与支架一起大量被植入创伤部位。自体骨髓含有生长因子和骨祖细胞。由于 MSC 存在于骨髓的单核细胞中，因而可以方便地通过前后髂棘穿刺培养获得。近年来已有多种基于 MSC 的治疗出现，包括在植入前使用（将 MSC 数量扩增至百万级）或不使用细胞培养、使用或不使用支架、浓缩或未浓缩单核细胞负载天然或合成的骨传导性支架使用。

骨髓提供了首选和最广泛的细胞来源，有利于对延迟愈合与不愈合骨折的治疗。早在 2007 年，Meijer 等[23]就提到关于啮齿类动物骨组织工程的文献有 300 多篇，说明了该技术的可行性并取得了成功。例如，Kadiyala 等[24]将自体骨髓 MSC 培养扩增后载入柱状多孔陶瓷，并植入大鼠股骨的 8 mm 节段缺损。8 周后发现载有 MSC 的植入物相比对照组柱状植入物产生更多的骨填充和新骨形成。另一项研究将脂肪干细胞接种在 PLGA 支架上，并在成骨培养基中培养。结果显示成功地治疗了大鼠颅骨 8 mm 的缺损[25]。不同的是，同一时期运用 MSC 治疗一些大型动物骨缺损的研究报道数量有限，但这些报道均显示在绵羊的长骨、颅骨与下颌骨缺损[26-28]、狗的股骨缺损[29]以及山羊的髂骨翼[30]上的成骨都获得了成功。尤其是 Bruder 等[29]研究显示，骨髓间充质细胞的植入比空支架更支持成骨，包括修复性骨痂形成，而单纯支架不联合细胞组缺损处没有骨痂形成。

一篇 2013 年的系统综述[31]分析了 503 篇文献，在关于应用支架进行骨缺损修复的文献中，有 23 篇临床前研究以及非常有限数量的临床研究。作者认为将 MSC 与支架联合应用将增强骨缺损的骨再生。

最近一篇纳入 20 项研究的大型系统综述[32]分析了临床前研究中的疗效，406 只大型动物（包括猪、狗、绵羊和兔）使用干细胞治疗骨缺损，其中细胞来源多样［骨髓间充质干细胞（bone marrow mesenchymal stem cells，BMSC）、脐带血间充质干细胞（umbilical cord blood mesenchymal stem cells，UCB-MSC）、乳牙干细胞、脂肪干细胞（adipose stem cells，ASC）］，并根据植入细胞数量（$<10^7$ 或 $\geqslant 10^7$）、细胞提供方式（植入支架上、原位注射或静脉内输注）以及干细胞治疗后随访时间（$\leqslant 12$ 周、$12 \sim 24$ 周或 >24 周）进行分析。评估结果认为存在矛盾。一些研究报道了干细胞单独[33,34]或联合支架[35,36]能产生骨再生效果，而另一些则未能发现显著的差异[37,38]。作者总结认为："尽管这些临床前研究仍存在争议，但其结果为尚未解决的临床问题提供了重要线索。这些问题对于使用干细胞进行骨修复至关重要。这些问题包括安全性、可靠性、有效性、细胞类型选择、细胞数量、细胞提供方式以及随访。"

实际上，他们报道干细胞治疗可以增加 17.79% 的新骨形成并同时伴随骨密度增加 276.94 mg/cm^2。在骨缺损模型中细胞注射剂量与细胞供给途径是新骨形成的重要预测因素，而动物类型和干细胞类型并未发现差异。更多数量的移植细胞（$\geqslant 10^7$）表现出更强的新骨生成作用。这可能是表现为干细胞的旁分泌潜能[39]，从而可通过激活生长因子和细胞因子来刺激内源性再生能力。而在临床上，与其他干细胞相比，加入骨髓来源干细胞在促进新骨形成上并未表现出任何增益。与 BMSC 相比，ASC 和 UCB-MSC 具有多种优势，作为新的细胞来源，具有细胞易于分离、来源相对充足、扩增迅速以及多能性等优势[40,41]。

第一个关于将 MSC 治疗应用于人体的研究报道了在 2001 年和 2003 年治疗的 3 例长骨节段性骨缺损患者（分别为右胫骨 4 cm、右尺骨 4 cm 以及右肱骨 7 cm 的节段性骨缺损），是将体外扩增的人 MSC 接种在符合缺失骨块形状和大小的三维支架上[42,43]。使用外固定来提供稳定性。这 3 名患者分别在术后 6.5 个月、6 个月和 13 个月后取出外固定。3 名患者都出现了骨折部位修复的表现：随访 X 线片和 CT 扫描上可见植入物显示出较好的新骨形成整合能力和丰富的骨痂形成。

随后，2004 年发表的临床研究详述了对 27 例患者将下颌骨骨膜细胞接种在聚合物织物上行后上颌骨增强手术。其中 18 名患者术后 3 个月在临床、放射学与组织学（含有生物材料残留的矿化骨小梁）上都获得了优良的效果。在另外 8 名患者则观察到不成功的结果，植入物被结缔组织替代吸收[44]。

2008 年，Shayesteh 等[45]将人骨髓穿刺抽取扩增的 MSC 接种于 β 磷酸三钙 / 羟基磷灰石双相支架中，从而对 6 例上颌骨窦进行增强治疗。30 个植入物中有 28 个（93%）获得临床成功。病理组织学评价显示双相支架中存在大量类骨与骨形成，且不伴有并发症。术后 4 个月，所有植入物都获得了临床和放射学骨整合。这些发现提示，在骨提取物或骨替代材料中加入 MSC 可能增强骨生成。

此后，2010 年 Grayson[46] 测试了构建活力和功能完好的遵循解剖形态要求的人体移植骨块的可能性。他们通过使用 BMSC 和仿生支架生物反应系统成功地实现了颞下颌关节骨缺损的填充。

随后，组织工程技术的研究不断深入，并认为是对骨不愈合标准治疗方法新的可行且有益的补充[47, 48]。

Bajada 等 [49] 使用骨髓基质细胞，经过 3 周扩增至 5×10^6 个并种植于硫酸钙支架中，治疗一名 9 岁的胫骨骨不愈合病例。此前该患者经历了 6 次手术。植入术后 2 个月，在临床和放射学上都显示骨愈合。

Giannotti 等 [50] 使用体外扩增的 BMSC 载入自体纤维血凝块联合骨移植治疗了 8 例上肢萎缩性假关节患者，并检测了其长期有效性和安全性。所有患者的肢体功能都得到了恢复，无证据显示存在组织过度生长或肿瘤形成。作者得出一个重要结论：“在这种长期随访中，组织的几何形状、愈合稳定性以及没有肿瘤转化都强调了在再生医学方法框架内该程序的可行性和安全性。”

Fernandez-Bances 等 [51] 取自体髂嵴骨髓单核细胞联合冰冻同种异体骨松质成功地治疗了 7 例长骨骨不愈合的患者。所有患者经过平均 5.3 个月的时间获得了完全骨愈合，并且肢体疼痛消失。移植术后随访时间平均为 35.8 ± 4.6 个月（范围 24 ~ 51 个月），未见假性关节或疼痛复发。

Grgurevic 等 [52] 应用生长因子刺激的概念，显示骨髓基质细胞暴露于生长因子如 BMP1-3（最新发现在骨折急性期的患者表达显著增加）后，Ⅰ型胶原和骨钙素在 MC3T3-E（1）成骨样细胞中的表达增加，在大鼠长骨骨不连中矿化骨结节形成增加。

Gomez-Barrena 等 [1] 报道正在进行的用 MSC 治疗骨折与骨不愈合的临床试验，已完成或正在招募患者的临床试验共有 13 项，并分为四组：第一组是 BMAC 经皮注射，尚未发表。第二组是将 BMSC 联合骨替代物或脱钙骨基质应用。本组有一篇文章 [53] 发表，并显示与对照组相比，联合使用细胞能更快地获得骨愈合。第三组有三项试验，经皮注射扩增后的 MSC，但未有文献发表。第四组研究了扩增的 MSC 与骨基质或骨替代物的关系，仅有一项研究完成且尚未发表。

经皮骨髓移植是一种微创治疗方法，可避免切开获取移植物操作相关的并发症。Connolly 等 [54-56] 率先报道了使用经皮注射骨髓技术治疗胫骨骨折不愈合的有效性。Healy 等 [57] 将自体骨髓原位注射用于治疗 8 例原发性肉瘤继发内固定治疗失败所致的骨不愈合患者，取得了良好的疗效。Garg 等 [58] 对 20 例骨不愈合患者进行了经皮自体骨髓注射治疗，其中 17 例在 5 个月内获得了骨愈合。在一项 20 例胫骨骨不愈合的队列研究中，90% 的患者在注射治疗后平均 6 个月获得了愈合。Hernigou 等 [59] 的一项回顾性研究报道了单次骨髓穿刺物注射治疗 60 例萎缩性胫骨骨不愈合病例，88.3% 的患者获得完全愈合。Goel 等 [60] 报道了经皮注射骨髓移植对胫骨骨不愈合的有效性，指出此项治疗是“有限侵入性技术”，可以在局部麻醉下施行，对于临床上骨不愈合病例是一种简便、安全、经济且有效的治疗手段。

然而，如果单独使用这项技术，可能不足以诱导具有较大间隙的复杂骨折愈合 [61]。

Ismail 等 [62] 最近发表了一项比较研究，将 10 例漏诊的长骨骨折合并萎缩性骨不愈合患者分为 2 组，每组 5 例。第一组，将在门诊通过髂嵴后缘穿刺获取的骨髓间充质细胞培养 4 周，达到所需的 1500 万个细胞，并将细胞联合羟基磷灰石 (hydroxyapatite, HA) 颗粒和内固定治疗。第二组则使用髂嵴自体骨块、HA 颗粒和内固定治疗。第一组显示出更快的放射学与功能的初始改善（VAS、LEFS 和 DASH 评分）。第一组在 8 个月时达到了放射学牢固愈合，较第二组提早了 3 个月。两组的功能评分在手术 7 个月后才趋于一致。作者认为，经皮注射干细胞可能由于缺乏细胞附着而造成凋亡，从而损失相当数量的细胞。他们还指出，即便保留的软组织可以为骨愈合过程提供良好的生物学环境，但对于大多数长期骨不愈合病例来说，通过手术进行骨折部位去皮质术是必需的。这一操作的目标是提供具有生物活性的骨床[63] 来支持生理性愈合过程。这也印证了骨折愈合的钻石法则[18]。

然而，骨髓或者骨髓浓缩的 MSC 的应用可能受到限制，主要是因为获取骨髓时存在的并发症，以及该技术所能获得的细胞数量相对较少。相比之下，ASC 可以通过吸脂术获得而较为便捷，供者并发症少，且可得到大量细胞，供者的年龄限制也较少。事实上，据报道，脂肪组织中干细胞的获得率是骨髓来源的 500 倍[64]。得益于这些特点，ASC 目前正越来越多地用于各种临床应用。皮下脂肪组织富含成熟的脂肪细胞（67.6%），但也含有血管、白细胞、成纤维细胞、巨噬细胞以及脂肪前体细胞。这些细胞称为基质血管组分（stromal vascular fraction, SVF）[65-67]。每个脂肪细胞都由毛细血管系统充分环绕。这也能解释脂肪组织内 MSC 的数量显著高于骨髓的原因[68, 69]。目前得到承认的是微血管周围细胞实际代表的是MSC 前体[70-73]。对于基质组织的识别、应用这些SVF 的可能性以及其中干细胞/间质细胞存在的广泛性，使脂肪组织成为合适的临床应用来源。

关于将 ASC 用于骨再生的研究是将此类细胞种植于几种支架上，并在大鼠和裸鼠模型中进行研究[74-76]。然而，将 ASC 用于人体骨组织再生的研究相对较少[77]。

2004 年 Lendeckel 等发表了支持将人 ASC植入支架用于促进骨折愈合的临床应用的首篇文献[78]。报道中的患者是一名 7 岁女孩，因严重的颅脑外伤和颅骨多发骨折而导致大面积的颅骨缺损。由于髂嵴后缘可切取的自体骨松质数量有限，因而在同期手术中取臀部抽取的自体脂肪组织干细胞经处理后应用于病灶，同时在颅骨缺损区使用自体纤维蛋白胶喷涂，以确保所用细胞在位。在重建术后 3 个月的随访中，CT 扫描显示新骨形成并且接近完全恢复了颅骨的连续性。

在 2009 年，Mesimäki 等[79] 描述了一种在成人上颌骨重建巨大骨缺损的新方法，使用微血管瓣与自体人 MSC 联合重组人 BMP-2 和 β 磷酸三钙颗粒。术后 8 个月随访，显示缺损区血管瓣长出了成熟的骨结构与脉管结构。还有多位学者报道了使用 ASC 与可吸收支架修复颅面部骨缺损灶并获得了良好的效果[80-83]。

2016 年，Tawonsawatruk 等[84] 采用经皮方式将人 BMSC 和人脂肪周细胞移植至骨折间隙，以预防萎缩性骨不愈合，并比较了两种细胞的疗效。将大鼠模型分为三组：骨髓细胞组、脂肪周细胞组和无细胞对照组。经过 8 周，细胞治疗组中80% 的动物出现了骨愈合的征象，而对照组中仅有 14% 的动物有愈合征象。细胞治疗组 8 周后放射学参数显著改善，组织学检查亦证实两个治疗组都在骨折间隙内出现了骨桥。两个细胞治疗组的成骨质量及其生物力学强度都显著增强。根据这些结果得出的结论是，MSC 和脂肪周细胞在萎缩性骨不愈合模型中具有显著的骨再生潜能："这些细胞可能有助于预防萎缩性骨不愈合，并使愈合失败与骨不愈合高危状态的处理出现'模式转移'成为可能。"这项研究还显示，可以大量获得来自脂肪组织的周细胞，并可立即将其用于自体移植而无须培养。因此，在单次手术中利用周细胞进行一期细胞治疗成为可能，因为可以从脂肪组织中即刻分离出足够数量的细胞，并植入骨折部位。

如前所述，为了克服自体骨移植的局限性，科学家探索使用基于自体细胞技术构建工程化骨移植物。这些方法面临的挑战包括操作复杂、可行性不足以及制备成本高昂[85]。困难主要来自需要两次手术（分别为细胞采集和移植物植入），并需要在良好的生产制造管理与设施条件下进行大量体外细胞操作和培养。这一过程必须一期完成，以简化自体工程化成骨移植物。已有用 BMSC、通过针对 CD105[86] 的免疫分选或者联合基因治疗方法[79] 进行这方面的研究。

2007 年，Helder 等提出在一期完成的再生医学手术中使用 SVF，因为从其中可获得大量干细胞，并且 SVF 含有血管内皮细胞，可以促进移植物血管化[87]。Muller 等[88] 也证实，通过抽脂获得的人体脂肪组织 SVF 可在术中进行基于自体细胞的骨修复治疗，可在 3 h 内利用人体 SVF 细胞完成成骨与成血管性移植物的制备，这符合临床上术中一期完成的要求。

综上所述，近年来，组织工程技术在骨科与创伤中的应用迅猛增长，力图促进骨、软骨、肌腱和肌肉疾病的修复和再生，相关的体内外研究文献报道的数量亦与日俱增。鉴别、分离和使用从各种组织中提取 MSC 的能力，设计有利于这些细胞生长和原位转移的基质和支架，以及联合生长因子，可以为加速和完成愈合过程提供非常有用的工具。特别是相比于启动和刺激恢复进程，骨的愈合需要可再生的生物学环境、机械稳定性、成骨性细胞以及生长因子。使用 MSC 的再生医学策略在改善急性、延迟及不愈合骨折部位的生物学方面显现出具有前景的结果。这些治疗手段在未来必将继续促进成骨级联反应，使骨科医师得以缩短治疗周期，减少并发症，并减轻这些疾病造成的社会负担，从而改善日益老龄化的工作人群的生活质量。

参考文献见本书数字资源。

股骨头缺血性坏死　第**37**章

Mahmut Nedim Doral、Gazi Huri、Nadir
Suleyman Cetinkaya、Egemen Turhan 著
黄　诚、李宇晟、周宗科 译

37.1 引言

骨坏死是逐渐进展的临床常见疾病，主要影响负重关节，其特征是血液循环不足导致骨或部分骨死亡。髋关节是最常见的受累关节。对于股骨头坏死而言，股骨头的塌陷是由于骨机械强度的减弱而不能承受体重的负荷所致，并伴随有丧失功能的疼痛和活动受限[1]。

缺血可能是由于血管破裂、受压、收缩或者血管内阻塞造成的。股骨头周围血管网络的破坏导致创伤性骨坏死，因此，在 15%～50% 伴有移位的股骨颈骨折和 10%～25% 的髋关节脱位中都可引起股骨头缺血性坏死这一并发症[2]。

37.2 发病机制

除了继发于创伤外，股骨头坏死经常与各种危险因素相关，如酗酒、糖皮质激素治疗、镰状细胞病或其他血红蛋白病、凝血障碍疾病、炎症或者自身免疫性疾病、器官移植、Gaucher 病、怀孕或者其他因素。尽管有这些潜在的导致股骨头坏死的原因，其病理生理学仍然不明。骨坏死处骨祖细胞数量或者功能的异常已被描述（图 37.1）[3]。

在病理生理学机制上，有学者提出了所谓的"多重打击理论"，即直接通过骨稳态改变、细胞损伤以及间接的血液流动障碍引起。糖皮质激素和酒精导致细胞凋亡和前体细胞抑制[4,5]。

此外，也有研究报道一些生物标志物和基因可能在骨坏死的发展过程中起到作用[6,7]。很多骨坏死的研究聚焦于循环方面。参与血管生成的内皮祖细胞功能障碍也被多个研究证实与骨坏死有关[4,8,9]。

另有一些研究关注于遗传性易栓症和纤溶功能低下，认为它们是血流障碍的危险因素[10,11]。另外，也有研究发现异常的脂代谢[12]，伴有糖皮质激素诱导的血管外脂肪沉积、脂肪细胞肥大[13]和脂毒性效应或氧化应激[14,15]等也与骨坏死相关。

辐射、化疗或氧化应激可以直接损伤细胞。Lee 等[16]发现与骨关节炎患者相比，骨坏死患者骨关节炎的股骨近端间充质干细胞（MSC）的成骨分化能力明显降低[3]。

骨坏死或者股骨头缺血性坏死可引起骨结构塌陷破坏和髋关节功能障碍[17]。Merled' Aubigné 等研究发现 75% 的股骨头缺血性坏死患者 3 年内出现了股骨头塌陷[18]，而 Ohzono 等报道 80% 的股骨头缺血性坏死病例在 4 年内出现了髋关节疼痛[19]。

37.3 诊断和分期

分期系统用于告知医师预后和治疗选择，很多分期系统自上次更新后仍在改进。使用分期系统来评估受累范围对于治疗意义重大。然而，目前尚没有被大家普遍接受的经过验证的分期系统[20,21]。世界骨循环研究学会（Association Research Circulation Osseous, ARCO）分期[22]似乎较其他分期系统有明显改进，使用也更为广泛。它的很多特点也涵盖了旧的分期系统。

大部分分期系统是基于多个因素的存在或者缺失，包括：①股骨头塌陷；②病灶大小；③存在和（或）股骨头下沉程度；④是否累及髋臼[20,23,24]。

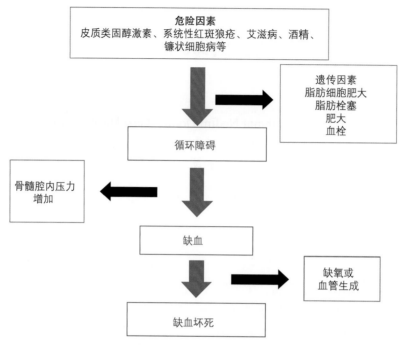

图 37.1　显示骨坏死途径的流程图

37.4 ARCO 分期 [22]

0 期：所有影像学检查正常。

Ⅰ期：X 线片正常，MRI 有异常发现。

Ⅱ期：硬化改变。

Ⅲ早期：X 线片出现新月征和（或）股骨头软骨面变扁；晚期：股骨头塌陷和（或）股骨头软骨面变扁。

Ⅳ期：髋臼出现改变和软骨损伤。

37.5 宾夕法尼亚大学 /Steinberg 分期 [25]

0 期：X 线片和 MRI 正常。

Ⅰ期：X 线片正常，MRI 有异常发现。

ⅠA 期：<15% 股骨头受累。

ⅠB 期：15% ~ 30% 股骨头受累。

ⅠC 期：>30% 股骨头受累。

Ⅱ期：硬化改变。

ⅡA 期：<15% 股骨头受累。

ⅡB 期：15% ~ 30% 股骨头受累。

ⅡC 期：>30% 股骨头受累。

Ⅲ期：软骨下塌陷和（或）骨折。

ⅢA 期：<15% 股骨头受累。

ⅢB 期：15% ~ 30% 股骨头受累。

ⅢC 期：>30% 股骨头受累。

Ⅳ期：股骨头变扁。

ⅣA 期：<15% 股骨头受累或 <2 mm 股骨头下沉。

ⅣB 期：15% ~ 30% 股骨头受累或 2 ~ 4 mm 股骨头下沉。

ⅣC 期：>30% 股骨头受累。

Ⅴ期：关节间隙变窄和（或）髋臼受累。

Ⅵ期：晚期：退行性变。

37.6 Ficat 和 Arlet 分期 [20]

Ⅰ期：X 线片正常。

Ⅱ期：硬化或囊性变。

ⅡA 期：无软骨下塌陷征象。

ⅡB 期：软骨下塌陷（X 线片上出现新月征），无股骨头变扁。

Ⅲ期：股骨头变扁。

Ⅳ期：伴有关节间隙变窄、股骨头塌陷或髋臼受累。

尽管一些研究尝试将实验室生物标志物用于诊断[26, 27]，但影像学对于分期至关重要。MRI 是塌陷前病变尚未发展到软骨下骨折时诊断的金标准[21, 28, 29]。X 线片是最常使用的检查，蛙式侧位 X 线片对于鉴别塌陷特别有用[30]。

一旦在 X 线片上出现塌陷或累及髋臼，不需要进一步的影像学检查即可确诊。如果怀疑有软骨下骨折，在 X 线片上显示并不清楚，CT 是最佳选择[31]。

尽管 PET 扫描对于鉴别诊断的敏感性很高，但特异性较差，并且预约困难和花费高也造成了额外的障碍，让其成为次优的筛选方法[32, 33]。

37.7　治疗

无症状性股骨头坏死的治疗方案存在争议，59% 的患者在 3 年内出现髋关节症状，7% 的小范围病变和 80% 的大范围病变（Kerboul 角 >240°）在 8 年内出现塌陷。鉴于进展和（或）塌陷的时间跨度大，治疗的证据不足，我们推荐对这一时期以观察为主[34]。小的无症状性病变有可能自然恢复。然而，大部分骨坏死在限制性负重下仍继续进展。

37.8　非手术治疗选择

37.8.1　双膦酸盐

双膦酸盐可以降低破骨细胞的活性，可能降低塌陷的发生率。研究表明，表面修饰的金纳米粒子是局部运输双膦酸盐潜在有效的载体，可以抑制破骨细胞的增殖和活性。此外，金纳米粒子有希望成为研究骨坏死发病机制和修复过程的标志物。一系列未解决的因素制约着双膦酸盐治疗的有效性，其中之一是疾病模型的体内应用[35, 36]。据我们所知，最大规模也是随访时间最长的阿仑磷酸钠研究提示在平均 4 年和 10 年的随访中，在髋关节功能和生存率上分别有 92%（364/395）以及 87%（46/53）的患者获得改善[37, 38]。

然而，证据等级为 I 级的多中心随机对照试验（RCT）表明与安慰剂相比，阿仑磷酸钠在延缓 X 线上的病变进展和全髋关节置换时间上没有明显差别。阿仑磷酸钠组的 32 例髋中有 4 例、安慰剂组的 33 例髋中有 5 例在平均随访 2 年时接受了全髋关节置换手术[39]。

37.8.2　高胆固醇饮食

高胆固醇饮食诱导已存在的高胆固醇血症，并不增加激素性骨坏死的发生风险。相反，它可以降低风险。羊毛脂也许是胆固醇饮食中有效的抗骨坏死成分。低水平证据表明高胆固醇饮食具有保护效应[40]。

37.8.3　硫辛酸

硫辛酸可以明显降低兔激素诱导性骨坏死的发生率。抑制氧化应激和改善血管内皮细胞的功能障碍是其可能的作用机制。相关的具体机制仍需要进行进一步的体内研究。需要对硫辛酸在人体中的作用进行研究，以确定这种抗氧化物治疗骨坏死的临床效果。预防性药物的注射时间与激素诱导性损伤的最易感时期相一致是非常重要的。希望不久对于这种概念可以进行临床应用[41]。

37.8.4　依诺肝素

当股骨头发生局部塌陷之前，也就是处于 Ficat 分期的 I 期或者 II 期时，伊诺肝素是非常具有治疗前景的。然而，对于使用糖皮质激素继发的骨坏死，依诺肝素并不能延缓病程继续进展到 Ficat 分期 III 期或 IV 期。易栓症和（或）纤溶功能低下以及糖皮质激素使用的协同效应导致依诺肝素治疗骨坏死无效[42]。

37.8.5　他汀类药物

一项研究证实了辛伐他汀对骨髓脂肪细胞内 PAI-1 表达和分泌具有抑制作用。此外，预防性辛伐他汀治疗可逆转地塞米松诱导的 PAI-1 分泌。也就是说，辛伐他汀可能通过抑制 PAI-1 的分泌来预防激素诱导的股骨头坏死[43]。洛伐他汀可以通过抑制脂肪生成而起到阻止兔激素性骨坏死进展的作用，但仍需在临床实践中进一步评估洛伐他汀的有效性[44]。普伐他汀可能通过抑制 PPARγ 表达和激活 Wnt 信号通路起到预防激素诱导股骨头坏死发生的作用[45]。

淫羊藿苷是新型半合成的小分子，具有潜在的骨保护作用，通过剂量依赖性抑制血管内血栓形成和血管外脂肪沉积来减少激素相关骨坏死的发生。潜在机制可能是通过抑制 MSC 血管外脂肪形成中上调 PPARγ 的表达，保护血管内的内皮细胞免遭氧化应激损伤[46]。

37.8.6 成血管因子和生长因子

当通过手术建立大鼠缺血性股骨头坏死模型时，通过骨内注射 COMP-Ang1 促进成血管生成和骨重构，起到保护骨骺处的骨小梁骨架、避免股骨头畸形的作用[47]。单次局部注射重组人 FGF-2 微球促进股骨头骨坏死的修复，抑制股骨头塌陷和骨关节炎的进展。重组人 FGF-2 可能是治疗股骨头坏死很有前景的策略[48]。

37.8.7 抗凋亡因子

阿魏酸钠可通过调节 Caspase-3 和 Bcl-2 的表达，对过量激素诱导的兔股骨头坏死起到保护和凋亡干预的作用[49]。

37.8.8 中草药治疗

药用指南指出牛膝改善活骨Ⅱ方（Huogu Ⅱ Formula）对于实验性骨坏死模型具有保护和治疗作用。其作用机制可能与促进 BMSC 向坏死区域定向归巢有关[50]。

37.8.9 硝酸盐贴片

一项研究表明糖皮质激素组的动物骨内出现骨坏死的病理特征——空骨陷窝数量增加。当额外使用硝酸盐贴片治疗后，空骨陷窝在糖皮质激素治疗的动物骨内明显减少。这意味着对于激素相关股骨头坏死使用硝酸盐协同治疗可以起到保护作用[51]。

也有其他类似的研究[52-54]，但结果仍不确定。

37.8.10 伊洛前列素

一项纳入了 50 名患者（50 例髋）、共 117 块骨的研究表明，使用伊洛前列素（前列腺素类似物）后，65 块骨出现疼痛减轻，病灶缩小，Harris 评分平均增加 27 分[55]。然而，大多数此类研究的证据等级不足（Ⅳ级证据）且有限，因此，此类治疗仍处于试验阶段，我们不能给予高级别的推荐。

37.8.11 高压氧

一项 RCT 对比了使用高压氧和压缩空气各治疗 10 例股骨头坏死患者。在治疗 20 和 30 个疗程时，高压氧组比压缩空气组更能缓解疼痛。6 周后，将压缩空气治疗组转为高压氧治疗。7 年后随访发现所有患者疼痛明显减轻，并且无一例患者接受全髋关节置换术[56]。

37.8.12 电磁场

脉冲电磁场治疗可能适用于早期的股骨头坏死（Ficat 分期Ⅰ期和Ⅱ期）。脉冲电磁场刺激可能达到保髋或者延迟手术时间的效果。脉冲电磁场刺激的短期效果可能是保护关节软骨免受炎症的分解代谢和软骨下骨髓水肿的影响。脉冲电磁场刺激的长期效果可能是促进坏死区域的成骨活性以及防止骨小梁骨折和软骨下骨塌陷[57]。

37.8.13 体外冲击波治疗

体外冲击波是具有极高压力和速度的声波。冲击波可以通过液体和软组织进行传播，在阻抗发生变化的部位起作用，如骨与软组织交界面。当超声波向骨组织发射时，软组织与骨之间的多重交界面导致反射和超声波能量的蓄积。这种能量蓄积可能是其起到成骨和成血管作用的原因[1,53,58-62]。

37.9 联合治疗

两项联合治疗的研究[63,64]（体外冲击波、高压氧和阿仑磷酸钠）得到了不同的结论。一项联合治疗的 RCT 表明在 2 年时采取组合治疗的 50 例患者中有 74%（37 例）出现了改善，但与单独的体外冲击波治疗相比没有明显区别 [63]。

这些治疗对患者依从性有要求，因为治疗时程长且频繁，并且这些治疗手段的可用性有限。基于很多证据等级为 I 级或者 II 级的研究，非手术治疗的成功似乎具有一定的争议性 [24, 34, 39, 42, 56, 61, 63, 65-67]。然而，还未明确确切的适应证，需要进一步的RCT 去验证。非手术治疗主要用于疾病处于无症状的早期，可替代的方法是观察。一旦进展到有症状的塌陷前期，就应选择手术治疗。

37.10 手术治疗

股骨头坏死的治疗需要依据分期进行 [68, 69]。股骨头坏死早期的治疗原则是保留住股骨头。尽管存在很多手术方式，结果总的来说并不如人们所期待的那样理想 [70-73]。

37.10.1 全髋关节置换术

股骨头塌陷或塌陷前期存在大面积骨坏死病灶，会让保股骨头的手术效果大打折扣。全髋关节置换术是一种对于股骨头塌陷患者最可靠的治疗方法，尤其是当髋关节出现疼痛退行性改变时 [2]，只需一次手术就能有效地减轻疼痛并快速恢复功能。

基于骨坏死患者比骨关节炎患者大多更为年轻和有更大的活动量，全髋关节置换术后的使用年限一直受到质疑。Ortiguera 等 [74] 报道，在平均17.8 年的随访中，骨坏死患者的关节脱位率要明显高于骨关节炎患者。

37.10.2 髓芯减压

髓芯减压的原理是通过 10 mm 环锯 [75-77] 和经皮钻孔 [78-85] 来达到降低骨内压的效果 [86]。在有症状的塌陷前期小面积病灶上已经取得了良好的效果 [85]，其他因素可能会影响髓芯减压效果。髓芯减压常与关节镜 [87-91]、钽棒 [92-99]、钙基骨移植替代物 [100-102]、富血小板血浆 [88]、细胞治疗和辅助治疗（双膦酸盐、体外冲击波和伊索前列素等）[83, 103-106] 联合使用。

37.10.3 股骨截骨术

截骨术将坏死区域从承重区域移开，包括转子间成角截骨和转子间旋转截骨术 [107-111]。9 项 3～15 年的随访研究报道旋转截骨的成功率为 82%～100%（1 项 II 级，3 项 III 级，5 项 IV 级）[112-114]。尽管结果令人满意，但截骨术在西方国家较少使用，因为对小病灶治疗的适应证有限。截骨术常伴有更高的并发症发生率，如骨不愈合或延迟愈合以及固定和（或）位置失效。

37.10.4 非血管化骨移植

非血管化骨移植用于治疗塌陷前期和塌陷早期的病灶 [115]。成功与否依赖于坏死区的减压效果以及能否提供结构性支持来促进愈合和软骨下骨重塑。这些过程通过髓芯减压通道或股骨颈基底部开窗来完成。

37.10.5 干细胞

MSC 治疗引起了广泛的兴趣，有多篇已发表的研究 [50, 52, 116-120]。4 项随机试验共纳入了 358 例髋，表明 MSC 治疗的益处 [117-120]。在平均随访 24 个月和 60 个月后，结果表明髓芯减压联合 MSC 移植相较单纯髓芯减压可以明显延缓塌陷时间，改善疼痛评分并缩小病灶大小。因为部分国家对MSC 的使用和操作感到担忧，导致在实际应用上存在一些管控的问题。担忧的问题包括：① MSC 在骨坏死患者体内的成骨潜能可疑；② MSC 治疗需要注射的细胞数量；③细胞载体的理想方法；④细胞的命运；⑤如何调控 MSC 治疗来促进生长和再生活性。目前关于 MSC 治疗的研究仍处于实验阶段，确切的指征尚未确定。

37.11 小结

缺血性坏死的评估和治疗仍然存在争议。尽管股骨头坏死有许多潜在的原因，其病理生理机制仍不明确。仍需对药物和生物物理作用模式进一步研究。这些研究包括双膦酸盐、阿仑磷酸钠、硫辛酸、依诺肝素、他汀类药物、抗血栓形成和脂质沉积的药物、高压氧、成血管生长因子、抗凋亡因子、伊洛前列素、生物物理治疗如电磁场和体外超声波治疗等。

对于股骨头尚未塌陷的年轻患者，应尽量保留股骨头。一旦出现塌陷，通过关节置换手术可以一次性手术的方式有效、迅速地为患者缓解疼痛并恢复功能。尚未确定非手术治疗的确切适应证，需要进一步的 RCT 去验证。

参考文献见本书数字资源。

骨折的新兴生物治疗方法　第**38**章

Marcin E. Domzalski、Patrycja Szkutnik　著

雷鹏飞　译

　　运动医学是一门专业化很强的学科，创伤和骨折在其中是十分常见的问题，以尺骨、桡骨、胫骨和腓骨等长骨骨折最为常见。作为骨科医师，当传统的治疗方式不够充分或效果不好时，我们应该了解创伤治疗的替代方法和侵入性较小的方法（非手术疗法），以及支持和加速组织愈合的方法。青少年和成年运动员都必须面对这个问题。骨科生物治疗是生物医学技术的一个创新领域。这种新的再生医学分支提出了一种新的治疗方法，旨在针对组织的生物学再生而不是置换的治疗方法。此外，骨科的生物治疗能减轻疼痛。这是运动员反馈的主要问题。

　　长骨骨折以及创伤后并发症，如骨折不愈合或延迟愈合是日常临床实践中最重要的挑战[1-2]，对其的治疗仍然有许多需要改进的地方[3]。最重要的过程是骨折的愈合[4]。最好的预防骨折骨不愈合的方法是用内固定或外固定，用髓内钉正确地使骨折端对位对线，并清除异物和坏死组织。不幸的是，即使经过适当的外科治疗，我们仍然观察到在骨折患者中存在骨不愈合现象[5-6]。这种棘手的并发症延长了治疗、康复和重返体育活动或职业训练的时间。为了避免这些类型的并发症，传统的治疗方法应由增强治疗来支持。该方法是包括一种或多种疗法的组合，如自体骨移植、富血小板血浆[7-8]、间充质干细胞（MSC）[9]、透明质酸、焦磷酸盐、降钙素和体外冲击波治疗（extracorporeal shock wave therapy, ESWT）或者低强度脉冲超声治疗。骨髓浓缩物、骨髓来源的干细胞以及外周血干细胞的使用也被报道过。

38.1　富血小板血浆

适应证	禁忌证
• 长骨骨折	• 血小板功能障碍
• 骨不愈合、延迟愈合	• 抗凝治疗
• 应力性骨折	• 血液病（如血小板减少）
• 假关节炎	• 肝肾综合征
• 骨关节炎	• 免疫抑制
• 软骨病变	• 系统感染
• 骨髓炎	• 急性病毒性感染（HIV、HBS、HCV）
• 炎性病变	• 注射部位感染
• 肌肉损伤	
• 关节和组织创伤	
• 肌腱病	
• 上、下肢疼痛综合征	
• 加速软组织愈合	

　　富血小板血浆是一种自体血液制剂，在小体积血浆中它含有比基线高4~5倍的浓缩血小板[10]。血小板中含有大量生长因子，如血小板衍生生长因子（PDGF）、转化生长因子（TGF）、血管内皮生长因子（VEGF）和表皮生长因子（EGF）等。这些因子负责组织的修复和形成[11, 12]。此外，富血小板血浆含有负责细胞黏附的蛋白：纤连蛋白、纤维蛋白及玻连蛋白[13]。富血小板血浆刺激成骨细胞分化[14]，血管生成引起巨噬细胞的聚集，巨

噬细胞释放炎性细胞因子，刺激进一步的再生。

富血小板血浆是促进愈合的完美催化剂。它增强了身体的自然再生能力，调节组织重塑，改善血管生成并减少一期纤维化[7]。富血小板血浆对减轻疼痛和缓解症状有效。富血小板血浆的一个重要特点是它消除了对免疫原性反应和疾病传播的担忧。那些在手术期间接受了富血小板血浆治疗的患者的治愈率有显著的提高。更重要的是，他们的住院时间和愈合时间更短，术后疼痛更少。富血小板血浆的应用可显著提高治愈率，不损害炎症过程，不引起钙化[10-15]。

在进行富血小板血浆治疗前需要确定患者是否适合该治疗，包括骨科查体、实验室检查和影像学研究。治疗前 3 天患者应停止服用非甾体类抗炎药。患者不必空腹。富血小板血浆产品安全，易于制备。它通常是现取现用。制备富血小板血浆的常用方法是抽取 20 ml 静脉血样本，最常从前臂抽取。然后进行血液离心，使红细胞、血浆和血小板分层。接下来收集浓缩血浆。在流程的最后，需要在富血小板血浆中加入激活剂。最后在超声的引导下，将成品应用于患处。除了应用部位疼痛和感染率更高之外，这种治疗几乎没有副作用。应用富血小板血浆后，患者需用支具固定并休息 7 天[16]。在下肢固定期间以及接下来的 7 天内，患者应该进行下肢血栓预防治疗。富血小板血浆是预防并发症、骨折和运动损伤最常见的附加治疗方法[17-20]。

38.2 MSC

适应证	禁忌证
• 长骨骨折	• 血小板功能障碍
• 骨不愈合、延迟愈合	• 抗凝治疗
• 假关节炎	• 血液病（如血小板减少症）
• 骨关节炎	• 免疫抑制
• 软骨病变	• 系统感染
• 关节和组织创伤	• 注射部位感染
• 上下肢疼痛综合征	

MSC 是一种多潜能非造血来源的自我更新的成体干细胞[21]。它们具有独特的增殖特性，但分化成多种细胞系的能力有限[22, 23]。这一过程可能是由 MSC 产生的各种生长因子和细胞因子的结果[24]。它们可以诱导骨再生，缩短愈合时间，治疗骨不愈合[25-26]。它们在早期炎性骨折血肿中大量存在。炎症反应提供了两个骨端之间的初始稳定，并启动帮助愈合过程的信号级联反应[27]。

MSC 分化为软骨细胞或成骨细胞。成骨细胞是骨形成细胞。它们参与膜内成骨过程，而软骨细胞在软骨内成骨过程中向软骨基质中沉积新骨[28]。这两个过程都以完整的骨重塑结束。血管生成对骨折修复具有重要的意义。MSC 重塑血管形成细胞（周细胞），它负责滋养和帮助肉芽组织形成以修复裂隙的新骨[29]。移植的 MSC 可降低 TNF-α 和 IL-1β 水平。它可能会限制组织损伤和促进快速再生[9]。

有许多能够分离 MSC 的来源[30-31]。最广泛应用的来源是骨髓。另一个含有大量 MSC 且易于取材的部位是脂肪组织。在吸脂（腹部、大腿和臀部）过程中可以从脂肪组织中提取 MSC[32]。这种操作对患者来说侵入性更小，也更舒适。

与富血小板血浆的情况相同，这种治疗方法也需要一定条件。根据设备的不同，制剂制备的方法和时间都有所变化。然而，大体上的方法基本一致。根据脂肪容量，手术从腹部或者大腿脂肪抽吸开始。首先，我们用 0.9% NaCl 溶液冲洗组织，然后装满至 20 ml。我们将准备好的样品放入离心机中离心 4~6 min。下一步是过滤多余的液体，在注射器中只留下目标细胞。最后，我们将缓慢推动活塞，直到所有的 MSC 注入病变部位。患者应该进行血栓预防。

为了获得更好的疗效，我们可以同时使用上述两种方法[33]。首先，这种联合使用方法可以预防骨折延迟愈合和骨不愈合等并发症[34]。其次，富血小板血浆制剂中的 PDGF 有促进间充质细胞成软骨和成骨发育的作用[35-36]。这种作用的结果是愈合过程加速以及再生和骨重塑更快[37]。最终的效果是骨折愈合，疼痛减轻。可以明确的是，这种疗法促进了运动员康复和回归职业训练，这是运动医学中最重要的任务之一。

38.3 透明质酸（hyaluronic acid, HA）

适应证	禁忌证
• 骨不愈合、延迟愈合	• 血小板功能障碍
• 骨关节炎	• 免疫抑制
• 软骨病变	• 系统感染
• 关节和组织创伤	• 注射部位感染
• 上下肢疼痛综合征	

HA 是细胞外基质最重要的成分之一。它是一种天然衍生的高分子生物材料，参与许多细胞活动如分化、迁移和黏附等过程。HA 有许多生长因子，尤其是 TGF-β。它能激活并刺激间充质细胞[38]。血小板释放 TGF-β 进入骨缺损血肿中[39]。通过这个过程，HA 具有诱导成骨的潜能，使成骨细胞增殖分化，成骨细胞骨形成增加[40]。HA 蛋白如胶原蛋白、纤维蛋白原、纤维蛋白和纤维连接蛋白等也具有抗炎作用，可抑制组织破坏，加速愈合。结果表明，HA 在伤口和骨愈合过程以及新的组织形成中起着重要作用，这对于骨再生十分有用[41-42]。HA 最常与同种异体骨联合用于修复和重建骨缺损[43]。

38.4 低强度脉冲超声疗法（low-intensity pulsed ultrasound therapy, LIPUS）

适应证	禁忌证
• 长骨骨折骨不愈合	• 怀孕
• 新鲜骨折	• 母乳喂养
• 延迟愈合	• 青少年
• 应力性骨折	• 骨折裂缝 >10 mm
• 骨折骨不愈合伴萎缩和肥大	• 深部感染
• 带金属固定物或植入物治疗	• 过度移位 >50%
• 截骨后	• 病理性骨折
• 骨移植治疗后	• 牵引成骨

在一些骨折不愈合的病例中，涉及的治疗是使用髓内钉、钢板或外固定架进行的骨折固定手术，也可以使用自体骨移植[44]。然而，即使是最好的手术技术，也不能保证成功和高质量的骨愈合。一些临床医师建议在骨愈合过程中辅以无创刺激，如 LIPUS[45-46]。

研究表明，LIPUS 的作用机制是多个方面的。它利用颤动的超声脉冲刺激骨折周围的软组织和骨。由于 LIPUS 提供体外能量，受影响组织的跨膜整合素被激活[47]。它有助于刺激骨愈合过程中所必需的酶和生长因子的细胞内级联反应。研究表明，LIPUS 能用于骨愈合的每一个阶段[48]。在炎症期，LIPUS 可加速细胞分裂。它还能增强诱导血管形成的生长因子的活性。在软骨痂阶段，颤动的超声波脉冲增强 TGF-β 分泌，从而改善软骨细胞和细胞外基质[49]。随后它诱导软骨内成骨，加速软骨痂的成骨细胞分化和矿化[50]。在重塑阶段，LIPUS 促进了成骨细胞和破骨细胞活动的整个过程，使骨骼更具有生物活性。

LIPUS 的优点是使用方法是无创的（应将超声发射器置于皮肤上，当肢体打了石膏时应在骨折裂隙上方开个窗）。患者可以操作这些 LIPUS 设备。由于超声脉冲强度很低（30 mW/cm^2），没有明显的热效应，所以这种方法对体内有金属元素的患者是安全的。

38.5 双膦酸盐（bisphosphonates, BP）

适应证	禁忌证
• 长骨骨折不愈合	• 肾疾病
• 应力性骨折	• 消化性溃疡
• 原发性和继发性骨质疏松	• 反流性食管炎
• 成骨不全	• 无法维持站立姿势
• Paget 病	
• 骨肿瘤	
• 类风湿性关节炎	

双膦酸盐是焦磷酸盐的稳定类似物。它们对骨磷灰石有很强的亲和力，是骨质吸收的强力抑制剂[51]。双膦酸盐通过提升破骨细胞的凋亡率来抑制破骨细胞的募集和活性。双膦酸盐对骨矿化

和骨重塑也有影响。它们还会降低前列腺素的合成，降低甲状旁腺素的作用。由于这些相互作用，骨折的发生概率降低。它们对严重骨吸收的患者最有效。双膦酸盐的治疗必须非常个体化[52]。不幸的是，这种方法有一些副作用，如胃肠道疾病。如果静脉注射，它们可以形成难溶的聚集物，并可能损害肾[53]。它们可能导致非典型骨折或轻微的股骨损伤[54,55]。

参考文献见本书数字资源。

软骨下骨：健康软骨的健康土壤 第**39**章

Deepak Goyal、Anjali Goyal、Nobuo Adachi 著
周良彬、秦岭、童文学、姚　昊、许建坤 译

39.1 引言

传统观点认为软骨是关节的承重结构，而没有神经、血液和淋巴分布。此外，软骨只能通过关节滑液渗透扩散获得营养，因此自然愈合能力受限。一直以来，软骨下骨作为载荷分担结构和营养支持的作用在医学文献中严重忽视。

软骨下骨是存在于软骨下方的重要结构，由两大部分组成：软骨下骨板和软骨下骨松质[1]。通过软骨下骨的多种特性，如营养特性、承重特性以及作为软骨细胞和生长因子的仓库等，软骨下骨在软骨的自然愈合中发挥着重要的作用。虽然很容易理解营养和细胞及生长因子的持续供应在软骨自然愈合中的作用，但很少了解负重在软骨自然愈合中的作用。自从大约20年前人们重燃对软骨修复的兴趣以来，外科医师和科学家就一直关注着软骨下骨。然而，这种对软骨下骨特殊的关注大多针对性不强。

骨髓刺激技术，如微骨折术，依赖于软骨下骨募集自体干细胞并形成一个生物活性血凝块。然而，科学家忽略了微骨折打孔对软骨下骨的影响，导致软骨下骨增厚、软骨下骨囊肿和微骨折术后内部骨赘。对于骨软骨柱转移技术也如此。尽管柱状骨软骨单位被转移，骨头只是作为一个载体，提供嵌压匹配固定。该技术只强调了软骨连贯的重要性，却忽视了软骨下骨结构完整的重要性。自体软骨细胞移植技术得到了不断发展和改进，但是对软骨下骨重建的关注一直很少，直到最近人们才对此加以重视[2]。

由于现在的研究重点是将软骨损伤作为一个骨软骨单位进行治疗，而不仅仅是只修复软骨[3]，所以很有必要及时阐释软骨下骨在软骨自然愈合中的作用。认识到关节软骨和软骨下骨作为一个整体功能单位且相互依赖十分重要[4]。

39.2 软骨下骨在自然愈合和自然防护中的作用

39.2.1 营养支持

传统观点认为，软骨是通过滑液的扩散获得营养。然而，有大量证据表明软骨下骨中血管供应的存在对软骨自然愈合起着一定的作用。早在1929年，Fisher证实软骨下骨板存在孔隙[5]。自此，有相当多的研究试图证明血管经软骨下骨进入软骨。Berry的研究显示软骨下骨板的缺陷向基底软骨延伸[6]。Imhof等研究表明，有些通道可以穿透软骨下骨板进入钙化软骨层直至潮线[4]。这些通道包括动静脉复合体和神经。动脉分支可能是末端动脉，末端动脉终止于血窦，血窦末端是小静脉。此研究证明了基底层（钙化的）软骨有正常的血供，可以在自然愈合中发挥重要的作用。在软骨下骨板中分布的血管通道在钙化软骨处的分布情况，实际上取决于作用在软骨和软骨下骨的压力，与年龄无关。关节软骨的承重区域比其他区域存在更多的血管[4]。软骨下骨板中的血液流速比骨松质高3～10倍[7]。

虽然有大量来自上述研究的证据表明钙化软骨中存在动静脉复合体，但还需进一步的研究来证明未钙化的软骨层是否也是从软骨下骨获得养分。Lyons等的研究表明，营养物质确实是从软骨下骨向未钙化的软骨扩散[8]。研究发现多种绒毛状的突起从软骨下骨穿透钙化软骨，向未钙化软

骨方向扩展，反之亦然。Pan 等通过光漂白荧光损失（fluorescence loss in photobleaching, FLIP）技术表明，存在一些区域可使钠荧光渗透到未钙化软骨[9]。

因此，这种特殊的软骨下骨微结构表明，在关节软骨与软骨下骨之间不存在营养物质扩散的绝对屏障[4]。软骨下骨实际上可以通过小的血管通道直接为钙化软骨直接提供营养，并且也可以通过渗透扩散为未钙化的软骨间接提供营养。很明显，这种营养供应在日常磨损后所需的自然愈合中起着积极的作用。

Lane 等[10]的研究进一步支持了这一理论。他们的结果显示在高应力区域有更多的血管穿过，表明软骨下骨能通过增加血供来应对非生理性负荷，帮助治愈过程。增加的负荷导致营养供应增加，从而帮助维持负荷和促进自然愈合。然而，退变关节承受的异常高负荷或超负荷会阻碍营养物质从软骨下骨流向软骨，因此对自然愈合没有帮助。

39.2.2 承重

软骨认为是关节的一个承重结构。然而，由于再生能力有限，如果软骨作为主要的承重结构就不能长期存活。外伤后 MRI 发现的广泛骨髓水肿和软骨下骨结构断裂充分证明软骨下骨也是一个承重结构。骨软骨单元应作为一个整体来承担日常的生理负荷。同样，在损伤愈合中骨软骨单位也应获得生理和结构两方面的均衡修复。软骨下骨应该作为骨软骨单元的一个动态构成来发挥作用，通过关节传递应力并适应其力学需要[11]。

与上肢关节相比，下肢关节承受更多的负荷。即使同一下肢的两个不同关节，也会因它们的大小和距地面的程度不同而承受不同的负荷。此外，由于负重时的角应力不同，同一关节的不同部位也承受不同的负荷。软骨的再生能力很差，软骨下骨却具有良好的再生能力，然而，只有当作用于它们的力是最小化并且在生理极限内时两者才能有效地愈合。骨软骨单元具有独特的结构，在不同的层次具有不同的性质。这有助于最小化和重新分配角应力、剪切力和垂直应力。因此，每个骨 - 软骨复合体的微观结构在自然愈合过程中起着至关重要的作用。我们在此讨论每个微观结构以及它们的特性。

39.2.2.1 软骨下骨松质

有两类骨小梁结构存在于软骨下骨松质中，在受挤压和拉伸的时候能够分别承受压应力和张应力。这两种骨小梁在承受作用于关节的角负荷时都起着重要的作用。施加在关节上的生理负荷会被这些骨小梁吸收，但是任何非正常负荷都会导致这些骨小梁损伤。微骨折的骨小梁可以快速重建，使受压的骨软骨单元愈合，同时也为承受进一步的应力做好准备。

39.2.2.2 软骨下骨板

关节的最凹处承受最大的载荷，因为不同的力会集中于该处。为了承受更多的载荷，此处的骨板应该既坚固又致密。可以测量强度和密度，并分别用骨厚度和骨矿化度来表示。Milz 和 Putz[12] 测量了膝关节胫骨近端骨板的厚度，研究发现在胫骨平台内侧和外侧的最凹处最厚。平台外围的厚度为 100 μm，同时最凹部分的厚度约为 900 μm。Hoechel 等[11] 发现基于 CT 骨吸收测定法（computed tomography ostebsorptiometry, CT-M）是一种较好的测定骨矿化的方法，从而反映骨密度。Hoechel 等[11] 绘制出人类髌骨的强度分布，并找出与通过 CT-M 技术测量的软骨下骨板密度之间的关系。一项关于髌骨研究的结果显示，在 20 个成人髌骨中，骨密度和机械应力呈非均匀分布。然而，密度和机械强度均有规律的可重复性图像，反映了关节表面的长期应力分布模式。众所周知，在膝关节屈曲时，髌骨外侧面比髌骨内侧面有更大的接触面积，这意味着更高的负荷施加到髌骨外侧面[13]。Hoechel 等[11] 的研究结果显示，在 20 个人中有 19 个人的髌骨在髌外侧面骨密度值最高，随着向边缘扩展而降低。机械压痕技术测试的力学强度分布与 CT-M 测试的密度有着相似的分布模式。在外围穿透软骨下骨板需要的最小应力低于 30 N，在最高密度的地方可高达 1034 N。作者通过对每个样品的所有观测点进行测量，发现测定密度值和穿透压力值之间存在直接关系。Kraljević 等[14] 也报道了肩胛盂软骨下骨板中也存在类似的相关性。

Muller-Gerbl 等[15] 通过测量骨厚度与骨密度，从而比较了骨骼的强度与骨骼的矿化度。发现胫骨平台近端的区域较致密且更厚。这些研究得出的结论是软骨下骨板通过增加其厚度和密度来应对应力。Muller-Gerbl 的研究也显示，在有膝关节内翻的情况下，软骨下骨板厚度由内侧平台的中间部位到内侧部分明显变厚。然而，软骨下骨板的厚度在手术矫正内翻后逐渐恢复到正常[1]。Egloff 等使用 CT-M 也发现，踝关节外翻合并患者的距骨体后外侧部分的软骨下骨板更致密，在矫正力线（踝上截骨术）后恢复到正常[16]。

软骨下骨板的密度分布不仅提示了矿化程度高，同时提示了成骨活性高。这反映了软骨下骨板能适应较高应力的变化和自然愈合。这种"外在修复机制"取决于软骨下骨板、骨松质和钙化软骨对于负荷的响应[4]。

39.2.2.3 钙化和非钙化软骨

钙化软骨会不断重塑。一方面，血管由软骨下骨侵入钙化软骨，带来成骨细胞，在其基底部合成骨组织。另一方面，钙化软骨嵌入未钙化的软骨，保持原有的厚度。钙化软骨的持续重塑由关节处的负重和不负重交替变换激发，同时也有助于软骨基底部在生理范围内发生损伤的自愈。

不同软骨层中胶原纤维的大致定向排列方向是在压应力、张应力和剪切力的作用下形成的[4]。水和蛋白多糖影响胶原纤维的定向排列方向。这也支持应对各种力的变化。软骨中的蛋白多糖会产生渗透压，使水进入软骨，从而抵消施加在软骨上的机械压力[4]。除了从关节液的渗透扩散外，未钙化的软骨也从软骨下骨通过绒毛状突起得到渗透扩散[8, 9]。负重也可促进软骨细胞合成更多的蛋白多糖和胶原纤维。这种"内在修复"机制不仅有助于自然愈合，还能抵消过度负荷。只要负荷不超过临界阈值，亲水性的蛋白多糖就能够承受载荷并维持自然愈合所需的平衡。超过临界点时，蛋白多糖的断裂将会导致其自身结构和其他蛋白质发生变化。

不同关节的软骨厚度不同，同一关节不同部位的软骨厚度也不同。例如，较小的踝关节和距下关节的软骨厚度比较大的膝关节要薄得多。与匹配差的关节相比，匹配好的关节即便更小，但其需要的软骨更薄。正如 Milz 等[17]的研究所证明的那样，构成关节的软骨下骨匹配也不同于软骨匹配[17]。软骨匹配差异是对软骨下骨匹配的补偿。这种软骨与软骨下骨之间匹配的调整，使整个关节受力均衡。在生理负载和卸载过程中，所有骨软骨单元都发生形变，其中发生形变程度最大的区域是未钙化软骨区[4]。调整软骨和软骨下骨的匹配，可帮助未钙化软骨进一步发生形变，从而增加软骨下骨匹配区域的接触面积[4]。只要负荷在生理极限内合理分布，软骨就能保持平衡和愈合。如果负载超过生理极限，软骨损伤后不会愈合，并开始崩解。

39.2.2.4 潮线

潮线是钙化软骨与未钙化软骨之间的过渡区域。潮线不是一个线性结构，而是一个微三层结构。这种结构上的独特性有助于显著降低作用在骨软骨单元上的剪切力。此外，Ⅱ型胶原纤维穿过潮线。潮线和胶原纤维的这种独特结构，为两种不同类型的软骨（钙化软骨和未钙化软骨）提供了一个渐进的过渡区域。值得再次指出的是，生理极限内的剪切力会被潮线很好地抵消，因此可让软骨保持其生理上的愈合平衡。

39.2.2.5 黏合线

没有胶原纤维穿过黏合线，因此，软骨下骨与软骨之间的连接处是骨软骨单元中最薄弱的点。

39.2.3 生长因子和细胞库

软骨细胞是软骨的主要组成成分，它们来自未分化的骨髓间充质干细胞。这些干细胞在穿越钙化软骨层的时候会分化为成软骨细胞，然后进一步在未钙化软骨层分化为软骨细胞，并分隔在陷窝中。陷窝中的软骨细胞实际上是"作茧自缚"。它们可以分裂，但不能增殖。因此，骨髓干细胞仍然是新生软骨细胞的唯一来源。如果没有软骨下骨提供未分化的干细胞，并进一步分化为成软骨细胞，那么软骨日常磨损的自然愈合就无法发生。

除了作为干细胞库，软骨下骨有一种独特的能力，即提供多种生长因子。多种生长因子，如胰岛素样生长因子（IGF）、骨形成蛋白（BMP）、成纤维细胞生长因子（FGF）和转化生长因子β（TGF-β）大量存在，并在软骨重塑和愈合过程中持续发挥作用。

39.3 讨论

软骨下骨在软骨的自然修复中起着重要而明确的作用。软骨跟软骨下骨之间的关系与植物跟土壤之间的关系非常类似。我们不断地向大自然学习，并学以致用，用于科学。没有健康的土壤，就不会有健康成长的植物。一方面，土壤为植物提供了基础，为其根部提供了支架，供应养分，也使其可抵抗强风（剪切力）而避免被连根拔起。另一方面，植物给土壤提供了必要的覆盖，防止土壤在遭遇恶劣天气时被侵蚀，并保持其根与土壤连在一起。相类似地，软骨下骨为覆盖在其上面的软骨提供了坚实的基础，即提供胶原纤维的支架、各种养分，以及承受作用在软骨上的剪切力和压力。反过来，软骨对关节骨提供了必要的覆盖，起到减震器的作用，对其在维持生物力学和物理平衡方面起着至关重要的作用。图39.1是一个很好的例子用来理解土壤-植物相对于软骨下骨-软骨之间的关系。由于不同土壤层受到的自然侵蚀，上面的植物被连根拔起并摧毁。土壤实际上由四层组成：表土、底土、风化层和岩层。四层中的最上面一层由有机层和植物覆盖。骨软骨单元也包括钙化软骨、黏合线、软骨下骨板和软骨下骨松质，所有的四层都有关节软骨覆盖。

软骨的某些疾病实际上也是软骨下骨的疾病，而不只是软骨本身的疾病。它类似于坏的土壤会破坏本身健康的植物。剥脱性骨软骨炎就是其中

一种疾病。其病理过程起始于软骨下骨，逐渐导致与周围健康的软骨下骨分离。一个不稳定并且可能无法生存的软骨下骨使得覆盖在其表面的软骨停止发挥正常的功能。渐渐地，整个骨软骨单元与覆盖在其上面的软骨分离。骨坏死也发生类似的疾病过程。如果将它与后院花园中的情形进行类比，就可知疾病首先影响的是"土壤"。例如，一处土壤变干燥（由于缺水而极度干燥的状态）将会导致整个健康的植物受到损失。除非对不良土壤进行适当的处理，否则抢救垂死植物的任何努力都是徒劳的。如果干燥继续存在，干燥的土壤会逐渐从周围的土壤中分离出来。缺水的干燥土壤实际上变得没用，需要用新鲜的土壤代替。很简单，这是因为缺水的土壤失去了许多营养，因此也失去了再生能力。剥脱性骨软骨炎是类似的情况，骨软骨部位发生骨软下骨硬化和碎片化。在脱水的碎片分离之前，任何可以恢复软骨下骨活力的手术尝试实际上都可以提供一个再生的机会。然而，任何只修复脱水碎片的治疗通常不会重建骨软骨单元的活力，因为没有尝试对软骨下骨进行治疗。

软骨在承受关节应力时对其下面的骨起保护作用。相类似地，软骨下骨对软骨也有支撑作用。这是一种协同作用，两者处于完美的自我平衡，并消除彼此受到的异常应力。任何单独的软骨损伤或软骨下骨损伤都可以改变关节的稳态平衡，分别导致病情进展至软骨下骨损伤或软骨损

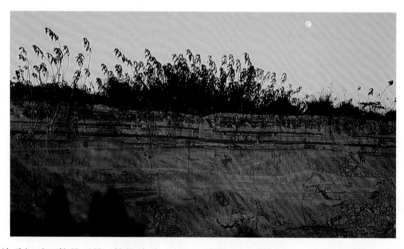

图39.1 土壤-植物关系相对于软骨下骨-软骨关系。由于土壤的不同层被侵蚀，上面的植被被连根拔起。同样，不健康的软骨下骨会对覆盖的软骨造成损伤。再看看种植园附近更紧密编织的土壤层，软骨下骨板与钙化软骨之间也存在类似的关系。（照片由 Deepak Goyal 博士提供；摄于印度阿萨姆邦的布拉马普特拉河畔）

伤。一方面，单独的软骨损伤可使骨软骨单元更容易受到剪切力的伤害，导致软骨缺损逐渐加重，改变下面正常的软骨下骨板，使之过度生长或发生骨丢失[3]。也就是说，软骨保护作用的丧失会导致其下面的骨损伤。另一方面，软骨下骨骨折也会导致关节内稳态平衡的改变，即软骨下骨支撑作用的丢失会导致覆盖在其上面的软骨损伤。也有以下类似情况，即土壤是正常的，但上面覆盖的植物死亡，使土壤暴露在恶劣的天气环境中。一方面，由于被强风剪切力作用的缘故，暴露的表层土壤逐渐被侵蚀。渐渐地，死去的植物的根不能保持土壤的完整，造成土壤结皮流失。另一方面，健康完整的土壤是健康植物的必要条件。它为植物的生长提供了结构性的支持。任何土壤结皮的破坏都会导致其丢失对上面覆盖植物的支持。

Qiu 等[18]在他们的动物研究中观察到，在清理病变区和软骨钻孔后，软骨下骨开始向关节面位移。然而，他们注意到在 32 周时，再生的骨组织继续推进，超过了周围软骨下骨的极限，导致覆盖在上面的生长良好的软骨变薄。由于没有针对软骨下骨的生长进展进行合适的检查，作者假设适当地重建软骨下骨能有效检测再生骨的进一步发展。Orth 等[19]的研究表明，软骨下骨钻孔导致软骨下骨板和骨松质微结构的破坏，出现软骨下骨骨囊肿和病灶内骨赘，导致骨体积和骨矿化密度降低。

Goyal 等[20]在他们的 Meta 分析中得出结论，微骨折手术对病变小和术后需求低的患者有长达 5 年的良好治疗效果。如果超过 5 年，不论病变区大小，治疗会失败。Qiu 等和 Goyal 等的研究得到了一个鲜明的对比事实，即通过软骨下骨获取骨髓对富集未分化的干细胞是重要的，但同样的步骤可能会是导致软骨修复失败的原因。软骨下骨和骨髓对软骨修复有刺激作用，但即使如此，当有足够的软骨再生时，我们依旧需要检查同样的再生过程。

小结

软骨下骨和上面覆盖的软骨是一个有机整体，互相依赖，以维持生物力学平衡。软骨下骨在为软骨提供营养、承受发生在软骨上的应力，以及为软骨提供持续的多能干细胞和生长因子等方面起着至关重要的作用。软骨下骨的这些功能将有助于软骨在生理极限内的自然愈合。如果软骨受到的外力超过其生理极限而损伤，则软骨下骨总是试图修复受损的软骨。然而，这并不总是能成功。对软骨下骨保持适当关注对在生理应力下维持软骨组织健康，以及软骨损伤后再生健康软骨都非常重要。

参考文献见本书数字资源。

第七部分
软　骨

剥脱性骨软骨炎：病理解剖、分型和生物外科治疗进展

第 **40** 章

Alberto Gobbi、Graeme P. Whyte 著
毛贝尼、付维力、李 箭 译

40.1 引言

剥脱性骨软骨炎（osteochondritis dissecans, OCD）是一种由软骨下骨病理改变引起的关节疾病，导致骨与周围骨之间的整合被破坏，并最终破坏被覆在骨上的软骨。这种疾病是造成年轻运动员关节疼痛和功能障碍的常见原因，在骺板未闭合或刚刚闭合的群体中尤其常见。

剥脱性骨软骨炎患者如果没有及时诊断且得到合适的治疗，将会进一步发展为进行性的功能受限和早期骨关节炎。剥脱性骨软骨炎是涉及一个或多个骨化中心的疾病，其特征是序贯发生退变或无菌性坏死和再钙化。尽管最初的异常表现为影响软骨下骨，继发性累及关节软骨，但剥脱性骨软骨炎的病变同时累及骨和软骨。

40.2 病因学和流行病学特征

关于剥脱性骨软骨炎的发病原因目前学界尚有争议。Ambrosio Paré 最早描述了这种病症。Franz König 于 1888 年将其命名为导致骨碎裂和被覆其上的软骨损伤的股骨髁软骨下骨炎症性疾病[1]。尽管病程可能更复杂，软骨下骨的血供紊乱通常被认为是剥脱性骨软骨炎的发病原因之一。遗传分析显示一些相关的基因异常，如包含影响蛋白质代谢和细胞外基质形成的基因[2]。在诊断为剥脱性骨软骨炎的骨骼未成熟患者的组织学评估中，对病变进行的分析并未发现骨坏死，而在病变部位发现了骨基质矿化不足。这与患者维生素 D 缺乏有关[3]。

影响剥脱性骨软骨炎发病率的因素有很多，不仅包括人口统计学因素，还包括诊断方法，如影像诊断或关节镜评估[4]。根据地理位置、年龄和性别等口统计因素，剥脱性骨软骨炎的发病率估计为每 10 万人 1.6～21 例[5, 6]。最近一份基于英国患者的队列研究显示，无论男性还是女性，剥脱性骨软骨炎在 15～19 岁的人群中发病率最高[5]。而在发病率上也有重要的性别差异。男性比女性更容易发病。文献报道男女性的患病率为 2∶1～4∶1[5, 7]。关于种族差异，黑种人群体的发病率最高[7, 8]，其双侧剥脱性骨软骨炎的发病率高达 15%～30%[9]。

剥脱性骨软骨炎的发病机制一直存在争议，有许多理论被提出。关于解释剥脱性骨软骨炎病因的主要理论包括遗传易感性、血管疾病和创伤。除了患者亲属常呈现出家族性易感外，还有许多与剥脱性骨软骨炎发病相关的遗传疾病，如 Perthes 疾病、Stickler 综合征、胫骨内翻和侏儒症[10-14]。

关于血管疾病，有报道称，剥脱性骨软骨炎可能是由于血栓栓塞或静脉阻塞等血管事件相关的骨坏死引起的[15-17]。然而，重要的是其他人反对将血管疾病作为剥脱性骨软骨炎的主要原因，因为在股骨远端，这些病变的典型部位有丰富的血供[18]。

剥脱性骨软骨炎的创伤病因被文献广泛支持，并且在报道的病例中临床病史上经常发现有创伤病史[19-21]。如 Frank 所描述的，并且随后被 Smillie 证实，反复的微小创伤在其中起作用，发现股骨髁的剥脱性骨软骨炎病变与胫骨髁间棘增生有关[22, 23]。然而，这一理论并不能解释不存在这种微创伤的股骨髁的病变。

40.3 临床评估

在膝关节剥脱性骨软骨炎病例中，青少年可能报告局部不准确、因活动而加重的非特异性不适、间歇性的肿胀和卡锁[24]。尽管其他患者可能没有症状，但当青少年患者出现这些症状时，仍应高度怀疑剥脱性骨软骨炎。据报道，在 40%～60% 的病例中，在症状出现前有创伤史[20, 25]。患者可能出现 Wilson 征阳性[26]，即屈膝 90°，然后在膝关节内旋位缓慢伸膝，患者在屈膝 30° 时疼痛，胫骨外旋后缓解。然而，该试验的敏感性存在显著的差异[4, 27]。在检查为阳性时，疼痛是由于胫骨髁间棘撞击股骨内侧髁产生的。

40.4 影像诊断

40.4.1 X线片

在骨骼发育成熟和不成熟的剥脱性骨软骨炎患者，其影像学特征可能有所不同[28]。当怀疑某个病例是剥脱性骨软骨炎时，X 线平片是首选的影像学检查。对于膝关节患者，摄影应选择正位、侧位、髌骨轴位和髁间窝位 X 线片。髁间窝位特别有用，因为髁间窝区是膝关节剥脱性骨软骨炎最常见的受累部位。典型的 X 线片表现为软骨下骨边界清晰的区域，病变部位的新月形硬化可透过 X 线轮廓所分隔[19, 27]。如果 X 线片来自骨骼发育未成熟的患者，未闭合的骨骺会影响成像，应拍摄对侧关节进行对比。

通过 X 线片评估膝关节剥脱性骨软骨炎病变时评定者间和评定者内部的信度很高，但是评估诸如碎裂、移位、轮廓和放射密度等特征的信度有所下降[29]。虽然 X 线片是剥脱性骨软骨炎诊断的重要手段，但为了评估覆盖关节软骨的状态，并更好地检查其他病变特征，如稳定性，建议采取进一步的影像学检查。

40.4.2 CT

CT 成像是测量病变部位大小和评估软骨下骨碎裂最准确的方式。然而，由于 MRI 的普及，CT 在许多中心并不常规使用。MRI 能够更好地评估整个疾病过程，包括评估相邻的关节软骨。

40.4.3 MRI

MRI 可用于评估剥脱性骨软骨炎病变的大小，评估软骨下骨和其上覆盖软骨的情况。快速自旋回波、质子密度和 T2 加权成像特别有用[27]。最近，延迟钆增强软骨 MRI（delayed gadolinium-enhanced MRI of cartilage, dGEMRIC）技术和 T2 弛缓时间成像技术可实现糖胺聚糖含量可视化，能够测量胶原含量和软骨解剖区域成像。使用梯度回波技术的钆增强关节造影在确定关节软骨的状态方面已证明拥有近乎完美的能力[30]。

与 MRI 相比，X 线片的诊断敏感性较低，特别是病变在平片上暴露不良时。膝关节的剥脱性骨软骨炎可能会影响滑车等非典型部位。由于平片成像的局限性，可能会漏诊。MRI 提高了对这类膝关节病变的诊断和分级，尤其是当病变位于滑车时[31]。

40.5 剥脱性骨软骨炎的分类

剥脱性骨软骨炎的分类方式有很多，主要是基于发病年龄、放射学定位、病理解剖学和关节镜评估来进行分类。

40.5.1 发病年龄

Smillie 建议区分开青少年型与成年型这两种类型的剥脱性骨软骨炎，并认为这两种类型有各自独特的病因[23]。青少年型与骨骺发育障碍有关，而成年型与直接的创伤相关。虽然相比于成年型，关节面完整的青少年型病变具有更大的愈合潜力，但软骨下骨板损伤是常见的主要损伤，导致关节软骨的不稳定和关节完整性的丧失。

另一部分学者则根据发病时骨骼的成熟程度来分类，将骨骺未闭合的病例定义为青少年型剥脱性骨软骨炎，而骨骺闭合的病例定义为成年型剥脱性骨软骨炎[32]。

40.5.2 放射学定位

剥脱性骨软骨炎病变可以在标准的放射照片上进行定位[32]。Cahill 和 Berg 利用膝关节正位片创造了一种分类系统，通过从 1（内侧）到 5（外侧）[32]的数字来确定病变的冠状面位置。还有一个 Harding 分类系统，通过在侧位片上将病变定位到三个区域（A、B 和 C）中来对其进行分类。这三个区域是用 Blumensaat 线和后髁线来划分的。

40.5.3 病理解剖分类

该分类由 Conway 提出，后经 Guhl 改良，目前已用于指导治疗。该分类考虑病变的解剖特征，细分为五期[33]：

1 期：病变在 X 线片、CT 和 MRI 上可见，并可见硬化线，软骨的完整性下降，在一些病例局部可能存在软骨软化。

2 ~ 3 期：软骨的完整性被破坏，局部可出现裂纹，骨软骨块在原位或部分剥脱。

4 期：骨软骨块完全剥脱但关节正常。

5 期：剥脱的骨软骨块移位并且可见退行性软骨损伤。

40.5.4 关节镜分类

近期，在瑞典哥德堡举行的 ICRS 会议上，通过了一项根据关节镜检结果对剥脱性骨软骨炎进行的分类。这个分类系统描述了四期：

1 期：病变稳定连续，软骨软化区域有完好的关节软骨覆盖。

2 期：病变的部分关节软骨不连续，用探针探查时稳定。

3 期：病变不稳定，但骨软骨块未移位。

4 期：病灶软骨缺损，骨软骨块（游离体）移位。

40.6 治疗

关节镜的出现革新了剥脱性骨软骨炎的治疗方法。使用标准的关节镜入路和技术，外科医师可以看到以前的在标准诊断手段容易漏诊的病变

部位。开放手术仍然经常使用，通常用于需要更大的视野暴露来完全显示的病变。大部分时候，治疗策略是由专家意见给出的。而骨骼成熟度和剥脱性骨软骨炎病变部位的稳定性是决定治疗方法的主要因素[34]。

40.7 保守治疗

保守治疗的目的是促进剥脱性骨软骨炎病变的原位愈合，并在此过程中防止软骨剥脱移位。对于骨未成熟的患者采取保守治疗预后会更好。对于病变位于关节负重面和大于 1 cm 的病灶，非手术治疗预后较差[20, 33, 35, 36]。保守治疗的主要方法是采用活动方式矫正以及暂时停止参加体育活动 3 ~ 6 个月。在开始的一段时间内应避免负重，并进行日常活动范围的锻炼。如果 6 个月后在放射学上仍未见愈合征象，则应考虑手术治疗[37, 38]。病变的愈合因人而异，受发病年龄、病变部位和大小等因素的影响。保守治疗的治愈率为 50% ~ 94%[9, 32, 38]。

40.8 传统手术技术

保守治疗失败通常认为是手术治疗最常见的指征[39]。对于骨骼发育未成熟的剥脱性骨软骨炎患者，尚不清楚手术治疗和康复的方案，因为在这一类人群中，超过 50% 的病例在没有手术干预的情况下有望治愈[40]。对于幼儿膝关节剥脱性骨软骨炎的手术治疗方法，包括钉棒、螺钉固定和钻孔等，都显示病变部位愈合良好[41]。在预后方面，治疗前症状的持续时间和性别会对临床结果产生影响[42]。

40.8.1 骨软骨碎片摘除

骨软骨碎片摘除曾经是剥脱性骨软骨炎最常见的治疗方法，但由于其对于青少年和成人患者的远期疗效较差，因而目前认为是较不利的治疗选择[43-46]。在青少年病例中，骨软骨碎片摘除后行关节清理和病灶基底刮除可改善预后[44, 47]。

40.8.2 钻孔和骨髓刺激

一种最早用于治疗剥脱性骨软骨炎的手术方法是关节镜下或开放性钻孔，同时进行骨髓刺激。目前这依然是最常用的治疗方法之一。它的基本原理是，可以将剥脱性骨软骨炎病变视为骨折不愈合来治疗，软骨下骨钻孔将释放骨髓，随后引发一系列促进愈合的级联反应，并为再血管化提供通道[35]。钻孔可以以顺行或逆行方式进行。顺行钻孔在技术上更具有挑战性，因为可能存在潜在的病变定位困难。逆行性钻孔虽然技术简单，但具有穿透关节软骨的缺点。Anderson 等报道了利用顺行钻孔技术治疗剥脱性骨软骨炎，发现骨骼未成熟患者的愈合率为 90%，而骨骼成熟患者的愈合率为 50%[48]。这项技术通常用于 ICRS 1 期剥脱性骨软骨炎病变。

40.8.3 复位和固定

可以使用多种器械来完成复位和稳定剥脱性骨软骨炎的骨软骨块，包括克氏针、变距螺钉、空心螺钉、生物可吸收棒和螺钉。与较大的病变相比，这种技术通常在小于 2 cm² 的病变中取得更好的疗效。Anderson 等报道，对于较大的病变来说，这种技术的长期效果较差，并且早期发生关节炎的风险更大[43]。

外科医师应当全面评估潜在的软骨下骨和病变部位的稳定性，以确定原位固定是否合适。一些病变的基底部有少量组织附着。这通常与此部位的大量瘢痕组织有关。因此，对于基底部，需要在碎片复位和固定之前进行充分的清除和准备。可在复位前行钻孔或微骨折，以进一步增强愈合潜力。如果在基底部清理后骨软骨块基座不良，可以使用骨移植来改善其稳定性，并在固定前更好地重建关节面曲率半径。

可用作固定的材料有很多，它们也各自有自己的优势和不足。关于固定剥脱性骨软骨炎骨软骨块最有效的工具目前仍存在分歧。内固定会增加翻修手术的风险[42]。棒和克氏针能够提供多点固定，同时降低了骨软骨块医源性骨折的风险。然而，这种类型的固定不提供加压，植入物往往后来由于松动而被移除。生物材料的出现大大增加了骨软骨块固定的植入物选择。能够同时提供加压和固定的可吸收植入物成为一种更受欢迎的治疗方法。然而，根据所使用的可吸收材料和植入物的具体类型，如果植入物不能被吸收，则存在术后并发症的风险，包括炎症反应和积液，以及关节内的游离体[49, 50]。

40.8.4 骨软骨移植

自体或同种异体骨软骨移植可用于重建剥脱性骨软骨炎患者的病理的骨软骨单元。这种治疗方式的优点是重建透明软骨，同时提供坚强的生物力学骨支撑，并能够整合到周围天然的软骨下骨。

自体骨软骨移植通常用于小于 2 cm² 的病变。这是一个可以在关节镜下或开放进行的一期手术。圆柱状骨栓取自膝关节内非负重区域，如髁间窝，或界线上方的股骨内外上髁。采集单个或多个直径可达 10 mm 的骨软骨栓，并移植到剥脱性骨软骨炎病灶区域。这种方法的一个明显缺点是在技术上很难重建关节面解剖曲率半径，而任何对关节的适配不良都可能导致接触应力的增加和剪切力的应力集中。Wu 等证明，膝关节内骨软骨栓突出 1 mm 就能显著增加接触应力，而凹陷 0.25 mm 则会使接触应力降低 50%[51]。此外，自体骨软骨移植技术也受到自体组织取材的限制，因为取用多个移植物，供区并发症也是一个重要关注的问题。

采用新鲜同种异体骨软骨移植治疗骨软骨损伤得到了广泛的研究。一般来说，它可用于治疗面积大于 2 cm² 的病变。这种手术对治疗膝关节剥脱性骨软骨炎，无论是首次手术还是翻修手术，均被证明是一种合理的选择[52]。使用同种异体移植物的优点包括移植物大小可控，使用单个移植物就可填补整个病变区域，并且不用担心供区并发症。其缺点包括因存储和加工而导致的软骨细胞存活率降低、潜在的免疫原性问题以及可能引起疾病传播。此外，与自体骨软骨移植一样，它也存在移植物的曲率半径难以与原关节面匹配以及移植物的凹凸可能导致关节面接触应力分布不均的问题。

40.9　基于细胞的重建和结构修复的研究进展

40.9.1　支架和重建的基质

已设计多层仿生支架用于治疗骨软骨疾病，并已应用于剥脱性骨软骨炎的治疗[53, 54]。由 I 型胶原和纳米羟基磷灰石组成的三层仿生支架可以提供不对称的基质，能够将骨形成限制到该结构的深层区域，而不会对软骨样组织形成的浅层区域产生负面影响。这种仿生支架（Fin-Ceramica Faenza SpA, Faenza, Italy）具有三维多孔的复合三层结构，旨在模拟骨软骨单元的解剖结构。浅层软骨样层由 I 型胶原组成，中层潮线层由羟基磷灰石（60%）和 I 型胶原（40%）组成，深层软骨下骨样层由矿化的羟基磷灰石（70%）和 I 型胶原（30%）组成。

这种支架已经在一项 2 年的随访中证明了其对于膝关节剥脱性骨软骨炎病变的良好临床疗效[55]。而且这些临床结果在 5 年随访中仍得以维持[56]。然而，重要的是，使用 MOCART 评分对修复组织的 MRI 评估并未发现与上述结果有很好的相关性。在每个随访时间点进行的 MRI 评估显示缺损部位填充和植入物整合良好，但再生组织和软骨下骨的质量没有表现出良好的均质性。

40.9.2　自体软骨细胞移植(autologous chondrocyte implantation, ACI)

基于细胞的修复方法，如 ACI 认为是修复大面积骨软骨损伤的首选方法。对于大于 2～3 cm^2 的膝关节剥脱性骨软骨炎病变，都应优先考虑这些方法进行治疗。对于包括剥脱性骨软骨炎在内的骨软骨疾病，都优先荐使用伴或不伴软骨下骨移植的第二代或第三代 ACI 技术。

Peterson 等研究了采用 ACI 治疗膝关节剥脱性骨软骨炎的主、客观临床疗效。在平均随访 5 年以上的患者中，90% 以上的患者获得了良好或优秀的结果[57]。此外，第二次关节镜检证实了修复组织的完整性也很好。与较新的 ACI 方法相比，第二代和第三代技术治疗剥脱性骨软骨炎也显示了较好的临床疗效[58, 59]。

当用 ACI 治疗剥脱性骨软骨炎时，需要根据骨软骨病变的深度来决定是否重建软骨下骨。通常，当病变骨深度小于 8 mm 时，单纯使用 ACI 而不植骨即可获得良好的临床效果。随着骨病变程度的加深，应开始考虑植骨，以更好地恢复关节面解剖曲率半径。Peterson 将用于治疗具有显著骨丢失的骨软骨损伤的原始 ACI 和植骨结合技术描述为一种"三明治"技术，包括骨缺损的骨松质移植，然后在关节面处的两层骨膜之间植入软骨细胞悬液[60]。这项技术后来被 Bartlett 等改良，提供了一种通过基质辅助 ACI（matrix-assisted ACI, MACI）和骨移植的基于细胞的修复方法[61]。

基于细胞的治疗方法可以为软骨和骨软骨损伤提供具有耐久性的重建组织，因此也越来越被接受。与骨软骨移植等方法相比，这些技术的一个重要优点是能恢复力学性能稳定并且与周围关节软骨整合良好的透明软骨。

使用基于细胞的 ACI 进行软骨或骨软骨修复也存在不足之处。第一代接受 ACI 的患者存在显著的骨膜增生肥大的临床风险，需要行翻修手术。此外，还有与软骨细胞培养和移植相关的技术考虑，如悬液中细胞丢失、软骨细胞表型丢失以及移植部位细胞分布不均等。幸运的是，目前的第二代和第三代 ACI 技术使用了组织工程支架和基质，它们不具有与骨膜相同的移植物增生肥大的风险。组织工程的发展促进了生物可降解聚合物的发展，目前的聚合物已经可以作为包含软骨细胞悬液的临时支架，也可以作为细胞体外均匀生长的基质。

在我们中心，已经使用 MACI 治疗剥脱性骨软骨炎，完全基于透明质酸苄酯的生物工程支架（Hyalofast, Anika Therapeutics, Srl, Abano Terme, Italy）。这种材料是由一个空隙大小不一的 20 μm 厚的纤维网络组成的。这种支架能够提供优良的物理支撑，促进细胞间的接触、集落形成和细胞外基质沉积。取自患者的自体软骨细胞扩增后接种到支架上，构建移植物 Hyalograft C。根据我们的经验，对于接受 MACI 治疗的膝关节剥脱性骨软骨炎患者，在中期随访时，客观和主观评估的临床结果均有显著改善。此外，二次关节镜检和 MRI 检查也证实了存在高质量的骨软骨组织修复。

尽管许多研究都证实了基于细胞的自体软骨细胞修复剥脱性骨软骨炎损伤具有良好的临床和影像学结果，但受限于软骨细胞扩增的成本较高，且患者需要经受两次手术，因此其应用仍受到限制。

40.9.3　MSC修复

近年来，利用 BMAC 的 MSC 进行基于细胞的软骨修复取得了重要的临床进展。该技术利用活化的 BMAC 结合支架修复软骨或骨软骨缺损。该手术具有一期完成的优点。根据病变特点，可选择关节镜下手术或开放手术。该技术避免了细胞培养和操作，因此也避免了与这些操作相关的监管障碍。该技术除了提供生长因子外，还提供了高浓度的 MSC，期望这些前体细胞分化为软骨细胞，并随后形成透明软骨[62-66]。

作为一种一期手术采用 BMAC 作为 MSC 来源的基于细胞的软骨修复技术的短期和中期疗效与 ACI 相当[67, 70]。在我们中心，一般使用 I / III 型胶原支架和透明质酸型支架搭载活化的 BMAC 用于软骨缺损的修复。最近，我们中心开展的一项治疗软骨缺损的前瞻性试验表明，与微骨折相比，透明质酸支架搭载 BMAC（HA-BMAC）在 5 年随访中疗效更好（图 40.1 和 40.2）[70]。此外，该试验证明，无论年龄或病变大小，HA-BMAC 治疗软骨缺损均可获得良好或优异的临床效果。关于支架相关的 BMAC 治疗软骨损伤的当前首选方法，我们中心常规使用透明质酸支架材料，因其具有可塑性，从而简化移植物的植入的过程，尤其在关节镜手术中[71, 72]。

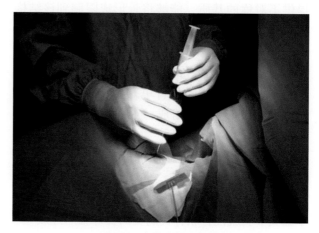

图 40.2 从髂嵴抽取骨髓

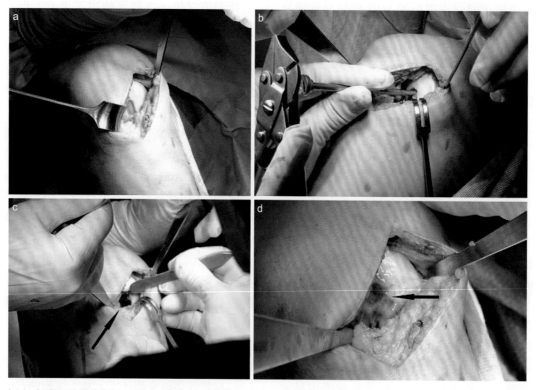

图 40.1（a）右膝股骨髁内侧（medial femoral condyle，MFC）剥脱性骨软骨炎病灶；（b）将颗粒状骨移植物植入到缺损区域，以重建软骨下骨缺损；（c）将透明质酸支架搭载 BMAC（HA-BMAC）应用于 MFC（箭头），覆盖活化的 BMAC 和颗粒状骨移植物；（d）最后使用 6-0 PDS 线和纤维蛋白胶（箭头）把 HA-BMAC 植入物固定到 MFC 缺损区域

最近 Sadlik 等描述了一种被称为生物镶嵌骨软骨重建（biologic inlay osteochondral reconstruction，BIOR）技术。它通过颗粒状骨移植物和骨髓抽吸来源的 MSC 来修复骨软骨损伤[71]。该技术使用透明质酸基支架装载 BMAC 和具有可塑性的骨移植镶嵌物（图 40.3）。虽然目前 BIOR 治疗骨软骨疾病只有初步的临床试验结果，但考虑到该技术的成本效益和技术通用性，这种基于细胞的一期重建手术有望成为外科治疗的首选方法。

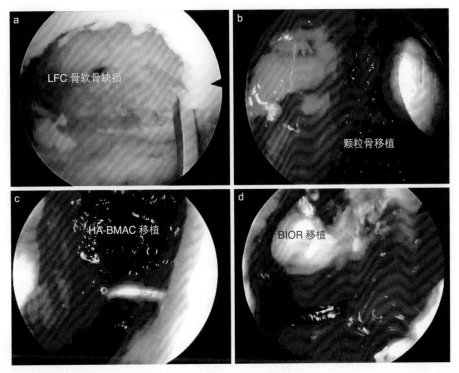

图 40.3（a）左膝股骨外侧髁（lateral femoral condyle，LFC）骨软骨缺损的关节镜视野；（b）在干性关节镜下应用颗粒状骨移植重建软骨下骨缺损；（c）在干性关节镜下植入透明质酸支架搭载 BMAC（HA-BMAC）；（d）用 BIOR 植入物重建 LFC 骨软骨缺损的最终位置，并用纤维蛋白胶固定

小结

对于骨科医师来说，剥脱性骨软骨炎无论在诊断还是治疗上都依然是一个挑战。考虑到病变分型的多样性和影响预后的人口统计学因素，目前尚没有公认的首选治疗方法。尽管需要更长期的临床随访结果，但目前采用生物材料和细胞疗法的治疗进展已取得令人鼓舞的中期结果。作为一种为大面积剥脱性骨软骨炎病变提供长期耐久性的骨软骨修复的治疗方法，以细胞为基础的生物增强技术和组织工程支架的一期手术具有巨大的潜力，是生物治疗保护关节领域的一个振奋人心的进展。

参考文献见本书数字资源。

第41章 急性软骨损伤的临床生物治疗：利与弊

Tomoyuki Nakasa、Nobuo Adachi、Mitsuo Ochi 著
马 宁、郭全义 译

41.1 引言

关节软骨具有吸收应力、减少摩擦和较强的耐磨能力，从而为关节提供负重能力和平滑的运动功能。为了实现这些特殊的性能，软骨具有特殊的结构。关节软骨由少量软骨细胞和细胞外基质组成。软骨细胞约占软骨组织的 1%，在维持正常的细胞外基质中起着重要作用。细胞外基质由胶原纤维网络和蛋白多糖组成。Ⅱ型胶原为主要成分，其次是Ⅸ型和Ⅹ型胶原。关节软骨的结构分为四个区：表层、过渡层、深层和钙化层。每个区域的细胞都有不同的大小、形态、数量和成分，并包含不同特性的细胞外基质。潮线结构将软骨组织固定在软骨下骨板上。尤其是，软骨既没有血管，也没有神经，这使得其自身修复很难[1]。因此，未经治疗的软骨缺损，特别是直径大于 1.5 cm 的软骨缺损，最终会发展成骨关节炎。为了防止软骨损伤后骨关节炎的发展，在软骨损伤的急性期，明确诊断和选择合适的治疗方法是实现生物愈合的关键。

急性软骨损伤与关节创伤有关，包括扭伤、脱位和骨折。事实上，不仅有软骨缺损，骨软骨的骨折也经常发生。这意味着需要同时考虑软骨和软骨下骨的情况。软骨下骨板在软骨代谢中起着重要作用。软骨下骨板损伤后不能再维持软骨内环境的稳定，从而导致软骨蛋白多糖和糖蛋白的丢失。软骨下骨的处理应是所有软骨修复策略的重点。急性软骨损伤的准确诊断非常重要，从而避免进一步的软骨损伤和失去生物愈合的机会。然而，急性软骨损伤是很难诊断的，因为症状没有特异性，而且常常被周围组织的损伤所掩盖，如韧带损伤或其他关节内病变[2,3]。此外，症状还往往被更明显和更严重的损伤所掩盖，如骨折。

要诊断急性软骨损伤，了解其发病率、病理机制和影像学特征非常重要。为了取得比常规治疗更好的疗效，已经进行了多种治疗试验。

41.2 软骨损伤的发病率

急性软骨损伤常伴有关节损伤，包括骨折、韧带损伤和关节脱位。为了能够评估软骨损伤的程度，应了解与关节相关软骨损伤的发病率。在各种类型的骨折中，软骨与骨软骨损伤的发病率和损伤部位已有报道。尸体研究表明，膝关节骨软骨骨折好发于股骨内侧髁，发生在膝关节伸直和外旋位或膝关节屈曲内旋位。膝关节伸直内旋会损伤内侧胫骨平台，或屈曲外旋时损伤外侧胫骨平台[4]。据报道，急性膝关节损伤中单纯的骨软骨骨折的发生率约为 4%，均为全层损伤，通常为过度屈曲所致的损伤[5]。关节镜下证实膝关节软骨损伤的发生率在膝关节血肿患者中高达 20%[6,7]。据报道，与踝关节骨折相关的软骨损伤的发病率更高。50 例踝关节骨折接受手术固定的患者距骨外侧穹隆损伤的发病率约为 38%[8]。切开复位内固定术时经关节镜下评估软骨损伤的发生率高达 79%[9,10]。软骨损伤常见于关节扭伤、半脱位、脱位以及韧带损伤。在前交叉韧带（ACL）损伤中，外翻应力会造成经过关节的剪切力，导致股骨外侧髁的骨挫伤和软骨损伤。据报道，伴有 ACL 损伤的骨软骨骨折的发病率高达 80%[11,12]。髌骨脱位也常并发骨软骨骨折，其发生率约为 70%[13,14]。关节软骨损伤在急性关节损伤中经常发生，所以在急性关节损伤的治疗中一定要考虑软骨损伤的存在。

41.3 影像学诊断

影像学诊断在评估病变的范围、稳定性和进展方面起着重要的作用[15]。软骨损伤在标准 X 线片下显示不清。即使是骨软骨骨折也不容易识别，因为小骨片与关节软骨碎片相连[16]。膝关节标准放射学检查仅在 32% 的病例中检测到骨软骨损伤[14]。据报道，髌骨脱位患者在初诊时多达 60% 的软骨损伤被遗漏[17]。距骨的骨软骨病变有 69% 的病例在 X 线片上被发现[18]。

MRI 和 CT 对软骨与骨软骨病变的检测优于 X 线检查[19]。CT 能在高分辨率图像上发现小的骨软骨碎片，但不能显示骨髓水肿。另外，MRI，特别是 STIR 序列可以高灵敏度检测到骨水肿[20]。MRI 对膝关节软骨缺损的诊断敏感性为 86%，特异性为 97%[21]。MRI 检出股骨髁病变的敏感性和特异性分别为 86% ~ 93% 和 72% ~ 88%[22]。对于距骨穹隆的骨软骨损伤，MRI 检测的敏感性和特异性分别为 95% 和 100%[23]。除了对软骨与骨软骨损伤的高敏感性和特异性外，MRI 还具有能检测与软骨与骨软骨损伤有关的其他软组织异常的优势。此外，MRI 可以评估软骨与骨软骨碎片的稳定性（图 41.1）。在 MRI 上软骨与骨软骨碎片与软骨下骨之间存在液体信号，并且大范围的骨髓水肿以及关节表面不平整是软骨与骨软骨碎片不稳定的征象[24]。然而，由于骨水肿，MRI 可能会过度诊断及过高评估软骨与骨软骨病变的范围或碎片的大小，而更难以去治疗[25,26]。

41.4 治疗

虽然有报道称较小的损伤不会发展成关节炎，但软骨缺损往往进展很广泛，会导致早期骨关节炎。软骨与骨软骨缺损在多数情况下是通过手术治疗的。然而，急性期对骨软骨碎片的手术治疗应尽早进行。因为脱落的骨软骨碎片会肿胀，导致软骨进一步退化。而且，松动的骨软骨碎片会损伤关节内的其他软骨表面。最理想的治疗方法是将骨软骨碎片重新固定到损伤区，可以使软骨面达到解剖复位。如果软骨碎片无法复位固定，就要取出来，并采用多种技术包括微骨折、骨软骨移植和组织工程技术，重建损伤区的关节表面。然而，这种覆盖在损伤区的修复组织在组织学和力学性质上与天然软骨是不一样的。每种治疗策略都有利有弊，要根据实际情况选择合适的治疗方法（表 41.1）。

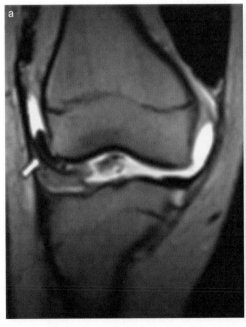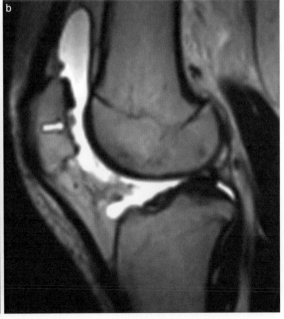

图 41.1　急性软骨损伤的 MRI。（a）骨软骨碎片（箭头），（b）髌骨的软骨缺损（箭头）

表 41.1 软骨修复方法的利弊

急性软骨损伤的软骨修复技术	优点	缺点
骨软骨碎片固定	• 通过原始软骨表面的解剖重建	• 内固定并发症风险
微骨折	• 快速、微创、恢复时间短	• 非透明软骨组织替代 • 长期效果不佳
自体软骨移植系统	• 由软骨细胞和软骨基质替代，不需要细胞培养	• 需要获取自体的正常软骨组织
青少年同种异体软骨颗粒移植	• 由软骨细胞和软骨基质替代，不需要细胞培养，也不需要获取自体正常软骨 • 一次手术即可完成	• 疾病传播的潜在风险 • 成本高 • 产品一次性使用，打开后无法回收
自体基质诱导软骨形成	• 无供区并发症 • 全关节镜下进行软骨修复 • 与 ACI 相比成本低	• 非透明软骨组织替代 • 供区 MSC 受年龄影响

41.4.1 软骨或骨软骨碎片的固定

对于较大的骨软骨碎片，应尽可能复位固定。据报道，对平均大小为 4.36 cm² 的碎片进行保守治疗不再有效，较大的损伤比较小的损伤预后要差[27, 28]。骨软骨碎片固定可解剖恢复关节软骨表面。在之前关于剥脱性骨软骨炎的报道中，组织学分析显示，将不稳定病变固定后关节软骨可以再生[29]。对骨软骨碎片可以用金属埋头钉、骨钉和生物可吸收钉固定。但金属螺钉可能会损伤对应的关节软骨表面，取出金属螺钉时也可能对关节软骨造成损伤[30]。因此，使用生物可吸收植入物固定骨软骨碎片比较流行[31, 32]（图 41.2）。生物可吸收植入物可降解，并被周围的组织所取代，从而使损伤达到生物愈合。然而，一些并发症，如因生物反应和退钉引起的无菌性滑膜炎等并发

症已有报道[33, 34]。

当固定骨软骨碎片时，损伤的愈合是通过骨-骨的愈合来实现的。然而，一个单纯的软骨碎片，没有骨附着的情况是很少存在的。在这种情况下，固定一个较大的软骨碎片是相当有挑战性的，但值得尝试，因为它有可能实现生物愈合。有一些报道描述使用生物可吸收钉、自体骨钉和锚钉成功修复了涉及急性创伤和应激反应的单纯软骨碎片[35-37]。不论脱落的软骨上是否有骨质附着，软骨与骨软骨碎片的复位固定都是重建原有软骨表面的主要方法。

41.4.2 微骨折

在小的软骨与骨软骨损伤中，微骨折术是常用的方法，可以在损伤软骨表面产生纤维软骨修

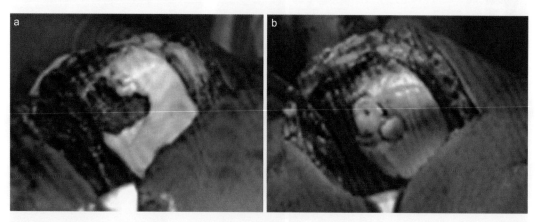

图 41.2 髌骨脱位并发髌骨关节软骨损伤。（a）髌骨骨软骨缺损；（b）用生物可吸收钉固定骨软骨碎块，并将骨软骨移植物移植到较严重的损伤区域

复（图 41.3）。在缺损处软骨下骨打孔，导致出血并形成含有 MSC 的血凝块。这些细胞分化为软骨细胞和纤维软骨细胞，然后形成纤维软骨来填补缺损。纤维软骨基质主要由Ⅰ型胶原和其他非胶原蛋白组成。这意味着与正常关节软骨相比，力学性能较差 [38]。由于这些特性，缺损处的修复组织逐渐退化。据报道微骨折的长期效果较差 [39]。最近，为了改进临床效果，微骨折的手术方式已经改变，改进骨髓通道的深度和直径，称为二代微骨折技术。穿透深度一般为 2 ~ 4 mm，比传统的微骨折要深，否则很难到达硬化的软骨下骨板下方富含骨髓的骨松质 [40]。然而，需要一种新的微骨折方法，能够产生具有天然软骨特性的修复组织。

只有当软骨或骨软骨碎片严重受损时，才采用其他替代方法，如自体或同种异体骨软骨移植，或 ACI 来治疗大面积软骨缺损 [41]。对于软骨缺损

的治疗，细胞疗法常用软骨细胞、MSC 以及其他来源的细胞 [42, 43]。然而，在软骨损伤的急性期，需要一种包括使用现成产品在内的即时治疗法。除了传统的治疗方法，可采用未经培养的软骨碎片植入，各种材料的组合，以及生物因素来加速和改善修复过程。

41.4.3 粉碎的软骨

自体软骨细胞可为软骨缺损提供良好的修复组织。然而，细胞培养法如 ACI 不适用于治疗急性软骨缺损。使用软骨碎片是修复软骨缺损的一种可替代性方法，使用的是软骨细胞而不需要培养。据报道，将大块软骨碎片粉碎成软骨碎屑覆盖在缺损处，在治疗急性软骨缺损上取得了良好的临床效果 [44]。在该报道中，将取出的一个大的软骨碎片用手术刀切成多个小碎片（<1 mm×

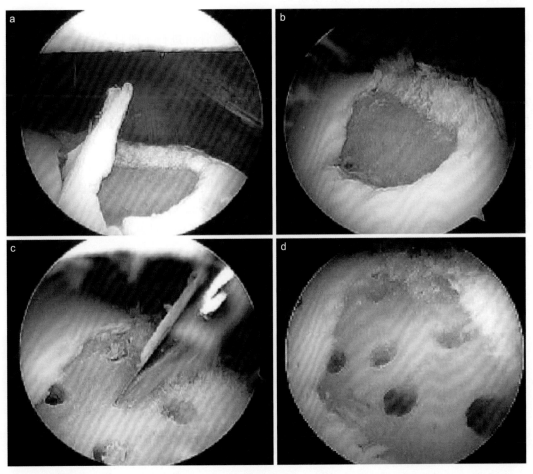

图 41.3　微骨折治疗股骨外侧髁小范围软骨缺损。（a）软骨缺损；（b）软骨碎片取出后；（c）用克氏针钻孔；（d）钻孔后

1 mm×1 mm）。将软骨缺损清创后用 1.4 mm 克氏针钻入软骨下骨。然后将粉碎的软骨碎片放入软骨缺损处，用纤维蛋白胶固定。这一概念早在 20 世纪 80 年代就被提出，使用切碎的软骨的方法已经改良并与各种材料结合发展成自体软骨移植系统（Cartilage Autograft Implantation System, CAIS）[45, 46]。此外，青少年同种异体软骨碎片已成为一个现成的产品。在一项体外研究中，软骨细胞已经证明是从软骨碎片和软骨基质中生长出来的 [47, 48]。至于软骨碎片的大小，有研究比较了不同大小的软骨碎片：接近鱼鳞大小（直径 8 mm，厚 0.3 mm）、边长 2 mm 的方块、边长 1 mm 的方块以及软骨浆（<0.3 mm）产生细胞外基质的能力，显示软骨浆与其他组相比具有良好的细胞外基质生成 [49]。在切碎软骨碎片时，应考虑软骨碎片产生细胞外基质的最佳碎裂程度。

一项临床随机对照试验（RCT）显示，在 2 年的随访中，与微骨折组相比，自体软骨移植系统组在 IKDC 评分和 KOOS 评分上显示出更好的结果 [50]。在这项研究中，自体软骨移植系统的手术过程如下。关节软骨是在关节镜下从负重最小的区域获取。然后，将获得的软骨切碎成 1～2 mm 的碎块。将切碎的软骨分散在可生物降解的支架上，用纤维蛋白胶固定。把支架修剪成适应缺损大小的形状，并使用生物可吸收钉固定。

自 2007 年以来，青少年同种异体软骨颗粒移植已经开始在临床上应用。并且在膝关节和踝关节软骨缺损的治疗中，许多临床结果在短期随访中显示出良好的效果 [51-53]。虽然这个手术可以成功地修复软骨缺损，但它也存在一些缺点，包括潜在的疾病传播风险、高昂的成本以及产品一旦打开就无法再保存 [52]。使用软骨碎屑、自体软骨

移植系统和青少年同种异体软骨颗粒移植修复软骨是相对较新的方法，因此，支持该方法的临床数据有限。然而，这个手术方法有可能成为修复急性软骨缺损的一个好的选择。

41.4.4 微骨折联合生物增强

微骨折广泛认为是软骨修复的一线治疗方案，尽管它在病变大小和长期功能改善方面有局限性。为了提高微骨折的治疗效果，已经开发了几种联合胶原支架和生物替代物的方法，如富血小板血浆和骨髓抽吸浓缩物（bone marrow aspirate concentration, BMAC），其发展和临床结果见表 41.2。这些"一步法"治疗方案也可适用于急性软骨损伤。

41.4.5 自体基质诱导软骨形成（autologous matrix-Induced chondrogenesis, AMIC）

AMIC 是一种相对较新的技术，用猪胶原支架对微骨折进行了改良 [54, 55]。AMIC 的适应证如为：局灶性软骨或骨软骨缺损，Outerbridge 分级为 3～4 级，缺损大小为 1.0～8.0 cm²，患者年龄为 18～55 岁。软骨缺损做微骨折以后可覆盖胶原支架，这样可以使软骨下骨的 MSC 向支架内生长并诱导分化成软骨细胞。AMIC 有几个优点，如无供区并发症，可在全关节镜完成软骨修复，与 ACI 相比成本较低。有报道使用 PGA-HA 支架代替猪胶原支架进行了新的试验 [56, 57]。AMIC 在中期随访中取得了良好的临床效果 [58, 59]。

表 41.2 生物替代品的利弊

生物替代品	优点	缺点
骨髓抽吸浓缩物（BMAC）	• 易于获取和处理 • 生长因子可以促进软骨细胞的合成代谢 • 抗炎作用 • 可以在关节镜下与支架同时植入	• 抽取的骨髓量尚不清楚 • 是否需要支架尚不明确 • 宿主条件的影响尚不清楚
富血小板血浆（PRP）	• 易于制备和技术推广 • 可刺激软骨细胞增殖并合成胶原和蛋白多糖 • 抗炎作用 • 伤害感受器效应	• 最佳血小板浓度、白细胞含量、生长因子和细胞因子成分尚不清楚 • 没有标准的给药方案 • 受宿主条件的影响尚不清楚

41.4.6 BMAC

由于 MSC 具有多向分化的能力，它认为是组织再生修复有吸引力的细胞来源[60]。然而，MSC 只占骨髓抽吸物中单核细胞的 0.0001%～0.01%[61]。BMAC 通常从骨髓中抽吸浓缩而产生，含有大量生长因子，包括 PDGF、TGF-β、BMP-2 和 BMP-7。这些因子具有合成代谢和抗炎作用[62]。据报道，使用 BMAC 治疗局灶性软骨缺损（>3 cm²）的临床效果良好[63]。BMAC 与微骨折和支架（包括 I 至 III 型胶原膜）结合使用，尽管有些病例没有采用微骨折技术[64, 65]。虽然 BMAC 是软骨缺损修复最有吸引力的来源之一，但在安全性、抽吸量以及对支架的要求等方面有待进一步探讨。

41.4.7 富血小板血浆

富血小板血浆含有大量细胞因子。生长因子和炎症介质，可刺激软骨、骨和其他软组织的愈合。由于这些特性且使用方便，富血小板血浆广泛地用于治疗肌肉骨骼疾病[66]。一些研究表明，富血小板血浆能够刺激软骨细胞增殖，增加其胶原和蛋白聚糖的合成。富血小板血浆在骨软骨病变（包括骨软骨损伤和骨关节炎）中的应用越来越多[67, 68]。此外，富血小板血浆对骨关节炎还有抗炎和启动伤害效应的作用。

尽管已经报道了一系列富血小板血浆的制备方法，所有方法都相对简单，而且对富血小板血浆日益增长的兴趣使我们能够使用多种商用的富血小板血浆制备试剂盒。由于富血小板血浆制备的可用性，使用技术简单易行，如针对骨软骨病变的富血小板血浆关节内注射，因而在临床应用中具有显著的优势。事实上，大多数使用富血小板血浆进行骨软骨病变的研究都是针对骨关节炎。总的来说，临床评分在短期内有所改善，但仍不清楚这些临床获益是否能够长期维持。一些之前的研究报告了使用富血小板血浆治疗膝关节和距骨局灶性软骨损伤具有短期疗效[69]。在急性软骨损伤的治疗中，富血小板血浆作为手术治疗的辅助治疗手段可能提供更好的临床结果。然而，仍然存在一些问题。如最佳血小板浓度、白细胞含量、生长因子和细胞因子组分以及宿主条件的影响，都需要进一步研究。此外，还应建立一个标准化的方案。需要进一步探索研究，以积累有关富血小板血浆基本原理的证据。

41.5 展望

为了改进传统方法或开发一种更有效的治疗急性软骨损伤的方法，已经进行了一些动物研究。对于急性软骨损伤，即时治疗的方法是比较理想的，以便于可以聚焦生长因子和基因治疗。

生长因子通过跨膜受体与靶细胞特异性结合，在刺激细胞增殖和分化方面具有强大作用[70]。生长因子对软骨修复具有很强的合成代谢作用。在这些生长因子中，学者对 TGF-β 超级家族、FGF 家族和 IGF 进行了深入的研究。在 TGF-β 家族中，TGF-β1、2 和 3 以及 BMP2、4 和 7 在软骨形成和软骨修复的动态平衡中发挥重要作用。TGF-β1、2 和 3 认为是软骨生成的有效刺激因子[71]。一项体内研究表明，TGF-β1 联合藻酸钙微球支架在修复骨软骨缺损方面比单纯使用支架更为成功[72]。然而，有报道称关节内注射 TGF-β 可能导致滑膜纤维化和软骨内骨化[73]。不应忘记，TGF-β 在各种细胞中具有多种功能，因此，我们需要有效的软骨缺损应用系统。

BMP 家族也有类似于 TGF-β 的成软骨作用。因此，BMP 在软骨修复中的应用已经得到了验证。在软骨缺损处给予 BMP，当其与海藻酸凝胶和胶原海绵等支架结合时，可有效地促进软骨修复[74-77]。

IGF-1 是一种促进软骨合成代谢的因子，在软骨内环境平衡中起着重要作用[77]。体内研究表明，给予 IGF-1 可使软骨损伤得到良好的修复，但当与其他生长因子如 TGF-β 和 BMP 结合时，其有益作用增强[78, 79]。为了改善软骨修复效果，还需要进一步研究 IGF-1 与其他生长因子的结合。

FGF 家族在软骨内环境平衡中也起着重要作用。在 FGF 家族中，一些体内研究表明，由于 FGF-2 对 MSC 和软骨细胞具有强大的促进有丝分裂作用，因此它有可能会促进软骨修复[80]。值得注意的是，研究发现使用 FGF-2 不仅可以促进软骨修复，还可以改善软骨下骨的状况[81, 82]。然而，一些体内研究报告显示，FGF-2 具有诱导软骨细胞骨关节炎样改变的可能 [83]。在软骨缺损处需要开发一种生长因子缓释系统，以排除对临床软骨修复的任何潜在不利影响。

基因治疗作为包括软骨损伤在内的多种疾病的治疗策略，具有巨大的潜力。转基因是通过病毒或非病毒载体传递的，通过翻译后修饰在局部合成的新生蛋白。通过两种方法进行了一些基因治疗的动物研究。一种方法是通过直接将基因转移到软骨缺损处，将携带 FGF-2、IGF-1 和 SOX9 的重组腺病毒直接应用于骨软骨病变 [84-86]。另一种方法是将骨髓血凝块与腺病毒载体混合，形成所谓的"基因栓"，然后移植到软骨缺损处。已报道使用包含编码合成代谢因子（如 BMP-2、IHH 蛋白和 TGF-β1）的 cDNA 的基因栓进行软骨缺损修复的体内研究结果是有前景的 [87-89]。转基因同种异体软骨细胞在大动物模型中的疗效也有报道。腺病毒转导 IGF-1 后，将同种异体软骨细胞植入全层软骨缺损可获得成功的修复 [90]。已经开始进行使用转基因同种异体软骨细胞的临床试验 [91]。从新生儿多指中分离的软骨细胞逆转录病毒转导编码 TGF-β1 和 cDNA 后用纤维蛋白支架植入软骨缺损。由于逆转录病毒的致癌可能性，在植入转基因细胞前要进行辐照。需要谨慎审查基因治疗软骨损伤的有效性和安全性。

近年来，microRNA（miRNA）因在疾病发病机制中的重要作用和作为治疗靶点的潜力而备受关注。miRNA 是短片段（约 22 nt）非编码 RNA，在转录后水平调节基因表达。在整个类群中 miRNA 都是保守的，并且表现出组织特异性或发育阶段特异性的表达模式 [92, 93]。miRNA 的异常表达可导致多种疾病，包括那些引起癌症和系统疾病如类风湿关节炎的 miRNA [94, 95]。关于软骨的发育和疾病的发病机制，有关 miRNA 重要性的证据越来越多 [96, 97]。由于内源性 miRNA 可以上下调控，所以 miRNA 可以作为一种新的治疗靶分子。使用 miRNA 模拟物可以增加内源性 miRNA 的功能，合成 miRNA 互补寡核苷酸、miRNA 海绵和抑制转录的小分子来沉默内源性 miRNA。除软骨缺损外，许多体内研究已经对几种疾病模型的 miRNA 模拟物或反义物的应用进行了研究。目前已经在丙型肝炎等疾病中进行了针对 miRNA 的临床试验 [98]。对软骨特异性 miRNA 的鉴定及其功能的阐明将伴随着基于 miRNA 软骨修复药物的期望。在伴随软骨损伤的 ACL 和半月板损伤的大鼠模型中，使用 miRNA 模拟物的治疗试验已有报道。在大鼠模型中，关节内注射 miR-210 模拟物（一种潜在的血管生成诱导剂）可以促进 ACL 和半月板撕裂的愈合 [99, 100]。

如果能克服基于 miRNA 类药物的特定副作用，如脱靶效应，那么有望在不久的将来实现靶向 miRNA 治疗急性软骨损伤的有效策略。

目前，急性软骨损伤有多种治疗方法，但只有软骨与骨软骨碎片的固定是唯一能够再生关节软骨的方法。关节软骨的生物学特性在软骨修复技术得以发展之前必须得到充分的阐明。越来越多的软骨修复实验研究的证据，将使我们能够实现生物修复新方法的临床应用。

参考文献见本书数字资源。

软骨损伤和早期骨关节炎的生物性膝关节成形术

第 **42** 章

Graeme P. Whyte、Alberto Gobbi 著

冀全博 译

42.1 引言：生物性关节成形及保留关节

膝关节软骨损伤是导致功能受限和疼痛的常见原因。根据损伤的程度和症状的持续时间，有症状的软骨损伤有许多治疗方法。不幸的是，尽管可发现膝关节早期软骨损伤，但仍有可能出现渐进性磨损而引发关节功能障碍，并最终采取全膝关节置换术（total knee arthroplasty, TKA）。

重要的是，外科医师需要了解膝关节损伤患者软骨的进展性疾病的变化过程。虽然在膝关节镜手术患者中时常发现软骨损伤[1, 2]，但这并不一定是将来关节功能障碍的预测因素，其临床病程也往往难以预测。对有症状的软骨损伤患者进行密切监测可能有助于在病情严重恶化之前提供治疗。然而，首次出现严重软骨损伤的情况并不少见，保留关节技术也常用于治疗晚期软骨损伤的病例。

软骨损伤的手术治疗通常是为了恢复功能和减轻疼痛。根据软骨损伤的严重程度不同，预期治疗的持久性也会有很大差异。对于膝关节内较大的软骨损伤，特别是多间室受累的情况，一些外科医师可能认为 TKA 是处理广泛软骨损伤唯一可靠的方法。年轻患者行 TKA 可能会导致假体磨损率的增加和早期治疗失败[3, 4]。因此，这种治疗方法在年轻患者可能存在问题。他们通常认为 TKA 是最后的选择。目前，对早期退行性病变的治疗越来越受到重视，其目的是使患者免于全关节置换或延迟对这种手术的需求。许多症状性软骨损伤的中青年患者也正在积极地寻找治疗早期退行性软骨损伤的新方法。

42.2 软骨修复：过去与现在

在软骨损伤时，透明样软骨重建可提高修复组织的耐久性和更好的耐磨特性。以细胞为基础的软骨重建疗法已开发出来，以解决修复组织长期生存能力的需求。这些技术提供软骨细胞的来源，无论是直接的还是间接通过多能前体细胞的分化。这些细胞能够产生透明软骨，而很少形成纤维组织。随着软骨基质的形成，应有软骨基底部和外侧整合，并适当产生 II 型胶原和蛋白多糖，且不发生矿化，潮线也不会变化。

在更先进的技术出现之前，膝关节软骨修复主要是通过微骨折或 Pridie 钻孔术的方法刺激骨髓。虽然骨髓刺激可能获得短期的益处，但典型的纤维软骨修复组织缺乏持久性[5, 6]。对于活跃的患者，特别是那些病变面积大于 $2 \sim 4 \ cm^2$ 的患者，应考虑采用其他治疗方法，以便获得中长期益处。软骨修复技术的新进展包括使用自体软骨碎块、无细胞支架、支架结合骨髓刺激和基于细胞的修复方法[7-10]。无论是否存在软骨下骨异常，骨软骨移植都已成功地用于治疗软骨损伤[11, 12]。随着技术的进步，先进的软骨修复方法已也被用在开放手术和关节镜手术中。

软骨修复的首选技术是一期手术，能够为各种类型和不同大小的病变提供耐用的修复组织。由于某些技术上的限制，治疗大面积软骨损伤可能行不通。基于细胞的修复技术，如 ACI 和支架负载骨髓穿刺浓缩物（BMAC），则能提供持久的软骨修复组织[13-20]。不幸的是，由于高昂的成本，像 ACI 需要两次手术可能会受到一些限制。在我们中心，使用与支架负载活化 BMAC 的一期基于

细胞的技术，已证明类似的膝关节软骨修复的耐久性[10, 19-21]。

在我们中心，对膝关节使用基于细胞的软骨修复技术，如 ACI 和支架负载活化 BMAC，已经取得了成功的临床疗效，即使在多间室损伤和病变面积为 20 cm^2 或更大的情况下[10, 19, 21]。通过对各种技术的改进来优化临床疗效，基于细胞的软骨修复治疗已取得进展。目前，我们首选的技术是使用三维透明质酸（HA）支架（Hyalofast, Anika Therapeutics Srl）负载活化 BMAC（HA-BMAC）的一步法软骨修复。

42.3 病例分析

42.3.1 病例 1

患者，女，33 岁，右膝疼痛，膝关节功能障碍加重。最开始口服镇痛药和物理治疗后效果不明显。在膝关节的症状加重之前，患者经常锻炼，是一个狂热的滑雪爱好者。患者主诉膝关节内侧和前方疼痛，但没有膝关节不稳。体格检查显示髌骨研磨试验和恐惧试验阳性，无明显韧带不稳。膝关节 MRI 提示股骨内侧髁、髌骨和股骨滑车等位置出现大的全层软骨损伤。考虑到患者的年龄和患者自身希望在保持原有膝关节功能的同时能够维持高水平的体育活动，决定进行膝关节生物性关节成形术来修复受损的软骨。

42.3.1.1 手术过程

患者以标准仰卧位进行全身麻醉。显露膝关节及同侧髂嵴。麻醉下检查显示膝关节活动范围无明显限制，无韧带不稳定。使用商用试剂盒（BMAC Harvest Smart PreP2 System®——Harvest Technologies, Plymouth, MA）从同侧髂嵴采集 60 ml 骨髓（图 42.1a）。在明确软骨损伤的大小并进行病灶准备后，进一步处理干细胞抽吸物以制备生物移植物。

在右膝关节前方中线位置做纵行切口，然后行外侧支持带松解和髌旁关节切开。发现股骨内侧髁、滑车和髌骨的全层软骨损伤。切除不稳定的软骨瓣，联合使用手术刀片和环状刮匙在缺损周围形成稳定的垂直壁。从每个软骨缺损的基底部将钙化的软骨层去除，但不损伤软骨下骨板（图 42.2a）。

用铝箔模板对清创后的股骨内侧髁、髌骨和滑车软骨缺损病灶进行测量。将从髂嵴获取的抽吸物离心后得到了包含 MSC 的 BMAC。将巴曲酶（Plateltex® act-Plateltex S.R.O. Bratislava, SK）与 BMAC 结合，产生活化的 MSC 凝块。三维 HA 支架（Hyalofast, Anika Therapeutics, Srl, Abano Terme, Italy）的大小与软骨缺陷相匹配。将透明质酸支架和活化的 BMAC 结合，形成一种用于软骨修复的生物活性移植物（HA-BMAC）（图 42.1c）。将大小匹配的 HA-BMAC 移植物依次植入股骨内侧髁、髌骨和滑车骨的软骨缺损处（图 42.2）。采

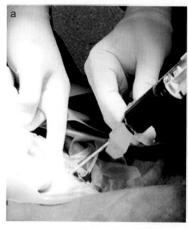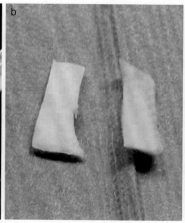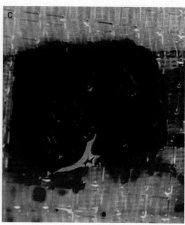

图 42.1 （a）从髂棘获取骨髓抽吸物；（b）在最终尺寸匹配之前的处理 HA 支架；（c）将经活化的 BMAC 负载到 HA 支架上，形成最终的生物移植物（HA-BMAC）

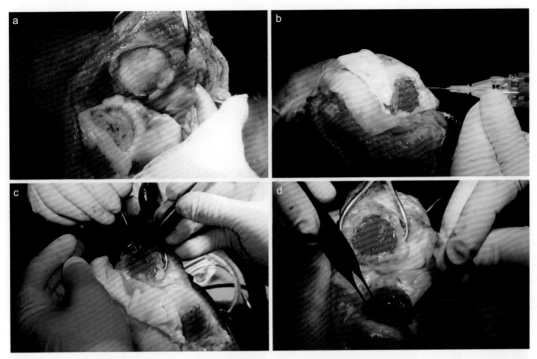

图 42.2　（a）右膝髌骨、滑车关节面清创后的软骨缺损病灶；（b）应用纤维蛋白胶固定植入股骨内侧髁软骨缺损病灶内的 HA-BMAC 移植物；（c）HA-BMAC 移植物在髌骨软骨缺损中的应用；（d）HA-BMAC 移植物在滑车软骨缺损中的应用

用 PDS 缝线（PDS II 6-0, Ethicon, Somerville, New Jersey, USA）和纤维蛋白胶（Tissucol, Baxter Spa, Rome, Italy）固定每块移植物。将 HA-BMAC 移植物植入后，膝关节进行反复屈伸，以确保固定的稳定性。

在软骨修复手术后，倾斜 45° 行胫骨结节截骨术，并将其向内侧移位，以减轻髌股关节的负荷，使运动轨迹正常。以标准方法关闭髌旁关节和皮肤切口，采用无菌敷料覆盖，支具固定。

42.3.2　病例2

患者，男，39 岁，业余篮球运动员。患者左膝不适逐渐加重，参加竞技运动和常规锻炼受限。患者曾于 18 年前在外院接受前交叉韧带（ACL）重建手术。疼痛局限于内侧间室，未发现明显不稳定。患者体格检查显示 Lachman 试验阴性，前抽屉试验阴性，活动范围正常。X 线片提示轻度内翻畸形，内侧间室关节间隙良好。MRI 提示 ACL 移植物完整，股骨内侧髁较大的全层软骨损伤。患者希望保留其天然膝关节，于是进行了生物性关节成形术，包括软骨修复和同时进行的胫骨高位截骨术（high tibial osteotomy, HTO），以纠

正内翻畸形。

42.3.2.1　手术过程

患者以标准仰卧位进行全身麻醉。如前面病例所述，显露膝关节和同侧髂嵴。在麻醉下检查，提示膝关节稳定且活动范围正常。

在胫骨近端做一个切口，并行 HTO，以纠正内翻畸形和减少内侧间室负荷（图 42.3a）。使用 C 形臂来确认适当的放射学力线调整。在正位 X 线片上使负重线恰好位于膝关节胫骨中心的外侧。

随后在髌旁内侧行关节切开，并检查关节面。在负重的股骨内侧髁关节面有一个较大的全层软骨缺损（图 42.3b）。ACL 移植物完整，检查时稳定。HA-BMAC 的制备和移植到软骨缺损处的方法与前述病例相同（图 42.3）。

42.3.3　康复方案

术后 0～6 周内，重点是维持和恢复关节活动范围和肌肉力量，同时最大限度地减少积液。持续被动活动一般从术后第 2 天开始，每天 6 h，直到膝关节屈曲达到 90°。在髌股间室进行软骨修复的病例中，从术后第 1 天开始允许戴支具部分负

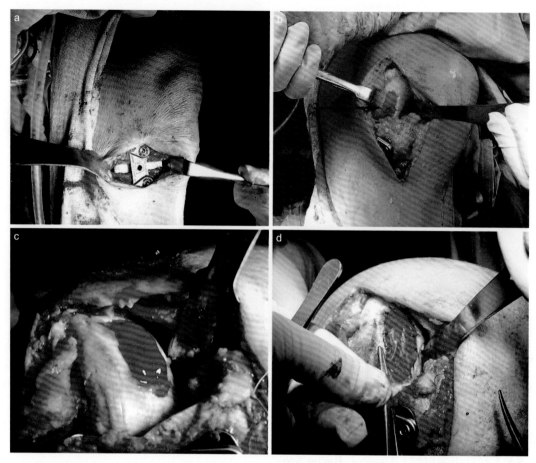

图 42.3 （a）开放楔形胫骨高位截骨纠正左膝内翻畸形；（b）股骨内侧髁负重关节面较大软骨缺损（黑色箭头）；（c）应用活化 BMAC 治疗股骨髁软骨缺损；（d）使用 6-0 PDS 缝线将 HA-BMAC 移植物固定在股骨内侧髁软骨缺损处

重并完全伸直膝关节。对于髁损伤的软骨修复病例，在前 4 周内限制负重。术后早期鼓励进行等长和等张运动。

　　患者开始水疗康复，6 周后允许不受限制的负重。第 9 周开始主动功能训练。术后 3～8 个月，患者逐渐开始直线跑步，物理治疗的重点是力量和耐力训练。预计患者在 8 个月时可以中等速度进行无痛跑步。术后 8～10 个月，患者将专注于灵活性和运动专项训练，预计 10 个月后将重返运动。

42.4 截骨矫形的作用

　　无论采用何种软骨修复技术，应特别注意骨性力线不良，即使是轻微畸形，也应重视。并且，要确保所涉及的间室充分卸载，为软骨修复重塑和成熟提供最佳的环境。对于广泛软骨损伤，常需要采取调整力线的手术，包括股骨远端截骨术、HTO 和胫骨结节截骨术。根据畸形情况，这些手术可以单独或联合进行。应注意避免将载荷转移到有明显软骨损伤的间室，特别是如果没有采用可靠的软骨修复治疗方法。

　　与以前发表的很少关注软骨修复的系列文章相比，将最新的软骨修复技术与矫形截骨术相结合显示临床疗效具有显著的改善。在髌股关节脱位的病例中，仅用胫骨结节截骨术治疗软骨损伤[22]的疗效较差。与此相反的是，包括我们在内的许多研究中心已经证明，对于广泛的髌股关节软骨损伤，如果进行适当的软骨修复治疗，胫骨结节截骨可以取得成功的结果[10, 14, 19, 23]。这强调当采用组织修复技术处理所涉及的软骨损伤，并恢复骨性力线以及优化整个膝关节间室的应力负荷时，可能带来潜在的实质性临床功能改善。当涉及多个间室的软骨损伤时，传统上谨慎使用截骨矫形术，但基于细胞的软骨修复技术的改进，有可能成功地治疗那些关节损伤。而这些病例在以前可能是保关节手术的禁忌证，如那些早期的病例。

42.5 讨论

软骨修复手术的目的是通过减少退变软骨磨损的发生或通过减缓退行性变的进展来提供长期益处。大量研究表明，骨髓刺激技术导致纤维软骨组织的优先形成，继而引起 II 型胶原含量变化，并随时间的推移有退变的趋势 [5, 24-27]。为了克服这些局限性，人们对替代的、基于细胞的软骨修复方法（如 HA-BMAC）越来越感兴趣。除了治疗较小和孤立的软骨损伤外，对遭受膝关节病变和早期退行性变折磨的患者，我们中心已取得了良好的结果。

关于基于细胞的治疗选择，使用生物支架和 BMAC 进行一期修复已经取得了良好的初步结果 [10, 13, 19-21]。这项技术依赖于 MSC 和生长因子的存在，以刺激向软骨细胞分化，并导致透明软骨的修复 [8]。MSC 的自我更新能力和多向分化潜能可能为持久的软骨重建提供了更可靠的方法。

一期 HA-BMAC 植入的生物性膝关节成形技术，结合必要的骨性力线调整，已证明能够提供持久的软骨修复，并且临床疗效在我们中心得到了持续的改善 [10, 13, 21]。对于保守治疗处理策略效果不佳的软骨损伤，外科医师和患者有许多治疗选择。仔细评估病变的位置和大小将有助于指导适当的治疗决策。当考虑微创治疗选择时，如采用关节镜手术，外科医师了解软骨损伤的程度是非常重要的，以确保软骨损伤的完全可视化，并适当地固定生物修复结构 [16, 28-30]。

我们中心在 ACI 和支架联合 MSC 治疗软骨损伤方面有丰富的经验 [10, 13, 16, 18-20, 23, 31]。虽然使用自体软骨细胞取得了良好的结果，但我们发现使用支架联合活化 BMAC 也有类似的临床疗效。使用 HA-BMAC 进行一期软骨修复已成为一种特别有吸引力的选择，因为它取得了令人印象深刻的临床效果，而且与二期 ACI 手术相比其成本更低。

对于膝关节软骨损伤病灶≥20 cm² 的患者的临床疗效分析显示，对于早期骨关节炎的软骨损伤患者，HA-BMAC 治疗在中期随访中能缓解疼痛，并获得了优异的功能恢复。此外，在我们的队列研究中，使用这种基于细胞的修复方法治疗多间室受累的膝关节一直有良好到优的治疗效果，并与治疗较小、孤立的病变的预期结果相似。

虽然许多外科医师更倾向于在年轻人群中使用软骨修复干预措施，但值得注意的是，一些证据表明，MSC 的软骨形成潜能与年龄无关 [32, 33]。45 岁以上接受 HA-BMAC 治疗的患者所显示的益处表明，在适当软骨损伤的情况下，成功的疗效并不局限于年轻患者 [13, 21]。

考虑到骨髓刺激在软骨修复中的常规应用，重要的是要强调 HA-BMAC 可以获得更持久的临床疗效，并且与高成本的 ACI 手术相比疗效相似。Kon 等报道与微骨折治疗效相似相比，关节镜 MACI 的 5 年临床随访效果更佳 [16]。我们的研究结果显示，采用 HA-BMAC 技术，5 年的软骨修复耐久性相似 [13]。此外，该移植物的物理特性使其能够以微创方式应用于软骨缺损，如关节镜下软骨修复 [29]。虽然我们正在等待这一方法的长期随访结果，但这些结果是令人鼓舞的，特别是考虑到这一方法的合理成本和这一技术的一期手术特性。

42.6 展望

尽管使用 TKA 治疗膝骨关节炎具有成本效益 [34, 35]，但如果将 TKA 的适应证扩大到包括那些退行性变不太严重的 [36] 患者，则可能会导致成本显著增加。考虑到软骨损伤后进行性软骨磨损的风险增加 [37, 38]，以及在精心挑选的患者中通过软骨修复获得的成功效果 [13, 15, 19, 39]，对有症状的膝关节软骨损伤患者进行密切的临床随访，可以在不可修复的损伤之前提供能够保关节的外科手术治疗。此外，随着这些技术的进步，被认为是不可修复的关节损伤的阈值将继续成为一个充满争议的话题。生物性关节成形术的一期细胞技术是一种很有前途的方法，可以提供持久的关节保护。随着这些技术的进步，人们期望通过这些方法可以成功地治疗更大程度的软骨损伤。

参考文献见本书数字资源。

第43章 双层胶原膜修复关节软骨缺损

Francesco Allegra、Enrico Bonacci、Gennaro Campopiano、
Giovanni Corsini 著
张 辛 译

43.1 引言

尽管与人体其他组织相比，关节软骨的结构相对简单，但是软骨损伤有时也能产生明显的症状，给患者的经济和社会生活造成巨大影响。关节软骨的自我修复能力十分有限，软骨修复问题也是骨科研究的重点。事实上，软骨中细胞的数量很少，且缺乏血供。不同于其他组织，它需要招募细胞来激活损伤修复。当发生软骨损伤时，由于起初的症状并不明显，它可能进展并导致骨关节炎。这对于体育活动较多的人影响较大。他们受伤的风险较高，损伤将会限制他们的活动能力和正常工作。因此，对伤后不同时期的全面针对性治疗十分重要，既要修复最初的结构损伤，又要阻止随之而来的向骨关节炎发展的炎症破坏进程。

任何手术方式的目的都是重建损伤的组织，包括使用人造塑料或金属植入物。尽管它们与周围组织的整合很低，但在某些情况下它们也是不可替代的。细胞修复可以产生局部的生物反应，从而获得更好的效果。它们在局部因子的诱导下逐渐分化为成熟细胞或非成熟细胞，随后诱导增殖，最终一起完成一体化的整合。修复细胞局部迁移到病变处，或者自由植入损伤部位。一种修复是由于 MSC 的活性增强，并逐渐分化为软骨细胞，另一种修复是植入培养的成熟软骨细胞在病变区定植并复制。这两种情况的结果都是产生了在结构和机能上与固有的软骨类似的新生软骨组织。把细胞转化为修复好的组织的局部反应取决于软骨生成的能力。这个能力随着年龄的增长而减弱，与软骨中软骨细胞和 MSC 有关。目前，微骨折的骨髓刺激技术[1-3]和成熟软骨细胞移植[4,5]是正在使用的软骨修复技术，可应用于局限的软骨表面缺损。使用形状稳定的支架和生物膜是软骨修复技术的发展。作为生物覆盖，通过趋化作用募集细胞构建修复的三维组织。

目前有几种不同的支架材料：天然蛋白支架、碳水化合物支架和合成支架。理想的细胞支架应模拟天然组织的生物结构特性，有利于细胞渗透、黏附、增殖和分化。任何支架都应该在第一阶段对新生组织形成起到支撑作用，防止细胞外流，在第二阶段被新生组织逐渐取代，且不产生分解或降解产物。现在市场上有多种基于天然蛋白、碳水化合物和合成支架的膜产品。一种是透明质酸的半合成衍生物（Hyalofast®, Fidia Advanced Biopolymers, Abano, Italy），是由厚纤维非编织的三维多孔结构组成。已经证明这种材料可以诱导来自骨髓的间充质细胞成软骨分化，并允许细胞附着，形成集落，并根据不同大小的孔径和空隙来沉积细胞外基质[6]。第二种膜是以经透明质酸处理的可吸收 PGA 纺织物为代表（Chondrotissue®, Bio-Tissue, Switzerland），起到海绵状软木的作用，将细胞凝块保持在缺损区域[7]。与微骨折组相比，作者[8]发现软骨组织显示出具有Ⅱ型胶原的修复组织，因为与另一组所证实的纤维软骨修复组织相比，软骨组织中的蛋白多糖非常丰富。第三种膜也是扩散程度最大的一种，它是以蛋白质为基础的双层天然胶原基质，一面为多孔性的，供细胞黏附，另一面是光滑的（ChondroGide®, Geistlich Biomaterials, Wolhusen, Switzerland）。该膜由猪来源Ⅰ—Ⅲ型胶原基质组成。由于胶原纤维的存在，可黏附内层而允许 MSC 附着。MSC 在该层诱导增殖并分化为软骨细胞。外层防止任何细胞附着在其表面。此外，由于这种稳定的特性，

一旦用纤维蛋白胶沿其边界固定，就能确保超级凝块保留在缺损内[9]。其他商业使用的胶原和藻酸盐支架没有大规模使用，只是文献报道[10]。

43.2 基本科学原理

骨髓干细胞群具有分化能力，局部包含的不同生物信号来触发其分化。这种能在许多类型细胞之间相互联系的信号传导能力仍然未完全明了。通过 MSC 刺激产生可再生的永久性软骨是当今的巨大挑战。骨髓和滑膜存在于全身各处的关节部位。它们在接受刺激后有激活分化成软骨细胞谱系的能力。这两个部位都包含具有不同软骨形成能力的细胞亚群。这取决于以不同的方式激活细胞选择的表面膜标记物的不同。通过对这些表面膜标记物的鉴定，可以激活更强的软骨形成[11]。而且，这种分化条件极大地影响了软骨的形成和质量。尽管 TGF-β2 可以导致成软骨细胞肥大化，但其仍是体外诱导 MSC 成软骨分化的重要因素之一。对于培养细胞的扩增，抑制部分 TGF-β2 通路可降低这种肥大的风险[11, 12]。因此，在软骨形成过程中需要及时、准确地调节生长因子，而这大大增加了目前临床应用的难度[13]。

骨髓刺激技术是一种使用专用的骨锥对软骨和软骨下骨板进行钻孔，以进入深部骨髓腔的技术。钻孔后会在局部区域形成血凝块。这些血凝块被封闭在纤维蛋白网络的框架中。该框架富含各种骨髓元素和多能细胞：这被认为可以为软骨修复组织的发育提供良好的微环境。但由于血凝块不是稳固的，所以这种方法的潜在弊端在于骨髓干细胞会自由释放到整个关节腔内。因此，这些细胞从缺损部位流失的风险很高。实际上，由于 MSC 能够在刺激下进一步增殖并向成软骨分化，因此，这种由富含从附近骨髓迁移而来新细胞组成的所谓超级血凝块能够成熟。但是，富含纤维蛋白凝块并不能稳定地耐受剪切力。而植入的外源支架（如基质）可以改善力学稳定性和内源性细胞活化的持续时间，覆盖缺损活化微环境，刺激软骨分化和再生。为了解决这一局限性，Behrens 首先开发了自体基质诱导软骨形成（autologous matrix-induced chondrogenesis, AMIC）技术[9, 14]。这种技术将可吸收支架与微骨折相结合，

通过"一步法"完成软骨修复。在软骨清理成形后，使用市售的双层Ⅰ—Ⅲ型胶原基质以覆盖富含微骨折动员 MSC 的血凝块[1]。通过在微骨折后用胶原基质覆盖软骨缺损，外科医师发明了一种"生物反应器"。它可以捕获并浓缩骨髓释放的 MSC 和生长因子，从而潜在地改善了它们在缺损中重建软骨的能力。在微观研究中，Gille 发现，在可吸收的Ⅰ—Ⅲ型胶原 Chondro-Gide 膜粗糙内表面，可供细胞生长，形成多层顶细胞片状结构，由部分纺锤形纤维样细胞和部分圆形软骨样细胞组成[9]。关于 MSC 在再生医学中的潜力，研究[15, 16]表明 MSC 分泌可刺激血管生成和组织特异性固有祖细胞的有丝分裂，并减少 T 细胞监视和炎症反应的生物活性分子[15, 16]。此外，一些作者还认识到，其他有核细胞的存在能够恢复受损的组织。这些近期研究揭示了 MSC 能分泌具有免疫调节和再生能力的生物活性因子，这为模仿天然组织修复的技术铺平了道路[17, 18]。

基质固定被广泛认为是更好、更安全的技术手段。但因为使用 MACI 技术的细小的可吸收缝线固定会损坏周围的软骨层[19]，因此，膜固定最好用从患者血清凝血酶的自体纤维蛋白胶进行固定[20-22]。此外，纤维蛋白胶的使用增加了 TGF-β 和 TGF-β2 的双重优势。它们可增强缺损微环境 MSC 的分化，并确保细胞从软骨下骨孔隙迁移到支架材料上[11, 12]。可吸收膜属于独特的双相结构，具有两个独立的特性[20]。第一个特性是由于其粗糙内层通过三维支架功能促进了软骨基质的沉积，从而实现了细胞的最佳黏附和向内生长。此外，它还充当了局部递送 TGF-β 和 TGF-β2 的载体[21]。第二个特性是其提供了对缺损区域致密外围层凝块的保护，使其暴露落入膝关节空间内，因此，覆盖基质能使微骨折区域由骨髓成分形成的超凝块内部迅速达到稳定。

43.3 适应证

有症状的下肢关节全层软骨和软骨下缺损是主要的适应证。此外，如果继发于创伤或剥脱性骨软骨炎，缺损通常出现在承重面。这表示临床症状的来源，并随着深度和广度的进一步进展而增加。AMIC 手术的目的是准确地表面重建关

节软骨缺损区域，恢复到关节无痛、无症状状态，恢复受损肢体的生理负重功能，恢复正常的全关节活动范围，并使患者重返运动。最大尺寸为 1.5 ~ 2 cm²。由于使用了安全稳定的固定胶水，可以考虑将修复扩展至主要病变扩展区 [17, 22]。与目前仅用于推荐治疗小于 2.5 cm² 的小软骨缺损的微骨折相比，AMIC 手术可将其应用于中等大小缺损，将微骨折与 I－III 型胶原基质相结合 [18]。AMIC 手术的禁忌证包括：所有关节炎症性疾病，如类风湿性或银屑病性关节炎；各种原发肿瘤或转移肿瘤；卡锁型的活动度受限；未治疗的关节韧带疾病和合并骨折。所涉及关节的 T1 和 T2 加权 MRI 扫描可用于评估韧带等关节附属结构的病变。自旋回波加权扫描用于检查软骨状态，并且能够测量缺损区域的宽度和深度 [16]。只有怀疑髌股关节间室受累时才行轴位 X 线检查。如果髋关节受累，则进行包含整个骨盆的轴位扫描。使用双侧正侧位进行踝关节评估。为了评估下肢力线，采用标准站立下肢全长正侧位 X 线来评估生理轴线。此外，还可以在术前计划中增加膝关节的负重切迹正位片 [18, 22]。在行截骨纠正术的同时也应行力线异常矫正，注意要根据累及关节的类型来推迟康复计划。对于已行半月板切除术的患者，应在以前手术的基础上，根据医师的意见选择半月板置换术或其他不同术式。

43.4 手术过程

手术可以在周围神经阻滞麻醉、腰麻或全身麻醉下进行。患者应该根据病变关节选择仰卧位或侧卧位。可使用止血带以获得更好的手术视野。手术从关节镜检开始，首先确认缺损的大小和位置（图 43.1 和 43.2）以及并发的关节内病变（图 43.3）。如果确定了缺损的位置并适于行 AMIC 手术，则应进行微创关节切开术，以获得更好的视野 [22]。对于缺损和退化的不稳定软骨组织，必须新鲜化直到出血为止，清理边缘至周围稳定的健康软骨壁。用刮匙轻轻去除软骨下骨（图 43.4）。微骨折是按照 Steadman 的技术进行 [1]，使用相应的微骨折锥或直径 1.8 ~ 2 mm 的克氏针，垂直于病变表面慢速钻孔（图 43.5）。骨钻孔既要实现对骨骼的深度穿透，又要限制孔的

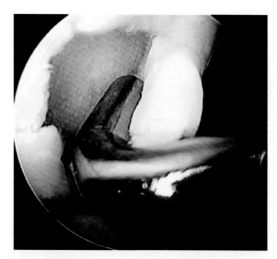

图 43.1. 用探针提起股骨内侧髁缺损区不稳定的软骨瓣，露出裸露的骨表面

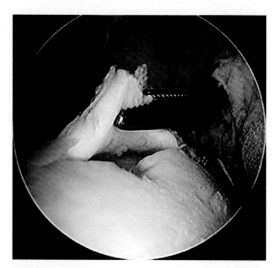

图 43.2. 用抓钳在距骨内侧软骨抓取软骨瓣，发现一个隐匿的损伤。它比通过表面软骨裂口推测的尺寸要大

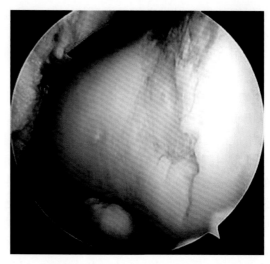

图 43.3 骨软骨损伤有时可出现伴随疾病。在膝关节前方靠近滑车的缺损表面有一个大的软骨游离体

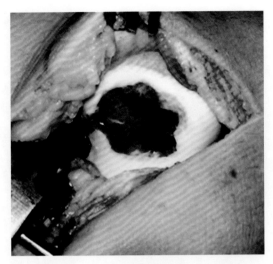

图 43.4 清理骨软骨损伤到稳定完整的周围软骨壁，直至出血

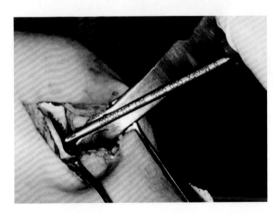

图 43.5 用直径 1.82 mm 的克氏针慢速钻孔行微骨折术：用空心导针辅助垂直穿透到缺损骨表面

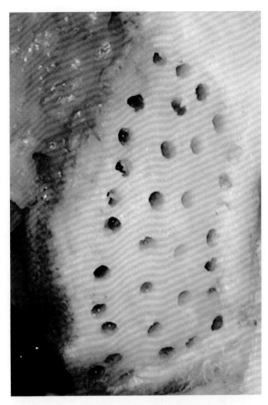

图 43.6 在整个缺损处正确完成的微骨折

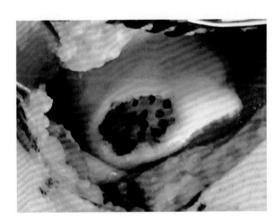

图 43.7 一些中央骨桥由于间距不够而塌陷，导致骨生物力学完整性的破坏

宽度。可以使用专用的骨锥来获得更小的"纳米级骨折"。钻孔均匀分布在缺损区周围及其中心部位（图 43.6）。所需的骨桥应相距 3~5 mm，以避免降低骨生物力学完整性而引起局部塌陷的风险（图 43.7）。通过使用锡箔纸模板来确定缺陷的尺寸（图 43.8），并通过匹配其尺寸和边界的模板来评估缺损的尺寸。然后，在模板上测量胶原膜的大小（图 43.9），小心地将其切成稍小的尺寸，以免发生移动后移位。尽管可以使用 4-0 或 5-0 Vicryl 可吸收缝线进行缝合固定，但这种方式可引起骨关节炎样改变[19]。由于 MACI 已经建立了纤维蛋白胶固定，目前市面上完全可以买到同种异体纤维蛋白。AMIC 手术实际上可通过常规外周胶固定来完成。此外，已发表的研究结果表明，由纤维蛋白胶和 Chondro-Gide 基质组成的双相载体结构可以促进软骨生成，从而证明了纤维蛋白胶固定的优越性[20]。部分自体纤维蛋白胶正在成为一种可选择的固定方法。部分自体纤维蛋白胶可通过离心患者的血样并将产生的凝血酶与同种异体纤维蛋白原混合来获得。根据原始的方法，应该将胶原膜放置在软骨水平的略下方，以避免随着关节的第一次运动而移位。通

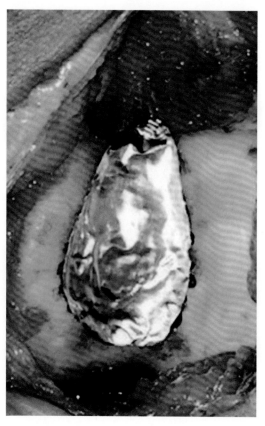

图 43.8　用锡箔纸模板来评估软骨缺损的大小，精确匹配其表面和边界

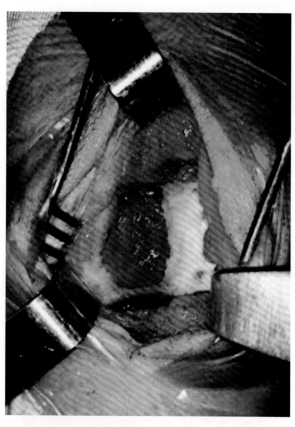

图 43.9　将膜置于微骨折上的缺损区域。中央用一些胶固定，周围再涂一层胶固定

常，在术中通过屈伸膝关节来检查基质的稳定性，检查修复部位时通常会发现基质仍在原位。对微创手术切口用标准技术逐层闭合。术后最大负重 15～20 kg，持续 4～6 周，建议常规应用低分子量肝素（low molecular weight heparin，LMWH）预防血栓形成。建议在术后 24 h 拔除引流管，但一些外科医师不建议这样做，以避免关节内抽吸过多的风险。此外，让一些血液进入关节间隙可能会激活一连串的炎症因子，可能有助于基质整合以及最初几天的稳定。术后 2 周内膝关节最大屈曲角度不宜超过 30°。可应用辅助活动的物理疗法，但要注意重量和活动范围的限制。根据医师的意见，增加股四头肌等长训练、直腿抬高训练和腘绳肌等长训练。再过 2 周屈曲升至 60° 和 90°。然后，康复计划可以包括增加负重和每次激活训练、腿部肌肉的电疗、本体感觉以及走楼梯等。

43.5　讨论

AMIC 将微骨折与专用的可吸收双层基质覆盖相结合，旨在进行简单有效的一步治疗。这种治疗首次被用于小于 2 cm² 的中小型膝关节软骨疾病。如说明所言，适应证已经扩展到更大的表面 [17, 18, 20] 和下肢的其他关节。大多数文献报道，截至术后 1 年，患者都获得了良好改善，并在术后 2 年进一步改善 [17, 18, 20, 22, 23]。MRI 扫描，特别是 MOCART 加权序列中，证实了这一临床数据，显示大多数患者缺损填充良好。手术的效果在术后 1 年和 2 年间更加明显。最初的 MOCART 评分系统一般采用纵向的方式来评估修复组织。随着时间的推移，评分保持适度和稳定。一方面，在许多研究中 [17, 22, 24-26]，MRI 发现修复组织在 24 个月的时间内没有退化的迹象。将该技术用于踝关节距骨骨软骨缺损，平均随访 39.5±18.4 个月后，经 MRI 评估的 MOCART 评分质量与关注术后疼痛和功能结果的 FOFAS 评分显著相关 [25]。另一方面，研究 [9, 27] 已经证实，ACI 后形成的修复组织比仅采用微骨折的骨髓刺激技术有更多的透明样组织，因此具有更好的质量和持久性。然而，透明样结构修复与临床结果之间的联系仍然存在争议 [23, 27]。在一项随机对照试验中，发现 ACI 和微骨折手术在术后 2 年和 5 年临床及放射学结果相似，特别是组织学与临床结果之间没有相关性 [28]。比较 AMIC 与其他软骨再生技术的中期结果较为困难，因为这种方法发表的分析样本很少，而且经常使用不同的评估和评分系统。此外，以前的手术次数和 BMI 是如何影响软骨修复前后的结果没有得到正确的评估，而且在目前的所有统计数据中，它们并不总是偏倚 [17, 20, 23, 24, 29]。此外，还没有关于 AMIC 与其他软骨修复方法进行比较的随机对照研究发表。然而，这些研究证实了 Chondro-Gide 基质治疗的有效性和安全性。这项手术显示出术后 1 年的良好效果，并维持了 2 年，但对缝合技术有一定的担忧。术后 2 年疼痛减轻，症状改善，功能改善 [15]。软骨修复术后 2 年后的评估结果是预测未来结局的一个重要指标 [26, 28]。一方面，在一些研究 [16, 24] 中，假设软骨下骨板的穿透动员 MSC 并在局部增加它们的数量，从而产生了更多的骨髓组分的释放，如祖细胞、基质细胞、生长因子和细胞因子。这些组分可以激活一系列生物过程，产生新的修复组织 [11, 30]。另一方面，体外研究表明，骨髓 MSC 在 Chondro-Gide 基质中种植和黏附的存活时间优于脂肪组织 MSC，但 28 天后均保持着较低的黏附率（2%）。在诱导分化为软骨细胞后，骨髓 MSC 在数量和软骨组织沉积量上增加幅度最大 [31]。

小结

从 AMIC 注册中心选定的一组患者的结果证实了 AMIC 修复膝关节软骨缺损的可行性 [32]。已发表的许多研究展示了 AMIC 是一种结果稳定良好的技术，并给出了几种技术改进方法 [9, 33]。临床报道也显示病例在术后 1 年和 2 年的随访研究中逐渐显示出显著的临床改善 [33-36]。AMIC 操作简单，有两个主要优点：第一，它是一步法，不需要采集软骨，无供区并发症；第二，它是一种经济的手术，不需要在外部实验室进行细胞扩增。此外，同 ACI 或 MACI 手术一样，不需要成熟软骨细胞的体外增殖。当因经济问题而导致不能选择昂贵的两步移植技术时，优选 AMIC。

参考文献见本书数字资源。

第 **44** 章 基于干细胞的无支架组织工程软骨修复方法及其在其他肌肉骨骼组织修复中的应用

Kazunori Shimomura、Wataru Ando、Hiromichi Fujie、David A. Hart、Hideki Yoshikawa、Norimasa Nakamura 著

邵振兴 译

44.1 引言

关节软骨损伤是临床常见的疾病 [1]。然而，由于其无血管和无神经的结构特点以及相对独特的细胞外基质组成，关节软骨一旦损伤，通常不能自我修复。因此，在过去的几十年里，人们尝试了各种方法来促进软骨的修复 [2,3]。

自从 Brittberg 等于 1994 年首次发表了关于自体软骨细胞移植（ACI）的相关结果以来 [4]，基于软骨细胞治疗的研究层出不穷 [5-11]。然而，这一类治疗方法都有以下的缺点，包括必须牺牲受累关节的一部分正常软骨，以及因为软骨细胞需要体外扩增而造成的软骨细胞表型的改变等。此外，在一些老年患者中，因为伴随衰老而出现的软骨退行性变会导致这一类患者所能获得的用于治疗的细胞的可用性受到限制 [12,13]。

为了克服这些潜在的问题，干细胞治疗逐渐变成了促进组织再生修复的焦点。间充质干细胞（MSC）具有多向分化潜能，包括能够向骨、软骨、肌腱、肌肉以及脂肪等一系列结缔组织分化的能力 [14]。MSC 可以从骨髓、骨骼肌、滑膜、脂肪、脐带血，包括滑液等组织中分离提取出来 [14-20]。其中来源于滑膜的多能细胞因具有很强的成软骨分化能力以及容易获取等优点，可能更适用于软骨的细胞治疗 [16]。有研究显示在所有来源的 MSC 中，滑膜来源 MSC 具有最强的成软骨分化能力 [17]。此外，同种异体的 MSC[21, 22] 以及诱导多能干细胞（induced pluripotent stem, iPS）也可考虑用作种子细胞 [23, 24]。但是，针对这两种细胞的临床前和临床应用安全性并没有太多证据，所以还需要更多

的研究来证明。

除了种子细胞的选择以外，如何将细胞高效地输送到软骨损伤区域也是一个广泛关注的焦点问题。普遍认为构建一个能够最大程度促进细胞增殖以及成软骨分化的合适三维微环境是非常重要的 [25]。因此，通常使用接种了细胞的三维支架来促进软骨缺损的修复。此类支架通常由一些人工合成聚合物组成，如聚丙交酯 [poly(L-lactide), PLLA]、聚乙交酯 [poly(glycolide), PGA]、聚乙丙交酯 [poly(DL-lactide-co-glycolide), PLGA] 或海藻酸盐 [26-29]，或者一些生物材料，如胶原、纤维素、透明质酸和壳聚糖等一些天然材料 [30-34]。目前已经有为数不少的支架得到了一些政府性机构的认证，开始投入临床应用中 [35]。但是这些材料长期的安全性以及有效性还存在一些问题。合成聚合物在缺损区原位的稳定和降解方面可能还存在一些问题 [36, 37]。而生物性材料存在潜在的携带传染性病原体和引发免疫反应等风险 [38, 39]。综合以上因素，为了最大限度地降低未知的风险，最好能够在治疗过程中不用这些材料，因此，"无支架"的细胞传输系统就成为了一个非常好的选择。

近期报道了一些无支架的治疗方法 [40-42]。这些治疗方法都有潜在的应用价值。但是这些细胞传输系统中不包含足够多的细胞外基质，加上含有的有效细胞数量有限，从而导致其难以有效地覆盖和治疗大面积的软骨缺损。为此，我们研发了一种新型的由人或猪来源的滑膜 MSC 及其分泌的细胞外基质共同构成的无支架三维组织工程复合体（tissue-engineered construct, TEC）。这种基于 MSC 的无支架的新技术可以认为是下一代软骨

修复的载体[43]。本章内容就将对 TEC 技术在软骨修复和再生中的适应性和有效性，以及在其他骨骼肌肉系统中潜在的可行性进行讨论。

44.2　人滑膜来源细胞的特性

从人滑膜组织分离培养的细胞具有长期的自我更新能力，在基础培养基中即使传 10 代后也能够保持不变的增殖能力。细胞表面特异性标记物检测显示细胞持续表现为 CD13、CD44 以及 CD90 阳性（>80%），CD29、CD34、CD54、CD105、CD166 弱阳性（3%~80%），而 CD14、CD31 和 CD45 为阴性（<3%）。尽管在第 4 代到第 7 代细胞表面标志物的表达水平有轻微变化，但除了 CD105 的表达有所降低外，不论是骨髓、脂肪或者滑膜来源的 MSC，其表型基本上一致[17, 44, 45]。对于人滑膜来源细胞几经传代的细胞，其成软骨、成骨以及成脂分化能力都在体外分化实验中证实[46, 47]。基于这些证据，从人滑膜分离和培养的细胞可以被认为是 MSC。

44.3　基础 TEC 技术的体外构建

当滑膜来源的 MSC 在基础培养基中培养到细胞融合时，细胞不会分泌丰富且足够量的胶原基质。相较而言，如果加入 >0.1 mm 抗坏血酸 -2- 磷酸（ascorbic acid-2 phosphate, Asc-2P），在培养过程中胶原的合成会显著增加[48]。接下来，在 Asc-2P 中培养的单层细胞 - 基质复合物会变成具有一定强度的薄片样结构，可以用移液枪在这个薄片与皿底之间轻轻地施加一个轻微的剪切力，就能够将其从培养皿中分离出来。分离以后，单层片状就可以立刻将其收缩卷起，变成一个更厚的三维组织结构（图 44.1a、b）。针对这种三维组织的组织学以及 SEM 观察显示在这种组织中细胞与细胞外基质在三维空间中高密度地整合在一起[48]。免疫组化染色结果显示 TEC 富含 I、III 型胶原[49]。相反，其中并没有检测到 II 型胶原的表达。但是，纤连蛋白和玻连蛋白在 TEC 中的含量也很丰富。值得注意的是，所有检测到的分子都均匀扩散分布在整个基质中，TEC 内的基质组成没有明显的极性。当把 TEC 进行叠加收缩时，各层基质很明显地相互融合在一起。当整个叠加收缩过程完成以后，会形成一个几毫米厚的类球体（图 44.1b）。这个收缩后的组织就是来源于 MSC 的基础 TEC。

44.4　人 TEC 的成软骨分化能力

将来源于人 MSC 的 TEC 放入含有 BMP-2 的成软骨诱导培养基中培养，阿尔新蓝染色结果显

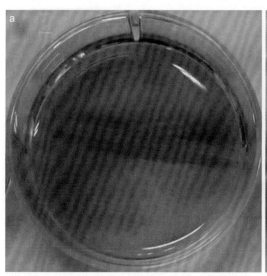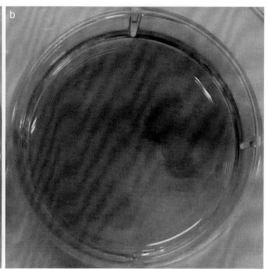

图 44.1　来源于人 MSC 的基础 TEC 的制作过程。（a）从皿底分离的单层细胞薄片；（b）收缩后的三维组织

示 GAG 的合成与沉积都显著增加（图 44.2）[48]。同样，一些软骨特异性标记，如用于Ⅱ型胶原、蛋白聚糖以及 SOX9 mRNA 表达的 RT-PCR 半定量检测都证明了 TEC 在成软骨诱导培养基中能够向软骨样组织分化。

44.5 基础 TEC 的黏附性

正如前面所提到的，由于独特的基质组成，关节软骨显示出抗黏附特性，这就导致植入组织与相邻的正常软骨基质之间的整合成为治疗软骨损伤的一个亟待解决的问题[3]。为了解决这个问题，目前大部分针对软骨损伤的植入物采用软骨基质表面酶处理[50]、初期缝合加强固定[51, 52]或者使用可吸收棒[44]等方法。但是，一项动物研究显

示缝合周围的关节软骨仍存在不愈合，随后可能变成缺损，从而导致移植物与相邻软骨组织之间的区域继发的基质降解[51]。因此，为了避免此类并发症，一种具有良好的黏附性并能够与相邻的正常软骨组织进行良好整合的移植物就显得非常有必要。

为了检测 TEC 与周围软骨基质的黏附性，我们将基础 TEC 放置于猪软骨缺损表面。7 天后取材大体观察发现，在没有任何其他固定的情况下 TEC 很好地黏附在了软骨缺损区域[49]。组织学检测显示移植后移植区域 TEC 与软骨损伤表面结合紧密（图 44.3a）。在高倍视野下可以看到这种紧密的结合是通过基质与基质之间的相互整合而达到的，在 TEC 和软骨损伤区域表面可以观察到纤连蛋白（图 44.3b）和玻连蛋白。

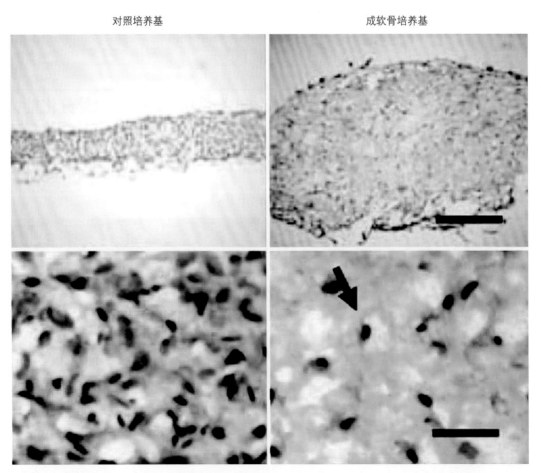

对照培养基　　　　　　成软骨培养基

图 44.2　在对照培养基和成软骨培养基中培养的 TEC 阿尔新蓝染色结果。标尺 =50 μm（上图）。标尺 =300 μm（下图）。箭头显示陷窝中的细胞核。引自 [48](Ando et al., Tissue Eng Part A 2008)

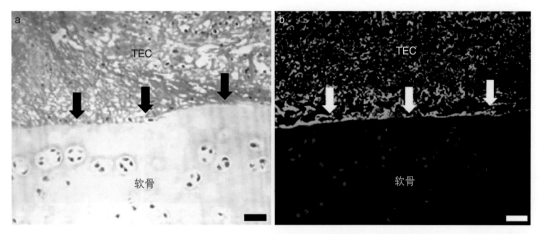

图 44.3 基础 TEC 与软骨组织的黏附整合。猪软骨缺损区域植入 TEC 7 天后整合界面的 HE 染色（ a ）和纤连蛋白染色（ b ）。箭头所示为 TEC 与软骨缺损的界面。标尺 =50 μm。引自 [49](Ando et al., Biomaterials 2007)

44.6 基础 TEC 修复成熟与未成熟猪软骨

供体和受体的年龄是影响细胞治疗效果的关键因素之一。MSC 的增殖和分化能力是否与年龄相关仍存在争议 [16, 53-60]。在受体组织反应方面，对比未成熟和成熟的兔骨软骨损伤的自然愈合过程发现，未成熟兔的自然愈合能力更强 [61-64]。另外，使用基于细胞治疗修复软骨缺损时，两者之间的对比仍然缺乏相应的研究。考虑到使用一个能够反映临床实际情况的软骨修复动物模型，那么就不能使用诸如家兔、大鼠以及小鼠等动物模型，因为这些动物的软骨很薄，很难在制造软骨缺损的同时保证不伤及软骨下骨，因此，使用更大型的动物较为合适。所以，考虑到临床相关性，使用大型动物模型来研究成熟对于细胞治疗软骨损伤修复的效果更为合适。因此，为了在动物体内研究 TEC 的修复效果，选择了猪作为动物模型，因为猪的生理学在各个方面都与人相似 [65]。更重要的是，猪的膝关节软骨足够厚，能够制造一个不伤及软骨下骨的软骨损伤。在进行该研究之前，首先初步研究了猪滑膜 MSC 能否能够用上述的方法构建出一个与人来源一致的 TEC。

实验最后对比了未成熟（ 3～4 个月 ）和成熟猪（ 12 个月 ）滑膜 MSC，发现其体外增殖和成软骨分化能力无明显差异 [21]。

为了检测猪来源的 TEC 在不给予额外的成软骨诱导的条件下对于各个年龄的受体软骨损伤的修复效果，我们在实验中用了未成熟和成熟的猪动物模型来验证。来源于猪滑膜 MSC 的 TEC 被分别植入未成熟以及成熟猪股骨内髁上同等大小的软骨缺损处。术后 6 个月，不论年龄大小，未经治疗的软骨缺损都没有发现有任何的修复组织的覆盖，而经 TEC 修复的软骨缺损则完全或部分被修复组织覆盖（ 图 44.4a － d ）。不论是否成熟，TEC 组的大体评分都显著高于未经 TEC 治疗组（ 图 44.4e ）。较低的评分意味着修复失败以及进展为骨关节炎。组织学上未经治疗组可以观察到明显的骨关节炎改变，在成熟和未成熟组都能看到软骨的丢失以及软骨下骨的结构破坏（ 图 44.5a、b ）。相反，经过 TEC 治疗的软骨缺损，不论是否成熟，都被修复组织填充并且与周围相邻软骨良好整合，恢复了平滑的关节面（ 图 44.5c、d ）。值得注意的是，不论在未成熟组还是成熟组，在高倍视野下都能观察到修复组织与相邻的软骨组织良好地整合（ 图 44.5f、g ；箭头 ）。在修复组织的表层细胞多数为纺锤状的成纤维细胞样细胞，而在剩余部分基质中则发现位于陷窝中的圆形细胞（ 图 44.5e、h ）。移植之后，不论猪的年龄多大，组织学上都未发现在这种同种异体移植状态下的 TEC 中心有坏死或者任何伴随免疫排斥的巨噬细胞和淋巴细胞的异常炎性反应。并且不论成熟与否，在组织学评分上 TEC 组都显著高于对照组（ 图 44.5i ）。对比成熟组和未成熟组，在移植 TEC 之后未发现存在明显差异。

此外，针对未成熟和成熟的移植猪来源 TEC

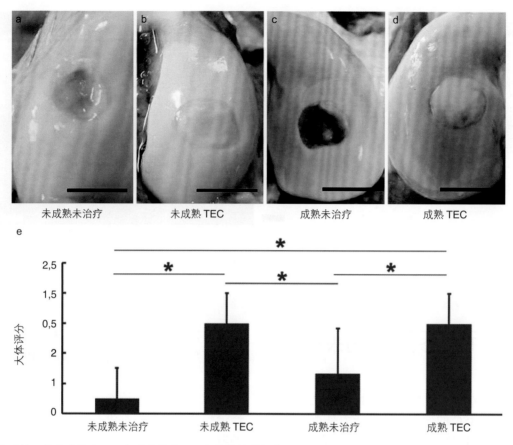

图 44.4 术后的 6 月未成熟（a、b）或成熟（c、d）的猪软骨损伤经过（a、c）或未经（b、d）TEC 治疗的大体观。标尺 =10 mm。（e）术后 6 个月经过或未经过 TEC 治疗的软骨缺损大体评分。不论是否成熟，TEC 组的评分都显著高于未经 TEC 治疗组。*$P < 0.05$。引自 [21](Shimomura et al., Biomaterials 2010)

术后 6 个月的猪软骨缺损区域还做了生物力学检测，并与正常软骨做了对比。正常的关节软骨在生物力学上是一种具有双相黏弹性的组织，有应变率依赖性的特性 [66]。这意味着软骨中保持细胞外基质中水分的黏弹性可能主要在快速压力试验中反映出来，而与基质中水分无关的黏弹性可能主要体现在慢速压力试验中。对照组未经治疗的软骨缺损处组织中在压缩率为 4 μm/s（图 44.6a）或者 100 μm/s（图 44.6b）时，未成熟组的切线模量（<5% 应变曲线斜率）明显低于正常软骨。相反，经过 TEC 治疗后的未成熟组的软骨缺损处组织的切线模量在压缩率为 4 μm/s（图 44.6a）或者 100 μm/s（图 44.6b）时与正常软骨都没有显著性差异。成熟组的结果与未成熟组类似（图 44.6a、44.6b）。上述结果表明不论受体的年龄如何，经 TEC 移植修复之后的软骨缺损处组织的弹性模量与正常软骨相似。

44.7 使用人滑膜 MSC 来源 TEC 修复单纯软骨缺损的临床试验

基于上述令人鼓舞的临床前期研究结果，我们申请批准开展了基于人体的临床研究 [67]。符合以下指标的有症状的膝关节软骨缺损患者的入组标准为：缺损面积 ≤5 cm^2 的单纯软骨损伤，年龄 20 ~ 60 岁，下肢力线正常（图 44.7a）。在全麻或者腰麻下，获取人膝关节滑膜组织约 1 g，然后进行 MSC 分离培养扩增。取材 3 ~ 5 周后，TEC 便可制作完成并准备自体移植。可以选择小切口或者关节镜下移植，首先清理软骨损伤区域并注意不伤及软骨下骨。移植前用无菌 PBS 清洗 TEC 数次，以尽可能地减少培养基中牛血清相关蛋白的污染，然后将 TEC 修剪成与软骨缺损处相匹配的大小和形状。移植过程大概耗时 5 ~ 10 min，不需要额外的加强固定。术后用膝关节支具固定 2 周，

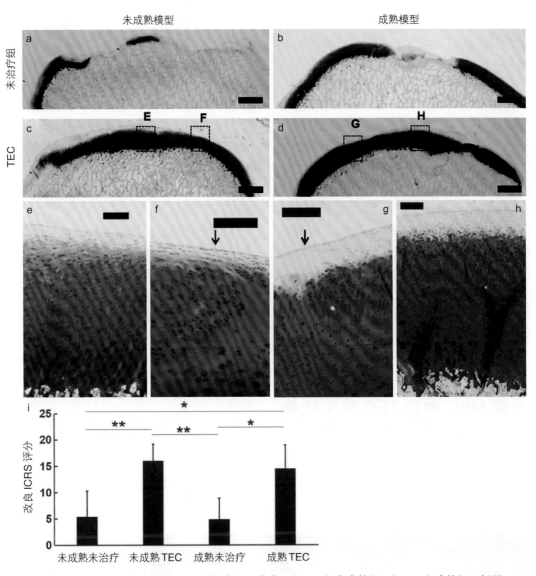

图 44.5　对照组（a、b）和 TEC 治疗组（c、d）的番红 O 染色。（a、c）未成熟组，（b、d）成熟组。标尺 =1 mm。在高倍视野下修复界面（f、g）以及 TEC 修复组织中心（e、h）。标尺 =200 μm。不论是否成熟，软骨缺损都被番红 O 染色阳性的组织完全覆盖（c、d）并且很好地与周围组织整合（f、g 箭头）。（i）未成熟和成熟组软骨修复情况的改良 ICRS 评分。不论是否成熟，TEC 组的评分都显著高于对照组。*P＜0.05,**P＜0.01。引自 [21](Shimomura et al., Biomaterials 2010)

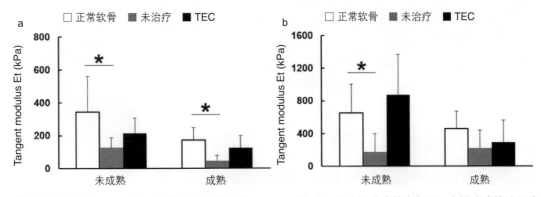

图 44.6　慢速压力试验（4 μm/s）（a）和快速压力试验（100 μm/s）（b）。无论骨骼成熟度与否，在慢速或快速压力速度下，TEC 修复的组织和正常软骨的切线模量均未发现明显差异。相反，无论骨骼成熟度与否，在慢速或快速压力速度下，未经 TEC 处理组的切线模量均低于正常软骨。*P＜0.05。引自 [21](Shimomura et al., Biomaterials 2010)

然后开始关节活动度以及肌肉力量的锻炼。术后6～8周全负重。术后大约1年可以允许进行较为剧烈的活动。随访1年，该研究的主要终点指标是分析不良反应。次要终点指标是该治疗方法的有效性，包括VAS疼痛评分、KOOS评分等主观评分以及结构性评估。结构评估包括术后1年进行活检组织学分析以及术后3个月、6个月、12个月进行膝关节MRI（传统图像和定量测量如T2 mapping）。初步结果显示：术后12个月二次关节镜检（图44.7b）以及MRI（图44.7c、d）显示软骨缺损区域被软骨样修复组织完全覆盖，从而恢复正常的关节功能，并且无任何严重不良事件发生。同样，活检组织也展现出结构排列良好的番红O染色阳性的透明软骨样组织（图44.7e）。与结构评估结果相似，VAS疼痛评分以及KOOS评分等主观评估均有明显改善。

44.8 滑膜 MSC 来源 TEC 再生软骨以及在骨骼肌肉系统其他组织中的潜在应用

本章内容主要展示的是使用滑膜 MSC 来源

无支架的 TEC 作为一种有效的基于细胞的软骨修复方法的可行性。滑膜来源的细胞经过培养传代4～7代后仍能保持很高的自我更新能力以及稳定的表面特异性抗原的表达，这一点与骨髓来源 MSC 一致。更重要的是，正如之前报道的一样，这些细胞还能够保持多向分化的能力（成骨、成软骨和成脂分化）[16]。培养的滑膜 MSC 展现出与其他组织来源相似的特性，所以在体外制作的 TEC 可以看做一种基于 MSC 的三维生物工程组织。

此项组织工程技术的核心就是合成一种无须人工合成材料支架的三维组织，是一种由单层细胞-基质复合物经主动收缩叠加而成。重要的是，TEC 的制作不要任何外源性的支架，因此植入 TEC 可以最大限度地降低由人工或者外来生物性材料支架导致的潜在的副作用风险。更重要的是，我们证实了使用人血清培养细胞与牛血清一样有效，能够保证滑膜来源 MSC 的增殖并且不影响其多向分化潜能[46]。因此，再加上使用自体血清培养细胞，以技术上来说 TEC 的制作合成可以做到完全排除外源性物质。在这样排除一切外来蛋白质的环境下制作合成 TEC，可以最大限度地减少感染性物质以及免疫反应的风险[39]。

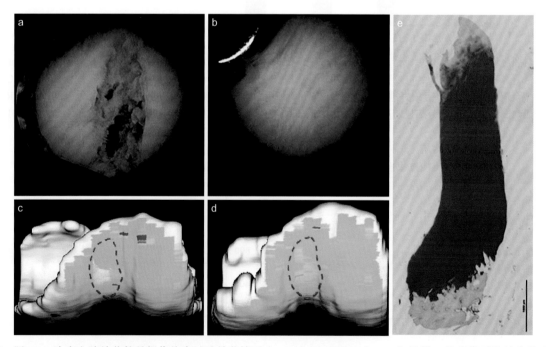

图44.7 用 TEC 治疗人膝关节软骨损伤临床试验关节镜下（a、b）以及 MRI（c、d）结果。关节镜下移植术前（a）和 TEC 移植术后12个月（b）。软骨缺损区域被软骨样修复组织完全覆盖。术前（c）和术后12个月（d）的 T2 mapping 相。（e）术后12个月组织活检。番红O染色显示结构排列良好的透明软骨样组织。引自 [47](Shimomura et al., Cartilage 2015)

TEC 另一个结构上的优势是在这个三维系统里细胞均匀一致地分布和整合在整个组织中。所以不用再调整 TEC 中的细胞分布。同时值得注意的是，尽管 TEC 不含任何人工支架材料，但其自身就拥有良好的生物力学特性。在含有 Asc-2P 的培养基中培养 21 天后，TEC 的拉伸强度可以达到 1.32 ± 0.25 MPa[48]，这与韧带组织受伤后 $1 \sim 2$ 周的组织强度相同[68]。因此，在移植过程中可以对 TEC 进行各种操作而不会破坏其基质。而且，具有如此拉伸强度的 TEC 可能用于像肌腱或者韧带组织修复过程中需要持续暴露在机械应力下的修复。

TEC 的另一个重要生物学特性是其良好的组织黏附性。这种特性能够保证 TEC 快速且牢固地与相邻软骨基质黏附在一起，这就使得 TEC 的移植过程变得简单，且无须额外的加强固定。此外，这种黏附性还能使 TEC 与自身的基质发生快速的自交联，这可能增加了 TEC 的组织可塑性。因此在实际应用中，能够通过将培养皿中的 TEC 叠加而形成一个几毫米厚的球状组织。有了这种可塑性，就使得根据软骨缺损处的大小和尺寸制作更厚的 TEC 来修复更大缺损成为可能。尽管我们还没有确定 TEC 黏附性的关键因素，但是免疫组化染色结果显示在 TEC 与软骨缺损基床之间的界面存在纤连蛋白和玻连蛋白。因此，纤连蛋白和玻连蛋白可能或者至少是部分决定了体外合成的 TEC 的黏附特性。

众所周知，一个高密度的三维培养环境能够很大程度地促进成软骨，如团块培养[69]或者微球培养[70]。但是这些方法由于其形成的组织团块体积都太小，无法直接应用到临床上[25]。本研究则证明了利用 TEC 方法能够克服这个问题，在为修复提供一个良好的供 MSC 向软骨细胞分化的高细胞密度三维环境的同时，避免细胞和组织的凋亡和坏死。在原始的 TEC 中不含有 Ⅱ 型胶原这类的软骨特异性分子，而是富含 Ⅰ、Ⅲ 型胶原。但是植入体内后，在没有给予额外的外来成软骨诱导因素的环境下，TEC 能够在体内源环境下形成与软骨组织相似的基质成分。体外成软骨实验结果显示损伤局部的生物学和力学环境有利于旧基质的降解以及新的成软骨基质的合成。因此，TEC 植入体内以后，在成软骨分化过程中 TEC 基质的表型发生了根本改变。

一系列体外实验显示 TEC 具有可塑性、黏附性和成软骨分化特性，是一个独特的有前景的软骨修复移植物。TEC 在猪体内软骨缺损修复中首先证明了这一点。TEC 在移植后初期牢固地贴附于软骨损伤区域表面，无需缝合固定。后期 TEC 能够与周围软骨基质良好地整合，术后 6 个月修复组织显示明显的成软骨分化，并且未出现组织中心坏死现象。这种生物性整合在术后 6 个月就已经有证据显现。使用改良 ICRS 组织学评分[71]进行评估，经 TEC 修复的软骨缺损处组织在组织学各个方面都优于对照组，并且能阻止缺损处的发展。生物力学检测也显示经过 TEC 修复的组织展示出了与正常软骨相似的模量以及摩擦等生物力学特性。据我们所知，本研究是首次报道了基于 MSC 的软骨修复方法在不损伤软骨下骨的前提下成功地修复了软骨损伤。此外，这种方法的效果还不受受体年龄的影响。因此，本研究结果支持将该治疗方法用于各个年龄阶段的软骨损伤患者的软骨修复和再生。这对于自身软骨细胞数量和质量都有限的老年患者更有意义。同时，对该技术也已经开始进行临床试验。初步的临床结果显示，该技术能通过在软骨缺损区域形成类透明软骨样修复组织并覆盖缺损来恢复正常的关节功能。所以，该研究结果支持将该技术用于确诊为软骨损伤的患者，以促进软骨修复和再生。

至于在肌肉骨骼系统其他组织中的应用，我们使用滑膜 MSC 制备的 TEC 对猪半月板损伤进行了修复，并检测了其有效性[72]。术后 6 个月，经 TEC 治疗的半月板损伤区域被纤维软骨组织修复，并且与周围相邻的自体半月板组织良好地整合。因此，TEC 在治疗半月板损伤并阻止创伤性关节炎的发生方面也是非常有前景的。

此外，我们还探索了一种滑膜 MSC 制备的 TEC 和羟基磷灰石人工骨混合材料来治疗兔骨软骨缺损的可行性[73]。研究结果显示，术后 6 个月软骨下骨在更加快速修复的同时，新生的软骨样组织也与周围正常组织显示很好的整合。因为 TEC 是一种"无支架"的移植物，再加上羟基磷灰石人工骨已经被广泛地用于临床，所以该复合移植物是一种具有良好安全性与长期稳定性的、基于 MSC 的生物移植物，具有良好的应用前景[74]。

综上所述，我们阐述了一种特有的、具有良好前景的、来源于培养的滑膜 MSC"无支架"三维 TEC 的一系列特性。这些特性已经在对于各个年龄段体内动物模型的治疗，以及最近的临床试验中被证实[21, 48, 49]。由于其体外合成以及"无支架"的特性，相较于那些使用支架的细胞治疗，其具有更好的长期安全性和有效性。由于 TEC 中富含 I 型胶原基质，所以其也可以用于皮肤或韧带和肌腱的增强修复，因为这些组织中也富含 I 型胶原。由于 TEC 同时也具有成骨和成脂分化潜能，TEC 在骨骼肌肉系其他组织的修复中也有潜在的应用前景。我们在动物模型中证明了其在半月板以及骨软骨损伤修复中的有效性。并且 TEC 还可以由其他组织来源的 MSC 来制作合成，如脂肪组织，其富含 MSC，易于制备且不用进入关节腔。因此，利用不同来源的 MSC 制备 TEC 技术的组织工程策略在一系列的组织再生医学中都具有潜在的广泛应用前景。

参考文献见本书数字资源。

脂肪干细胞的临床应用

45 章

Alberto Gobbi、Laura de Girolamo、Graeme P. Whyte、
Fabio Valerio Sciarretta 著
周广东 译

45.1 引言

在再生医学的细胞治疗领域，间充质干细胞（MSC）已得到了广泛的研究和应用。涉及 MSC 使用的各种治疗方案已经用于临床，并且已经证明在多种疾病中可以增强再生潜力。这些细胞可以从各种组织中分离出来，如肌肉、骨膜、滑膜、骨髓和脂肪组织。由于脂肪组织的丰富性和易获得性，人们对脂肪组织作为 MSC 来源的兴趣越来越大。

脂肪组织中含有能够分化成骨、肌肉和软骨的细胞[1, 2]。一些作者已研究了脂肪间充质干细胞（adipose-derived mesenchymal stem cells, ASC）在治疗软骨缺损和骨关节炎中的潜在作用。初步的动物实验已经证明，这些细胞在临床前和临床情景中具有促进软骨再生和改善退变软骨损伤症状的能力。这一领域的认知正在迅速发展，各种形式的 ASC 治疗已可供临床使用。

45.2 MSC 的细胞生物学

最近的发现表明，MSC 来源于称为"周细胞"的血管周围细胞。这是一种在血管附近发现的细胞[3-5]。周细胞存在于血管周围微环境中[6]，并处于静止状态。当血管受损时（通常与身体损伤相关），周细胞会释放，并激活获得 MSC 表型。激活的 MSC 会释放一系列生物活性分子，以抵消过于激进的免疫反应[7]。释放营养因子以建立再生微环境，在促进血管再生和刺激组织特异性祖细胞增殖的同时，抑制缺血、凋亡和瘢痕形成[7, 8]。

尽管人们最初对 MSC 的兴趣集中在通过这些

细胞固有的多向分化潜能直接参与组织再生[9-13]，但目前，这些细胞在体内的表现能力和报道的治疗效果认为与旁分泌和营养作用有关[3, 14]。由于这个原因，MSC 最近被描述为一种细胞"药店"，因为它们能够向周围的微环境释放多种生长因子和细胞因子，模拟局部用药的预期效果[8, 15]。

45.3 ASC

几十年来，受益于供体和受体的同源性，骨髓一直是 MSC 用于临床的主要来源，特别是在骨科治疗方面。然而，值得注意的是，在骨髓抽吸中，只有 0.01% ~ 0.0001% 的有核细胞鉴定为 MSC，并且这个亚群可能会受到年龄的强烈影响[16, 17]。

近年来，脂肪组织具有一致的血管分布结构，越来越多地被认为是这些细胞的可靠来源。MSC 可以很容易地以微创的方式从患者的脂肪组织中大量收集（图 45.1）。与来自骨髓的细胞相比，几乎不受年龄的限制。由于临床方面的考虑，目前

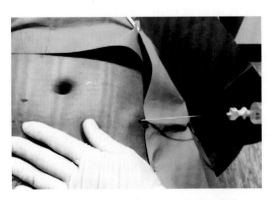

图 45.1 临床上腹部脂肪组织的抽吸提取

脂肪来源的干细胞与骨髓来源的干细胞都是重要的 MSC 来源，可应用于多种治疗。

皮下脂肪组织中富含成熟的脂肪细胞（67.6%），但也包括血管、白细胞、成纤维细胞、巨噬细胞和脂肪前细胞。这些被定义为基质血管组分（stromal vascular fraction, SVF）[18-20]。每个脂肪细胞都被一个毛细血管系统完全包围。这就解释了为什么脂肪组织中 MSC 的浓度比骨髓中 MSC 的浓度高 5 倍[21, 22]。基质和含有大量干细胞或基质细胞的 SVF 可能的治疗应用已经引起了人们对脂肪组织临床应用越来越多的兴趣，涉及这种治疗的临床试验的数量也在大幅增加。

尽管在分离人 ASC 方面取得了一系列进展，但仍存在一些障碍，包括体外扩增困难、传递效率低下（移植后保留的移植细胞不到 5%）以及这些细胞在体内的命运不确定[23]。这些问题可能会使细胞扩增的潜在收益最小化。此外，由于需要遵守细胞操作规范指南，这些干细胞经过一系列的操作（包括体外扩增）后，在临床环境中使用这些干细胞的监管批准明显延迟。但是，这些限制不适用于最少操作的情况（欧洲议会和理事会第 1394/2007 号法规）。因此，开发加工技术，以最少操作获得合适的自体人 ASC 产品，非常适合临床应用。

45.4 ASC 的临床应用

近年来，大量与 MSC 相关的体外和临床前数据发表，MSC 已在许多试验中得到证实，用以治疗一系列骨科疾病，包括软骨缺损[24]、骨关节炎[25]、肌腱病[26]、椎间盘疾病[27] 和骨不愈合或延迟愈合[28]。

在临床前研究中，Toghraie 等的研究报道，单次注射从髌下脂肪垫或皮下组织中取出的 ASC 可修复骨关节炎病变的软骨缺损[29, 30]。具体来说，在单侧 ACL 横断所致骨关节炎的兔模型中，ASC 治疗组的软骨质量得到了改善。此外，在 ASC 治疗组中，与骨关节炎相关的临床症状减少，如骨赘形成和软骨骨化减少。研究结果还显示免疫反应降低，这可能归因于 ASC 的低免疫原性和抗炎特性。ASC 可分泌多种可溶性因子，包括 TGF-β、前列腺素和 IL-10。Ude 等报告了与本研究一致的

发现，ASC 和骨髓来源 MSC 的软骨生成特性在绵羊模型的骨关节炎治疗中得到了证实[31]。在应用方面，自 2003 年以来 ASC 已被用于兽医。单次 ASC 注射在治疗犬肘关节和髋关节慢性骨关节炎方面的疗效已有相关报道[32-34]。

在初步的动物实验研究之后，已经进行了大量体内研究。这些研究使用了接受过支架手术或 ASC 关节内注射治疗软骨和骨软骨损伤的人体受试者。Koh 和 Choi[35] 报道了膝骨关节炎患者关节内注射髌下脂肪垫来源 MSC 治疗随访 2 年后，取得了令人鼓舞的结果[35]。此外，Koh 等[36] 报道了治疗 2 年后临床效果改善，以及二次关节镜检发现临床改善或软骨稳定[36]。

45.5 脂肪组织提取物的临床应用

体外实验研究了以脂肪组织提取物分离 ASC，以检测关节内自体脂肪组织提取物注射作为一种替代细胞疗法治疗软骨损伤的有效性，并作为一种抑制退变软骨损伤进程的方法。最近发表的研究评估了脂肪组织提取物促进再生软骨细胞的生长、修复受损软骨以及对软骨细胞产生旁分泌作用的能力。

Lipogems®（PCT/IB2011/052204）是一个首创的闭环处理系统。它允许对脂肪组织进行最小限度的处理（仅通过机械作用），维护 SVF 微环境，减少脂肪团块，以便用细针注射，并去除杂质如油残渣和血液（图 45.2）。这种产品的灵感来源于 Coleman 脂肪填充技术[37]。与 Coleman 方法类似，Lipogems 系统的目标是分离出均匀、微细的脂肪

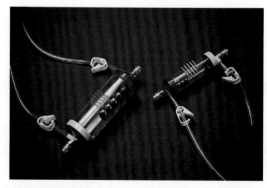

图 45.2 含不锈钢球的 Lipogems® 系统的加工圆筒，将抽吸的脂肪乳化成微碎片

组织，从而允许在手术时间内处理患者的皮下脂肪进行自体回注 [38]。该装置能够简化脂肪组织的原始宏观结构，以逐步减少脂肪基质，获得可移植脂肪簇，同时可以最小化细胞损伤并优化活细胞浓度。由于这些设计特点，Lipogems® 已被批准在美国作为一种二类设备用于移植自体脂肪组织和美容（脂肪填充）。应用范围包括整形和重建外科、神经外科、胃肠和附属器官外科、泌尿外科、普外科、骨科、妇科、胸外科和腹腔镜手术。

　　处理至少 60 ~ 80 ml 脂肪组织提取物，可获得含有 ASC 的脂肪组织微片段的最终产品。这一过程并不复杂，而且操作相对较快，因为脂肪组织的处理过程是持续保持在液体悬液中进行。这确保了细胞损伤最小和碎片的形成。在开始之前，用无菌的生理盐水溶液填充这个包含五个不锈钢珠的塑料圆筒。脂肪组织的片段是按步骤进行的。首先，将注射器内的脂肪组织提取物转移到 Lipogems 装置中，通过装置上部的大过滤器，进行第一次减少脂肪簇操作。这个通道是通过一个封闭的系统来实现的，以确保组织保持无菌状态。在脂肪组织提取物被移入 Lipogems® 设备的同时，等量的盐溶液被转移到处置袋中。通过大力摇晃装置和不锈钢珠施加机械力量，使脂肪组织微片

段化，并乳化装置内的各种成分和相（油残渣、盐水和血液）。这一步骤是纯化 ASC 的基本步骤，紧接在使用盐溶液多次洗涤系统地去除上述成分之后。在此过程中，当设备垂直放置时，其中包含的各种成分将通过重力分离。脂肪组织包含在装置顶部的第一层中，而含有血液的盐溶液则保留在底部 [39]。一旦注入装置的盐水变得清澈并与黄色脂肪组织提取物层分离，则停止注入盐溶液并将装置倒置。最后一步是纯化脂肪组织，现在脂肪组织由一层漂浮的脂肪簇组成，必须通过过滤器装入 10 ml 注射器中。通过过滤器的通道可以进一步减小脂肪簇的大小。ASC 的最终分离物可用于预期的临床用途（图 45.3）。

　　Bosetti 等研究了从腹部皮下脂肪组织抽脂的患者中获得的脂肪提取物，以检查脂肪提取物衍生细胞重新填充脂肪组织的能力 [41]，并检查了这些重新填充细胞的表型和分化潜能，以确定脂肪提取物对人类软骨细胞增殖与软骨基质生成的影响。通过 PureGraft® 系统、Lipogems® 系统、Coleman 和对照样品等几种方法，将脂肪提取物进行不同的处理。从这四种技术中获得的脂肪提取物的组织学比较表明，Lipogems® 过程导致细胞组织发生最显著的变化，仅有少数脂肪组织被鉴

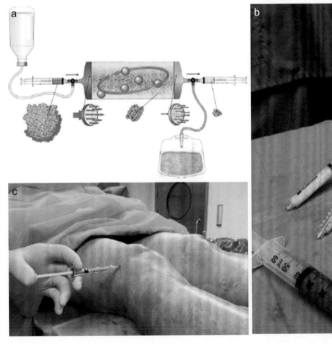
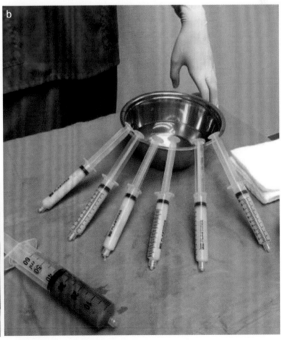

图 45.3　（a）Lipogems 系统；（b）含有未经处理的脂肪组织提取物的 60 ml 注射器，含有微碎片脂肪组织的 10 ml 注射器 6 支；（c）膝关节腔内注射微碎片脂肪细胞悬液，10 ml 注射器

定出，其余区域几乎完全被胶原和 GAG 所取代。使用 Coleman 方法和 Lipogems® 获得的脂肪提取物可以诱导软骨细胞增殖和细胞外基质沉积，并从细胞簇中产生良好的细胞生长。在这些治疗组中，使用 Lipogems® 获得的脂肪提取物在三维胶原基质中显示出更快的生长速度和更多的细胞数量。作者总结认为在自体移植前不需要分离和扩增干细胞。

45.6 小结

MSC 很容易以 ASC 的形式从脂肪组织中获得。这些细胞可以在门诊环境中采集和处理，并立即用于临床而无须细胞培养。最近的技术发展允许自体脂肪组织的微破碎，其中包含完整的组织微环境和细胞簇。这些分离物已显示出巨大潜力，可用于广泛的软骨疾病，从局部创伤性软骨损伤到与骨关节炎相一致的更晚期和弥漫性病变。目前使用 ASC 治疗的可用结果数据是初步的，进一步的结果分析，包括随机试验，将有必要更好地阐明这种治疗的理想适应证。

参考文献见本书数字资源。

欧凯治疗（Orthokine）

第**46**章

Ran Arbel 著

林奕鹏、付维力 译

46.1 引言

　　欧凯治疗（Orthokine）是骨科中一种基于患者自体血液的保守治疗方法。该疗法首先从患者身上采集血液样本，置于生理温度下待其凝结，然后使用专门的医疗设备（Orthokine Ⅱ或 EOT Ⅱ）进行离心分离。通过此技术制备富含多种高浓度的信号蛋白，如白介素 -1（IL-1）受体拮抗剂和其他诸多生长因子的无细胞血清。

　　制备完成的自体条件血清（autologous conditioned serum, ACS）会通过多次局部注射的方式应用于该患者的病变部位。欧凯治疗最初提出的设想是：在炎症、慢性退变性软骨损伤、神经根炎症和疼痛中，IL-1 发挥重要的作用。

　　关于欧凯治疗目前已有大量已发表的临床研究。这些研究支持该疗法在缓解疼痛、改善关节活动度、提高与功能和健康相关的生活质量上效果显著。同时，该疗法的危险性非常低，患者安全也得到了保障。其他注射疗法（如糖皮质激素、HA 和富血小板血浆）在临床疗效和作用持续时间上均无法与其相比。并且欧凯治疗有可能通过减少手术次数，以及减少疼痛治疗相关药物使用的剂量和频率，从而减少了中长期医疗费用。

　　从 2001 年起，欧凯治疗就已经作为常规治疗手段使用。该疗法在过去 15 年的使用和已发表的临床数据表明其完全可以作为一个除了外科手术和其他注射性治疗外安全且有效的治疗选择。

46.2 生物学机制

　　生物力学因素是骨科疾病发病的重要因素。

　　除此之外，细胞因子网络内一系列级联生物因子的相继激活在疾病发病机制中也很重要[1]。在 20 世纪 70 年代末和 80 年代初，有学者首次提出将细胞因子抑制剂和生长因子作为治疗的理念。生长因子通过调节基础的病理机制，来靶向恢复受损组织的功能，它在骨科疾病局部治疗中的作用也越来越被重视，而骨关节炎的特征正是表现为一系列分子和生物学过程的失调。

　　骨关节炎的一个主要分子病理特征是局部释放的细胞因子导致透明软骨及其基质的破坏。这导致关节内促炎因子和损伤性相关因子产生过多，引起基质代谢平衡失调，进一步造成透明软骨损伤[2]。

　　在骨关节炎中，软骨细胞和滑膜细胞分泌调控基质代谢的降解性蛋白酶，如胶原酶（MMP-1）、明胶酶（MMP-2）、基质溶解素（MMP-3）和蛋白聚糖酶。正常的软骨代谢是各种基质成分的合成与降解之间高度受控的平衡。关节内的原发灶导致的炎症反应如果不能得到控制，则有可能持续发展为慢性骨关节炎并导致滑膜炎，进而引起软骨下骨、韧带、关节囊和关节周围肌肉的相应改变。

　　活化的滑膜巨噬细胞在骨关节炎的病理进程中扮演了重要角色，它可产生细胞因子并募集可搭载细胞因子的多核中性粒细胞。蛋白酶和自由基可调节前列腺素、胶原蛋白和蛋白聚糖的合成。骨关节炎进展的特征为：关节软骨进行性丢失，新的软骨下骨形成，在关节边缘形成新的骨和软骨组织，同时伴有轻度滑膜炎。

　　在骨关节炎的早期阶段，分解代谢性细胞因子的产生会短暂性地诱导软骨细胞增殖和基质合成（Ⅱ型胶原、蛋白聚糖），这是早期组织自我修复的机制。

各种细胞因子合成量（IL-1、TNFα、IL-17、IL-18 和前列腺素 E2）的失衡导致胶原酶（MMP-1、MMP-8、MMP-9 和 MMP-13）和蛋白聚糖酶（ADAMTS-4 和 ADAMTS-5）合成增加，进一步促进基质降解，并进行性地侵蚀关节表面。随后一氧化氮和黏附分子也参与关节炎的形成。IL-1 在类风湿性关节炎和骨关节炎中对于关节软骨的破坏作用都有被提及。

IL-1 受体结合位点在体外和体内均可被天然抑制剂抑制，如 IL 受体拮抗剂（IL-receptor antagonist, IL-1RA）和可溶性受体（IL-1RI 和 II）。IL-1RA 属于细胞因子 IL-1 细胞因子家族。它会竞争性结合 IL-1 受体，而排除 IL-1，因此不会引起细胞内应答。

IL-1RA 是 IL-1 的竞争性受体拮抗剂，对 IL-1 受体 I 和 II 均具有亲和力[3-5]。有假说认为，局部退变组织的 IL-1RA 浓度过低，无法抑制软骨、肌肉、脊柱组织和其他结构的破坏。

尽管在细节上有略微差异，现有研究普遍认为 IL-1RA 的量需要比 IL-1 多 10 ~ 1000 倍，才能有效地阻断机体中所有的 IL-1 受体，或触发 IL-1 作用的相关生理过程[6-8]。但这些数据来自各种不同的受体结合体外实验，并且通常使用的是重组形式的 IL-1RA，因此，实验结果不能完全反映天然体内多糖基化 IL-1RA 蛋白的生物学功能。对于是否需要完全阻断所有具有生物活性的 IL-1 受体，才能显著改善诸如骨关节炎或神经炎症这类疾病的病理反应，目前尚不清楚。但有证据显示，多种天然或重组的抗炎型细胞因子和可溶性受体尽管对 IL-1α、IL-1β 和 IL-1RA 的解离速率存在差异[9]，但都能影响 IL-1 受体的信号传导和改变炎症状态。

也有新技术可实现类似的 IL-1RA 诱导，而无须使用表面结合 IgG[13]。通过对几种材料的实验测试，包括高分子塑料、玻璃和石英，结果提示硼硅酸盐玻璃球可作为最佳的表面，可诱导 IL-1RA 从头产生和聚集，而不需要在全血中制备 IL-1β。

ACS 可通过在医用级玻璃珠（Orthogen, Düsseldorf, Germany）储存静脉血来制备。外周血白细胞产生大量内源性抗炎细胞因子，包括 IL-1RA。它们聚集在血清中。将血清离心，并提取 ACS 后，将 ACS 分装，可保存备用，或注射到人（或动物）的患处。在现有的随机对照临床试验中，脊柱领域的推荐用量为：每周 1 次，连续 3 次。若用于治疗骨关节炎，建议每周 2 次，6 次一个疗程。

在 ACS 制备过程中，单核细胞和血小板释放的产物一部分来自细胞内原有储存，另一部分是重新合成的。正如环己酰亚胺抑制人全血中 IL-1RA 积累所提示的，积累的 IL-1RA 很大一部分是新合成的[14]。ACS 中存在的细胞因子（表 46.1）可能比目前已确定的要多，并且细胞因子的平均浓度标准差（standard deviation, SD）较高，表明细胞因子浓度在个体间差异较大。目前认为，ACS 产生的临床和临床前效果不能归因于其中的单一成分，而可能是所有成分和因素协同作用后的效果。对膝骨关节炎患者按年龄进行分层分析[16]，结果显示 ACS IL-1RA 水平与治疗效果之间不存在明显的相关性。因此，单独的 IL-1RA 浓度可能与临床结果没有显著联系。考虑到血清中还有更多的细胞因子（如生长因子）蓄积，因而可合理地推断：本文提及的研究中观察到的临床效果，可能部分是由于血细胞暴露于"外来物质"表面，而激活内源性伤口愈合机制，进而启动诸如凝血反应和组织修复的生理机制。

46.3 通过欧凯治疗制备 ACS

通过将人体血液置于生理温度下，可选择性地促进抗炎细胞因子和生长因子的产生。Arend 等[7, 9-12]的研究表明，使用一些分子，如脂多糖（lipopolysaccharide, LPS）、佛波酯（phorbol myristate acetate, PMA）、IL-1 和 TNFα 等对 IgG 表面结合，可通过分离人单核细胞诱导产生 IL-1RA。

46.4 欧凯治疗 ACS 的制备方法

静脉血的不同用量主要取决于不同病种的注射次数不相同，一般介于 3 次（脊柱或肌腱病）与 6 次（大关骨关节炎注射）之间。首先在装有玻璃球的每个特殊设备中抽取 10 ml 静脉血（通常需要一根 10 ml 试管，以产生每次注射的细胞因子），在 37 ℃下孵育 6 ~ 9 h（图 46.1）。然后将血液离心，

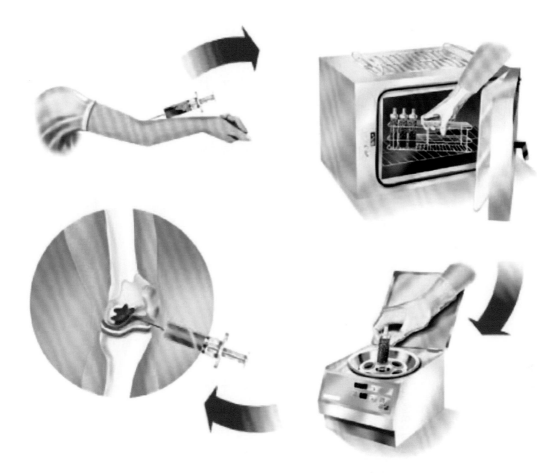

图 46.1　无细胞的 ACS 是在医用级玻璃球存在的条件下，通过使用专用注射器无菌抽吸的静脉血培育而产生的。外周血白细胞产生大量内源性抗炎细胞因子，如 IL-1 受体拮抗剂。这些细胞因子随血清被回收。离心和分装后，将 ACS 储存或无菌注入人（或动物）受试者的患处。在随机对照人体临床试验中，受试者分为每周一次（共 3 针）用于治疗脊椎疾病，或每周 2 次（共 6 针）用于治疗骨关节炎

取出无细胞的 ACS 立即注射，或在使用前储存在深低温冰箱（≤18 ℃，最长保存 12 个月）。

血浆中不同因子的成分见表 46.1。

46.5　欧凯治疗 ACS 应用推荐：骨科疾病的适应证、剂量和给药方式

以下推荐提供了关于注射方式、注射次数、频率、剂量、时间和适应证的指导原则：ACS / 欧凯治疗始终需要搭配 0.2 μm 细菌过滤器一起使用。

大关节：膝、髋、肩或踝骨关节炎以及"肩周炎"、无须局麻，共 6 次注射，每次 2~4 ml，每周 2~3 次。

小关节：第一腕掌关节、肩锁关节、掌指关节骨关节炎及外伤：无须局麻，共 6 次注射，每次 0.5~2.5 ml，每周 2~3 次。

肌腱病：肌腱或韧带损伤、髌腱炎（跳跃膝）、肱骨外上髁炎：用盐水配，于肌腱止点注射 1~3 针，无须局部麻醉，共注射 4 次，每次 2~4 ml，每周 1~2 次。

肩峰以下：肩袖，用盐水配，1 针，无须局部麻醉，共 4 次注射，每次 2~4 ml，每周 1~2 次。

跟腱病：跟腱部分撕裂，腱旁肌周组织间，用盐水配，3 针，无须或少量局部麻醉药，共 4 次，每次 2~4 ml，每周 1 次。

关节手术后：膝关节镜术后、ACL 术后及软骨重建手术（自体骨软骨移植、微骨折及自体软骨细胞移植）术后 4~6 周开始使用，1 针，少量局麻，共 4 次注射，每次 0.5~2.5 ml，每周 1 次。

表 **46.1** 欧凯治疗 10 ml 全血的人 ACS 中细胞因子和生长因子的含量 (from: Wehling et al., Biodrugs 2007 [15], modified)

	IL-1RA	IL-1β	IL-6	TNFa	IL-10	FGFb	VEGF	HGF1	IGF1	PDGF AB	TGFβ1
患者数量	224	224	200	92	92	92	92	92	92	92	80
培育前浓度（pg/ml）（0 h）											
基础值	236	<3.9	<12.5	<15.6	<7.8	14.6	61	431	86 000	205	1165.0
培育后浓度（pg/ml）（6 h）											
均值	2014.8	7.9	28.7	10.1	33.4	26.6	508.6	1 339.3	117 208.8	39 025.6	97 393.0
标准差	4381.1	8.7	48.1	9.6	18.9	20.8	307.7	928.7	51 644.4	10 515.8	113 418.3
最小值	390.3	1.4	0.9	3.0	4.1	2.8	114.1	691.4	37 430.0	19 601.0	13 067.0
最大值	31 057.0	48.9	250.2	69.7	105.0	104.5	1694.0	6473.0	440 000.0	66 208.0	823 000.0

使用 ELISA 试剂盒（R&D Systems, Minneapolis, MN, USA）进行全部测量。基础值是试剂盒制造商测量的健康供体的正常值。从 10 ml 全血中获取血清

肌腱手术后：肩、跟腱；肩袖重建，跟腱缝合术后 4~6 周开始使用，1~3 针，少量局部麻醉，4 次注射，每次 0.5~2.5 ml，每周 1 次。

运动损伤：肌肉损伤 - 肌束断裂 - 挫伤，肌肉内注射，用盐水配，5~7 针，无须局部麻醉，共 5~6 次注射，每次 2/5~5 ml，每周 3 次。

腰椎：狭窄性疾病、坐骨神经痛、关节面疾病及神经根病，使用硬膜外注射、经椎间孔注射、椎间孔内注射或神经根周围注射，关节面，共注射 3 次，每次 2~4 ml，每周 1~3 次。

46.6　副作用和禁忌证

目前尚无关于欧凯治疗引起的严重副作用的报道。在欧凯治疗 ACS 与其他药物（如非甾体抗炎药）之间没有已知的不相容性。

但欧凯治疗 ACS 也不应与其他药物混合使用。尤其需要注意的是，目前尚不清楚局部麻醉药与欧凯治疗 ACS 中的相关蛋白质如何相互作用。

目前尚缺乏关于在妊娠期、哺乳期或婴儿和儿童中使用欧凯治疗 ACS 进行相关治疗的信息。

欧凯治疗 ACS 是 100% 的自体材料，并且只用于局部注射。目前观察到的不良反应较少，其发生频率与安慰剂注射（生理盐水）类似。

不良影响包括注射部位的疼痛、发热和肿胀（耀斑），总发生率为 1.3%[17]。

关节耀斑通常在注射后 6 h 内发生，并在 24 h 内缓解，可用非甾体抗炎药和关节局部冷敷治疗。如果无好转，可考虑低剂量皮质类固醇注射。

使用过程中，使用 0.2 μm 过滤器过滤后才可注射 ACS，这是一项强制性规则。

欧凯治疗已获得世界反兴奋剂组织（WADA）的批准。

在"2010 年禁用清单"中，世界反兴奋剂组织放宽了对关节内、肌腱和腱止点的血液制品（如富血小板血浆和欧凯治疗）的使用。欧凯治疗目前被认为是无毒品和兴奋剂效应的疗法（国际奥委会共识文件[18]）。

46.7　欧凯治疗的结果

自 2000 年初以来，国际上已经发表了关于各种适应证的临床研究：

Baltzer 等[16] 通过随机、前瞻、安慰剂对照、双盲膝关节内注射，评估了与 HA 和安慰剂对比，欧凯治疗治疗膝骨关节炎的安全性和有效性。该研究使用 WOMAC 和 VAS 评分进行评估。研究纳入了 376 例 II~III 级膝骨关节炎患者，治疗 6 次，每周 2 次。每次注射量为 2 ml，随访时间为 24 个月。结果显示，VAS 疼痛减轻：57%（欧凯）相对于 42%（HA）和 44%（安慰剂）。WOMAC 整体改善率：54%（欧凯）相对于 29%（HA）和 33%（安慰剂）。研究得出结论：欧凯治疗具有至少长达 2 年的疗效。欧凯治疗具有良好的止痛效果。

Baltzer[19] 在 119 个病例中研究了欧凯治疗对髋骨关节炎的作用。研究纳入了 II~IV 级骨关节炎患者，将其分为三组：欧凯（5.9 倍），欧凯（5.7 倍）+ 可的松（1.9 倍），欧凯（5.9 倍）+ 可的松（2.9 倍）+ 重组人 IL-1RA（3.5 倍）。14 个月后，三组的 VAS 均显著降低，具有统计学差异。而在治疗方式差别或骨关节炎等级上则未观察到统计学差异。研究得出结论，对髋骨关节炎而言，欧凯治疗具有统计学上和临床上的显著改善，可以预防或至少延迟手术。

Auw Yang 等[20] 在一项多中心随机前瞻安慰剂对照双盲的关节腔内注射研究中，评估了欧凯治疗在 182 例 I~III 级膝骨关节炎患者中的安全性和有效性。随访时间为 1 年，结果提示：与安慰剂组对比，欧凯组 KOOS 量表"症状"项评分显著降低，"运动"项评分也显著降低。研究得出结论：在此项前瞻性 RCT 中，与安慰剂相比，自体 IL-1 受体拮抗剂可改善骨关节炎的功能和症状。

在脊柱外科领域，Becker 等[21] 在一项随机前瞻对照双盲的硬膜外与神经周围注射研究中，测试了欧凯对比曲安奈德 5 mg（T5 组）和 10 mg（T10 组）对腰痛在安全性和有效性上的差异。他们测量了 84 例慢性神经根痛患者的 VAS 评分和 Oswestry 指数。该治疗方案包括 3 次注射，每周 1 次。每次注射 2 ml 欧凯血清或曲安奈德局部和麻醉剂 1 ml+1 ml。随访 6 个月显示，VAS 疼痛减轻：70%（欧凯）、53%（T5 组）、60%（T10 组）。他们得出结论，欧凯治疗具有至少 6 个月的长期疗效，并且 ACS 在减轻疼痛方面比皮质类固醇更有效，镇痛作用比皮质类固醇持久，副作用少。这使得 ACS 成为治疗腰神经根压迫有潜力的局部使用药物。

为了支持 Becker 等的观点，Godek[22] 发表了一项针对 15 名患有压迫性神经根疾病患者的非盲单队列初步研究。在 6 次 ACS 注射后，进行了 3 个月的随访。评价参数为 Oswestry 评分、OLS 和 SLR 试验和 VAS 评分。在 3 个月时，临床和统计学上可观察到显著改善（VAS 为 51%，Oswestry 为 61%）。2 名患者因注射效果不佳而进行手术治疗。

Wright-Carpenter 等 [23] 发表了肌肉损伤治疗的前瞻性随机对照研究，比较了在专业运动员中欧凯治疗和 Traumeel/Actovegin（T：2 ml+A：3 ml）组合对肌肉损伤治疗的安全性和有效性。评估指标为 84 名患者的 MRI 结果及恢复完全训练所需的时间。方法为每隔一天进行 5.4 次欧凯治疗，T/A 8.3 次治疗。用生理盐水将欧凯血清按照 1∶2 稀释。注射量为 5 ml（在患区取五个注射点，每点各 1 ml）。与 T/A 相比，6 周后欧凯治疗对肌肉拉伤的再生效果具有统计学上的显著提高（恢复完全训练的时间减少了 30%）。

Baselga 和 Hernandez[24] 发表了一项研究，调查了长期欧凯治疗重度膝骨关节炎的安全性和有效性。采用 WOMAC 和 VAS 评分，对 118 例 Ⅰ ~ Ⅳ级骨关节炎患者进行每周 1 次共 4 次注射并同时进行理疗。24 个月后，结果显示所有评分结果均在统计上显著降低，降低超过 55%，临床也显著改善。按骨关节炎等级分层，则提示无统计学差异。研究得出结论：欧凯治疗对有症状的重度膝骨关节炎在长期疗效上具有显著的统计学和临床意义。欧凯治疗有希望延缓关节手术。

对于欧凯治疗在动物实验上的研究，不管是作为模型还是作为治疗方式，均不是本文的主题，但最新的综述文章对该主题提供了更广泛的讨论 [25-28]。

清，其信号蛋白的浓度较其他组织更高，尤其是 IL-1RA 和其他类型的各种生长因子。

欧凯治疗的启用，最初想法是基于 IL-1（一种免疫系统的信使）在软骨退化、神经根炎症和疼痛中起着重要作用。

IL-1RA 是 IL-1 的天然竞争性抑制剂。患者血液中特定的免疫细胞可释放大量 IL-1RA。在欧凯治疗的处理过程中，这部分细胞及许多生长因子被激活，在免疫调节和结缔组织修复中起着重要作用。

欧凯治疗由美国教授 Peter Wehling 教授等于 20 世纪 90 年代在德国杜塞尔多夫提出并发展，并用于治疗人类骨科疾病，也可用于动物。

这种特殊的生物疗法已被全球近 30 个国家的许多专家成功地采用过，目前已治疗了超过 100 000 多名患者和 60 000 匹马。

关于欧凯的功效、安全性和作用方式的相关出版物超过 35 种。欧凯治疗的有效性和安全性已被众多医师的临床数据以及发表在"同行评议"期刊上的随机对照双盲临床研究结果所证明。这些数据表明，与许多其他推荐的骨关节炎治疗方法相比，欧凯治疗在有效性和安全性方面具有显著优势。

除了用于骨关节炎的治疗外，在治疗关节、脊柱和软组织疾病时，欧凯治疗在运动医学领域也特别重要。欧凯治疗因其可作为肌腱、肌肉和神经组织的潜在再生疗法而闻名遐迩。目前欧凯治疗已被成功地用于国际足球和网球运动的相关治疗中，也为 NBA、美国国家橄榄球联盟和美国职业棒球大联盟以及奥运会的运动员提供了一个治疗方案的选择。该疗法符合世界反兴奋剂组织指南，将其归类为非兴奋剂。欧凯治疗的临床效果也可能来源于其他因子，包括但不限于 TGFβ-1。

参考文献见本书数字资源。

46.8 小结

欧凯 ACS 是患者自体血液中的一种特殊血

骨软骨缺损的一体化重建：基于 间充质干细胞的"三明治"技术

第**47**章

Boguslaw Sadlik、Mariusz Puszkarz 著

满振涛 译

47.1 引言

存在严重的软骨下骨质丢失［骨软骨损伤（osteochondral lesion, OCL）］的膝关节软骨损伤发病率较高，而且提供远期疗效好的修复手段有限。自体和同种异体骨软骨移植已被广泛用于治疗这些损伤。然而，通常这些技术大多需要侵入性手术暴露，而且恢复天然的关节面曲率半径也很困难，尤其是在较大的病变中。在这些病变的细胞修复方面，使用自体软骨细胞移植（ACI）并结合植骨的治疗方法已经取得了成功，但是在此过程中患者需要接受两次手术，而且由于相关费用较高，因此实施该方法常常受限。MSC 联合支架移植已经取得了较为可观的中期临床效果。这种基于细胞的手术可在关节镜下进行，从而减少手术并发症。对于软骨损伤伴骨丢失，该手术与骨移植联合使用在修复骨软骨损伤上有巨大的潜力。我们提出了膝关节镜下生物镶嵌骨软骨重建（Biologic Inlay Osteochondral Reconstruction, BIOR）"一步法"技术，采用自体骨移植和一种浸润有骨髓抽吸浓缩物（bone marrow aspirate concentrate, BMAC）的透明质酸支架，来治疗有严重软骨下骨丢失的全层软骨损伤。

踝关节的特点是比膝关节的适配性更高，因此其软骨更薄，这就要求其软骨表面重建的精度更高。距骨穹隆骨软骨缺损的生物治疗旨在使用生物材料修复缺损层。这种材料会进一步重塑并慢慢地与周围组织融合。重建的目的是在每个不同的位置有效地重建距骨穹隆的形状，特别是在最容易受伤的内侧边缘。

47.2 关节适配性

因为膝关节和踝关节是人体活动最多的承重关节，因此在整个运动过程中，相邻关节面的匹配是至关重要的。这个重要的解剖学特征被称为关节"适配性"。本质上，为了使关节维持承重功能，并避免过早损坏，应该满足以下几个力学标准。首先从力学的角度来看，两个相对运动的承重表面应该在功能范围内以最小的摩擦力相互衔接，这将最大限度地减少相对表面的损伤。第二个重要标准是最佳的关节接触面积。尽管较小的衔接面积可以减少摩擦力，但是更大的面积将会降低承重面上的压力和峰值载荷。这些都是减少导致关节渐进退行性变的破坏性机械力的重要因素。

目前，对于关节适配性的定义及其评价尚未达成共识。然而，任何关节适配性的测量都意味着选择一个合适的接触模型，通过几何形状将接触载荷的分布解耦[1]。

考虑到关节功能的力学和几何学作用，如果软骨下骨保持完整并且关节解剖稳定不变，那么软骨损伤后关节软骨面的重建则不复杂。在软骨下骨肥大的情况下，刨刀或磨钻可以用来恢复关节表面的解剖几何形状，也可以去除软骨下骨赘。对于累及软骨下骨深层区的大范围骨软骨缺损，需仔细重建骨缺损，并注意恢复软骨表面的天然几何形状，这对于相邻软骨层的最佳重建非常重要。

在软骨修复方面，生物支架被频繁使用。它们可以作为无细胞支架或内含细胞支架植入。现已开发出第二代和第三代 ACI 技术，可通过修复

331

软骨来治疗严重的软骨损伤。对于伴有严重的软骨下骨丢失的软骨损伤来说，可以使用 Peterson 在 2003 年最早提出并命名为"三明治"技术的双层修复技术。尽管 Peterson 的技术在治疗整个损伤的骨软骨单元上具有优势，但由于该技术的资源要求高和经济效益低的特点，因此尚未得到广泛采用。

使用 Hangody 开发的自体骨软骨移植方法[12]，可以以较低的成本成功地重建受损的软骨和软骨下骨层。对于广泛性骨软骨缺损也可以用较大的自体骨软骨移植手术治疗，包括一个或多个较大自体骨软骨移植物的植入。可惜的是，骨软骨块的植入，即使操作时非常小心，也不能完美地再现关节面的解剖轮廓（图 47.1）[2]，并且倾斜、突

出或凹陷的骨软骨移植物可能会打乱其所在关节面上的压力分布（图 47.2）[3]。有趣的是，关于骨软骨移植的马赛克镶嵌成形术，Elguizaoui 和 Harris 报道称，使用人工合成三层支架可以在某些程度上弥补外科医师的轻微技术错误，因为这种支架的弹性和可吸收性能更好地匹配相对的关节面[4]。遗憾的是，临床上认为人工骨软骨移植物没有足够的长期重塑潜力，并且该移植物经常与软骨下骨层内异常纤维组织的形成有关[5]。目前现有的临床结果分析显示，与接受人工双层或三层栓的患者相比，选择自体马赛克镶嵌成形术患者的结果和重返运动率显著提高[6]。

关于治疗骨软骨损伤的手术重建方案，如果相关的费用和资源需求问题能够解决，基于细胞的"三明治"技术有可能得到广泛应用。在前文所描述的可用技术中，双层基于细胞的技术在恢复关节适配性方面具有巨大的潜力。其可以通过手术修复骨软骨表面轮廓，使其与天然的曲率半径相匹配以及术后通过来自相对关节面相对的内在应力的塑性来实现。此外，生物材料工程的进步令三维支架更具有延展性，这与 Petersen 的原始方法中使用的骨膜组织相反，因此其在软骨缺损内更安全且易固定。基于细胞的软骨修复的另一个重要进展是淘汰了二期 ACI 技术。Gobbi 所描述的自体 BMAC 与生物支架的联合使用[7-9]已被广泛用于临床实践中，并且可一期手术进行，与 ACI 相比，花费大大降低。

关节镜的最新进展使得通过单层或双层基于细胞的一期重建手术治疗软骨和骨软骨损伤的微

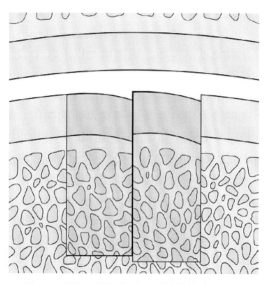

图 47.1 马赛克镶嵌成形术后的软骨表面不平

软骨缺损

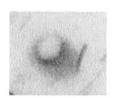

完整的软骨

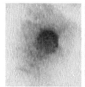

1 mm 突出

0.5 mm 突出

正常的移植栓

0.5 mm 凹陷

1.0 mm 凹陷

图 47.2 七个不同条件下具有代表性的 Fuji 压敏胶片印记图片。注意在缺陷的边缘和突起的移植栓上增加的颜色密度

创手术成为可能[10]。器械和生物材料的发展大大减少了治疗软骨和骨软骨损伤侵入性的关节切开术的创伤。

47.3 膝关节

47.3.1 引言

全层软骨损伤可能与严重的软骨下骨病变和丢失有关，导致在进行膝关节软骨修复时面临进一步的挑战。当软骨损伤合并软骨下骨丢失时，仅用传统的软骨修复技术可能无法修复损伤。目前使用的软骨和软骨下骨修复方法有很多：清理、骨髓刺激、自体或同种异体骨软骨移植、AMIC、基于细胞的移植技术（ACI、MACI）以及联合软骨下骨重建的 MSC 支架植入修复术。

关于 OCL 治疗需要提出几个重要问题。膝关节的骨软骨缺损重建有必要吗？手术可以在关节镜下进行还是使用开放的关节切开术？是必须植骨还是仅仅重建软骨就足够了？需要植骨的病灶深度是多少？

膝关节 OCL 治疗的首选方法是仅在必要时清理并摘除游离体。尽管一些论文描述了当治疗剥脱性骨软骨炎时，清理取得了良好的效果。但是 Linden 发现，几乎所有的患者在 33 年内都发展为骨关节炎，并且在诊断剥脱性骨软骨炎 20 年后病情明显恶化[11]。

可以对 <2 cm² 较小的病灶使用骨髓刺激术，如 OCL 治疗中的微钻孔、微骨折或海绵化，其具有短中期的良好效果，但是质量和填充差，而且既不能恢复膝关节面的适配性，也不能改善负荷的充分分配。因此，作者建议仅对久坐生活方式的年轻患者的小（<2 cm²）、浅（深度 <5 mm）病变使用该技术。

对于膝关节 OCL，自体或同种异体骨软骨移植是广泛接受的适用于各种大小和深度的骨软骨缺损的方法。自体骨软骨移植推荐用于治疗 1～4 cm² 的病变，最大不超过 8 cm²[12]。虽然这项技术可以在关节镜下进行，但如果不进行关节小切开，对大于 2～3 cm² 的缺损修复是具有一定挑战性的。该方法的优点是恢复快，尤其是在运动方面。自体骨软骨移植可导致供区并发症，尤其是

在移植骨块直径 >1～1.5 cm² 的情况下。马赛克镶嵌成形术的局限性是需要使用一个或多个直径为任意给定的圆柱形移植物，因此不能满足 OCL 的要求。在非圆形或不规则骨软骨病变的情况下，自体骨软骨移植技术的局限性是必须切除部分正常的软骨和软骨下骨。同种异体骨软骨移植是修复受损骨软骨单位的另一种技术。但是，由于技术限制，通常是以开放切口方式执行的。对于较大病变，尤其是在髁边缘，往往在前几次手术失败之后使用同种异体骨软骨移植。在较大的骨软骨移植或移植过程中，关节面解剖轮廓的重建也可能存在问题，特别是采用马赛克镶嵌成形术的情况下。

1997 年，Kevin Stone 基于自体骨软骨移植发表了自己的技术。在清创至软骨基底后，用一种糊剂填满嵌入骨软骨缺损处，但软骨面仍不平整。该项技术在 10～23 年后取得了良好的结果，但仅限于病例系列组，没有任何对照组[13]。

ACI 已被证明可以提供持久的软骨修复，也可以与骨移植联合使用来修复软骨下骨缺损[14]，但对于需要植骨填充的病灶深度尚无共识。过去很多论文报道大多在 5～10 mm 深度的骨丢失中实施这项技术[15-17]。对于深层软骨下骨丢失的病例，可采用"三明治"ACI 手术重建骨软骨病变。该技术最初由 Peterson 报道，其使用骨移植并结合分层的骨膜移植物之间包含的自体软骨细胞[17]。Bartlett 等对这项技术进行了改进，将 MACI 与骨移植相结合[18]。不幸的是，基于细胞的软骨修复术使用自体软骨细胞时可能受到成本的限制，因为这是需要体外扩增软骨细胞的二期手术。

无细胞的基于支架的一步法 AMIC 技术是可行的[19]。另一种使用骨髓 MSC（BMAC）基于支架的一步软骨修复术也已被开发出来。植入 BMAC 的透明质酸（HA）支架（HA-BMAC）具有与 ACI 相当的耐久性，同时显著降低了成本和手术时间[7, 8, 20]。植入 HA-BMAC 的软骨修复在中期随访时显示出持久的软骨修复效果，并且优先形成透明样修复组织[21]。这项技术已经在膝关节内各种大小的病变中取得了很好的临床效果，包括大小超过 20 cm² 的多间室病变[9]。

微创软骨修复技术（ACI，AMIC 技术，HA-BMAC）因手术并发症少、术后恢复期短而备受青睐。在关节镜下植入 HA-BMAC 进行软骨修复已

在前文描述，并且已经在我们的机构常规使用[10]。在严重软骨下骨丢失的情况下，这种软骨修复技术可以在关节镜下结合植骨来治疗各种类型的骨软骨病变。我们提出了膝关节 BIOR 的关节镜一期手术（图 47.3a — e），是使用 HA-BMAC 和自体骨移植嵌入来治疗伴有明显软骨下骨丢失的全层软骨病变。

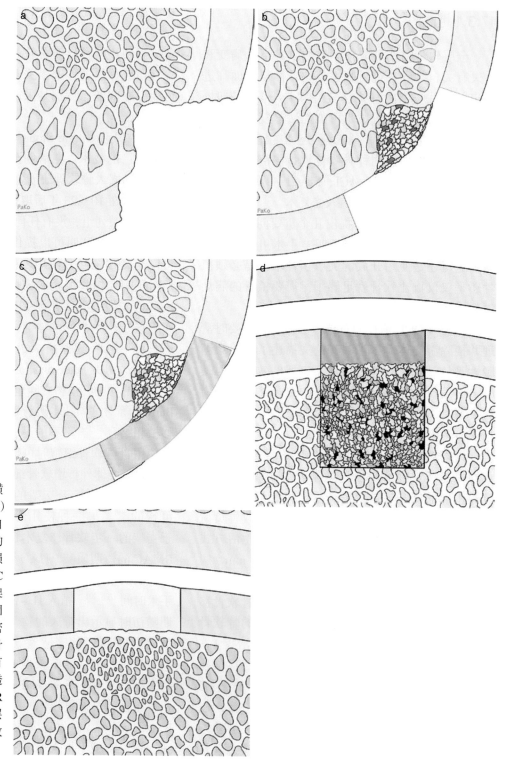

图 47.3 （a）股骨髁横断面的骨软骨缺损；（b）将含有纤维蛋白胶的自体骨和 BMAC 组成的生物移植物嵌入骨缺损中；（c）将含有 BMAC 的透明质酸或胶原支架覆盖，用纤维蛋白胶固定；（d）BIOR 由致密的含有 BMAC 的自体骨片组成，其表面覆盖有含有 BMAC 的胶原或透明质酸支架；（e）BIOR 术后 2 年，重塑的骨层通常比周围看起来更致密

47.3.2　手术技术

47.3.2.1　患者体位和关节镜治疗软骨损伤的准备

在膝关节镜检查中，患者采用经典的仰卧位，适当暴露手术部位。在骨髓穿刺前暴露好同侧髂嵴，采集自体骨移植的部位也要暴露出来。我们倾向于将同侧胫骨近端作为移植骨的切取部位，但如果需要较大的移植物，则可使用同侧髂骨。术前常规行 MRI 检查，以测量骨软骨病灶的大小，并估计植骨嵌入所需要的体积。患者通常给予全身麻醉。在麻醉状态下对膝关节进行查体，相关病变的治疗可以根据需要同时进行。力线矫正的治疗和膝关节稳定性的恢复将为软骨修复组织的成熟和重塑提供最佳的条件。

膝关节的所有间室都要进行诊断性关节镜检查，以定位骨软骨损伤的位置，并完整地勾勒出软骨缺损的大小（图 47.4）。为确保整个缺损的可视化，进行彻底的评估是必要的，从而确定选择关节镜治疗是恰当的，同时需要识别并摘除松动的骨软骨碎片。术中通过不同入路有技巧地在相应间室放置关节镜下伸缩系统来操作相邻的关节囊和滑膜（Arthroscopic Retracting System, ATMED-Z. Rafalski, Katowice, Poland）[22]。软骨缺损的准备工作从切除所有不稳定的软骨瓣开始。应将缺损边缘清创至软骨下板垂直且稳定的软骨壁。同时，为了给软骨修复组织的成熟提供更有利的环境，应首选周围准备良好的缺损。我们机构经常使用专门的关节镜器械（Chond-rectomes Set, ATMED-Z. Rafalski, Katowice, Poland）（图 47.5a），以使缺损

周围的软骨壁保持一致的垂直度。应详细检查缺损底部的软骨下骨的情况，来确定是否存在骨缺损，以便于应用移植骨块嵌入来恢复软骨下关节面的天然曲率半径。任何位于缺损底部的钙化软骨都应该清除，且对于计划植骨的区域也需要清理至正常的骨组织。通过关节镜测量装置或模板对缺损表面进行评估，以便准确匹配 HA-BMAC 移植物的大小。

47.3.2.2　HA-BMAC 与嵌入的移植骨的制备

在估计所需的植骨量后，自体骨松质的采集应从同侧胫骨近端或髂嵴开始。从同侧髂嵴抽出骨髓，然后使用市场上的常用系统来制备 BMAC（Harvest BMAC System, Terumo BCT）。首先将颗粒状骨碎片插入植骨装置中，接着在骨碎片中加入几滴 BMAC 和纤维蛋白胶，然后将移植物压缩入直径 10 mm 的装置中。如果没有这种装置，可以简单地将骨碎片混合在盘中，最后在关节镜下通过无瓣插管或半管将其置入缺损处。

三维透明质酸支架（Hyalofast, Anika Therapeutics, Srl, Abano Terme, Italy）的尺寸需要与缺损尺寸相匹配，以便更轻松地容纳 BMAC 并将其施加到支架上。可延展性 HA-BMAC 移植物是通过将 BMAC 与透明质酸支架相结合而形成的。

47.3.2.3　干式关节镜下 BIOR 技术

首先将膝关节中的液体抽干，并重新评估准备好的骨软骨缺损，以确保完全可见。接着使用专门的装置或首选的关节镜器械将准备好的骨移植物放置到缺损的基底部（图 47.5a）。通过在关节镜下将骨移植物嵌入并压紧，从而重建缺损底部的骨缺损。另外，重建关节面的天然曲率半径是重中之重（图 47.5a）。首先使用抓取器或无齿钳，通过无瓣套管或半管将 HA-BMAC 置入到膝关节间室的适当位置，将移植物放置到修复部位。接着在缺损处按压匹配移植物，并重新检查双层修复结构的轮廓一周，以确保达到预期的曲率半径（图 47.5b — d）。然后在关节镜下轻轻地重复活动膝关节，以确认 BIOR 结构的安全就位。同时也可以在移植物中加入纤维蛋白胶来进一步加大牢固性[23]（图 47.5e）。所有的手术切口都需要缝合，并用无菌敷料覆盖。在修复内侧或外侧间室内的骨软骨损伤后，需要将手术的膝关节固定

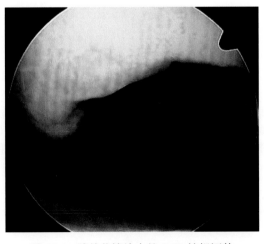

图 47.4　膝关节镜检中的 OCL 缺损评估

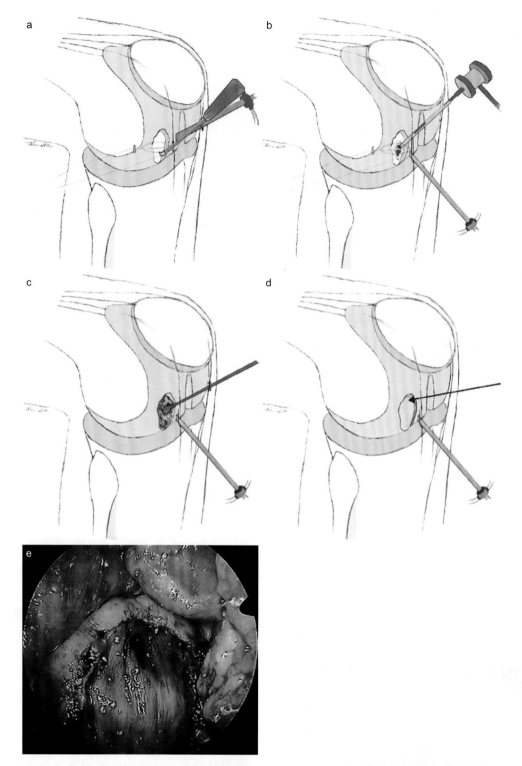

图 47.5 BIOR：（a）清除松散的软骨组织，准备好缺损周边的软骨壁；缺损底部的准备（清除钙化的软骨层），清创软骨下骨至暴露出正常骨组织；（b）使用专门的装置将准备好的骨移植物置于在缺损的底部；（c）关节镜下填充压紧移植物（匹配软骨下表面的填然曲率半径）；（d）将 HA-BMAC 移植物牢牢地按压匹配固定在缺损内（可在移植物周围添加纤维蛋白胶以进一步固定移植物）；（e）关节镜下检查重建的骨软骨缺损

在与胫股关节接触角（通常为屈曲 40°）相对应的支具上。表 47.1 总结了这种手术的优势与局限性。

手术步骤介绍

- 患者取仰卧位。除暴露需手术的膝关节外，还要暴露同侧髂嵴和移植骨获取部位（如胫骨近端）。
- 麻醉下检查需要手术的膝关节，为相关治疗做好准备。
- 进行诊断性关节镜检，确保软骨病变和受影响的软骨下骨完全可见，并确认选择关节镜治疗是合适的。
- 治疗相关病变或根据需要实施截骨矫形术。
- 清除软骨损伤区，去除松散的软骨组织，并准备好缺损周边，以获得稳定的可容纳的缺损。
- 准备缺损的基底；去除所有钙化软骨层，评估软骨下骨的受累情况，并在计划嵌入位置清创基底部直至暴露出正常的骨组织。
- 测量准备好的软骨缺损，并记录尺寸用来匹配透明质酸支架的大小。
- 从髂嵴抽取骨髓，从计划部位采集自体骨松质。
- 使用选定的商用系统制备 BMAC。
- 将骨碎片放入装置中准备自体骨移植物，并加入几滴 BMAC 和纤维蛋白胶。
- 将准备好的骨移植物装入 10 mm 的圆形装置中。如果没有，则将其放入盘中。
- 制作与软骨缺损大小相匹配的透明质酸支架。
- 用 BMAC 与支架结合制成 HA-BMAC 种植体。外科医师可以选用未活化的 BMAC。
- 清除关节腔中的液体，并在干式关节镜下确认已准备好的骨软骨缺损完全可见。

- 将骨移植物放置于软骨缺损的基底部，并形成骨嵌入以重建骨缺损，从而匹配软骨下表面的天然曲率半径。
- 将 HA-BMAC 移植物置入关节间隙，用夹持器或无齿钳将移植物放入软骨缺损处，然后按压匹配固定。
- 可以将纤维蛋白胶涂抹到移植物的外围以进一步固定植入物。
- 在观察移植物的同时，可轻轻地活动膝关节，以确保移植物的稳定性。
- 缝合手术切口，铺上无菌敷料，并将手术的膝关节固定在屈曲 40° 的支具中，以保持移植物的形状，直到纤维愈合。

47.4 踝关节

47.4.1 引言

踝关节的特点是比膝关节的适配性更高，因此其软骨更薄，这就要求其软骨表面重建的精度更高。距骨穹隆骨软骨缺损的生物治疗旨在使用生物材料修复一层层的缺损层。这种材料会经历逐渐的重塑并与周围组织融合。重建的目的是在每个不同的位置有效地重建距骨穹隆的形状，特别是在最常见的创伤病变所在的内侧边缘[24]。目前，治疗距骨穹隆较大骨软骨损伤最常用的方法是需要膝关节移植物取材的自体骨软骨移植[25-28]。这项技术可能会导致在膝关节骨软骨取材后产生供区并发症[29]。此外，从膝关节采集的骨软骨移植物很少能恰当地恢复距骨面，特别是在其曲率和关节适配性方面。一些作者报道了因自体骨软

表 47.1　BIOR 技术的优势与局限性

优势	•可完成软骨下骨缺损的一期软骨修复 •更精确地恢复踝的形状以及凸面，从而更好地实现关节适配性 •关节镜的放大技术可以实现软骨的缺损和植入过程可视化 •与移除正常软骨和软骨下骨的骨软骨移植手术不同，骨软骨缺损的修复不需要切除邻近正常组织 •HA-BMAC 已显示具有持久的软骨修复功能，优于骨髓刺激等常规方法 •是一种并发症少、早期康复的微创方法 •与其他基于细胞的骨软骨修复方法（如 ACI 结合植骨）等相比，成本更低
局限性	•开放手术可缩短多间室软骨损伤的手术时间 •关节镜可能不能很好地观察较大的骨软骨病变 •尚未获得 HA-BMAC 与植骨联合使用的长期临床结果数据

骨移植物和周围组织的不完全整合从而导致骨移植物坏死[30]，也有报道自体骨移植后骨囊肿的形成[26, 28, 31]。还有一些作者建议仅用软骨修复术治疗距骨骨软骨损伤。然而，对于似乎更深的缺损需要用骨修复，因为这能抵抗适当的移植物重塑后所需的预载荷[29]。我们认为，若要成功修复距骨穹隆深部的骨软骨损伤，则需要单独修复骨层和软骨层。填充缺损应像牙医用牙模具填充牙一样，需要适应距骨穹隆曲率的形状。填充缺损的骨块应成形并适当集中，从而能够承载预修复的关节而不会使软骨下层塌陷。

47.4.2 手术技术

47.4.2.1 手术入路和软骨缺损准备

手术开始前使用一套骨髓穿刺包（Biomet Warsaw, Indiana）从髂嵴抽取 30 ml 骨髓。如果从前方可以接触到缺损，则从踝关节前内侧入路。当缺损位于更后方时，则进行内踝 V 形截骨术。踝关节截骨术的方向是基于冠状位扫描，使用 MIR 或 CT 来确定进入缺损最方便的入路。必须垂直于基底部切割缺损周围的软骨，从而形成正常软骨组织的垂直壁。用刨刀打磨病灶的底部，以在软骨下骨中形成浅表的血管。接下来使用直径 1.6 mm 的克氏针低速钻出三个约为 5 mm 的深度（图 47.6a）。

47.4.2.2 距骨中的生物嵌入

提前进行骨髓离心和分离，获得大约 4 ml 骨髓浓缩物。接着在胫骨皮质上开一个小口，从同侧胫骨近端获取自体骨。有效粉碎所获的自体骨片，然后加入大约 1 ml 骨髓浓缩物。将混合物的第一部分压实在缺损的底部（图 47.6b）。第二部分混合骨片与 MSC，控干，往混合物里加入 2～3 滴 Tisseel 纤维蛋白胶（Baxter, Deerfield, IL, USA），再次混合，然后应用于缺损处。最后这部分带有 MSC 和纤维蛋白胶的骨片应用后将重现距骨穹隆内侧边缘的形状和曲率。这一过程类似于制作必须与牙齿形状完美匹配的牙齿填充物。最后在所形成的封口处涂上一层薄薄的纤维蛋白胶。干式关节镜可以在小的手术区域提供放大的图像和更好的可视化（图 47.7）[32]。匹配胶原支架（Chondro-Gide, Geistlich Pharma AG,

Wolhusen, Switzerland）与缺损的大小，并用骨髓浓缩液浸润。然后，将支架放在骨片封口上，边缘用纤维蛋白胶密封（图 47.6c）。最后闭合关节，并用 2 个直径为 4.5 mm 的拉力螺钉稳定内踝（图 47.6d）。所有患者均于术后 12 个月行内踝螺钉取出术，然后再进行 MRI 检查，并于术后 12 个月和 2 年复查生物嵌入体的重塑和骨长入情况（图 47.8）。

47.5 小结

利用关节镜下 BIOR 技术治疗伴有软骨下骨大量丢失的软骨损伤，可以重建受损的骨软骨组织，同时提供了一种以微创方式恢复关节面天然解剖结构的方法。我们机构已经成功将 HA-BMAC 基于细胞的一期软骨修复术应用于治疗不同大小的软骨缺损和多间室膝关节软骨损伤的开放手术和关节镜手术中。关节镜 BIOR 技术将 HA-BMAC 软骨修复与可延展的骨嵌入结合在一起，可实现骨软骨单元的双层自体重建，且并发症很少（图 47.9a－d）。

需要注意的是，尽管使用 HA-BMAC 治疗膝关节软骨损伤的中期效果很好，但尚无类似的结果分析指出可以将该技术与骨嵌体相结合以治疗软骨下骨的丢失。关于支架的选择，可以使用 I－Ⅲ型胶原移植物或类似材料来代替透明质酸类支架。根据我们的经验，因为 HA-BMAC 移植物具有延展性和黏附性，使得它可以精确操作和放置到软骨缺损区域，所以透明质酸类支架更适用于关节镜下的治疗。

在骨软骨修复中，BIOR 能够治疗不同大小和不同深度的软骨下骨丢失。另外，与修复圆形骨软骨移植物重建相反，其可能在不损伤邻近正常组织的情况下修复不规则形状的病变。再者，自体或同种异体骨移植手术都需要从近 90° 入路植入，而 BIOR 技术可从多种角度恢复关节面的天然解剖曲率半径。这种带有嵌入骨块的双层、基于细胞的一期软骨修复术是一种多用途的技术，而且花费不高，可用于涉及软骨下骨缺损的各种关节软骨损伤的微创治疗。

像自体骨移植、骨髓浓缩物、纤维蛋白胶和胶原基质等生物材料在骨科中的应用已有多年。

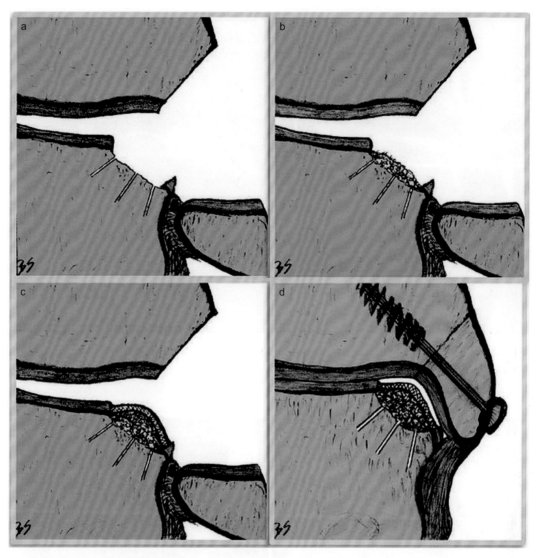

图 47.6 （a）使用直径 1.6 mm 克氏针低速钻出三个约为 5 mm 的深度；（b）将混合物的第一部分填充压实在病变的底部；（c）将支架覆盖在骨片上，并用纤维蛋白胶密封边缘；（d）闭合关节，并用 2 个直径为 4.5 mm 的拉力螺钉固定内踝

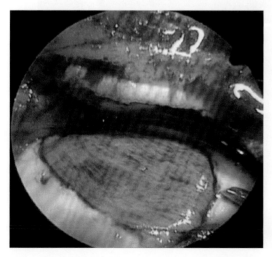

图 47.7 干式关节镜可以在小的手术区域提供放大的图像和更好的可视化

目前提出的这种改良的"三明治"手术技术可精确地重建距骨凸面，以匹配关节面的解剖曲率半径。此外，该重建是作为一期手术进行的。在我们 22 名患者的 4 年随访中，没有一人需要进行翻修手术。除一名患者外，所有患者对手术均感到满意。术后 MRI 检查通常显示组织修复良好。这种手术有一个显著缺点是在这些病例中有不少患者（22 例患者有 10 例）进行了内踝截骨术。这可能会增加一些并发症。

目前，所有重建膝关节或距骨的较大骨软骨损伤的手术入路都需要垂直进入关节面，从而能够植入骨块、骨软骨移植物或人工合成支架。此外，与膝关节相比，踝关节对关节不协调性的耐

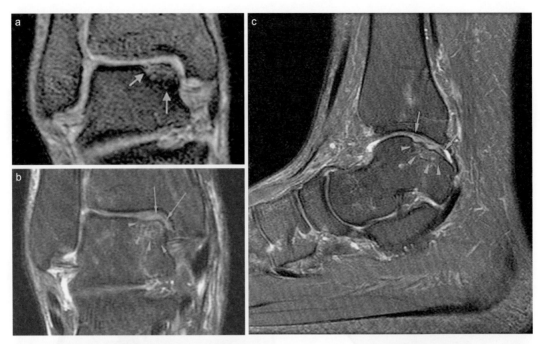

图 47.8　术后 12 个月 3.0T MRI 扫描重建的骨软骨缺损：(a)橙色箭头——距骨骨软骨重建的骨边缘,(b、c)绿色箭头——再生的软骨，绿色三角形箭头——距骨骨软骨重建的骨部分

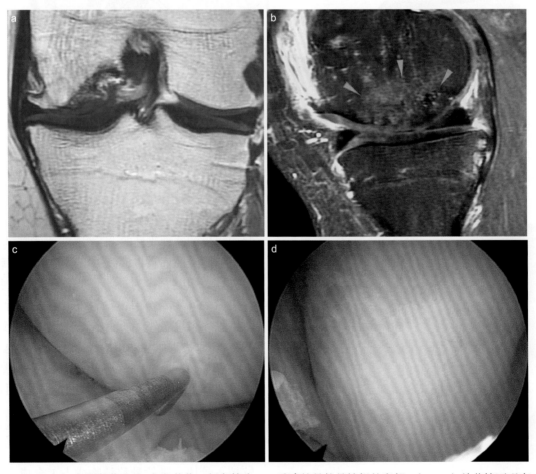

图 47.9　3.0T MRI (a) 冠状位和 (b) 矢状位，绿色箭头——重建的骨软骨缺损的底部，(c、d) 关节镜下观察 BIOR 术后 4 年的股骨内侧髁的骨软骨缺损

受较差，因此治疗踝关节损伤的手术要求更高。我们认为，未来骨软骨损伤的治疗重点应是开发微创技术以及关节镜等更适合恢复的日间手术。这样的技术能使踝关节达到解剖的关节适配，同时将术后并发病率降至最低。另外，因为踝部截骨仍然是目前再生外科手术的一个缺点，所以要特别关注研发无须踝部截骨的手术。

参考文献见本书数字资源。

第 48 章　骨软骨缺损患者的生物重建：术后康复与 MRI 监测

Boguslaw Sadlik、Mariusz Puszkarz、Adrian Blasiak　著
姚庆强　译

48.1 引言

软骨表面病灶可以仅仅局限于软骨层，也可以波及软骨下骨，可见于剥脱性骨软骨炎（osteochondritis dissecans, OCD）、骨坏死和骨软骨骨折。

软骨下骨即使在单纯关节软骨缺损中也起着重要作用。即使是局灶性软骨损伤，如果不进行治疗，也可能随着时间的推移而出现病灶面积增大，并导致软骨下骨板的继发改变，发生骨硬化过度生长或骨质流失。

事实上，关节软骨和软骨下骨紧密结合在一起，应被视为一个骨软骨解剖学和生物力学单元。骨软骨缺损的治疗应恢复软骨和软骨下骨量。

对于较深的骨软骨缺损，应采用可重建缺损的骨层或软骨层的外科手术进行治疗。作者建议将当前的处理方法分为四类：骨软骨移植、生物重建、混合重建和合成材料重建方法。术后治疗手段取决于所采用的重建方法，并且应针对不同个体采用定制的康复方案。我们认为，正确监控骨软骨移植物成熟的最佳方法是定期检查移植物状态。在我们中心，骨软骨再生手术后的患者遵循 MRI 监测方案，分别于术后 3 周、6 周、6 个月和 12 个月进行。根据骨层和软骨下骨板状骨的质量，患者可进行更多的体育锻炼或继续休息。为了防止康复过慢，医师可能会调整药物治疗或（和）物理治疗。

48.2 骨软骨缺损重建：目前的临床治疗方案

低弹性的软骨下骨主要吸收承重过程中产生的应力，从而保护软骨层。实际上，手术重建关节表面应尽可能恢复其解剖学结构。软骨修复后，再生组织需要健康的软骨下骨的支持，否则上方的软骨修复也将失败，支撑骨应坚固而有弹性[1]。当下肢关节发生骨软骨缺损且骨缺损深度超过 2 mm 时，在处理软骨层之前，必须先进行骨层重建。然而，在临床实践中使用的大多数生物工程化组织仅设计为促进软骨层的愈合，缺乏促进下层骨再生的能力[2]。

骨软骨病变的治疗含有以下几种技术：同种异体骨软骨移植、自体骨、骨软骨移植以及载细胞移植。可以通过植入自体骨软骨移植物（osteochondral autograft transplant, OATS）来治疗小至中度的病变，以同时解决骨和软骨的缺损[3]。这项技术能极好地恢复骨床和上层的透明软骨的结构，文献中报道的临床结果也很好[4]。尽管如此，仍有一些问题需要解决，该过程要求苛刻，术者需要具有充分的手术经验才能取得良好的效果；骨软骨移植后关节软骨表面匹配不协调常影响表面接触压力，尤其是在马赛克成形术后[5, 6]。此外，正确选择供体部位对于更好地匹配受体部位至关重要[7]。骨软骨改变引起的生物力学变化实质上改变了关节的接触压力和关节软骨负

荷的方式和大小。剥脱性骨炎病变和骨软骨骨折的首选治疗方法是原位骨折固定。只有当不能通过这种方式重建缺损来治疗慢性硬化性剥脱性骨炎病变或粉碎的骨软骨骨折时，才考虑进行骨移植以及同期或分期行软骨修复。最常用于自体骨移植的是自体髂骨，然而，髂骨取骨通常会引起取材部位术后疼痛。采用胫骨近端或股骨远端骨皮质窗取得自体骨松质，通常通过相同的皮肤切口，取得较好的结果 [8]。对于较小的缺损，无须额外固定移植材料。不过在较大的缺损中，通常会添加一层纤维蛋白胶。该过程可以在胶原基质覆盖下进行，以促进骨移植表面的软骨形成。这项技术首先被 Peterson 等描述为"三明治技术" [9]。可以使用此技术来处理中到较大面积的缺损。在三明治技术中，有许多方法可以修复骨软骨缺损的表层。在过去的 25 年中，第一代和第二代 ACI 已成为一种新兴的治疗选择，许多试验已证实这些治疗的良好临床效果 [2]。科研人员已尝试将软骨下骨骨量重建，MACI 以及其他一些如含透明质酸基质的骨髓浓缩物（HA-BMAC）结合组织工程技术在三维架构上创建软骨样组织 [10]。这种疗法可以在开放手术或所谓的干式关节镜下 [11] 进行。同种异体骨软骨移植的适应证包括剥脱性骨软骨炎及软骨修复失败的翻修。该技术可替换整个骨软骨单元，从而避免了软骨下骨改变对细胞治疗的潜在负面影响。骨软骨移植治疗的最佳缺损是位于股骨髁大于 $3\sim4~cm^2$ 的病变，对吻损伤是相对禁忌证，手术结果难以预测。具体并发症包括疾病传播风险（HIV 和肝炎），估计少于 1：150 000。中期随访研究表明，在 3~10 年内，超过 80% 的移植物存活 [12]。股骨髁的大型骨软骨缺损可以通过自体股骨髁后方巨大 OATS 来治疗 [13]。一些学者支持合成双相支架。他们认为这些支架可引导两种组织（骨和软骨）再生并具有不同的生物学和功能需求。科研人员已经开发出具有骨软骨再生潜力的新型支架，并对其进行了评估，获得了良好的初步结果 [14-16]。在 Stone 等的 23 年随访中，使用软骨糊剂移植治疗严重的膝关节骨软骨损伤可取得良好的临床效果 [17]。为了提供载有软骨细胞的自体软骨基质来治疗大面积缺损，可从髁间窝收集骨软骨栓，碾磨成糊状，然后加入骨折的软骨缺损中。

考虑到目前临床实践中骨软骨重建方法的相似性，我们建议大体分类为以下四组：

1. 骨软骨移植
- 自体骨软骨移植
- 马赛克成形术
- 同种异体骨软骨移植
- 巨大自体或同种异体骨软骨移植

2. 骨软骨生物重建
- 颗粒骨移植或自体骨块表面覆盖移植（髂嵴骨松质块移植）；
- 自体基质诱导软骨形成（autologous matrix-induced chondrogenesis, AMIC）
- 带骨膜自体软骨细胞移植，第一代 ACI（三明治技术）
- 带支架自体软骨细胞移植，第二代 ACI
- 基质诱导自体软骨细胞移植（MACI），第三代 ACI
- 载有胶原支架的骨髓浓缩物
- 载有透明质酸支架的骨髓浓缩物（BIOR 技术）
- 其他生物支架覆盖
- 自体骨软骨颗粒移植

3. 骨软骨混合重建
- 骨替代物移植表面覆盖：
- 自体基质诱导软骨形成
- 载有支架的自体软骨细胞移植，第二代 ACI
- 载有支架的骨髓浓缩物
- 其他生物支架覆盖

4. 骨软骨合成材料重建
- 双相支架（Agili-C®，BioMatrix CRD®，Trufit® 和其他）
- 三相支架（MaioRegen®）

48.3　术后处理

48.3.1　骨软骨移植术后康复方案

OATS 的完整术后康复方案包括负重、固定、活动范围和恢复先前活动水平的预期时间。患者在术后最多要佩戴支具 2 周。在此期间鼓励进行等长肌力锻炼[18]。直到手术后4周才允许进行负重锻炼[18-23]。然后负重训练逐渐增强，最后术后8周进行全负重训练[18, 19, 22, 23]。术后立即行关节活动度训练[19, 21, 22, 24]，4周可进行闭链训练。2~3个月后可进行非限制的日常活动[21]。4~6个月后在下肢全功能恢复的前提下可回归休闲娱乐活动和竞技运动[18, 22, 23]。根据以前的数据，术前活动水平的恢复率为88%[24]，术前运动水平的恢复率为73%~79%[20, 24]。近期发表的骨软骨移植术后康复方案见表48.1。

48.3.2 合成材料骨软骨重建术后康复

术后第2天开始早期的等长和等张训练，并给予有限的负重[25, 26]。康复训练后，用冰袋冰敷20 min防止膝关节肿胀，每天4次[27]。除主动肌肉收缩外，还可利用神经肌肉电刺激治疗患肢。术后6~8周，可在泳池中进行步态训练。当患者重新获得完全的膝关节伸直和至少120°的屈曲，并且步态恢复正常时，在无痛的活动范围内进行开链和闭链运动加强锻炼，以及本体感觉训练和有氧运动。在肌力恢复满意后，如通过临床检查评估的单腿跳测试（与对侧肢体相比）提高20%，

患者可开始离心力量训练和高级本体感受训练进行运动专项训练[26]。术后，患者的康复进程可能受到发热、关节僵硬、明显肿胀和出血等不利因素的影响[25-27]。在这些关于膝关节治疗的研究中，利用合成材料支架治疗骨软骨缺损有很好的短期临床疗效。尽管难以恢复伤前水平，但是术后24个月患者的活动能力可以达到稳定水平[25-27]。另外，与非运动人群比，运动人群在2年随访中恢复更佳（表48.2）。

48.3.3 生物或混合重建骨软骨的术后康复

生物或混合骨软骨重建术后的康复方案取决于术者描述的骨软骨缺损大小和位置以及接触角（contact angle, CA）。CA指重建的关节表面与相对的表面接触时关节运动的范围。这是非常重要的信息，物理治疗师在康复进程中可以以此判断安全的关节活动范围。与踝关节整个关节活动范围都接触不同，由于特定关节的高度一致性，CA通常用于评价膝关节骨软骨重建。就膝关节的生物骨软骨重建的康复方案而言，现在仍然没有足够的数据。因为这种疗法用于踝关节治疗很常见，现在有许多关于其康复方案的研究（表48.3）。

表48.1　近期发表的骨软骨移植的术后康复方案

作者	负重状态	支具固定时间	活动范围	患者恢复术前活动比例及时间
De Caro[24]	与处理步骤相关	4~6周	立即全范围	79%，时间未知
Solheim[19]	6周足部触地，逐渐负重	不详	立即全范围	不详
Ollat[20]	7周全负重	不详	不详	73%，34周（7~8个月）
Sadr[21]	4~12周全负重，取决于缺损大小	不详	立即全范围	4~6个月
Imade[18]	4周可逐渐负重，8周全负重	术后2周	术后2周全范围	3个月后
Gudas[22]	4周可逐渐负重，8周全负重	不需要	立即全范围	4~6个月
Filardo[23]	4周可逐渐负重，8周全负重	不详	2周后屈曲90°	不详

表48.2　近期发表的骨软骨合成重建的术后康复方案

作者	负重状态	活动范围	恢复术前活动
Kon[27]	禁止或部分使用外牵引器，6~8周全负重	立即全范围	24个月后稳定但低于伤前水平
Berutto[25]	拐杖辅助至6~8周	立即全范围	随访2年，相比非运动人群，运动人群显著改善
Filardo[26]	3~4周拐杖辅助下地	术后第2天全范围	较低（无统计学意义）

表 48.3　近期发表的骨软骨生物重建的术后康复方案

作者	负重状态	支具固定时间	活动范围	恢复术前活动比例及时间
Sadlik[28]	0～2 周不负重，4～6 周 15 kg，6～8 周逐渐全负重	踝截骨后，2 周短期矫正，6 周助步器	2～7 周增加被动全活动范围	6～8 周游泳自行车，5～6 个月根据 MRI 可进行竞技运动
Valderrabano[29]	6 周 15 kg，12 周逐渐全负重	6 周助步器	6 周最多 20°	12 周游泳和骑车，5～6 个月可进行竞技运动
Wiewiorski[30]	6 周 20 kg，强烈的理疗下逐渐全负重	6 周功能矫正	6 周最多 30°	不详

根据作者的经验，个体康复策略应考虑以下四个关键问题：

- 在最初的移植整合期（最初的 7～10 天）内限制关节运动，以便成功整合移植物并在移植界面上形成纤维性血肿。在移植整合的第一阶段后，应采用关节牵引对关节进行被动活动，逐渐增加活动度至全范围。
- 采集术后 3 周、6 周、6 个月、12 个月的 MRI 图像，以检测移植物的成熟情况。
- 骨科设备应根据骨软骨重建缺损的大小、位置和 CA 进行个性化处理。

在所有病例中，都应根据关节状态（如肿胀、粘连、其他手术或损伤以及 MRI）来及时调整康复方案。

最初 7～10 天，我们建议限制关节活动，以便于成功整合修复组织并形成纤维性血肿。之后开始进行关节活动度练习，同时进行关节牵引。术后 4 周开始部分负重，预计 6 周可以不受限制的负重。康复理疗师必须具备恢复关节表面解剖曲率的知识，同时应限定安全的关节活动度。为了优化术后愈合过程和组织修复的监测手段，建议患者在术后 6 周和 12 周进行 MRI 检查。3 个月时，患者逐渐开始直线跑，重点是力量、耐力和有氧训练。针对性专项运动训练通常从 8 个月开始，理想目标是 10 个月后恢复竞技比赛。

48.4　小结

大多数康复中心在进行膝和踝骨软骨病灶手术治疗后使用标准的术后康复方案。然而，病变的大小和位置、合并症和患者的年龄均不相同，治疗方法也应多样化。考虑到患者的各种身体活动，应在术后后期进行康复训练的同时注重功能测试和移植物成熟度的 MRI 监测。MRI 可动态观察移植物的成熟情况。在老年患者中，移植物重建的进度明显较慢。例如，一名 54 岁男性诊断为股骨外侧髁剥脱性骨炎，采用生物移植物（30 mm×20 mm×10 mm）重建，术后 18 个月通过 MRI 才观察到完整的骨软骨重建（图 48.1 和 48.2）。另一例 24 岁足球运动员在股骨外髁骨软骨镶嵌术后表现出骨软骨移植物的快速重建，在术后 6 个月内恢复运动。图 48.3 显示，在 46 名老年女性中，距骨穹隆的生物骨软骨镶嵌重建似乎比膝关节成熟得要慢。MRI 对较小骨软骨缺损经过保守治疗后的监测非常有用。如图 48.4 所示，在某些情况下，小的骨软骨损伤可以很快进展，最终必须通过外科手术进行治疗。实际上，由于移植物的生物学过程尚不为人所知，并且在体内不受控制，因此没有简单的方法对关节骨软骨重建的患者进行统一的术后治疗和康复。

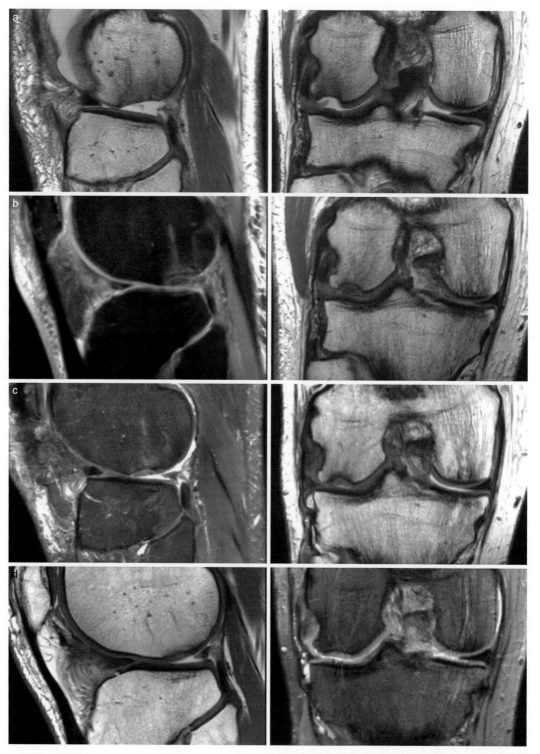

图 48.1　移植物生物镶嵌重塑。54 岁男性患者右膝 MRI 评价软骨下骨板和软骨表面逐步重塑的矢状面和冠状面扫描：
（a）股骨外侧髁Ⅳ级骨软骨缺损的术前扫描；（b）术后 3 个月骨软骨镶嵌生物重建；（c）术后 6 个月；（d）术后 18 个月质子密度和脂肪抑制 / 不抑制扫描序列（m-SPIRE, 3.0 Tesla）矢状面和冠状面扫描

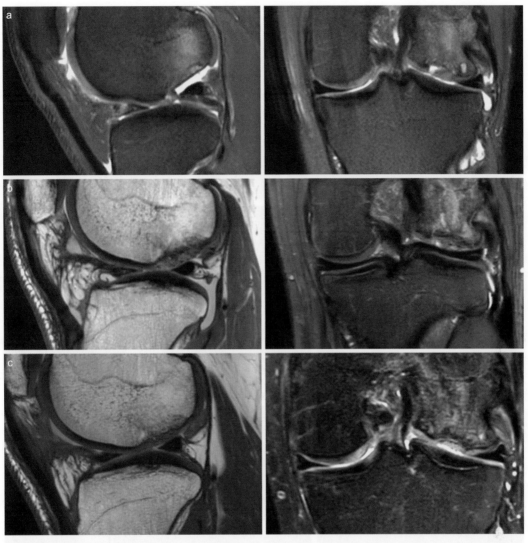

图 48.2　移植物生物镶嵌快速重塑的实例。24 岁左膝软骨下骨板和软骨表面逐步重塑的 MRI 图像：（a）外侧股骨髁Ⅳ级剥脱性骨炎的术前扫描；（b）术后 3 个月骨软骨生物镶嵌重建；（c）术后 6 个月软骨下骨板和软骨表面的边界清晰可见，骨水肿轻微下降。质子密度和脂肪抑制 / 不抑制扫描序列（m-SPIRE, 3.0 Tesla）矢状面和冠状面扫描

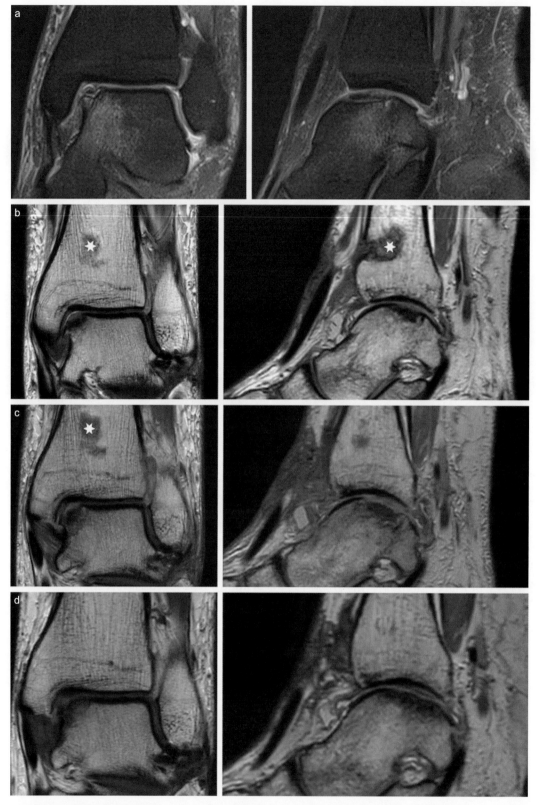

图 48.3 距骨内侧生物镶嵌重塑的实例。48 岁女性左踝软骨下骨板和软骨表面逐步重塑的 MRI 图像：（a）距骨穹隆内侧骨软骨 Ⅲ 级缺损的术前扫描；（b）术后 3 个月骨软骨生物镶嵌距骨穹隆重建形态（星号，骨松质移植物的供体部位）；（c）术后 12 个月距骨穹隆形态，软骨下骨板不可见；（d）术后 24 个月，软骨下骨板和软骨层可见。质子密度和脂肪抑制 / 不抑制扫描序列（m-SPIRE, 3.0 Tesla）矢状面和冠状面扫描

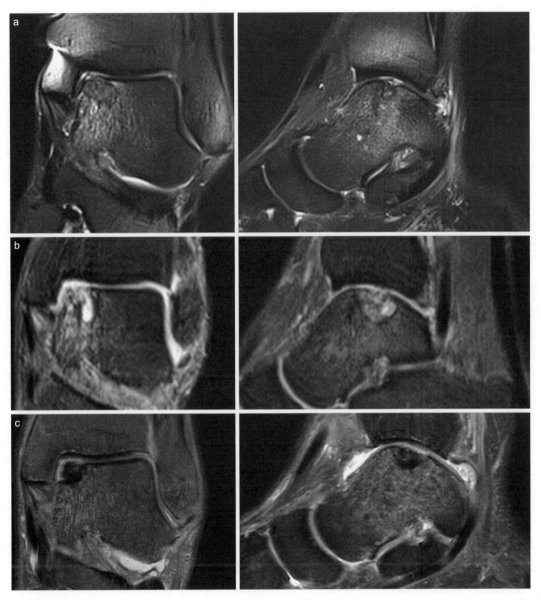

图 48.4　距骨骨软骨损伤的自然进程的 MRI 图像：（a）踝关节痛开始出现时的 MRI 扫描（术前 2 年），仅有距骨内侧软骨损伤和软骨下骨血肿；（b）术前 2 个月 MRI 扫描，示软骨损伤和血肿扩大，血肿区可见假性囊肿。采用 BIOR 技术重建距骨骨软骨损伤术后 2 个月 MRI 扫描；（c）距骨穹窿曲率和结构恢复。质子密度和脂肪抑制 / 不抑制扫描序列（m-SPIRE，3.0 Tesla）矢状面和冠状面扫描

参考文献见本书数字资源。

第 49 章　生物治疗在脊柱疾病中的应用

José Fábio Santos Duarte Lana、Edilson Silva Machado, Renato Bender Castro、João Lopo Madureira Junior、Paulo David Fortis Gusmão、Nivaldo Evangelista Teles、Luiz Felipe Chaves Carvalho、João Paulo Bezerra Leite、Bruno Tavares Rabello、Ozório de Almeida Lira Neto 著

吴　南 译

49.1　引言

本章将讨论脊柱疾病的几方面问题及其对疼痛、功能、损伤的影响，以及主要疾病和治疗。

本章将对不同原因，如慢性疼痛、椎间盘退变和椎间盘源性疼痛、小关节综合征、腰椎椎管狭窄症、脊柱 - 肩胛骨 - 肱骨疼痛和脊柱 - 骨盆疼痛等分别进行讨论，并将讨论几种不同类型的治疗，尤其是生物治疗及其独到之处。

49.2　慢性疼痛与脊柱

当前对于疼痛系统的理解与早先笛卡尔模型所示的单向驱动系统截然不同。疼痛是动态的，由复杂的、综合性的神经网络系统对其进行自适应调控。该系统的促进物和抑制物持续地对伤害性疼痛感受信号进行调控[1]。

中枢意识引入了另一维度的问题，即中枢神经系统通过调控中枢环路功能状态可对疼痛的效应进行改变、失真或放大，而不是直接反应外周伤害性刺激的特性[2]。确切证据证实，疼痛状态下伤害性疼痛传导通路的超敏反应可放大疼痛效应[2]。在一个慢性疼痛发病率为 52.8% ~ 87.6% 的人群中，脊柱伤害性疼痛的超敏反应发生率为 62.5% ~ 82%[3]。深部组织的痛觉过敏一般发生在慢性腰痛或有神经根疼痛的患者中，提示中枢致敏性应该纳入疼痛相关的治疗方案中[4]。中枢致敏性可以解释临床上很多痛觉过敏现象，也成为疾病发展为慢性的一个可能因素[5]。一般的慢性疼痛，尤其是腰痛或者神经根性疼痛，可通过常见机制如中枢致敏性以及可能的持续性伤害性

的刺激而发病。敏感化在没有持续的传入性刺激的情况下不太可能进展。因此，从治疗的角度来说，抑制疼痛的起始点是有益的。若不能做到，对兴奋性的抑制也不失为一个选择。最初的导致疼痛的疾病，如椎间盘突出，可通过伤害性疼痛传导通路的逐渐敏感化导致疼痛变成慢性疼痛。动物实验已证实，髓核组织可导致痛觉过敏或异常[6, 7]。炎症细胞因子在神经根和背根神经节的敏感化过程中发挥着重要作用[6-9]。

在中枢神经系统中免疫活性细胞间相互作用的信号通路已成为慢性和病理性疼痛机制的基础。中枢神经系统以及小胶质细胞和星形胶质细胞释放的经典神经递质和免疫介质使神经元的兴奋性明显增强[10]。

椎间盘突出启动了由椎间盘组织或免疫细胞产生的促炎信号介导的一系列免疫反应，并通过物理接触、干扰以及化学刺激神经根或背根神经节等导致疼痛[11]。

然而，近年来研究更多地强调了细胞相互作用的环境，主要是细胞外基质。细胞外基质的失调将会影响伤害性信号的产生和传导。

急性损伤常伴随周边细胞外基质的改变，而其又是外周伤害感受器终端的位置所在[12]。了解在发生外周神经损伤后，由细胞外基质或星形胶质细胞所介导的中枢致敏性是非常重要的。细胞外基质的改变可能通过改变大脑中信息处理中心来调控疼痛的慢性化过程。众所周知，细胞外基质在中枢神经系统的可塑性和连接性方面发挥重要作用[13]。因此，细胞外基质更应该被看作慢性疼痛过程中的重要组成部分，而不仅仅是作为细胞的支撑结构[12]。

对于疼痛的发展和延续而言，神经系统和免

疫系统之间的相互作用被认为是必备因素。通过对动物模型的研究发现，细胞疗法对于神经性疼痛中的因子平衡[14]、神经保护作用以及神经元生长的刺激是有效的[15, 16]。在坐骨神经结扎的大鼠中，对背根神经节注入间充质细胞可防止热痛敏和机械性痛敏现象[17]。

再生医学和细胞疗法为存在慢性疼痛患者的多学科治疗提供了前景。诸如局部伤害性刺激的减少、中枢致敏性的调控及躯体感觉的神经保护等可能的机制在结构重组过程中广泛存在[18]。细胞疗法的进步对于退变性疾病和脊柱病变中的慢性疼痛至关重要。当然，再生医学对于疼痛患者远期的治疗具有更重要的作用[19]。然而，尚需有更多的临床研究用以标准化流程以及证实临床的有效性及安全性。最终，我们可以更广泛地运用这些技术恢复损伤的组织，也可作为脊柱手术合理的替代者。

49.3 椎间盘退变与椎间盘源性疼痛

椎间盘退变已从多个方面被广泛研究，从骨科手术到分子生物学。关于这方面的文献也是各不相同。从脊柱外科医师和放射科医师的角度来说，椎间盘退变主要表现为骨刺以及 MRI 信号强度的减弱；生化学家则认为是蛋白多糖和水等成分的改变；病理学家理解为椎间盘的干燥破裂。因为各自的专业不同，使用的观察方法不同，因此理解也不同[20]。已有建议根据肉眼所见[21]、影像学检查[22, 23]以及椎间盘的成分和更新能力对椎间盘退变进行分级[24]。既往大量研究已经改变了人们对椎间盘退变及其病因学的理解。既往认为椎间盘承载的压力过大是引起退变的主要因素，现在则认为生物学及遗传学因素才是最主要的[25]。

脊柱作为身体的机械轴，同时维持着身体的刚性、灵活性与稳定性[26]。脊柱通过椎间盘，不仅可进行各方向的活动，还可以承载压力[27]。椎间盘结构复杂，主要包括两部分：纤维环与中心的髓核。纤维环由胶原纤维排列于同心圆形的纤维软骨板中，髓核是富有弹性的胶状物质。

椎间盘的机械性能主要取决于其中的细胞外基质。纤维环和髓核组织中的基质组分与排列决定了其力学性能[28]。髓核中水分减少引起椎间盘

吸收和分配压力能力减弱，导致椎间盘内细胞损伤与破裂，从而引起了退变过程。

Adams 和 Roughley 将退变定义为进展性的结构破坏引起的异常的、细胞介导的反应[29]。退变的发生也可能通过遗传学影响及其与个人、社会心理、职业和生物力学等因素相互作用引起[30, 31]。

49.3.1 椎间盘

椎间盘在胚胎期形成，在妊娠 5 周左右由间充质和脊索形成[32]。椎间盘内细胞量很少，约小于椎间盘成分的 1%。这使椎间盘组织成为人体中细胞结构较少的组织之一[32]。椎间盘也是人体内最大的无血管结构[33]，在椎间盘内没有发现血管[34]。细胞在无血液供应的情况下最大可生长至 8 mm[35]，其营养供应主要通过椎体终板以及纤维环外部的血管中的孔隙渗透[33, 36]。

由于组织内无血管，椎间盘细胞处于一种非同寻常的环境中。该环境氧含量和 pH 均较低。由于循环负荷的作用，椎间盘内有液体出入，每天的液体流动量约占其容积的 25%。在椎间盘细胞外基质中含有多种蛋白多糖[37]。其中最主要的是蛋白聚糖，由 100 多个糖胺聚糖组成的链连接硫酸软骨素链和硫酸角质素链构成[38]。这些链携带负电荷吸引水分子，使椎间盘含水量较高。较高的渗透压（1~3 个大气压）造成了椎间盘内大量水分存留[39]。蛋白聚糖胶发生膨胀，直至受到胶原网络（基质的另一重要组分）张力的制约。这两种物质之间的平衡造就了抗负荷的构造，从而使每一个柱状单元处于相对正确的位置，维持了这种刚性结构的运动。

细胞外基质的成分一直处于生成和降解过程中。这些成分不停地被蛋白酶（基质金属蛋白酶和蛋白聚糖酶）分解，这些酶均由椎间盘细胞合成[40]。合成与分解的平衡状态以及大分子的聚集，决定了基质的质量、完整性以及力学性能。这种完整性维持了天然健康椎间盘无血管及无神经的特性[22]。

49.3.2 退变过程

在 20 岁以前，纤维环和髓核的界限是肉眼可辨的。随着年龄的增加，纤维结构被破坏，椎间

盘胶状物质水合化减弱。Buckwalter 通过尸体解剖证实，约 97% 的 50 岁以上人的椎间盘发生退变表现 [41]。在 10 岁左右，脊索细胞逐渐被间充质来源的细胞（软骨细胞）取代。原始细胞的改变以及髓核脊索细胞的消失被认为是退变因素之一 [42]。

这些退变导致纤维环后部的压力增加。该部位压力增加可能是导致椎间盘破裂的原因 [43]。通过椎间盘造影对其内部结构进行研究，发现了多种类型的改变如内部裂缝以及完全破裂。这些改变通过退变阶段进行分类 [44]。Peng 等也曾运用椎间盘造影技术，在行椎间盘手术切除之前进行了 CT 造影 [45]。影像显示疼痛的椎间盘内部出现裂隙，免疫组化显示裂缝和（或）破裂的组织内出现血管和神经组织。该研究得出结论，疼痛的椎间盘表现出不同的组织学特性，出现了血管肉芽组织。这表明在受到损伤后随即形成了这些组织，机体试图进行修复。

髓核组织是一种生物活性组织，可对促炎刺激做出反应。退变椎间盘自发分泌炎性介质，如 IL-6、IL-8 和前列腺素 E2 等 [46]。这些介质在椎间盘疼痛病理过程中的作用也逐渐被认识。但尚不明确椎间盘的退变过程起始的确切原因。椎间盘组织内无血管，从而引起低氧、低 pH 以及基质中细胞数量减少，这些均导致退变。正是由于椎间盘内没有血管，椎间盘在损伤后的修复是非常困难的 [47]。

49.3.3 治疗前景

人们对减轻椎间盘退变过程的探索与日俱增，有些方法已经被提出。分子细胞生物学的发展促进了相关技术的发展，这使脊柱具有逆转或调控椎间盘退变过程的潜能，其中就有包含或不包含修饰细胞的组织工程产品 [48]。对椎间盘退变的生物治疗策略包括细胞成分、细胞外基质成分和椎间盘代谢相关的分子等。其中有四类已经被研究：抗分解代谢、促有丝分裂、形态发生和细胞内调节因子等 [49]。生长因子如 TGF-β1 和 IGF-1 等已用于促进椎间盘基质的再生。一项研究证实椎间盘细胞对该刺激起反应，促进细胞增殖及蛋白聚糖和胶原的产生 [50]。也有运用基因治疗改变椎间盘生物学特性的研究 [51]。其最大的优点在于治疗

的长效性，这在生长因子的使用中是不曾发生的 [52]。尽管在临床上还没有可应用的方法，一些研究已经提供了可行性前景 [30, 53-55]。干细胞的使用 [30, 54] 以及软骨细胞的培养 [56, 57] 也是椎间盘再生治疗研究相关的重要课题。研究表明，自体软骨细胞移植的患者椎间盘突出的手术效果更佳 [58, 59]。椎间盘注射疗法的局限性在于如何使移植的细胞保持存活率及活性。支架因其对蛋白多糖的合成及保留作用而被推荐 [60]。

49.3.4 生物治疗

学者们对于生物治疗在组织愈合和再生的刺激作用进行了一系列研究，对椎间盘疾病的患者进行了体内外研究及随机试验。研究已证实生长因子在椎间盘细胞代谢中的作用以及其在胶原和蛋白多糖合成中的刺激作用。此类因子使用的局限性在于其单独使用时的作用时间较短：几天之后作用即消失。对于再生治疗，目前有两个选择值得期待：自体浓缩血小板和自体及异体浓缩细胞。

在富血小板血浆中，存在多种信号细胞因子，如血小板生长因子 (PDGF)、转化生长因子（TGF）、血管内皮生长因子（VEGF）以及表皮生长因子（EGF）等。这些因子参与了组织修复的各个阶段——止血、炎性、增殖和重塑。

这些因子的作用多样，从旁分泌作用于局部细胞，再到通过信号转导以吸引和分化远处的间充质细胞。Akeda 等研究了富血小板血浆对猪的椎间盘细胞代谢的作用，验证了其对细胞活性的刺激作用以及促进胶原和蛋白多糖的合成。对于一系列椎间盘源性腰痛患者的椎间盘内应用富血小板血浆，已得出其初步结果。随访 6 个月后，发现该技术的安全性及症状的改善。

Gui 等在兔的椎间盘退变模型中发现，富血小板血浆可对椎间盘退变产生抑制作用。该研究为随机性试验，且运用了 X 线片、MRI 和组织学研究。该研究得出结论，富血小板血浆干预可显著维持椎间盘高度及影像学信号，以及蛋白多糖和 Ⅱ 型胶原的表达。

David Levi 等在对 22 名接受椎间盘内富血小板血浆注射的椎间盘源性疼痛患者的一项前瞻性

分析中，发现经过 6 个月的随访，患者疼痛症状及 ODI 均明显改善[61]。

最近，Lutz 等对 47 名患有椎间盘导致的腰痛的患者进行了一项随机临床试验，发现接受椎间盘内富血小板血浆注射后，其临床效果和安全性均优于椎间盘内注射安慰剂组[62]。

Hussein 等研究了下腰痛及骶棘肌萎缩的患者。他们指出在 104 名患者中富血小板血浆表现出对腰椎后方肌肉组织的有益作用。在 12 ~ 24 个月的随访期内临床症状及 MRI 表现均得到改善[63]。

49.3.5 细胞治疗

蛋白及血小板浓缩物作用时间均有限，细胞治疗却能改变长期的退变过程。在过去十多年的时间里，对于已经分化且具有目标结构表型的细胞的使用已被广泛研究。

作为临床前研究，间充质干细胞对于椎间盘退变的疗效评估已在动物模型中进行。Wang 等对 22 个对照动物实验进行了 Meta 分析，结果显示干细胞移植减慢或控制了椎间盘的退变过程，证明有利于治疗[64]。

动物实验取得成功之后，Meisel 等证实了接受腰椎间盘突出手术的患者进行软骨细胞的培养、扩增及回收注射的临床效果。Centeno 等的最新研究描述了低氧培养基中培养的骨髓间充质细胞行椎间盘注射后的长期疗效（5 年）。细胞培养及扩增技术的缺点在于污染风险及高成本。Pettine 等介绍了一种更可行的技术，即将离心的浓缩骨髓细胞不经培养和扩增而直接注射。该研究对 26 名患者接受浓缩骨髓细胞椎间盘注射后的疗效进行了 24 个月的随访。结果显示，71% 的患者疼痛减轻及手术指征减少，64% 的患者出现 ODI 改善。

除了骨髓组织以外，在多种组织中均有多能间充质干细胞，比如皮下脂肪组织中的基质血管组分。尽管这些细胞可分化为预期的细胞系，但其安全性仍需进一步研究[65]。

关于椎间盘的生物学特性，当前认为，生物疗法无论是在体内还是体外，均可作为有症状的退变性椎间盘疾病的替代疗法。初始临床实验已得出令人振奋的结果。在未来，大规模随机多中心研究将会证明这些技术在退变椎间盘疾病治疗中的安全性和有效性，并助其应用于临床。

49.4　小关节综合征

在世界范围内，除了感冒症状以外，脊柱疼痛是需要医疗活动干预的第二大疾病[66]，是因病失业的最主要原因，因而需要正确诊断其疼痛的原因。

腰痛主要由三个因素引起：退变性椎间盘疾病、小关节综合征及腰椎不稳。

小关节综合征占腰痛的 15% ~ 45%[67]。由于退变过程的发生，关节突关节与其他关节一样遭受磨损及退变[68]。关节突关节属于滑膜环节，关节腔体积为 1 至 1.5 ml 不等，被约 1 mm 厚的纤维组织包裹。该纤维组织被横向排列的胶原填充，以增强弯曲活动时的稳定性。关节突关节由脊神经后支的内侧支支配[69, 70]。

关节突疼痛相关脊柱疼痛的临床诊断需要排除其他引起疼痛的因素。进行体格检查时，可以要求患者做躯干的过伸、旋转及侧弯活动。如果出现了疼痛或加重，即可提示为关节突源性疼痛，因为以上动作均加重了关节突关节的负重。所得诊断可由 MRI 及脊柱 CT 确诊[71]。

颈椎关节突疼痛的典型症状是颈项部疼痛且向枕骨区域放射。如果是较高位的关节突损伤，则可放射至眶周；若为中低位关节突损伤，则可放射至一侧或双侧的斜方肌、肩胛骨或肩胛间区域。若发生在腰椎，则可为单侧或双侧，可放射至臀部或下肢。若无神经根压迫，则很少放射至膝关节以下[72, 73]。

目前多种微创技术已证实对治疗慢性腰痛有效，比如关节突间浸润[74]，行支配关节突关节的神经分支阻滞以及射频消融神经切断术。我们将在本章介绍关节突综合征超声引导下的再生医学相关治疗。

超声引导下行关节突间浸润技术已被广泛应用。由于正确的训练以及专业人员的指导，该项技术具有极高的成功率。通过影像图像来确认针头的位置，防止进入血管。由于操作过程是低风险的，所以超声代替了透视，因为超声不会产生射线，而对患者及医师造成辐射[75]，因此也成为了脊柱浸润操作中极为安全的方法。通过纵向放置传感器，可看到中线至两边缘的圆柱区域。比如腰椎手术，可以看到棘突。若再偏侧面一点，可看到针头。进一步偏侧面的话，则可看到关节突关节和横突。以最低位的骶骨板自下往上来对关节突关节进行计数，这一点是非常重要的。

针头的可视化是进行浸润操作精准定位的基础。因为在腰椎关节突关节，浸润操作常在最下方三个节段进行，因为该处有较大的空间以容纳更多的液体。将患者摆正体位，即腹部以下给予支撑进而消除生理性前凸。打开关节突关节，从而增加空间，使液体进入腰椎关节突。

超声的操作过程可仅由训练过的专业人员独立操作，无须放射科医师的协助。

富血小板血浆在关节突关节中的使用与在其他关节中同样有效。目前，少有对富血小板血浆在关节突中应用的相关研究，仅有涉及极少数病例的报道，且随访最长仅有 12 个月。

然而，由于在减轻疼痛方面的良好效果，证明其作为小关节综合征保守治疗的一种安全有效的方法，正取得令人振奋的结果。

49.5 腰椎椎管狭窄 (lumbar spinal stenosis, LSS)

LSS 是由于椎管或椎间孔狭窄导致神经根受压，从而引起大腿后侧疼痛。LSS 是老年人最常见的手术指征 [76]，且有多种原因可导致其发生。在过去的 10 年中，LSS 手术数量在各种腰椎手术中飞速增长，且已有多种手术方式被报道过 [77]。然而，由于诊断及治疗方法的复杂性以及需要依赖对症状、影像学表现及合并症状的综合评估，这些治疗措施没有得出确切结论，它们之间的比较也非常困难。

在美国，有 25 万 ~ 50 万人存在椎管狭窄症状。其中 1/1000 的患者为 65 岁以上，5/1000 的患者为 50 岁以上。在美国有 7000 万人为 50 岁以上人口。在下一个 10 年，这个数字可能仍会增长 1800 万。这些都表明 LSS 患者将持续增加。据统计，LSS 是接受手术的 65 岁以上患者的最主要的术前诊断。据报道，侧方神经卡压的发生率是 8% ~ 11%。研究表明，症状学表现为背部手术后疼痛综合征的患者中，约 60% 患者的疼痛是由侧隐窝狭窄引起的。

35% 的人群无症状，且年龄在 20 ~ 39 岁，并存在椎间盘膨出。在无症状及 40 岁以下人群中进行 CT 扫描及 MRI 研究，发现椎管狭窄的发生率在 4% ~ 28%。大部分 60 岁以上人群均存在不同程度的椎管狭窄。因为大部分存在轻度椎管狭窄的患者表现为无症状，因此，准确的发病率只能进行估计 [78]。Jenis 和 An 认为 L5、L4、L3、L2 的发生率分别为 75%、15%、5.3% 和 4% [79]。

49.5.1 病因学分类

原发性椎管狭窄是由于椎弓根较短引起的椎管狭窄。在继发性椎管狭窄的致病原因中，以下因素起重要作用：①退变性腰椎椎管狭窄是年龄因素所导致的慢性脊柱退变最常见的形式，椎管狭窄可能由于椎间盘纤维环的膨出或突出、髓核组织向后突出、后纵韧带增厚、关节突关节的肥大、后方黄韧带的肥大、硬膜外脂肪沉积、椎间盘边缘粘连、颈椎钩椎关节肥大或上述两种及两种以上的因素同时作用，从而导致神经根不稳和压迫的信号和症状 [80]。②其他原因如关节炎（及类风湿关节炎）、脊柱不稳或腰椎滑脱、肿瘤、创伤、感染或医源性因素。

解剖学分类包括中央型、侧方型、椎间孔型及混合型。椎管狭窄的分布有单节段、双节段、多节段、单侧以及双侧。最常见的节段发生在 L4 — 5，其次是 L3 — 4、L1 — 2、L5 — S1。

症状表现为由狭窄的严重程度决定的腰部疼痛、下肢肌力减弱、麻木、疼痛及感觉减退，以及神经源性跛行、感觉减退、反射减弱、平衡失调、感觉异常、肌力减弱和腿部肌肉萎缩等。最常见的症状为神经源性跛行，由 LSS 导致的神经根受压引起，进而诱导局部神经炎症及疼痛。该症状可由腰椎过屈改善，亦可由过伸加重。

49.5.2 LSS的治疗

对于 LSS 的治疗，没有统一的共识。但在美国，LSS 是老年人脊柱手术最常见的手术指征 [76]。对于 LSS 进行手术以及保守治疗的效果尚不明确。2008 年北美脊柱协会（North American Spine Society, NASS）临床指南通过对大量研究（包括 RCT）进行系统性回顾，对手术及保守治疗 LSS 的效果进行了对比，总结道：与疾病的自然病程相比，对于 LSS 患者的药物及干预治疗并无明显症状改善；而对于中到重度症状的 LSS 患者来说，与药物及干预治疗相比，减压手术的效果更佳 [81, 82, 83]。保守治疗包括药物治疗、硬膜外注射、理疗、生活习惯的改变及多学科康复治疗。如保守治疗无效，则考虑进行手术治疗。手术治疗已有大量证据基础，然而，减压手术的疗效并不明显。减压融合手术与单纯减压手术的疗效有无差别尚无定论。

最近，Cochrane 数据库的系统评价 [84]（不包含 RCT）评估了对 LSS 患者进行减压或融合手术的疗效，指出腰椎融合的效果尚不清楚。值得注意的是，LSS 患者接受手术治疗后，不良反应的发生率由 10% 增加至 24%，在保守治疗的患者中却没有此类现象。最近文献 [85] 提出腰椎椎管狭窄分级（classifying lumbar spinal canal stenosis, CLSCS）的新方法，并指出 CLSCS 评分对于腰椎椎管狭窄的分级及治疗有帮助（表 49.1）[85]。该文章指出，0 级及 1 级患者可接受保守治疗，2 级及 3 级患者可行手术治疗。

从椎管狭窄的流行病学数据以及随着年龄增加患者数量的增加上来看，脊柱手术在老年患者中最常见，而最常见的原因是退变的椎间盘疾病、关节突、韧带和关节。包括富血小板血浆和 BMAC 的再生医学科学证据表现出其在脊柱应用中的前景。手术治疗的成功依赖于狭窄程度。在最新的分级中，0 级及 1 级患者适合保守治疗，2 级及 3 级患者适于手术治疗 [84]。因此，对于有家族史、有症状以及存在脊柱退变早期放射学表现的患者，可以给予如富血小板血浆或（和）BMAC 的预防或早期再生治疗。即使腰椎狭窄晚期的病例，就像膝骨关节炎，可以进行细胞治疗（再生治疗），可使用富血小板血浆或 BMAC 作为

脊柱手术前的微创替代治疗，风险很小，除非存在明显的节段不稳。

49.6 脊柱 - 肩胛区 - 肱骨疼痛

脊柱 - 肩胛区 - 肱骨疼痛是指发生在肩胛带或颈椎区域的疼痛，可能与来自三个部位独立或共同的病理改变有关。因为该区域解剖结构复杂，疼痛的精准定位以及正确的诊断对治疗成功至关重要。在这方面，整体回顾药物及其他可应用的生物学、形态学、生理学以及疼痛的功能学评估方法很重要。

脊柱 - 肩胛区 - 肱骨区域肌肉的运动障碍以及减弱是导致该现象的一个主要假说。然而，还有其他致病因素，如压力、慢性疼痛、创伤、身心因素和睡眠紊乱及肌肉过度松弛。这是由于肌张力增加、基因变化而导致关节超负荷的机制，女性更易发生 [86-90]。

明确潜在的因素是非常重要的，因为其决定了治疗方案的有效性，通常是多模式以及多学科的。不确定的疼痛不能给予相关治疗，没有合适的诊断标准即开始治疗可产生过度医疗。在此背景下，关于颈椎及肩胛带结构以及肩关节特异性改变的病理学知识是非常有用的。我们需将诸多因素如年龄、生活条件、压力以及其他合并症等考虑在内，从而在治疗过程中顾及所有的疾病因素。

最常见的因素是颈椎间盘、韧带以及关节突的退变性改变 [91]。在原发性颈椎疾病患者中，肩胛区疼痛一般先于手麻、运动受限和颈部疼痛等症状 3 个月 [92]。从 1973 年开始，Murphey 等证实约 70% 的患者有此种现象，而且肩胛区疼痛定位有助于诊断受累的神经根 [93]。Mizutamari 等通过尸检和临床研究发现 C5（n=18）和 C8（n=8）神经根发出皮下神经，C6 和 C7 神经根则不同，这也是为什么 C6 和 C7 神经根损伤的患者浅表触诊过程中无疼痛的原因。另外，治疗后持续性疼痛最常见于肩胛上区（C5）以及颈背部（手术创伤所致），其次见于肩胛间区、肩胛区以及肩部后侧（C6、C7）[94]。

诊断手段包括仔细的临床查体、实验室检查、超声、数字热成像以及 MRI，根据每个人的需要

表 49.1 一年内基于 CLSCS 分级的治疗方式

CLSCS 分级	1 年内接受治疗方式		
	手术治疗（n=171）	非手术治疗（n=186）	P 值
0 级	0	88	<0.001
1 级	9	94	<0.001
2 级	113	4	<0.001
3 级	49	0	<0.001

CLSCS 分级分为四级：CLSCS<7（0 级），7≤CLSCS<10（1 级），10≤CLSCS<13（2 级），13≤CLSCS≤16.5（3 级）。改编自 [82]

而定。超声越来越多地用于诊疗的辅助检查，适用于浅部和深部结构的评估，进而提高诊断的准确率、优化治疗以及增强临床效果。数字红外热成像技术不仅有助于局部的诊断，而且通过体热的释放以及热处理进行分析，以区分炎性、神经、肌筋膜或者关节疼痛，进而对疼痛的生理学及局部解剖有更好的理解。此外，还可阐释交感神经紊乱、循环改变以及内分泌失调（主要是甲状腺功能失调）[95]。因此，结合生物力学、社会学、形态学以及生理学指标，可尽可能地在生物学方面为每种疼痛提供一种合适的治疗方法。

保守生物治疗是以个体化为依据，并且以对疼痛和相关疾病的正确诊断为根据，因此其指导的多学科和多模式途径往往有好的效果[96,97]。

一些研究者，特别是 Gleitz，认可冲击波治疗在脊柱 - 肩胛区 - 肱骨疼痛治疗（主要是肌筋膜疼痛、肩袖肌腱病和粘连性滑囊炎）中的有效性[98-102]。2011 年 Gleitz 提出了使用冲击波治疗肌筋膜疼痛和纤维肌痛的方案。他建议对这些患者使用低或中能量冲击波治疗，建议径向波（2 bar，10 Hz）1000 ~ 2000 脉冲 / 筋膜点。还有方案建议根据肌肉大小和波源决定，保证焦点处波 1000 ~ 2000 脉冲 / 点，4 Hz，0，1 mj/mm^2。

在过去的几年里，增生疗法和再生医学因在治疗中的有效性而获得稳步发展。再生医学治疗通过注射刺激性溶液和刺激性生物制剂（Friebergh 命名为再生注射治疗）[103]，旨在增强和修复包括韧带、骨、软骨在内的肌肉骨骼损伤。2015 年发表的一篇文章对超声引导下采用富血小板血浆在关节突关节及韧带的应用方面进行了 6 ~ 12 个月的随访（n=6），指出对于关节突、囊以及韧带相关脊柱疼痛的治疗，富血小板血浆可能是一种有效可行的治疗方式[104]。Obata 等通过对兔（n=12）的椎间盘进行穿刺并进行椎间盘内富血小板血浆注射，发现椎间盘高度得到恢复，并且有更多的软骨样细胞的表达[105]。

2014 年，Kim 等发现在髓核组织胶原基质中，富血小板血浆可发挥抗炎作用，而抑制炎性因子诱导的退变[106]。另有研究表明，人体中椎间浸润注射富血小板血浆在 70% 以上的患者中取得了满意的效果，疼痛症状得以改善，功能也获得了提高[107]。

作为脊柱 - 肩胛骨 - 肱骨综合征疼痛来源的

关节、肌腱、韧带及功能性肩部疼痛，已通过再生医学得以治疗[108,109]。2011 年，Jo 等发表文章提到，对于巨大肩袖损伤给予富血小板血浆浸润治疗，可降低再次损伤的概率[110]。

研究发现，与对照组相比，肩袖损伤修复后应用透明质酸注射可有效防止粘连[111]。此外，在肩袖损伤的中期，透明质酸在肌腱再生、镇痛效应及临床效果上均较皮质类固醇效果更佳，并且应用高分子量透明质酸可提高盂肱关节的功能评分[112-118]。

49.7 脊柱 - 骨盆疼痛

脊柱 - 骨盆疼痛以下腰部或骨盆带疼痛为特点，可导致脊柱和（或）髋部疼痛。在急性病例中，对于原发部位的诊断较容易且直接。然而，对于慢性疼痛，解剖学参考意义不大，且疼痛较广泛，导致诊断困难，从而对继发性位点进行治疗。髋部、腹股沟和臀部的慢性疼痛是常见的临床表现，约占运动医学病例的 10%[119]。

腰痛放射至臀上部的原因包括臀部神经嵌顿、臀上神经痛、髂腰韧带综合征、关节突关节炎、椎间盘病。臀上神经起始于 T12、L1、L2 和 L3 神经根。该神经发生卡压后，导致臀上部的症状及髂棘区域触痛。臀中皮神经起于 S1 — S3 神经根，其中较低的一支为骶丛神经的分支，支配下臀部（图 49.1）[120]。

髂腰韧带综合征[121]作为一种常常被忽略的疾病，主要以腰部疼痛和髂棘后内侧疼痛为临床表现，一般由躯干侧向旋转而导致重心上移的活

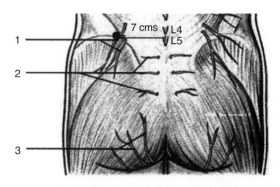

图 49.1 1.臀上皮神经（L1 — L3），2.臀中皮神经（S1 — S3），3.臀下皮神经（来自骶神经丛分支）

动造成（工人、高尔夫球员多见）。超声引导下的韧带封闭可作为其治疗措施（图 49.2 ）。

　　髂腹下神经（ L1、L2 分支 ）发自腰骶神经丛及其分支支配臀部近后侧一小片区域的皮肤感觉，远端至髂嵴前外侧部分以及腹壁肌肉组织的运动（图 49.3 ）。髂腹股沟神经同样起源于 L1、L2 神经根，支配内侧腹横肌和腹内斜肌最远端的运动。其感觉支支配相对应的区域，如髂前上棘、腹股沟韧带、大腿内侧近端和外生殖器根部。同样起源于 L1、L2 分支的生殖股神经没有运动支，只负责感觉支配，即大腿前侧以及生殖器外侧。

　　大腿外侧皮神经是 L2、L3 神经的分支，不支配运动，只支配大腿前外侧的感觉。闭孔神经起自 L2、L3、L4 神经分支，穿过耻骨下骨纤维隧道后分为两束——前束和后束。其运动支支配内收肌、长收肌、短收肌、大收肌、耻骨肌和闭孔外肌的运动。其感觉支配区域对应于膝关节内侧、股淋巴结区和大腿远端内侧关节。股神经也起源于 L2、L3 和 L4 的分支，支配股四头肌的运动功能，其感觉支配区在大腿前部。

　　对于骶丛神经，阴部神经是主要的会阴神经，起源于 S2、S3 和 S4 的分支，负责会阴部的所有运动和感觉。大腿后侧皮神经也起自 S1、S2 和 S3 神经分支，没有运动支，支配臀部下方、大腿后部和会阴部的感觉。

　　臀上神经和臀下神经也发自骶丛。臀上神经是 L4、L5、S1 神经根的分支，臀下神经是 L5、S1 和 S2 的分支。其支配臀大肌、臀中肌、臀小肌和阔筋膜张肌的运动，不支配感觉。

　　梨状肌综合征描述为导致臀部深部疼痛，由于坐骨神经受到机械压迫引起大腿后侧疼痛。梨状肌以肌腱附着起源于第二至第四骶骨段，穿过

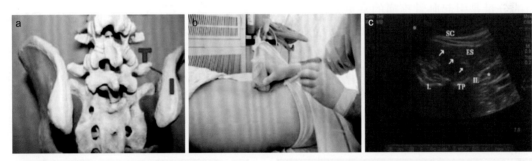

图 49.2 （ a ）髂腰韧带解剖（ T：L5 横突 I：髂嵴);(b)超声引导下左髂腰韧带神经阻滞入路;(c)超声图像。SC：皮下；ES：竖脊肌；IL：髂腰韧带；TP：腰 5 横突；L：椎板

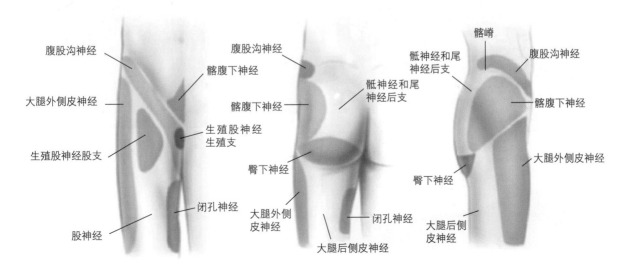

图 49.3 腰骶神经丛的感觉皮节

梨状窝。它的远端边缘与坐骨神经、上下孖肌和闭孔内肌密切接触[119]。

X 线与 MRI 有时可以显示解剖结构的改变。然而，并不是所有显示的病变都准确地代表原始疼痛部位。热成像作为一种功能检查，除了可帮助评估和确定疼痛的继发部位或补偿外，还能够显示早期的变化，甚至比 MRI 更早检测到改变（图 49.4）。超声引导下诊断性神经阻滞证实了治疗部位。

富血小板血浆在损伤部位的直接应用促进了疼痛的改善以及组织损伤后的修复[122,123]。

在骨盆带，年轻人最普遍的病理改变是股骨髋臼撞击综合征[124]，也被认为是髋关节疾病的主要病因之一。最常见的主要表现为腹股沟疼痛（88%），其次为髋关节外侧（67%）和大腿前方（35%）、臀部（29%）和腰部（23%）的疼痛[125]。在股骨头与髋臼嵴撞击时的能量消散可分为两个分量——前和后骨盆环。

向前的分量是引起耻骨疼痛的常见来源，向后的分量常引起骶髂关节和 L5 — S1 关节突关节的疼痛，表现为腰痛。

对表现为腰痛的患者，以及有股骨髋臼撞击征放射学表现，而没有腹股沟或髋关节外侧疼痛

临床表现的患者，采用超声引导下的腰椎 – 股骨头髋关节的诊断性神经阻滞，可以安全且准确地诊断这类疾病[126]。

股骨髋臼撞击征的机械损伤的治疗是通过髋关节镜完成的，软骨和盂唇损伤可以通过富血小板血浆中的生长因子、骨髓吸取物和透明质酸中的造血干细胞以及含有氯沙坦和维生素 D 成分的鱼油治疗[127,128]。

自体 BMAC 的关节内应用是安全的。在对 3012 个使用 BMAC 的案例进行 Meta 分析后，Centeno 等发现，单独使用 BMAC 证实了它们的安全性和较低的不良反应发生率。间充质细胞对有软骨损伤的关节具有镇痛和免疫调节作用。MRI 随访已证实可以减轻软骨下骨水肿，且关节软骨修复可提高生活质量分数，减少 VAS 评分和改善功能（Roghayeh et al. 2015）。

49.8 富血小板血浆、BMAC 和 BIOFAT 产品

最近，用于临床试验的最新生物治疗是 BMAC、BIOFAT 和富血小板血浆。文献证实其有

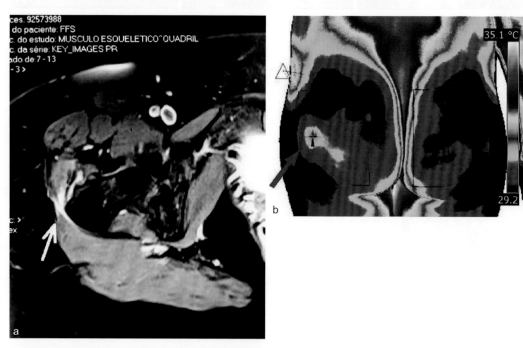

图 49.4 （a）右髋关节 MRI 显示臀中肌腱病变（白色箭头）；（b）热像检查显示臀中肌转子周围区低信号（红色箭头）与腰补偿（白色箭头）相关（图片由 Marcos Brioschi 医师提供，可在 http://www.abraterm.com.br 下载）

不同的实验室制备方法。图 49.5 表示了富血小板血浆的制备方法。图 49.6 表示了 BMAC 的制备方法。这个图 49.7 显示了 BIOFAT 制备方法。

小结

疼痛是动态的、由一个复杂而完整的神经网络系统不断进行适应性调整的过程。在这个过程中，促进因子和抑制因子持续调整伤害性信号处理过程。脊柱疾病通过解剖学损伤引起的促炎症信号或免疫细胞引发免疫反应，或通过身体接触、作用或化学刺激相关神经根引起疼痛。因此，神经系统与免疫系统之间的相互作用被认为是疼痛的发生和发展必不可少的因素。

再生医学与细胞治疗在多学科治疗慢性疼痛方面有很好的前景。像局部伤害性刺激的减少、中枢敏化的调节以及感觉神经保护这些可能的机制均优于结构的重组。

对于控制退变过程的治疗的探索有所增加，一系列措施也已被提出。使用富血小板血浆、BMAC、新鲜或培养的细胞已经成为了现实，对愈合和组织再生的刺激也为新的治疗方法提供了空间。

再生医学治疗旨在通过注射刺激性溶液和生物活性物质，加强或修复包括韧带、骨和软骨在内的骨骼肌肉损伤。

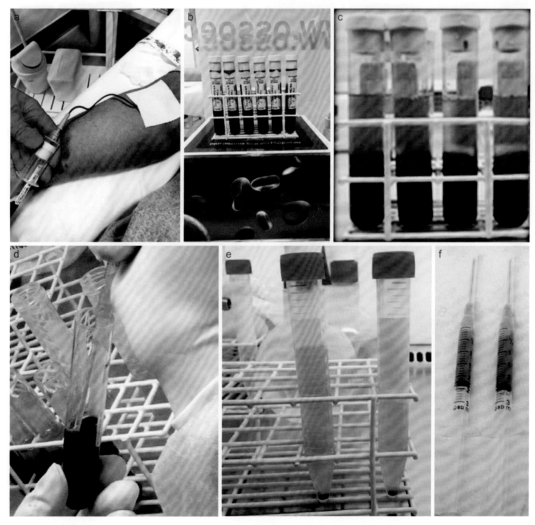

图 49.5　富血小板血浆的制备。(a)用 21 G 采血针采外周静脉血；用 ACD 管收集 6 支(1 试剂盒);(c)血液第一次离心，300×g 离心 5 min ;(d)收集棕黄层；(e)第二次 700×g 离心 17 min 后血浆；(f)富血小板血浆重悬准备应用

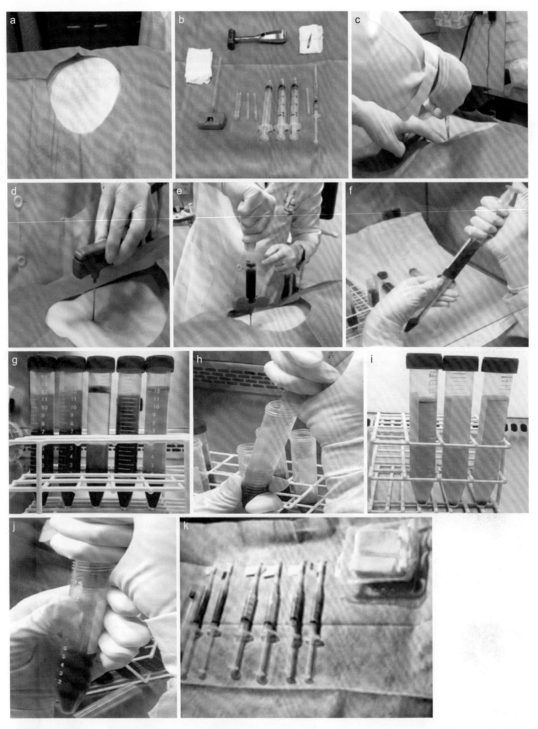

图 49.6 BMAC 的制备。(a) 准备采集区域，选择髂后嵴，在此区域干细胞较多；(b) 用于采集的手术器械和注射器；(c) 局部麻醉；(d) 将特定的针插入骨髓采集；(e) 收集骨髓；(f) 将骨髓放入无菌管；(g) 第一次离心骨髓，40×g 离心 20 min；(h) 收集棕黄层；(i) 第二次离心 800×g，10 min 后；(j) 细胞重悬；(k) BMAC 准备应用

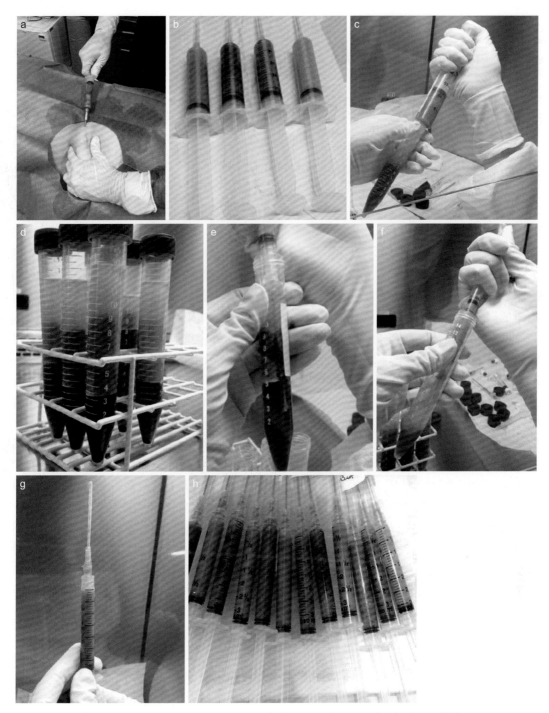

图 49.7 BIOFAT 的制备。（a）从侧腹收获的脂肪；（b）采集脂肪和血液；（c）将材料放入无菌管；（d）经过 900×g 离心 15 min 后的脂肪；（e）用 14 G 针采血；（f）用 14 G Abbocath 导管针使脂肪均匀化；（g）向 3 ml 注射器中加入脂肪；（h）脂肪准备应用

参考文献见本书数字资源。

第 **50** 章 细胞培养方法

Alain da Silva Morais、F. Raquel Maia、Rui L. Reis、Joaquim M. Oliveira 著

张一健、何 帆 译

50.1 引言

尽管骨骼具有一定的自我修复能力，但机械应力或代谢的限制会影响骨折的自然修复过程。例如，①骨折不愈合或延迟愈合；②外伤或肿瘤切除而导致组织大量丢失；③需要关节融合或关节置换；④疾病或高龄而导致骨折难以愈合。除此之外，由于内在的愈合潜能有限，软骨损伤也难以治疗。综合来看，这类骨与软骨损伤拥有极高的发病率，造成了严重的社会经济负担。全球范围内实施的大量手术显示，移植治疗已逐渐成为骨与软骨损伤的标准治疗方案。其中自体移植被认为是金标准，因为其不仅具有良好的组织相容性和无免疫原性，同时还能提供机体所需的所有性能。但是自体移植同样存在不足，如供区局限性以及高比率的并发症。随着对组织再生领域的了解逐渐深入，基于微创治疗的新策略应运而生。目前已经出现了包括支架在内的多种针对骨与软骨缺损的治疗方法。支架由模拟天然骨中细胞外基质的结构和性能的生物材料制成，并提供天然组织中所有的必要环境因素。表 50.1 中总结了当前针对骨软骨的临床研究中已使用的支架及其对应的靶组织。

此外，细胞治疗在骨与软骨组织工程和再生医学中（tissue engineering and regenerative medicine, TERM）发挥着重要的作用。现有的多种细胞培养流程（如细胞种类、细胞分离、扩增和接种以及体内实验前的预培养）会对实验的结果产生重要影响。本章总结概括了骨与软骨 TERM 的体内外临床前研究，旨在为后续研究提供更加标准化的细胞培养方案，进而促进骨与软骨的生成。目前使用细胞移植来修复骨和软骨损伤的治疗方式，常因分离的细胞数量不足并且表型变化不受控而受限。因此，多种细胞类型作为骨与软骨组织工程中重要细胞来源受到重视，是基于其在合适的条件下具有产生骨与软骨样的细胞外基质的能力（表 50.2）。

表 50.1 骨软骨临床研究中使用的支架、植入方式及对应的靶组织

支架	靶组织	植入方式	参考文献
带血管蒂的髂骨移植	股骨头缺血性坏死	植入	[1, 2]
髂骨移植	股骨头缺血性坏死		[3, 4]
猪来源 I 型或 III 型胶原膜	膝软骨缺损		[5-8]
胶原	距骨骨软骨损伤		[9]
基于透明质酸的支架	关节软骨损伤		[10]
透明质酸钠	半月板重建	注射	[11]
纤维蛋白胶	膝软骨缺损		[12]
脱矿骨基质（demineralized bone matrix, DBM）	胫骨远端骨折		[13]

表 50.2　骨与软骨组织工程中应用的人源干细胞的起源和细胞来源

细胞起源	细胞来源	靶组织	参考文献
自体	成人外周血 CD34+ 细胞	骨	[4]
	软骨细胞	软骨	[5, 6, 10, 14, 15]
	滑膜 MSC（Synovium-MSC, S-MSC）		[16, 17]
	骨皮质碎片（Cortical bone fragment, CBF）MSC	骨	[18]
	骨髓（Bone marrow, BM）MSC	骨与软骨	[1, 2, 9, 13, 19-22]
	脂肪（Adipose tissue, AT）MSC		[12, 21, 23-25]
	外周血（Peripheral blood, PB）MSC		[26, 27]
	牙髓（Dental pulp, DP）MSC		[28, 29]
	脂肪 SVF		[30-32]
同种异体	BM-MSC		[11]
	胚胎干细胞（Embryonic stem cells, ESC）		[33]
	TGF-β1 修饰的人软骨细胞		[34, 35]
	脐血（umbilical cord blood, CB）MSC		[36, 37]
	诱导多能干细胞（induced pluripotent stem cells, iPSC）		[38, 39]

50.2 临床前细胞培养方法

50.2.1 普通细胞培养方式

50.2.1.1 人 MSC 培养

在临床应用中重建骨与软骨缺损，需要考虑一些与细胞培养条件密切相关的问题。人 AT-MSC（也称为 ASC）可以在抽脂手术中获得，相较于需要钻入骨质获取的 BM-MSC 创伤更小。人 ASC 有可向软骨、骨、脂肪、肌肉、神经以及肝细胞分化的潜能[40]。此外，从脂肪来源干细胞的产量极高，平均 1 g 脂肪组织中含有 2×10^6 个细胞，其中约 10% 为 ASC[41]。因此，脂肪组织是一种含量丰富且实用的多能干细胞来源，可用于自体和异体细胞移植。

传统人 ASC 分离及扩增方案
- 分离纯化人 ASC 的标准方法。
- 提取 10 g 脂肪组织，用含 10% 青 / 链霉素溶液（v/v）的 PBS 洗涤。
- 清洗后，将脂肪组织剪碎并置于 15 ml 含有 DMEM 培养基和溶组织梭状芽孢杆菌来源 II 型胶原（1∶1）以及 10% 青 / 链霉素溶液（v/v）中震荡，转速为 180 rpm，37 ℃过夜。

- 消化后，用 100 μm 滤器将样品过滤入新的 50 ml 离心管，用 DMEM 定容至 20 ml，800 g 离心 10 min，得到完整的细胞分层液。
- 吸取上清液，用 15 ml PBS 重悬清洗细胞，之后 300 g 离心 10 min。
- 弃上清液，用 5 ~ 10 ml DMEM 培养基重悬细胞（体积取决于细胞团的大小）。
- 使用计数器计数细胞数量。
- 将分离的细胞以 $5 \times 10^3/cm^2$ 的密度接种于 75 cm² 的培养瓶中，使用含 10% FBS 及 1% 青 / 链霉素的 DMEM 培养基，置于 37 ℃、5% CO₂ 中培养（图 50.1）。
- 每 3 天更换一次培养基，直至密度达到 80%[42-44]。

标准成软骨分化方案
- 将第四代（passage 4，P4）人 ASC 以细胞微球（通过 800 g 离心 5×10^6 细胞得到）置于 15 ml 离心管中。
- 培养细胞微球使用的成软骨培养基为 DMEM/F12（含谷氨酰胺和丙酮酸钠）或 DMEM 高糖培养基，含 1% FBS、1% 青 / 链霉素、100 nM 地塞米松、1% 胰岛素 - 转铁蛋白硒 -X（insulin-transferrin-selenium, ITS）、50 μg/ml 维

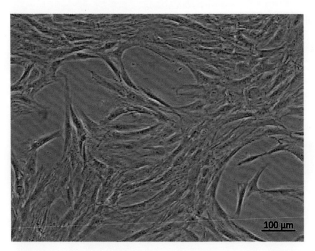

图 50.1　将人 ASC 置于含 1% FBS 和 1% 青 / 链霉素的 DMEM 培养基中，在 37℃、5% CO_2 中培养。标尺 = 100 μm

生素 C、40 μg/ml L- 脯氨酸、50 ng/ml IGF-1、10 ng/ml TGF-β1，培养 21 天。

- 将细胞置于 37℃、5% CO_2 中培养。
- 每 3 天更换一次培养基。
- 21 天后收集细胞微球。将一部分固定于 4% 中性福尔马林中，用于成软骨组织学染色（阿尔新蓝、甲苯胺蓝以及番红 O 染色）。剩余的使用 RT-PCR 定量检测成软骨基因表达水平，如 COL- Ⅱ、蛋白聚糖和 Sox9[45-47]。

标准成骨分化方案

- 将 P4 代人 ASC 以 15 × 10^3/cm^2 接种于 24 孔细胞培养板中。
- 培养细胞使用的成骨培养基为 DMEM 或 α-MEM 培养基，含 1% FBS、1% 青 / 链霉素、100 nm 地塞米松、10 mm β- 甘油磷酸、5 mg/ml 维生素 C，培养 21 天。
- 细胞置于 37 ℃、5% CO_2 中培养。
- 每 3 天更换一次培养基。
- 21 天后收集细胞，将一部分固定于 4% 中性福尔马林中，用于成骨组织学染色（茜素红染色）。剩余的使用 RT-PCR 定量检测成骨基因表达水平，如 ALP、骨钙素（osteocalcin, OSC）、骨桥蛋白（osteopontin, OPN）、Runx2[45-47]。

在临床上使用细胞治疗，需要制订 GMP 进而在规范的条件下分离并培养细胞。许多公司和实验室开始发展自动化的设备以实现部分甚至全部

的自动化分离细胞。Oberbauer 调查并总结了目前获批专利、发表的上市或在售的酶促或非酶促的脂肪组织来源细胞的分离系统[48]。

诸多因素会影响临床使用的细胞培养，如细胞培养基、培养基添加剂、细胞密度、表面涂层、消化酶、氧气条件以及细胞培养板密度，而用于细胞扩增的细胞培养基是其中最为关键的因素[49]。使用 FBS 的确会造成在临床上的问题，因为血清中可能含有不安全的污染物，如朊病毒、病毒以及人畜共患病因子，并且血清制品会由于批次的不同而有所差异。

此外，当人 ASC 在含有动物蛋白的培养基中培养时，大量动物蛋白会残留在细胞质中，进而在体内移植时诱发免疫反应。因此，很多国际研究小组正在做出努力，一方面开发培养基替代物，要么用人源补充物（如富血小板血浆或人血清）取代 FBS，要么研制成分明确的、含有关键生长 / 附着因子的无血清培养基，另一方面开发可控的生物反应器。

50.2.1.2 "人源化"的人 ASC 培养方案

本章将关注那些研制出的替代方案，通过消除 FBS 的许多缺点，进而能保证开展安全、经济、符合伦理实践的生物医学研究。这些替代方案是基于人源富血小板血浆或人自体血清的培养基、以及在无动物或无异源蛋白的培养条件下培养。

富血小板血浆补充物

在过去的 20 年间，富血小板血浆作为一种全血的自体衍生物，已经广泛应用于骨科疾病治疗中[50]。富血小板血浆富含生长因子，包括 TGF-β1、PDGF、IGF、bFGF 以及 VEGF 等[51]。

富血小板血浆的制备

- 人富血小板血浆通过静脉穿刺存放于枸橼酸葡萄糖（acid citrate dextrose, ACD）管中。
- 简而言之，从肘正中静脉取 10 ml 静脉血置于含有 1 ml 枸橼酸抗凝剂的无菌真空管中，250 g 离心 15 min。
- 第一次离心后，清晰可见地分为两层。上层黄色由富血小板血浆和贫血小板血浆（platelet-poor plasma, PPP）组成。下层红色为红细胞和白细胞。

- 之后将完整的上层黄色层转移至普通真空管内。
- 第二次离心 200 g，15 min。底部大约 2 ml 为富血小板血浆，上层为 PPP 碎片。
- 用 10% ~ 20% 氯化钙凝血酶激活富血小板血浆。
- 将富血小板血浆储存在 −80℃ 备用[52-54]。

富血小板血浆培养基补充剂

- 在规范条件下分离人 ASC。
- 基础扩增 / 生长，将 P4 代人 ASC 以 $15 \times 10^3/cm^2$ 的密度接种于 24 孔细胞培养板中。之后使用含 1% 青 / 链霉素和 20% 富血小板血浆的 DMEM 培养，准备和激活过程如前述。此浓度的富血小板血浆相较于 FBS 能提供细胞生长增殖的最佳条件[55]。将细胞置于 37℃、5% CO_2 中培养，每 3 天更换一次培养基。
- 成软骨分化，将 P4 代人 ASC 以细胞微球（通过 800g 离心 5×10^6 细胞得到）置于 15 ml 离心管中。培养细胞微球使用的成软骨培养基中为 DMEM/F12（含谷氨酰胺和丙酮酸钠）或 DMEM 高糖培养基，含 20% 富血小板血浆、1% 青 / 链霉素溶液、100 nM 地塞米松、1% ITS、50 μg/ml 维生素 C、40 μg/ml L- 脯氨酸、50 ng/ml IGF-1、10 ng/ml TGF-β1，培养 21 天。细胞置于 37℃、5% CO_2 中培养，每 3 天更换一次培养基。
- 成骨分化，将 P4 代人 ASC 以 $15 \times 10^3/cm^2$ 接种于 24 孔细胞培养板中。培养细胞使用的成骨培养基为 DMEM 培养基，含 1% 青 / 链霉素、100 nm 地塞米松、10 mM β- 甘油磷酸、5 mg/ml 维生素 C、20% 富血小板血浆，培养 21 天[52]。将细胞置于 37℃、5% CO_2 中培养，每 3 天更换一次培养基。

此外，临床使用富血小板血浆的优势还包括：①无刺激性和生物活性支持作用；②可观的成本收益比；③准备过程无需昂贵的设备；④低感染风险。精心制备富血小板血浆以及质量控制，结合对植入部位的严格评估将改善患者的临床疗效[56]。

基于人自体血清的补充物

在临床重建操作中为避免危险的病原体或污染物的传播，人自体血清受到重视，是因为其作为体外细胞扩增所用培养基中用于替代 FBS。

人自体血清制备

- 人血清来源于全血捐献。
- 将每一位供者的 400 ~ 500 ml 全血放入不含抗凝剂的血袋中，在 4℃ 条件下凝固 4 h[57] 至过夜[58]。
- 在一些方案中，将血快速转移至不含抗凝剂的 10 ml 真空管中，室温[59] 下凝固 2 h 或 4℃ 4 h[60]。
- 之后，将血液于 4℃ 条件下 1800 g 离心 15 min。
- 收集血清，使用 0.2 μm 膜过滤，无菌分装样品于 −20℃ 保存。

人自体血清培养基补充物

- 在规范条件下分离人 ASC。
- 基础扩增 / 生长，将 P4 人 ASC 以 $15 \times 10^3/cm^2$ 接种于 24 孔细胞培养板中。之后使用含 1% 青 / 链霉素和 10% 人自体血清的 DMEM 培养。将细胞置于 37℃、5% CO_2 中培养，每 3 天更换一次培养基[59]。
- 成软骨分化，将 P4 代人 ASC 以细胞微球（通过 800 g 离心 5×10^6 细胞得到）置于 15 ml 离心管中。培养细胞微球使用的成软骨培养基中为 DMEM/F12（含谷氨酰胺和丙酮酸钠）或 DMEM 高糖培养基，含 10% 人自体血清、1% 青 / 链霉素、100 nm 地塞米松、1% ITS、50 μg/ml 维生素 C、40 μg/ml L- 脯氨酸、50 ng/M IGF-1、10 ng/M TGF-β1，培养 21 天。将细胞置于 37℃、5% CO_2 中培养，每 3 天更换一次培养基。
- 成骨分化，将 P4 代人 ASC 以 $15 \times 10^3/cm^2$ 接种于 24 孔细胞培养板中。培养细胞使用的成骨培养基为 DMEM 培养基，含 1% 青 / 链霉素、100 nm 地塞米松、10 mm β- 甘油磷酸、5 mg/ml 维生素 C、10% 人自体血清，培养周期为 21 天[59]。将细胞置于 37℃，5% CO_2 中培养，每 3 天更换一次培养基。

然而，人自体血清的使用尚存在争议，如成本过高、献血者的潜在因素，都会影响人 ASC 的生长，因而促进了无血清、化学成分明确的培养基研发。

无血清或无异源蛋白培养基方案

上文已介绍了多种 FBS 的替代物，主要包括血小板衍生物和人自体血清。然而，血清的使用限制和其成分的不明确，仍使它具有局限性，如血清制品的性能与批次有关，其会影响细胞增殖速率和分化潜能。因此，为了增强移植干细胞的安全和质量，成分明确的、无血清或无异源蛋白的培养基配方被研发出来[61]。这些化学成分明确的培养基具有一定的优势，即精确的化学成分、无异源污染物（如微生物）。然而，最合适的细胞培养基成分取决于个性化实验条件，以及不同细胞类型之间和细胞内部的差异。

目前有多个商业化的无血清 / 无异源蛋白培养基用于人 ASC 的扩增和增殖，包括 FibroLife® 培养基（LifeLine®），MesenCult™-XF 培养基（StemCell™）、DXF 间充质干细胞生长培养基（PromoCell）和 StemPro® MSC 无血清无异源蛋白培养基（Life Technologies）[62]。

- 在 GMP 规范条件下分离人 ASC。
- 基础扩增 / 生长，将 P4 人 ASC 以 $15 \times 10^3/cm^2$ 接种于 24 孔细胞培养板中。之后使用含 1% 青 / 链霉素的无血清 / 无异源蛋白培养基培养。根据厂商的说明加入其他补充成分。将细胞置于 37℃、5% CO_2 中培养，每 3 天更换一次培养基。

对于成软骨分化和成骨分化，可以购买使用特定的培养基，如 MSC 成骨和成软骨分化培养基（PromoCell）、StemPro® 成软骨和成骨分化试剂盒（Life Technologies）、OriCell（Cyagen，用于成软骨分化）、人 MSC 成骨和成软骨分化培养基套装（Lonza）。

- 成软骨分化，将 P4 人 ASC 以细胞微球（通过 800 g 离心 5×10^6 细胞得到）置于 15 ml 离心管中。培养细胞微球使用的成软骨培养基为无异源蛋白培养基，含 1% 青 / 链霉素，培养周期为 21 天。细胞置于 37℃、5% CO_2 中培养，每 3 天更换一次培养基[63,64]。
- 成骨分化，将 P4 代人 ASC 以 $15 \times 10^3/cm^2$ 接

种于 24 孔细胞培养板中。培养细胞使用的成骨培养基为无异源蛋白培养基，含 1% 青 / 链霉素，培养周期为 21 天。细胞置于 37℃、5% CO_2 中培养，每 3 天更换一次培养基[63,64]。

50.2.2 三维的细胞培养方案

三维基质技术已经被研究用于促进细胞扩增。其作用是为细胞的黏附和增殖提供一个活性表面。该技术的主要优势包括：①增加表面积与体积比，从而允许细胞在有限的空间环境生长；②对于贴壁细胞，其表面性能可以功能化，改善细胞的贴壁和增殖；③三维表面提供了一个微环境，通过工程化的生物材料和细胞微环境，进而控制一些体内生理活动中常见的细胞行为和功能。以下是目前临床试验和商业化产品用于贴壁细胞扩增的四种方式。

50.2.2.1 支架

目前针对骨与软骨修复的方法主要集中在能够提供合适的三维环境支持修复组织生长的支架。这些三维结构无论在体内还是体外都至关重要，既能模拟体内环境，也能允许其调控自身微环境。理想的骨与软骨组织工程支架必须具备以下基本条件：多孔，生物相容性好，可生物降解，适合细胞附着、增殖和分化。一些生物材料已被研究用于软骨和骨组织工程[65,66]。

对于软骨组织工程，基于水凝胶的方法已经开发用于制造新的高级治疗药品（advanced therapy medicinal product, ATMP），将未分化的人 ASC 包裹在新型的基于甲基丙烯酸结冷胶（methacrylated gellan gum, GG-MA），使用或不使用成软骨培养基培养 21 天能够产生软骨样组织（图 50.2）。

将细胞包裹进 GG-MA 水凝胶，需要按照以下方案。

- 使用含有 1% 青 / 链霉素的无异源蛋白培养基扩增 P4 代人 ASC 至亚融合。
- 待细胞密度达到 80% 时，使用胰酶替代物消化细胞。
- 在 9 ml 预热的无菌蒸馏水中加入所需的 GG-MA。
- 置于 37℃水浴中溶解。

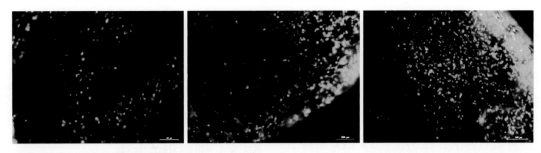

图 50.2　活 / 死染色。负载人 MSC 的 GG-MA 在包裹细胞后 7 天、14 天、21 天的钙黄绿素 -AM（绿色）和碘化丙啶（红色）染色。标尺 =200 μm

- 准备 300 μl 1% 青 / 链霉素的无异源蛋白培养基，其中含 3×10^6 细胞。
- 在细胞悬液中加入 2.7 ml GG-MA 水凝胶，之后移液管快速上下混合（水凝胶的浓度为 2% w/V，细胞密度为 1×10^6/ml ）。
- 每孔加入 50 μl 含细胞水凝胶。
- 用 500 μl 含 1% 青 / 链霉素的基础无异源蛋白培养基或无异源蛋白成软骨培养基覆盖水凝胶，培养 21 天。
- 将三维培养体系置于 37℃、5% CO_2 中培养，每 3 天更换一次培养基。
- 培养结束后，新的 ATMP 可应用于体内软骨缺损修复 [67]。

对于骨与骨软骨组织工程，不同的生物材料已经被研究，其中一些已经进入临床试验 [68-70]。在体外，以下用于细胞接种的方案已经被使用：

- 无菌支架在使用前应该用配备 21 G 灭菌针头的 20 ml 注射器进行预处理，避免气孔内形成气泡，抑制细胞黏附。
- 在接种细胞之前，支架应在置于 37 ℃、CO_2 培养箱的培养基中水化。
- 接着，将支架从培养基中移除并置于 48 孔悬浮细胞培养板中。
- 将 P4 人 ASC 按不同密度接种于支架表面（如 5×10^2 个 / 支架，1×10^3 个 / 支架，5×10^3 个 / 支架，1×10^4 个 / 支架 ）。
- 在将含细胞的支架置于 37 ℃、CO_2 培养箱中培养。
- 3 h 后将复合物转移至新的 48 孔悬浮细胞培养板。每个复合物内补充 1 ml 培养基。
- 在 37 ℃、5% CO_2 中培养含细胞支架，每 3 天

更换一次培养基。

50.2.3 生物反应器

大规模生产人 ASC 依赖于高效的、经济的、符合 GMP 的流程，从该流程中能够产生大量具有明确特征的细胞以满足临床需要。这些生产流程应当为人 ASC 提供一致的最佳生长条件、完整的监测以及可控易于测量的培养条件。在满足以上条件的方面，搅拌生物反应器相较于静态系统具有更明显的优势。在静态细胞培养条件中，环境是随着代谢产物的积累、培养基中营养物质的消耗以及由此导致的 pH 变化而持续改变。显然这是与体内情况不一样的。细胞在体内是处于产物不断消耗和营养物质持续供应的动态平衡中。在组织工程中，生物反应器可以实现不同的目的：①细胞接种到支架生物材料上之前的预培养和生长（通常是悬浮状态）；②对组织工程复合物实施特定的物理刺激，目的是支持细胞 / 组织的分化。生物反应器在细胞扩增和组织成熟方面的优势已经得到了明确证实 [71]。

因此，搅拌生物反应器能提供更加均质的培养环境，确保对关键培养因素的监测和控制（如 pH、温度和含氧量），同时减少细胞处理和成本 [72,73]。

人 ASC 的高效扩增是在旋转瓶内、无异源蛋白培养条件下，使用一种以塑料微载体为基础的培养体系实现的 [74]。使用的方案如下：

- 使用装有 80 ml 工作液的 Bellco 旋转瓶，同时配备 90° 拨片（普通型）和一个磁力搅拌棒。
- 人 ASC 的初始浓度为 5×10^4 个 /ml。
- 在 37℃ 条件下将塑料微载体用 CELLstart CTS 溶液（按 1：100 稀释于含钙镁离子的 PBS ）涂

层 2 h，使用恒温混匀仪间歇性搅拌（300 rpm 搅拌 1 min，之后停止搅拌 10 min），之后用预热的 MesenPRO RS/StemPro MSC 无血清无异源蛋白培养基平衡。

- 将之前在无异源蛋白培养基中扩增两代的人 ASC 在 15 ml 对应培养基中接种至 20 g/L 预包裹的塑料微载体上，在 37℃、5% CO_2 条件下孵育 30 min，每 5 min 进行一次温和搅拌。
- 之后加入预热的培养基至终体积的 50%。将细胞悬液转移至旋转瓶中，在 24 h 内间歇性搅拌（25 rpm 搅拌 15 min，之后停止搅拌 2h）。
- 24 h 后将搅拌速率设定为 40 rpm。
- 培养 3 天后，每天更换 25% 的培养基。

除此之外，使用可控的搅拌槽生物反应器能有效实现人 ASC 的高效扩增[75]。

使用到了以下方案：

- 在旋转瓶中反应 4 天后，将微载体细胞悬液转移至配备三叶轮、溶解氧和 pH 探针的 1300 ml 搅拌槽生物反应器内（叶片倾斜 4° 至垂直）。
- 通过反应器底部的温和喷射实现 CO_2 的添加，使用 1.0M NaHCO3 维持培养环境的 pH。
- 加入 800 ml 无异源蛋白培养基达到工作容量。
- 培养参数设定为 pH 7.2、60 rpm 持续搅拌、通气。根据实验设定，溶解氧调整至空气浓度的 9% ~ 20%。

50.2.3.1 可用于软骨组织工程的生物反应器

生物反应器的应用推动了软骨组织工程的发展[76-78]。为了克服大量营养物质向支架中心转移而影响支架模拟天然软骨带来的局限性，更为复杂的生物反应器被设计出来，如旋转瓶生物反应器、旋转壁容器生物反应器以及流动灌注生物反应器[77]。据最近的一项研究报道，一种高效稳定的生物反应器系统被设计出来，用来提高体外的三维软骨再生，因而有助于推进其向临床转化[79]。

50.2.3.2 可用于骨组织工程的生物反应器

骨组织的体外再生是通过将自体成骨的细胞（人 ASC）和具有细胞结构支撑功能的三维支架材料进行结合[80, 81]。正如与软骨组织工程一样，多种复杂的生物反应器已经被研发出用于骨组织工程，如旋转壁容器生物反应器、旋转瓶生物反应器、灌注生物反应器、压缩生物反应器和组合系统[82, 83]。

50.3 临床细胞培养方法

50.3.1 细胞相关方法

50.3.1.1 自体细胞

标准的治疗技术如软骨下钻孔或微骨折的骨髓刺激、自体移植修复软骨和软骨下骨缺损存在诸多问题。骨科领域最新的进展提示使用干细胞移植技术能克服传统治疗带来的一系列问题。事实上，损伤后的骨组织能够重塑，但形成的主要是纤维软骨，移植具有成骨分化潜能的细胞则能避免此类问题。干细胞几乎存在于所有的组织中，当受到特定的刺激时，能定向分化成特异细胞，如骨和软骨细胞。一旦进行移植，这类细胞能适应周围的环境，并在相应的微环境因子刺激下完成分化。通过这种方式，干细胞有助于损伤组织的修复。例如，在自体移植情况下，细胞能够促进移植物和损伤区域的连结。然而，细胞培养方法应当按照本章所述的临床应用来实施。

最常用的细胞为 BM-MSC[22, 84, 85]。BM-MSC 通常从患者自身的髂嵴骨髓中获得，但在植入前会采用不同的分离方案。例如，细胞能通过以下方式分离：葡聚糖沉积法[86]、Ficoll 密度离心法[85]、Percoll 密度离心法[87]、MarrowStim 浓缩系统[84]和 ART 骨髓浓缩物系统[88]。

培养阶段是生产 MSC 的常规方法，因为骨髓抽吸物中混有不同的红细胞、血小板、白细胞（主要成分为中性粒细胞、淋巴细胞和单核细胞）。此外，MSC 需要在 B 级清洁环境中培养。细胞培养过程应当遵循多项质量控制检测，如支原体和微生物污染（需氧菌、厌氧菌和真菌）。为了鉴定干细胞，根据国际细胞治疗协会的建议，应当对间充质干细胞的标志物进行检测[89]。

BM-MSC 分离

- 使用肝素冲洗过的注射器从髂嵴收集骨髓血。
- 将抽取的骨髓血储存在无菌塑料袋中，并加入抗凝溶液（柠檬酸、柠檬酸钠和葡萄糖）。
- 对抽取的骨髓进行过滤和清洗，以清除脂肪和血凝块碎片。

- 密度离心法分离 BM-MSC。
- 离心后，分离并去除红细胞（无核细胞）和血浆。
- 收集并将 BM-MSC 置于注射器中用以注射。
- 将 BM-MSC 缓慢注射至损伤部位。

分离后，BM-MSC 被注射至移植物内[90]。为了避免渗漏，可使用同种异体骨栓[22]或骨蜡[85]作为密封剂。在 Weel 等的另一种方法中，BM-MSC 可以与自体外周血和内植骨混合作为天然支架[84]。

从脂肪组织中获取的干细胞逐渐作为一种具有吸引力的来源。事实上，脂肪组织是一种丰富而易获取的组织，含有大量具有多向分化潜能的成体干细胞。通常脂肪组织可通过腹部抽脂手术中取得[25, 91]，也能通过关节镜手术从髌下脂肪垫获取[92]。此后提取物必须在 II 级生物安全柜中，且遵循 GMP 设施中的严格无菌要求完成操作。

ASC 分离
- 抽吸脂肪组织。
- 将脂肪组织和胶原酶溶液混合，置于 37 ℃孵育 45 min。
- 加入完全培养基终止酶消化。
- 混匀后将消化过的悬浮液通过无菌滤器。
- 室温下 600 g 离心 10 min。
- 弃上清液，在完全培养基中重悬。
- 去除用于质量控制的样品（如细胞数量、细胞活性、细胞表型和无菌程度）。
- 将细胞接种于完全培养基，置于 37℃充满水汽和 5% CO_2 的条件下培养。
- 培养 24 h 后，冲洗贴壁细胞，去除未贴壁细胞。
- 然后，用辐照灭菌后的胰酶溶液收集细胞。
- 去除一部分细胞悬液用于以上的质量控制。
- 将 ASC 注射至损伤部位。

除此之外，其他细胞也被研究用于修复骨与骨软骨缺损。ACI 是一种传统上治疗膝关节软骨损伤的方法[15, 93]。使用 ACI 技术，软骨细胞可通过关节镜手术软骨活检分离得到。通常在注射软骨细胞之后，需要使用纤维蛋白胶封闭缺损部位[93]。

软骨细胞分离
- 通过关节镜手术收集软骨活检组织。
- 通过酶消化法从活检组织碎片中获得软骨细胞。
- 手术时收集患者的血液，并提取其血清用于培养细胞。
- 最后，注射扩增后的软骨细胞。

治疗椎间盘退变的常用手术方法是显微椎间盘切除术或脊柱融合术。虽然这些方法在临床上是有效的，但并不能维持椎间盘的功能，也不能增强椎间盘所承受的机械载荷。因此，随着髓核细胞的应用，新的治疗方法被不断探索[94]。

髓核细胞分离
- 从退变的椎间盘收集组织。
- 在立体显微镜下分离髓核细胞。
- 将髓核组织转移至培养皿中，用生理盐水清洗附着的血液。
- 将组织放入锥形管中并称重。
- 将组织再转移回培养皿。
- 用无菌手术刀将组织切成小块。
- 用生理盐水将切碎的组织再次转移至锥形管。
- 将切碎的组织以 400 g 离心 5 min。
- 保留上清液，检测细菌和支原体污染。
- 用患者的血清和胰酶培养液重悬组织，置于 37 ℃条件下 1 h。
- 400 g 离心 5 min，弃上清液。
- 用患者的血清和 I 型胶原培养液重悬组织，置于 37 ℃条件下 2 h。
- 400 g 离心 5 min，弃上清液。
- 用患者的血清培养基将碎片重悬，通过细胞滤器分离得到髓核细胞。
- 将单层髓核细胞置于在 37 ℃、5% CO_2 培养箱中培养。
- 4 天后将髓核细胞与患者的 BM-MSC 共培养激活髓核细胞。
- 使用细胞刮板获取髓核细胞用于治疗患者。
- 1800 rpm 离心 5 min 收集细胞。
- 保留上清液，用于细菌、病毒、支原体和内毒素的无菌检查。
- 用生理盐水冲洗髓核细胞 2 次，并用盐水重悬。
- 保留少量终末悬浮液，用于芽孢杆菌、病毒和支原体的无菌检测。

- 将细胞植入退变的椎间盘中。

　　细胞培养通常在人源化的培养环境下进行，如富血小板血浆、自体血清或无动物源 / 无异源蛋白培养基，以避免潜在的免疫反应 [21, 24, 94]。然而，在一些研究中，在移植时细胞培养用牛血清被清除并被自体血清取代 [86]。此外，这会保留高浓度的自体生长因子和生物活性分子，从而影响细胞行为。

富血小板血浆制备

- 将静脉血收集在含有柠檬酸钠的袋子中。
- 1800 rpm 离心 15 min 分离红细胞，之后 3500 rpm 离心 10 min 浓缩血小板。
- 收集部分富血小板血浆用于血小板浓度分析和质量检测（细菌学检测）。
- 在注射前加入氯化钙用以激活血小板。

自体血清制备

- 收集不含抗凝剂的外周血。
- 在安全柜中，使外周血在室温下静置 1h，完成完全的凝固反应。
- 凝固后，1100 g 离心 10 min，分离血清中的上清。
- 保留部分血清用于无菌检查。

50.3.1.2 同种异体细胞培养

　　另一种增强软骨再生的方法是通过细胞介导的细胞因子基因疗法促进软骨再生，TissueGene-C。为此，用病毒转染法将 TGF-β1 转染至软骨细胞 [34, 35, 95, 96]。研究已经证实 TGF-β1 能刺激软骨细胞合成蛋白聚糖，促进关节软骨细胞生长 [97]。同时，由于其抗炎和免疫抑制的特性，TGF-β1 已被逐渐应用于骨软骨领域。

TGF-β1 修饰的人软骨细胞（TissueGene-C）

- TissueGene-C 被储存在独立的含有修饰或未修饰的软骨细胞的小瓶中。
- 给药前用培养基冲洗修饰细胞，并在培养基中重悬。
- 用 15 Gy 的辐射处理重悬的修饰细胞，破坏其复制能力。

- 用培养基清洗未修饰的细胞，并在培养基中重悬。
- 将两种细胞按 3:1 的比例混合（未修饰：修饰），并将最后的混合物装入注射器进行注射。
- 对准备好的最后注射物进行革兰氏染色，作为此时无菌的证据。
- 与此同时，对最后注射物进行无菌和内毒素监测。
- 为避免细胞碎裂，注射过程应缓慢进行。

50.3.2 支架培养方式

　　我们对骨与软骨愈合生物学认识的新进展推动了组织再生领域新策略的发展。其中大多数的目的是利用支架和细胞促进组织再生。支架可来源于多种不同类型的基质，如胶原甚至骨移植物 [1, 3, 9]。尽管同种异体骨移植已获得广泛应用，但往往以失败告终。相反，细胞的加入提高了其成功的概率 [3]。值得一提的是，同种异体移植物在使用前应进行辐照以避免免疫反应。最近新的研究表明，除增加细胞外，使用血管化的骨移植物甚至能更大地改善自体移植技术的成功率 [1, 2]。采用多种不同的方法提高了血管化骨移植物的成功率。在一项研究中，将 BM-MSC 与 β 磷酸三钙颗粒混合并诱导成骨的分化，然后将血管化的髂骨移植物移植入坏死区 [1]。Zhao 等将髂骨碎片与 BM-MSC 共培养，两者都是来源于患者自身和受损部位 [2]，然后将血管化的髂骨移植物插入受损部位。在另一项研究中，Kuroda 等从骨髓中提取了一种富含造血 / 内皮祖细胞和 CD34+ 细胞，取得了类似血管化骨移植物的效果 [4]。为了在移植部位保留住细胞，CD34+ 细胞被溶解于去端肽胶原凝胶中。然后，通过局部注射的方法将获得的髂骨移植物植入受损部位。

　　对于软骨缺损的治疗来说，可以将自体软骨植入并覆盖一层 I - III 型胶原膜（ACI）[8]，或者接种到纯化后可吸收的、来源于猪的 I - III 型胶原膜上 [5-7]。后一种方法被称为基质辅助软骨细胞移植（matrix-assisted chondrocyte implantation, MACI），但是其有较高的失败率。移植时，附着在 MACI 上的细胞朝向骨，并用一层薄薄的纤维蛋白胶密封胶固定，但是 ACI 则使用可吸收缝线将胶原膜缝合。

不同类型的支架备受关注，如以胶原或透明质酸为基础的支架 [9, 10]。这些支架通常装载着 BM-MSC 或软骨细胞，然后被植入损伤部位。然而，通过使用可注射的基质（如透明质酸钠、纤维蛋白胶或脱矿骨基质）能够减少操作的侵入性 [11-13]。对于最后一种基质，干细胞可以悬浮在基质中并被注射到损伤部位。

对以上这些细胞培养方法，采用了人源化的方案，同时细胞的分离也参照前面提及的实验方案。

参考文献见本书数字资源。

第 51 章 关节软骨再生的生物治疗的发展

Lorenzo Brambilla、Celeste Scotti、Alberto Gobbi、Giuseppe M. Peretti 著
冯 琛 译

51.1 为什么关节软骨修复如此具有挑战性？

关节软骨是一种结构复杂的独特组织。软骨细胞是该组织的特有细胞。软骨细胞周围具有高度特异的细胞外基质（ECM）。关节软骨由胶原、蛋白多糖和非胶原蛋白组成，以保证软骨的机械性能。软骨细胞和细胞外基质在软骨组织中呈规律性分布，被分成四个不同的区域[1, 2]（图 51.1）。聚集的蛋白多糖蛋白聚糖通过连接蛋白附着于透明质酸（HA）聚合物上，赋予软骨抵抗压力的性能。蛋白聚糖核心蛋白的半衰期为 3 ~ 24 年。蛋白多糖对胶原网络的维持至关重要。如果未发生不当降解，胶原网络的半衰期可超过 100 年[3]。

软骨细胞因所处的机械环境不同而具有不同的细胞基质组分，不同形态的亚群呈区域分布[4]。软骨细胞基因表达谱的差异决定了基质成分和功能的区域性差异[5-7]。鉴于软骨细胞不能分裂，且彼此之间由细胞基质间隔，软骨细胞如何维持细胞外基质保持稳态一直是未解之谜[3]。此外，透明软骨是一种无血管组织，软骨细胞由周围的细胞外基质包绕而通常处于低氧分压状态。这有助于使软骨细胞的代谢活性维持在较低水平。加上缺乏血管，这些因素不利于软骨细胞的损伤修复。

在健康的关节中，韧带为关节提供的足够的稳定性和正常的力线，以及半月板和关节软骨为关节提供的平滑的运动，维持非炎性稳态微环境，使软骨细胞处于静息状态，细胞外基质代谢亦维

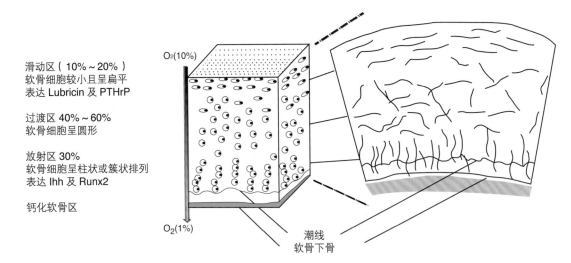

滑动区（10% ~ 20%）
软骨细胞较小且呈扁平
表达 Lubricin 及 PTHrP

过渡区 40% ~ 60%
软骨细胞呈圆形

放射区 30%
软骨细胞呈柱状或簇状排列
表达 Ihh 及 Runx2

钙化软骨区

O₂(10%)

O₂(1%)

潮线
软骨下骨

图 51.1 关节软骨的结构。关节软骨由四个不同的区域组成：（1）滑动区（或浅表切线层），较薄的胶原纤维呈切向排列，含高浓度的核心蛋白聚糖和低浓度的聚集蛋白聚糖；（2）过渡区（或中间层），较厚的胶原纤维呈放射状排列；（3）放射区（或深层），胶原纤维束最厚，呈放射状排列；（4）钙化软骨区，位于潮线的下方及软骨下骨之上。各区间软骨基质赋予抗拉伸强度，软骨基质主要由 II 型胶原纤维组成，也含有纤维内的 XI 型胶原、纤维表面的 IX 型胶原以及非胶原结构域向外突出，可与其他基质成分结合并保留蛋白多糖

持在低水平状态。有趣的是，生理负荷可能通过抑制 TAK1（TGF-β 激酶 1）磷酸化[8] 以及抑制典型 NF-κB 级联信号转导途径中的 IKKβ（IκB 激酶β）活性和降低 NF-κB 转录活性[9] 来防止软骨丢失。当受到创伤或负荷超载时，生理因素被改变，关节内的稳态环境被破坏，软骨细胞被激活，表现为软骨细胞增殖能力增强，基质降解酶、细胞因子和细胞因子受体的合成增多。在慢性过载的情况下，当机械信号调节骨细胞代谢时，软骨细胞作为机械压和渗透压传感器的活性随之增加[10, 11]。在受到创伤的情况下，软骨细胞的激活表型可能是由损伤后的炎症反应所驱动。尽管经典观点认为（骨关节炎）是一种非炎性关节炎，但最近的文献支持骨关节炎是一种炎症驱动的病理过程，认为炎症介质介导了持续性的软骨退变[10, 12, 13]（表51.1）。

IL-1β 和 TNF-α 是被激活的软骨细胞产生的主要促炎细胞因子[12]。它们具有双重作用：上调蛋白降解酶（从 ADAMTS-5 和 MMP3 开始）表达水平，以及促进软骨细胞和滑膜细胞合成其他炎症介质，最终以自分泌/旁分泌的方式建立并维持一种自催化过程。还有一些其他信号转导途径，如前列腺素 E2，也参与了软骨细胞的分解代谢，使问题变得更为复杂[27]。在骨关节炎中，降解酶主要由软骨细胞产生，但有时关节内炎症会伴有滑膜炎，这表明滑膜也可能是细胞因子和软骨基质降解酶的来源[28, 29]。此外，通过 WNT 和 BMP 信号通路建立的细胞和分子通讯使软骨与骨息息相关[30, 31]。因此，当软骨细胞受到刺激时，关节软骨和软骨下骨中的基质重塑进一步增强，最终导致关节面损伤、软骨下骨硬化[31, 32] 和骨赘形成（图 51.2）。

51.2　来自软骨下骨的再生潜能：微骨折技术

基于这些原因，软骨极有限的自愈能力被关节内的炎症微环境进一步减弱了。然而，关节组织间的连接网络也为软骨修复提供了启动因素。软骨下骨与其下的骨组织相连，损伤区底部的骨髓 MSC 和相邻软骨边缘的软骨细胞可通过血管系统向损伤区域迁移[33]。这是微骨折技术的理论基础。Pridie 在 20 世纪 50 年代引入软骨下骨钻孔的方式治疗软骨损伤，并称为 Pridie 钻孔。Steadman 于 1998 年将该技术应用于临床后，使其得到迅速推广[34]。软骨损伤时，参与合成代谢和分解代谢的细胞因子[4] 之间的精细平衡被破坏。这种失衡不利于软骨修复，通常再生过程存在固有缺陷，类似于在骨组织中发生的软骨内骨化，导致软骨细胞肥大和死亡，软骨钙化，愈合时形成瘢痕纤维软骨。事实上，虽然 IL-1β 和 TNF-α 可以启动再生过程，特别是在骨组织中[7]，但各种研究均表明，暴露于 IL-1β 中的关节软骨会受到损害[14, 35, 36]。关节软骨的再生能力有限，而骨组织中的骨髓 MSC 具有多向分化潜能，因此行骨髓刺激技术（如微骨折）后[37-39] 骨组织的修复要强于软骨的修复，且形成的纤维再生组织无法长期保持关节软骨的功能。

微骨折是一种可行的、经济有效的、简单的一线手术选择，但只适用于单一区域小面积软骨损伤、且术后运动需求较低的年轻患者。修复的组织通常在术后 2～5 年开始出现退变，且无论损伤区域面积大小如何，长期随访均可观察到退变的迹象[40]。年龄较大且有多处损伤的运动员手术失败率通常较高[41]。老年患者的不良结果可能是

表 51.1　炎性关节的生物学效应及其相关分子概览

	刺激分子	抑制分子	参考文献
细胞外基质降解	ADAMTS、MMP	TIMP、IL-4、IL-10	[14-18]
炎性细胞募集	IL-8、VEGF、MCP-1	NSAID、IL-4、IL-10	[15, 19, 20]
滑膜细胞活化	IL-1β、TNF-α	IL-4、L-10	[16, 21, 22]
细胞外基质组分合成	IGF-1、BMP、TGF-β1	IL-1β、TNF-α、IL-6	[15,17,23,24]
细胞增殖与存活	FGF-2、PDGF	IL-1β、TNF-α	[25]
细胞分化	SOX-9、TGF-β1	IL-1β、TNF-α	[25, 26]

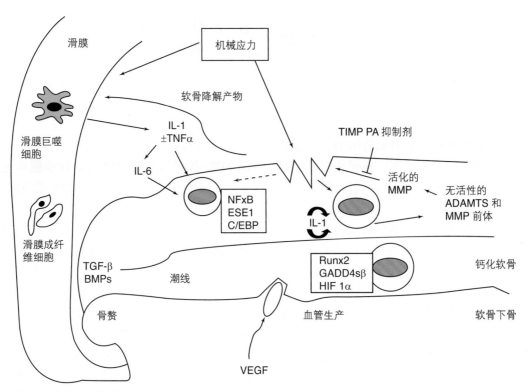

图 51.2 机械载荷和生物因素导致的关节软骨破坏。ADAMTS：具有血栓黏合素 -1 基序的去整合素和金属蛋白酶，C/EBP：CCAAT 增强子结合蛋白，ESE1：上皮细胞特异性 ETS 转录因子，ETS：E26 特异性转录因子，GADD45β：生长抑制和 DNA 损伤诱导家族 45β 基因，HIF-1α：缺氧诱导因子 -1α，NF-κB：核因子 -κB，PA：纤溶酶原激活物，TIMP：金属蛋白酶组织抑制剂。（改编自 Goldring MB, Marcu KB, Cartilage homeostasis in health and rheumatic diseases. Arthritis Res Ther 11(3), 224, 2009）

由于炎症和基因表达的原因。炎症反应可增强人骨髓 MSC 软骨内骨化作用[42-44]，并常见于 IL-1β、MMP-13 和氧化应激水平较高的老年患者[45]。老年人软骨细胞和骨关节炎患者软骨细胞的基因表达相似，表明老化的关节软骨的固有修复能力较低，是独立于炎症状态的另一因素[26]。

HA 和富血小板血浆（platelet-rich plasma, PRP）作为微骨折的辅助治疗获得了令人满意的效果[46-51]。然而，最近的 Meta 分析表明，关节内注射 HA 治疗骨关节炎的黏弹性补充疗法的临床效果不明显[52]，单纯应用 HA 可能不足以恢复这些患者的关节内微环境。此外，由于富血小板血浆成分复杂，难以明确其是否具有抗炎和营养的双重作用，有待进一步研究。

51.3 再生策略：细胞治疗

虽然科研人员一直试图改善微骨折术后修复组织的特性，但其与天然关节软骨在机械和生物学特性上仍相去甚远。为了攻克这一技术难题，科研人员将重点放在恢复和维持复杂组织结构所必需的细胞成分上，并开发了新的治疗策略。该领域的经典技术主要是自体软骨细胞移植（autologous chondrocyte implantation, ACI），但近几年来，利用 MSC 进行治疗的前景愈发广阔。

51.3.1 ACI技术

自 1994 年 Peterson 和 Brittberg 首次将 ACI

技术应用于临床以来[53]，该技术已在20 000多例患者中得到了广泛应用。然而，其临床效果和成本效益仍然存在争议[54,55]。该技术分为两步，费用昂贵，过程复杂，短期内可以获得与微骨折相当的临床效果，但由于植入了软骨细胞成分，有可能形成更耐用的透明软骨，达到功能性修复。已有一系列临床试验报告，对患者进行中长期随访研究表明，术后症状有所改善[54]，但最近发表的最长时间（14～15年）的随访研究比较了微骨折和ACI的临床结果和术后骨关节炎放射学征象，结果显示两者并没有显著性差异[56]。必须强调的是，根据Kellgren-Lawrence分级评估半数以上的患者具有骨关节炎放射学表现。与外伤性/急性损伤患者相比，既往接受过手术的患者和有2～3年以上病史的患者在5年随访时的结果往往更差[57-59]。这说明"活化环境"的重要性，在该环境下即使植入分化好的软骨细胞，也无法再生健康的软骨组织。与微骨折手术一样，在术前和长期的移植物成熟过程中，制订策略以恢复合成代谢与分解代谢之间的平衡至关重要。对于这个概念的一个有趣的应用是关节内注射富血小板血浆，以建立利于再生的微环境来改善ACI的效果。这类似于微骨折技术。确定作为软骨修复过程中辅助治疗的富血小板血浆的最佳制备方法是促使该技术发展的关键环节[60,61]。有趣的是，纯富血小板血浆（pure PRP，P-PRP）是一种血小板浓缩物，不含或仅含少量白细胞，似乎比富白细胞富血小板血浆（leukocyte PRP，L-PRP；含有高浓度白细胞和血小板）具有更强的促进合成代谢和抗炎的特性[60,61]，因此，有必要进一步根据不同需求研究确定富血小板血浆中细胞和分子成分的最佳比例。此外，最近的一项系统评价研究显示，关节内注射富血小板血浆无法预防骨关节炎进程。这表明在对骨关节炎患者的治疗中，富血小板血浆的正确应用和理想成分配比有待进一步研究。

51.3.2 一种有前景的新型细胞治疗：MSC

MSC也称多潜能间充质基质细胞，是近年来发展起来的一种新型细胞源性软骨生物治疗方法。它们是一种非造血成体干细胞，存在于骨髓、脂肪组织和滑膜等各种组织中，具有分化为包括成软骨在内的间充质细胞系的能力，因此是一种有前景的再生医学细胞来源。最初认为，MSC的植入和分化将导致新组织的形成和组织修复[62]。然而，最近的研究表明，就算MSC能够在体内植入并分化，也只有有限的MSC可以通过释放旁分泌因子来促进组织修复[63]。根据最近的文献，MSC的有益作用在于混合释放营养和免疫调节因子，而不是积极参与组织再生，从而作为"生物信号细胞"发挥作用[64]。这种双重活性为调整复杂的关节疾病提供了必需的免疫调节和组织再生功能。

一方面，软骨细胞移植存在一些缺点，如两次手术程，这可能导致软骨进一步损伤和退变[53,65,66]，以及软骨细胞在培养过程中的去分化可能导致形成纤维软骨而不是透明软骨[65,67]。另一方面，应用MSC技术无须像ACI手术一样进行软骨细胞的体外扩增，因而更有前景。此外，无论从患者、医师还是经济效益考虑，无须细胞培养的一步法细胞疗法存在巨大优势[68]。

骨髓抽吸浓缩物（bone marrow aspirate concentrate，BMAC）是MSC的来源之一。Gobbi等报道了膝关节软骨4级损伤的患者接受以载体的一步法BMAC植入复合HA支架，临床结果令人满意[69]。有趣的是，该研究还表明临床结果主要受软骨损伤区域面积和数量的影响，而与年龄无关。应用该技术对45岁以上的老年患者进行治疗的结果与年轻患者相当。此外，行胫骨高位截骨术（high tibial osteotomy，HTO）治疗早期单间室骨关节炎和膝内翻后，骨髓MSC通过分离及体外扩增后，进行关节内注射作为辅助治疗，临床和MRI结果良好[70]，进一步证实了MSC在关节面软骨修复中的作用。

由于骨髓中的活性细胞浓度极低，因此对其他的MSC来源进行了测试，发现脂肪组织中MSC的浓度更高，即脂肪组织来源MSC（adipose tissue-derived MSC，AD-MSC）。然而，迄今为止，基于该来源MSC的临床研究很少。在应用微骨折治疗距骨骨软骨损伤时，注射含有AD-MSC的脂肪基质血管组分作为辅助疗法，临床和MRI结果良好，即使对预后不良的患者也同样有效[71]。另一项研究证实了在患有骨关节炎的膝关节内注射高剂量体外扩增的AD-MSC（1×10^8个细胞）的优势，无不良反应，功能得到改善，关键是有透明样软骨组织的形成[68]。

尽管这些开创性的研究证据有限，但它们支持关节内注射 MSC 的潜力，并指明临床效果的改善需要大量 MSC，并推动了对相关病例开展进一步的患者队列研究[72]。

51.4　转变模式：组织工程软骨

尽管目前的治疗策略可使临床症状得到总体改善，但就再生软骨的质量和机械性能而言，尚无法与天然软骨相匹配，以供长期使用[73]。

细胞密度及软骨细胞外基质含量较高的成熟组织工程软骨[74]具有更好的应对炎症环境的能力，因此可以使透明软骨组织再生。多项基础研究表明，人关节软骨细胞中细胞因子的合成和对 IL-1β 的反应受分化阶段的调控[14, 15, 36, 75]，优良的组织工程软骨组织拥有更好的基质沉积，且释放较低水平的 MMP 和较高水平的合成代谢因子[15]。这些研究表明，成熟的组织工程软骨对促炎性趋化因子更具抵抗力，能更有效地募集员组织修复过程中所需细胞，因而可能是一种更好的再生移植物。与之相比，在微骨折和 ACI 技术中，细胞缺乏软骨细胞外基质的保护，直接暴露于关节环境中，受到炎性因子和机械性损伤的共同刺激。

最近一种有前景的对于组织疗法原理的证明显示[74]，鼻翼小叶软骨再生可获得良好的功能恢复和美学满意效果。尽管该组织工程软骨在所处环境和功能上与关节软骨存在显著差异，但其机械弹性对于关节软骨修复具有很高的参考价值。

基于该项临床实践及若干基础研究[14, 76-78]，一个更加引人瞩目的进展是利用自体鼻软骨细胞作为组织工程软骨的细胞来源。鼻软骨细胞具有自我更新能力，且在不同环境条件下的可塑性强[77]。该种细胞对模拟关节负荷的动态压缩反应呈阳性[76]，与相匹配捐赠者的关节软骨细胞相比，其软骨生成能力更高[14]，暴露于 IL-1β 后的恢复效率更高[14]，以及更易获得中胚层的表型以在关节环境中生存并整合[77]。此外，从鼻中隔获取软骨细胞制备组织工程软骨，较少出现并发症，与关节软骨细胞相比有很大优势。总之，这些特点使鼻软骨细胞成为软骨组织工程的优良细胞来源。一项纳入 25 例创伤性软骨缺损患者的 I 期临床试验（http://www.clinicaltrials.gov/ Identifier:NCT01605210）首次将自体鼻软骨细胞制备的组织工程软骨应用于临床，这不同于将关节软骨细胞接种于支架材料上植入体内的传统"细胞治疗"方法。首批公布的 10 例患者的治疗效果令人满意。对于每一位患者，通过手术钳固定于受伤关节中的鼻源性组织工程软骨均可稳定存在并得到良好保护。术后 24 个月时进行评估，患者均无不良反应记录，且与术前相比，患者对于疼痛、膝关节功能和生活质量的自我评估均得到显著改善。放射学评估显示软骨缺损均有不同程度的填充，且修复组织的结构组成接近正常软骨成分[79]。这一令人鼓舞的数据证实了组织工程软骨的价值，有必要进一步开展临床试验以扩展该技术在慢性或早期骨关节炎患者中的应用。临床试验和临床前研究[74, 77]证实该技术突破了传统软骨修复技术的局限性，如对吻伤、缺损面积较大和老年患者的情况下[72]。将开展 II 期随机临床试验以解决这些问题。

51.5　同种异体细胞治疗可否成为另一种选择？

在肌肉骨骼系统疾病的标准细胞治疗方法中，细胞来源通常是自体细胞，而同种异体细胞主要用于血液肿瘤疾病的治疗[80]。然而，在首次证实了同种异体细胞治疗的安全性之后[81]，相关临床试验数量有所增加[82-84]。越来越多的文献报道证实了同种异体 MSC 的低免疫原性[85]，推动了这项技术的应用，这有可能突破了传统自体细胞治疗的局限性，如个体间的异质性及需要行手术获取细胞。为了保证充足的细胞，可以将扩增的同种异体 MSC 商品化[86]，从而提高细胞治疗的成本效益和可持续性。

De Windt 等[86]报道了针对一期同种异体 MSC 移植的软骨修复的阳性结果。他们进行的原理性验证研究表明，从清创部位回收的软骨取代从膝关节非负重部位获取的软骨，快速进行细胞分离后，结合同种异体人骨髓 MSC，可以刺激组织再生并改善临床症状。这项研究首次表明，联合应用同种异体 MSC 与自体软骨细胞在促进膝关节软骨再生方面是安全有效的。术后 1 年再生组织中未检测到干细胞 DNA。这一事实证实了 MSC

作为细胞调节剂通过旁分泌途径刺激自体软骨修复的新观点。

经测试，同种异体人脐带血来源间充质干细胞（human umbilical cord blood-derived MSC, hUCB-MSC）也可作为 MSC 的来源。Park 等[87]对纳入的 7 例 Kellgren-Lawrence 3 级骨关节炎和国际软骨修复协会软骨损伤骨关节炎分级（International Cartilage Repair Soci, ICRS）4 级的软骨缺损患者给予干细胞药物产品［一种由培养扩增的同种异体 hUCB-MSC 和 HA 水凝胶组成的复合物（Cartistem®）］，结果证实了该新型疗法对促进关节软骨再生的安全性和有效性。在 12 周时行关节镜检可观察到成熟的修复组织。24 周 VAS 和 IKDC 评分得到改善。经 7 年随访，临床疗效改善稳定。1 年时组织学检查可发现透明样软骨生成，3 年时 MRI 显示持续性的再生软骨。仅 5 例患者出现轻至中度因治疗引发的不良事件。7 年内无成骨或诱发肿瘤的病例。

另一方面，由于 MSC 在分化过程免疫原性的增强及细胞表面抗原分子表达水平的上调[85]，因此，需要评估同种异体细胞治疗在组织工程软骨这一颇具前景的最新骨科生物学治疗领域中的可行性。最近研究了组织工程软骨中 Fas 配基的作用和其所诱导免疫豁免，随之而产生的对不受控制的炎症及巨噬细胞活性的抑制作用导致软骨形成增加[88]。虽然这项工作是在小鼠模型中进行的，因此转化价值有限，但它揭示了软骨再生的一个基本机制，可以通过用粒细胞集落刺激因子（granulocyte colony-stimulating factor, G-CSF）[88]处理组织工程软骨或维持 IL-6 表达水平[89]而推动基于同种异体细胞的再生疗法的广泛应用。然而，IL-6 的促炎活性抑制了细胞外基质的合成，可能降低了植入物的耐受性。

51.6 未来展望：靶向治疗

开发能够与特定信号转导途径相互作用的靶向治疗方法是未来的另一发展方向，力求在控制炎症的同时增强软骨的合成代谢，营养关节组织以利于恢复关节稳态的平衡。

IL-4 和 IL-10 是调节性细胞因子，可以通过抑制 IL-1β 等促炎细胞因子[16, 21, 22]重建关节内环境的稳态。此外，IL-4 和 IL-10 以其抗炎特性而闻名，两者联合使用效果良好[90]，可避免单独使用 IL-4 的潜在有害影响[91]。过表达半衰期较长的人重组 IL-10/IL-4 的自体或异体细胞，或可缓释 IL-10/IL-4 的智能支架，可以被单独使用或作为再生治疗的辅助手段。还有研究表明，IL-4 可增加 IGF-1 的表达，提示这两种途径之间存在相互作用。此外，IL-4 与 IGF-1 在上调 Ⅱ 型胶原表达、下调炎性细胞因子和一氧化氮水平等方面具有协同作用[92]。最近的一项研究表明，与健康软骨相比，IL-4 在人骨关节炎软骨中的表达水平下调，并与 IL-1β 诱导的 MMP13 下调有直接关系[93]。这些体外研究推动了体内原位移植的研究，以证明这些细胞因子在最具挑战性的关节环境中是否仍然具有软骨修复潜力。

另一种令人关注的方法是通过特异性 E2 受体激动剂调节 PGE2 信号[5, 94]。研究人员首先利用兔膝关节软骨缺损模型，证实了原位注射载特异性 E2 受体激动剂缓释微球可在 12 周时实现软骨组织再生。随后，该研究组还报道了在 ACL 切断术后关节内注射 E2 受体激动剂对于骨关节炎具有暂时性预防作用[5, 94]。这些研究强调亟须开发一种长期缓释传递系统，以实现炎症微环境的靶向给药。

Johnson 等[95]在最近发表的一篇论文中介绍了一种可促进软骨细胞分化的小分子物质 kartogenin，为调控软骨生成提供了新的见解。该研究证实了 kartogenin 在体外具有软骨保护作用，并在两种骨关节炎动物模型中证实了其有效性，这可能最终导致干细胞靶向治疗骨关节炎技术的出现。最为重要的是，kartogenin 可以选择性地与 RUNX1 相互作用而促进透明软骨的形成，而并不激活 RUNX2 信号导致软骨细胞肥大分化。

Dahlberg 研究团队[96]首次公布了 sprifermin（Merck kGA，德国）的人体临床试验结果。它是一种截短的、非糖基化的重组人 FGF18 蛋白，经测试可作为药物缓解骨关节炎病情。研究显示对原计划进行全膝关节置换的膝骨关节炎患者，以单次和多次剂量递增（从 3 μg 到 300 μg）的方式关节腔内注射 rh-FGF18，无严重不良事件，也未在机体中发现 sprifermin 及检测到 FGF18 抗体。此外，最近完成的一项为期一年的原理验证性试验，对 192 例症状较轻的骨关节炎患者进行了高达 100 μg 的多剂量治疗，取得了令人鼓舞的结果[97]。

小结

　　所有这些实验研究都是可行的、符合临床要求的，可作为现有手术的辅助手段。将细胞和组织工程软骨与靶向疗法相结合，对于新一代软骨再生策略的提出具有典范意义，该策略能够重建正常的关节生理环境并恢复关节面软骨功能，从而使慢性软骨缺损和早期骨关节炎患者均可从中受益。

参考文献见本书数字资源。

髋股关节软骨损伤的综合解决方案 第**52**章

Luiz Felipe Morlin Ambra、Andreas H. Gomoll、Eildar Abyar、Jack Farr 著

陈有荣、余家阔 译

52.1 引言

膝骨关节炎是影响社会 1/3 老年人口的严重负担[1]。在膝关节的三个间室中，髋股关节（patellofemoral joint，PFJ）是最常见的受累部位，占总受累人群的 25%~39%[2,3]。此外，20%~40% 的髋股关节骨关节炎患者仅存在髋股关节病变，而约 50% 的膝骨关节炎患者可能单独或合并髋股关节骨关节炎[4]。尽管髋股关节骨关节炎给患者带来了巨大负担，但它并没有像胫股关节（tibiofemoral joint, TFJ）那样受到重视。虽然有许多因素同时适用于髋股关节和 TFJ 两个关节间室，但有几个因素是髋股关节所特有的，因此，在规划髋股关节软骨病变的治疗方案时需要进行具体的评估和考虑。

髋股关节具有不同的结构、生物力学和临床特征，故其存在不同于 TFJ 的危险因素。这种高度复杂的结构使得髋股关节骨关节炎软骨损伤成为一种极具挑战性的疾病。患者通常会出现多种异常，如软骨缺损、局部和整个肢体力线不良以及韧带功能不全（表 52.1）。因此，该问题很少通过单一的干预来解决，通常需要彻底、全面的调研。对所有影响因素进行准确的诊断是取得成功的关键。

表 52.1 髋股关节软骨病变及相关损伤

- 在 31 000 多个关节镜检中，63% 的患者发现软骨病变
- 36% 的全层软骨缺损影响髋股关节[5]
- 首次急性髋股脱位后髋股关节软骨或骨软骨损伤的发生率为 39%~95%[6]
- ACL 重建术后 10~15 年髋股关节骨关节炎的患病率为 12%~61%[7]

52.2 需求匹配：患者特异性的治疗方法

在评估 PF 软骨病变患者时，首先要确定软骨损伤是否为引起不适症状的直接原因，这也可能是最为关键的一步。整个章节专门讨论 PF 疼痛的多种病因。其中一个关键问题是运动链从内到外的不平衡，导致功能性（而非结构性）失调；骨与软组织结构之间的密切相互作用对于髋股关节的正常功能至关重要。此外，由于冠状位、矢状位、轴向或旋转骨力线不良和（或）继发于病理性软组织平衡，均可能导致伸膝装置功能的异常。因此，全面了解伸膝装置的力线是术前规划的关键部分。

髋股关节软骨病变患者的病史、体格检查和影像学检查有三个目的：①诊断软骨损伤；②识别相关的异常；③调查病史及先天性或解剖学的任何危险因素（表 52.2）。

52.3 软骨缺损的处理

作为为 PF 软骨病变患者制订治疗计划的第一步，患者和外科医师必须建立并调整他们的期望和目标。无论拟提议的治疗方案如何，患者的依从性都至关重要。了解疾病的复杂性和治疗的局限性有助于提高患者的依从性，避免不切实际的期望。根据疾病的严重程度，建议相应地改变活动和生活方式。因此，医师必须明确并不断强化治疗目标和合理的预期结果。大多数 PF 软骨病变患者不需要手术，而许多确实需要手术的患者也不需要进行软骨修复。适合个人需求的康复计划也是保证治疗成功的关键之一，适度的运动和减

表 52.2 髌股软骨修复术前注意事项

考虑因素	临床问题	临床试验 / 客观相关性
动态稳定性 / 核心肌群力量	步态异常，单腿下蹲不对称	核心肌群、髋外展肌 / 外旋肌无力；运动分析
肌肉力量 / 紧张度（股四头肌、胭绳肌、髂胫束、腓肠肌 - 比目鱼肌复合体）	萎缩或力量不足；灵活性丧失	肌围测量，股内侧肌发育不全，俯卧屈膝（股四头肌），Ober 试验（髂胫束），Thomas 试验（骨盆倾斜）；Biodex Q-H 比值
冠状位力线	膝外翻	查体，X 线片检查机械轴线
肢体轴向力线	胫骨向外扭转	足大腿角；髋 / 膝 / 踝关节的 CT 或 MRI 检查
膝关节轴向力线	髌骨向外的矢量	Q 角；TT-TG 和 TT-PCL 的 CT 或 MRI 测量
膝关节矢状位力线	髌骨高度增加	负重屈曲时 X 线片测量高位髌骨的侧位（Caton-DesChamps 或 Blackburne-Peel 比值）；髌骨滑车指数
软组织稳定性	内侧软组织限制结构（MPFL）松弛	恐惧 / 防卫征；J-sign；象限测试；软组织功能的 MRI 相关性
软组织稳定性	外侧软组织功能不全（既往行外侧松解）	医源性内侧不稳定；反向象限试验；对髌骨内侧偏斜的恐惧 / 防卫；髌骨外翻增加；MRI 相关性
软组织稳定性	外侧支持带紧张	外侧支持带疼痛；固定髌骨倾斜；侧位 X 线片（不是髌骨轴位片）；髌骨倾斜的 CT 或 MRI 测量（参考后踝）
滑车形态	滑车发育不良	X 线交叉征；滑车凸起；CT/MRI 表现（Dejour 分级）
软骨病变的存在	局灶性软骨缺损（cm^2）	积液；机械症状；髌骨压痛；MRI 或 CT 关节造影相关的病变大小 / 位置及对骨髓病变的评估
软骨病变的大小	NA	MRI 相关的病灶大小；ICRS 分类；改良 Outerbridge 分类
骨软骨损伤 / 剥脱性骨炎	稳定与不稳定病变	积液，机械症状，压痛部位；MRI 分级稳定与不稳定；Anderson 改良 Berndt 和 Harty 分类

重已被确定为症状性骨关节炎的保护因素。此外，还存在几种姑息性注射治疗选择来增强保守治疗方案。

52.4 姑息性注射疗法

药物干预，如非甾体抗炎药、皮质类固醇和 HA 注射可以缓解症状，但不能阻止或延缓疾病的进展。最近，生物佐剂和干细胞被认为是治疗骨关节炎的潜在选择，尤其适用于早期膝骨关节炎的治疗。生物注射能优化早期骨关节炎的关节环境，可以应用于类似胫股关节间室的髌股关节间室。干细胞和骨科生物制剂可能在生物性膝关节重建术和成形术之间架起一座桥梁。目前可用的生物注射剂包括富血小板血浆和 MSC。

52.4.1 富血小板血浆

富血小板血浆是一种比全血血小板浓度更高的自体血提取产物。它是采用两步离心法通过血浆分离制备的。目前市场上有 40 多种可用的分离系统用于从全血中浓缩提取富血小板血浆[8]。富血小板血浆中含有丰富的生物因子（生长因子、细胞因子、蛋白和细胞成分），被认为是机体对损伤做出反应所必需的。

富血小板血浆注射已建议用于治疗早期骨关节炎，以缓解症状和延迟手术干预的时间。关于富血小板血浆对膝骨关节炎的治疗，已有大量研究进行了报道。Campbell 等发表的一篇包含三个重叠的 Meta 分析的系统评价，比较了 3278 个膝关节内注射富血小板血浆与对照组（HA 或安慰剂）的疗效[9]。结果表明，与对照组相比，注射后 2～12 个月，富血小板血浆组的患者结局评分有显著改善。Meheux 等报道的一篇包含 6 项研究（817 个膝关节）的系统评价比较了富血小板血浆和 HA 注射的疗效 [10]。在注射后 3 个月和 12 个月时，富血小板血浆与 HA 相比，WOMAC 评分结果显著改善。同样，Smith 进行了一项 FDA 批准的随机、双盲、安慰剂对照的临床试验，研究了关节内注射乏白细胞自体条件血浆（autologous conditioned plasma, ACP）对 30 名患者的效果 [11]。在 12 个月后，ACP 治疗组的 WOMAC 得分提高了 78%，而安慰剂组仅提高了 7%。尽管研究之间存在异质性，但大多数已发表的数据显示早期膝关节退行性变患者的症状得到了更好的缓解。这表明在这一人群中可能考虑使用富血小板血浆。

52.4.2 干细胞

成人 MSC 可从多个部位获得，包括但不限于成人的骨髓、脂肪、肌肉或肌腱组织。在过去的十年里，许多骨科和非骨科病理学的研究强调了它们的用途。一般来说，干细胞可分为骨髓抽吸浓缩物（bone marrow aspirate concentrate, BMAC）干细胞、脂肪间充质干细胞（adipose-derived mesenchymal stem cells, ADSC）和近期出现的羊水和羊膜干细胞。

52.4.2.1 BMAC

分离的骨髓 MSC 通常指骨髓抽吸物或 BMAC。BMAC 是目前 FDA 指南允许的为数不多的传递干细胞和生长因子的方式之一，已成为治疗软骨局灶性病变的重要生物学工具。BMAC 是生长因子和 BMP-2 和 BMP-7 的来源，具有合成代谢和抗炎作用。

在临床研究中，BMAC 已被用于治疗软骨病变，包括骨关节炎和局灶性软骨缺损 [12-14]。据 Freeman 等报道，与晚期骨关节炎（K-L 分级 4 级）患者相比，中度骨关节炎（K-L 分级 2 级）患者使用 BMAC 治疗的临床效果更好 [15]。在 Hauser 和 Orlofsky 的一项研究中，患者每隔 2 到 3 个月接受 2～6 次全骨髓注射 [16]。随访时，所有患者均报告症状改善，生活质量提高。Gobbi 等在短期随访中证实，较好的预后与年龄较轻（<45 岁）、软骨病

变范围较小以及病变数量较少相关，通过 MRI 或二次关节镜检发现软骨缺损覆盖良好 [17]。骨髓抽吸物中 MSC 数量很少，并且随采集部位、性别和患者年龄的不同而有所不同。Chu 等报道，老年人群中 MSC 数量和成软骨能力较低，但年龄限制尚未明确 [18]。其他因素，如合并症和药物也可以影响骨髓抽吸的质量。为了达到预期的效果而需要治疗或注射的次数在这些研究中并没有得到完全证实：对于局灶性软骨治疗，接受单次 BMAC 治疗的患者报告了良好的结果，在评价骨关节炎治疗效果的研究中，大多数结果评分均有显著改善 [15, 16, 19]。不同的增强方法已与 BMAC 联合应用，包括脂肪组织移植物、富血小板血浆、HA 和胶原基质。然而，潜在增强 BMAC 的最佳方法仍有待确定。例如，富血小板血浆被报道在治疗退行性膝关节病变中有积极的愈合作用 [20]。

Laprade 等于 2016 年发表了一篇系统评价，涉及 8 项关于 BMAC 治疗膝关节软骨缺损和骨关节炎结果的研究 [21]。纳入的研究表明，BMAC 在治疗局灶性软骨缺损方面具有良好的疗效和安全性。

52.4.2.2 ADSC

多种形式的多能干细胞治疗显示了其在退行性关节病变和骨关节炎中提供临床改善的潜力。由于脂肪组织来源的间 MSC 数量多且容易获得，因此其研究越来越受到人们的关注。这种多能干细胞可分化为成熟的脂肪细胞、软骨细胞、成骨细胞、肌细胞、肝细胞、神经元样细胞和内皮细胞以及其他细胞系。体外、离体和体内的研究证据表明，这种潜能可用于受损组织的再生 [22, 23]。这些细胞可以很容易地从脂肪组织中获得，并且能在门诊采集和处理。以往，脂肪来源的 MSC 是通过酶消化的方式从脂肪组织提取物中获得的，并经过体外扩增，伴随着显著的衰老和多能性降低。一些动物研究显示，与骨髓来源的 MSC 相比，其结果较差 [24, 25]。由于其细胞数量较多，故研究了无须实验室培养即可立即使用的细胞产品。2013 年开发的一项技术能获得具有完整基质血管环境的微碎片脂肪组织和具有高再生能力的 MSC。在该项新技术中，通过对脂肪组织洗涤、乳化和漂洗，脂肪团的尺寸逐渐减小到 0.3～

0.8 mm。在生成的产物中，周细胞被保留在一个完整的基质血管微环境内，整个过程无须使用酶、添加剂或分离离心法，仅通过温和的机械力。

初步结果表明，对膝关节病变患者，关节内注射微碎片脂肪组织可能是一个有用的治疗选择[26]。但到目前为止，在患有局灶性软骨病变的年轻患者中还没有显示出显著的临床益处，因此还需要进一步的临床数据来阐明这种疗法的理想适应证和患者特征。

52.4.2.3 羊水干细胞和羊膜

人羊膜羊水悬液同种异体移植物（amniotic suspension allografts, ASA）含有人羊膜（human amniotic membrane, HAM）和人羊水来源细胞（human amniotic fluid-derived cells, HAFC）。HAM和HAFC具有潜在缓解骨关节炎症状和改变疾病进展的特性。首先，羊膜组织含有抗炎因子。其次，类似于骨髓和脂肪来源MSC，当暴露于炎症细胞因子中时，HAFC能上调抗炎通路。第三，HAM中含有大量HA和少量蛋白多糖。最后，一些研究表明，HAFC具有分化为软骨细胞的能力[27]。Vines等发表了一项针对6名患者的初步研究，以评估关节内注射冷冻保存ASA治疗终末期膝骨关节炎（K-L分级3~4级）的可行性和安全性[28]。结果提示，在单次注射后1年后，KOOS评分从43.35分提高到70.23分，IKDC评分从41.7分提高到64.4分，明显改善。一项更大规模的RCT目前正在进行中。关于羊水干细胞治疗的初步数据表明其安全性可以接受。为了进一步评估羊水干细胞治疗膝关节病变的疗效，需要更大样本量和明确终点并进行良好的RCT。

52.5 软骨修复

52.5.1 剥脱性骨软骨炎

剥脱性骨软骨炎（osteochondritis dissecans, OCD）病变最常见于膝关节的股骨髁。髌股间室病变约占总病变的10%[29]。由于剥脱性骨炎病变在髌股关节中很少见，目前关于髌股关节剥脱性骨炎病变与股骨髁病变的区别还缺乏证据。尽管如此，治疗建议应遵循胫骨间室剥脱性骨炎病

变的建议，并考虑到髌股关节特殊的生物力学特性。对于分离或不稳定的病变以及非手术治疗无效的患者，应考虑手术治疗。对于不稳定的原位病变或有足够软骨下骨的游离体的患者，推荐进行碎片复位和固定。若剥脱性骨炎病灶破碎或骨量不足（<2 mm骨），建议进行病灶清创，并考虑进一步的软骨修复。最近，Kramer等对26例进行了手术治疗累及髌股关节骨关节炎的剥脱性骨炎患者进行了调查，显示了很高的满意度和运动恢复[30]。

52.5.2 创伤性骨软骨和软骨缺损修复

髌骨脱位时可能发生急性、肉眼可见的软骨损伤。骨软骨游离体可以通过标准的放射学检查来诊断，而局限于关节软骨的损伤只有通过MRI检测才能发现，因此建议对MRI成像保持高警惕和降低阈值。应考虑早期干预以修复较大的关节缺损。传统认为，没有软骨下骨的单纯软骨缺损是不可修复的。然而，最近的有限证据表明，在年轻患者中，此类缺损可以通过早期修复来治愈[31]。

52.5.3 骨髓刺激技术

微骨折是一种骨髓刺激技术，在短期随访中证明能有效改善症状和功能，并被认为是治疗股骨髁小软骨病变的一线手术方法[22]。相反，髌股关节病变患者的长期预后较差。此外，软骨下骨板的破坏可能会影响后续的细胞修复，需要用同种异体骨软骨移植来挽救[22]。

近年来，人们通过生物材料的增强来提高微骨折的愈合能力。自体基质诱导软骨形成（autologous matrix-induced chondrogenesis, AMIC）将微骨折与Ⅰ型/Ⅲ型胶原基质相结合，以保留缺损中的骨髓血凝块。AMIC具有浓缩血因子和MSC的潜在优势，并可作为细胞长入的临时结构。临床研究已经证明其能使髌股关节软骨缺损获得临床改善[32, 33]。然而，MRI的表现并没有反映出良好的临床结果，并经常出现软骨下骨板改变和病灶内骨赘[8]。

总之，单用微骨折治疗髌股关节软骨病变的作用有限，仅限于面积较小（小于2 cm²）、结构良好的滑车软骨缺损，尤其是运动需求较低的患

者。可以通过生物材料的增强来扩大其适应证。然而，还需要进行更多的研究以改进其用于髌股关节的证据。

52.5.4 关节软骨颗粒

自体和同种异体软骨颗粒（DeNovo NT, Zimmer, Warsaw, IN, USA）移植是治疗关节软骨缺损的新选择。这种一期手术技术涉及分别从自体或青少年同种异体供体中获得植入可存活的颗粒状关节软骨。

对于自体移植手术，需要在关节镜下从关节的非负重区域收获透明软骨。将软骨机械切碎后与纤维蛋白胶混合植入缺损处。颗粒状青少年同种异体软骨（particulated juvenile allograft cartilage, PJAC）由 13 岁以下捐赠者的关节软骨组成。这些软骨被切成大约 1 mm 的立方体，然后将其放入已清创的缺损处，并用纤维蛋白胶固定。总的来说，PJAC 已经显示出治疗软骨损伤的前景。例如，Buckwalter 等报道在 13 例髌骨软骨缺损患者中使用 PJAC 具有显著的临床改善[34]。这种治疗方法对于髌股关节有几个潜在的优势，无须像骨髓刺激技术或骨软骨移植一样破坏软骨下骨。另外，该可塑植入物易于与关节面轮廓相匹配。同种异体移植物的另一个优点是没有供区并发症[35]。

颗粒状关节软骨似乎是治疗髌股关节局灶性软骨病变的一种有前景的方法。然而，证据仍然有限，进一步的研究将有助于明确循证的建议。

52.5.5 自体骨软骨移植

自体骨软骨移植技术是将单个或多个圆柱状的骨软骨移植物从负重较少的周围关节面移植到软骨缺损处。一期自体骨软骨移植术可以提供即时可靠的活体骨软骨单位。但另一方面，这项技术存在一些显著的缺点，包括供区并发症和难以匹配中央滑车区或髌骨的软骨厚度。自体骨软骨传统的采集区包括股骨滑车外侧和内侧边缘、切迹及股骨滑车沟的末端。基于髌股接触压力的研究表明，滑车内侧和外侧远端显示出较低的接触应力，被认为是最适合的采集部位[36]。与不良预后相关的因素包括年龄 >30 岁、较高的体重指数和较大的总取材表面积[37-41]。

一项对 33 名患者进行的前瞻性系列研究显示，所有病例的临床评分均有显著改善[42]，所有病例都具有完全的骨整合。该研究中，28 名患者只植入了 1 个骨软骨栓，5 名患者植入了 2 个骨软骨栓。同样，Astur 等报道，在经过 2 年的随访后与高比例重返运动相关的显著临床改善[43]，所有 17 例患者均只植入 1 个骨软骨栓。Chadli 等对 8 例髌骨剥脱性骨炎患者进行了回顾性系列病例研究，临床功能显著改善，MOCART 评分显示令人满意的形态学改变[44]。病灶的平均面积为 97.5 mm²。

综上所述，考虑到手术的局限性，自体骨骨软骨移植是治疗髌股关节小面积软骨和骨软骨缺损的一种低成本替代方案。

52.5.6 同种异体骨软骨移植

同种异体骨软骨移植是自体骨软骨移植技术的一种延伸，它不是利用患者自身组织，而是从供体膝关节获取，从而消除膝关节供区并发症。不受限制的移植物大小为治疗面积大或较深的软骨和骨软骨损伤，以及拯救修复失败的软骨具有独特的优势。

根据髌股关节软骨损伤的部位和程度，同种异体骨软骨移植可采用两种不同的技术。传统的骨软骨填栓技术推荐用于不越过中线的小缺损，即完全位于髌骨或滑车的内侧或外侧的缺损，因此不受患者特定形态（如 Wiberg 型髌骨或滑车沟角）的影响。中央性缺损可以用同样的技术治疗，但是，因要完美匹配滑车沟和正中嵴的复杂几何形状而更具有挑战性。或者，可以使用表面重建技术来治疗面积非常大的缺损。在该项技术中，使用与髌骨或滑车表面重建术（髌股关节置换术）相同的平面去除整个关节面。随后植入大小匹配的同种异体移植物，从而替换整个关节面。对于年轻的髌股关节患者来说，这是一种挽救的替代方案[45]。

目前仅少数研究报道了髌股关节同种异体骨软骨移植移植的结果。Torga Spak 和 Teitge 报道了 11 例新鲜同种异体骨软骨移植物治疗髌股关节骨关节炎的首个系列研究[46]。14 个膝关节（12 个双极病变和 2 个孤立的髌骨病变）采用表面重建技术治疗，60% 的患者在最后一次随访中移植物存活（2.5～17.5 年，平均 10 年）[46]。Gracitelli 等报道了 28 例膝关节因髌骨缺损接受同种异体骨软骨移植移植治疗[47]。在平均 9.7 年的随访中，5 年和 10 年的移植物存活率分别为 78.1% 和 55.8%。另一项研究对 29 个膝关节进行新鲜同种异体骨软骨移植（仅限于股骨滑车）。结果显示移植后 5 年存活率为 100%，10 年存活率为 91.7%[48]。同种异体骨软骨移植是治疗髌股关节软骨缺损的有效方法。虽然手术技术和移植物轮廓匹配具有挑战性，但结果已经得到改善，尤其是单极缺损。对年轻患者的双极缺损和骨关节炎的治疗是一种补救性选择。

52.5.7 自体软骨细胞移植

自体软骨细胞移植（autologous chondrocyte implantation, ACI）治疗全层软骨缺损已有 20 多年的历史。超过 10 年以上随访的长期病例系列研究表明，ACI 是一种治疗大面积（>4 cm²）软骨损伤持久有效的方法[49, 50]。

Brittberg 等首次报道了其在髌骨中的应用，但结果令人失望，7 名患者中有 5 例失败[51]。从那时起，随着对髌股关节运动学理解的加深，使得适应证和技术得到了改进，并更积极地纠正髌骨轨迹，从而显著地改善了预后，超过 70%～80% 的患者获得了成功，几乎与股骨的疗效一致。据 Minas 报道，在一项 45 例接受 ACI 治疗的髌股关节软骨缺损的前瞻性病例系列研究中，术后随访 2 年时，71% 的患者获得了良好至优的结果[52]。据 Farr 报道，在最短 2 年的随访中，39 例患者中 80% 预后良好至优。其中 29 例 ACI 联合行前内侧截骨术。Gobbi 等报道了 38 名患者，在 5 年的随访中，结果显示显著的临床改善[54]。在这项研究中，女性的预后更差，退行性病变的患者比创伤性病变患者的结果更差。Niemeyer 等报道了 70 例接受 ACI 治疗的髌骨缺损患者，平均随访 38 个月，其中 67.1% 的结果为良至优，而只有 12.9% 的结果较差[55]。Gomoll 等报道在 110 名接受 ACI 治疗的髌骨缺损患者中 86% 的结果为良好至优异[56]。尽管在髌骨中没有被临床研究证实，如果生物力学异常得到积极的诊断和治疗，ACI 应该被认为是治疗髌股关节软骨缺损的一种合适的替代治疗方案。

52.5.8 干细胞增强的手术治疗

由于软骨细胞增殖或迁移到损伤部位的潜力有限，因此软骨损伤是一个特别重要的课题[57]。干细胞在这种环境中的使用可能有助于生长因子的释放和解剖微环境的改变，以促进软骨表面的再生和修复。微骨折技术利用软骨下穿孔进入骨髓，随后含有血小板、生长因子、血管成分和 MSC 的纤维蛋白凝块填充缺损区[58]。目前 BMAC 也在探索类似的概念。由于 BMAC 在单独使用或与微骨折、软骨细胞移植或胶原支架联合使用时具有成软骨的潜能，因此 BMAC 在关节软骨修复或再生方面有较好的应用前景[59, 60]。另外，滑膜来源的干细胞在动物研究中显示良好的成软骨潜力，表现为全层软骨损伤愈合，并且在组织学上与天然软骨有着相似的特性[61]。在动物模型中，将 ADSC 种植到手术植入的支架中已证明其成功地修复了具有连续关节表面、细胞外蛋白、表面标志物以及类似于天然软骨基因产物的全层软骨缺损[62, 63]。鉴于前景广阔的基础科学和临床前动物研究，临床研究已经开始涌现[18, 64]。Fortier 等在马微骨折模型中同时使用 BMAC，通过 MRI 和组织学检查发现了全层软骨修复及其与邻近软骨整合增加的证据[65]。Fortier 等还证明，在急性全层软骨缺损的马模型中，使用 MSC 进行微骨折治疗比不使用 MSC 的治疗效果更好[65]。

在人体研究中，干细胞用于软骨修复已经显示出有希望的早期结果。一项纳入了 8 篇文献的系统评价表明，伴或不伴有支架和微骨折的 BMAC 用于治疗中度局灶性软骨缺损的总体效果为良好至优[21]。这篇综述包含 Gobbi 等的研究。他们前瞻性地治疗了 15 名平均大小为 9.2 cm² 的局灶性软骨缺损患者[14]。使用覆盖有 I 型 / III 型胶原基质的 BMAC 显著地改善了患者报告结局评分。MRI 显示 80% 的患者缺损区完全由透明样软骨覆盖，二次关节镜检发现正常或接近正常的再生软骨组织。Gobbi 等还发现在 37 例髌股病变患者中，与基质诱导自体软骨细胞移植（autologous chondrocyte implantation, MACI）相比，BMAC 治疗的软骨缺损具有优越性。MRI 显示，81% 的 BMAC 治疗患者的软骨缺损完全填充，而 MACI 治疗患者的软骨缺损完全填充率为 76%[17]。

52.6　同期合并的手术

软骨损伤常与力学病因相关。骨解剖结构异常和软组织失衡可导致关节不协调，进而增加软骨压力。因此，在髌股软骨修复的同时，应采取其他治疗方法解决相关的病理因素，并通过平衡髌股载荷来优化愈合环境。本节将回顾这些治疗与软骨修复的相关性，并认识到单独进行这些手术的重要性。

骨骼力线是决定髌股关节受力方向的重要因素之一。从源头上识别和纠正任何异常都是至关重要的。股骨前倾角过大或胫骨外旋、外翻畸形等特定的轴位和冠状位力线异常对髌股关节接触区域有不利影响，将使关节软骨负荷过重。旋转截骨术可以成功地处理旋转畸形，而对于过度外翻，推荐采用股骨远端内翻截骨术。

在髌股关节不稳定的情况下，MPFL 修复或重建对许多患者都是适用的，因为它治疗的是所有外侧不稳定患者共同的基本病变。虽然大多数不稳定的患者通过单独的软组织稳定获得了优良的结果，但一部分伴有骨力线不良（如 TT-TG 距离大于 20 mm；Caton-Deschamps 比值大于 1.2 的高位髌骨）的患者可能受益于胫骨结节截骨术（tibial tuberosity osteotomy，TTO，向内、前或远端移位）[66]。在骨力线不良的情况下，不应使用MPFL 重建将髌骨内侧拉入滑车沟内。相反，应首先进行 TTO 以恢复正常的髌骨位置，使软组织修复或重建发挥限制髌骨向外侧移位的作用。

外侧松解或延长常作为 MPFL 重建和（或）TTO 的联合手术进行，但它被禁止作为髌股关节不稳定的单独治疗方法。这是由于外侧支持带是髌骨外侧移位的次要稳定装置。除非存在为防止医源性髌骨内侧不稳定的紧缩，否则不应受到干扰。在髌股关节不稳定或外侧小关节过载的情况下，如果外侧软组织结构过紧、髌骨固定倾斜，可以同时进行外侧支持带松解或延长。在不完全破坏外侧软组织包膜的情况下，延长可能比松解更有利于软组织的再平衡[67]。

一些研究表明，髌骨软骨缺损的症状通过单独的力线矫正手术后即可以得到改善。Fulkerson所描述的前内侧截骨术结合了伸膝装置力线调整和通过胫骨结节抬高减压髌股关节的优点[68]。前内侧截骨术后，良好的预后与缺损位置相关，而

非疾病的程度。当病变位于髌骨外侧小关节或远端时，患者的预后更好；髌骨内侧和近端病变的患者预后不佳。而中央滑车区病变是前内侧截骨的禁忌证，因为这些病变都将导致较差的预后[69]。

对于髌股关节软骨病变但力线正常的患者，胫骨结节内移是相对禁忌证。Maquet 最初的二维数学计算表明髌股关节负载降低了大约 50%[70]。Ateshian 等使用有限元分析发现，胫骨结节抬高10 mm 和 15 mm 时，更多的变量减少[71]。最近，Rue 等对滑车接触压力的测量证实了直接前移在降低髌股接触压力方面的实用性[72]。因此，负荷转移的方向在手术中扮演重要的角色，而不是假设压力会绝对减少。基于这一目的，Fulkerson 描述了一种改良的前内侧截骨手术入路。该手术采用的是从前到后的直线切口，而不是倾斜切口[73]。

在大多数最新发表的研究中，力线矫正手术的联合应用尽管增加了并发症，但改善了软骨治疗的效果[52, 74-76]。最近的一项系统评价显示，与单独 ACI 相比，同时采用相关力线矫正手术治疗的患者在中期随访时其临床结果显著改善[76]。这些发现可能有些偏差，因为在一些综述性研究中，外侧方小关节缺损相对多数，这放大了 TTO 的效果。Gomoll 等在一项关于髌骨缺损 ACI 的研究中发现，无论是否行 TTO，ACI 都没有差异[56]。然而，分析表明，大多数外侧缺损同时接受 TTO，而内侧缺损没有接受 TTO，因此将 TTO 的影响降至了最低。因此，建议不要默认行 TTO，而应在外侧缺损时行 TTO。对于存在髌骨脱位和（或）骨力线不良病史的患者，在软骨修复手术的同时纠正解剖学诱因已被普遍接受，但对于理想的矫正程度以尽量减少与过度矫正相关的并发症仍未达成共识，如髌骨内移不足或过度内移。

52.7　小结

髌股软骨缺损很常见。尽管不是所有缺损都存在症状，但那些有症状的缺损可能会导致严重的功能障碍。保守治疗措施首先应该注重"从内到外"的彻底康复治疗，包括经常被忽视的核心肌群和髋部肌力训练。如果康复治疗不成功，注射疗法可以缓解疼痛，除了皮质类固醇和 HA 在内的现有干预措施外，目前还正在探索富血小板

血浆和干细胞等新的治疗方案。小部分患者通过保守治疗仍有症状，因此将成为软骨修复的候选对象。软骨手术是一种可行的治疗选择，在大多数患者中都能获得良好的结果。然而，关注细节是至关重要的，特别是对于需要同时纠正的骨和软组织畸形，以确保最佳的可能结果。与注射治疗相似，正在探索包括干细胞治疗在内的生物治疗，并将进行多项研究。

参考文献见本书数字资源。

基于干细胞和生物材料混合 **第53章**

基于干细胞和生物材料混合 移植物的骨软骨修复

Kazunori Shimomura、Hiromichi Fujie、David A. Hart、
Hideki Yoshikawa、Norimasa Nakamura 著
王启光、林 海 译

53.1 引言

骨关节炎是一种常见病，会引起关节疼痛、畸形和功能障碍，影响着全世界年轻人和老年患者的生活质量[1]。根据骨关节炎的严重程度，目前的治疗策略可分为非手术治疗（保守治疗）和手术治疗[2-4]。在骨关节炎的早期阶段，通常会选择药物和物理疗法作为保守治疗，目的是为减轻疼痛、并在某些情况下尽量延缓受累关节的进行性结构退变。当保守治疗对患者无效时，则需要进行关节置换和截骨术等手术治疗。这些疗法在减轻疼痛和提高生活质量方面是行之有效的。然而，不管选择怎样的治疗方案，都无法促进关节软骨的完全愈合[5-10]。近年来，一些基于组织工程材料的生物学方法开始被尝试用于解决现阶段骨关节炎治疗中的一些潜在问题。本章将重点介绍组织工程材料在骨软骨修复中的可行性，并重点介绍采用生物修复骨软骨损伤的最新进展。

53.2 骨软骨组织解剖

骨软骨复合体是由关节软骨和软骨下骨组成。关节软骨与其支撑骨紧密耦合。它们在生物学和生物力学上相互作用[11, 12]，因此，这样的结构可视为一个骨软骨单位。

在生物化学层面，软骨组织主要由水、软骨细胞、Ⅱ型胶原和蛋白多糖组成[13-15]。在结构上，软骨组织可分为四个不同的区域：浅表层、中间层、深层和钙化软骨层（图53.1）[16]，每个区域中的软骨细胞和细胞外基质分子有着特定组成和排列。不同的细胞外基质组分会影响到软骨组织

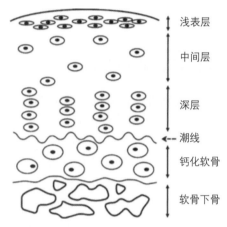

图53.1 关节软骨和软骨下骨的不同区域示意图

各区域的力学性能。例如，浅表层软骨沿着胶原纤维的排列具有很强的张力，因此有助于抵抗软骨组织表面的剪切力。相比之下，深层软骨则具有较大的抗压缩应变。

软骨下骨是一种复杂的组织，由水、Ⅰ型胶原和羟基磷灰石组成，而后两种成分提供了组织的硬度和抗压强度[14, 15, 17]。软骨下骨的压缩模量高于软骨。软骨下骨和软骨组织的形态组成和力学性能均有较大差异，显示出骨骨软组织界面的复杂性。

骨软骨组织界面由钙化软骨和软骨下骨相互作用而形成[18]。在结构上，胶原纤维通过波浪形潮线从深层软骨延伸到钙化软骨，这有助于应力通过胶原纤维向垂直方向分散[19]。然而，虽然钙化软骨是矿化组织，但它的机械强度低于软骨下骨[20]。钙化软骨与软骨下骨纵横交错，但胶原纤维不会穿过该区域进入骨[19, 21]。潮线处的波浪状潮线和垂直取向的纤维，以及界面处的交叉状结

构，均可能有助于降低应力集中，并与软骨下骨更好地结合[14, 19]。

骨关节炎的退行性改变（如关节软骨丢失、软骨下骨增厚和骨赘形成等）可能由包括衰老、创伤、肥胖、机械负荷过重、先天性疾病和感染[22-26]等在内的多种因素引发，其中主要的形态学改变包括关节软骨的变薄、开裂和碎裂等。随着疾病的发展，关节软骨组织不断丧失，并伴随着Ⅱ型胶原和蛋白聚糖的减少[27, 28]，逐渐导致软骨下骨组织的外露。其继发性改变常见于软骨下骨，如硬化、囊性变和新骨形成（骨赘）等（图 53.2）。

53.3 骨软骨组织修复策略

对于理想的骨软骨损伤修复，重要的是再生软骨下骨，并促进软骨和软骨下骨的逐层恢复，仿生自然的关节结构[11, 29-34]。基于逐层再生骨软骨组织结构的修复策略，开发具有双相或三相构造可以在机械力学和生物学两方面，包括初始的机械强度、仿生天然关节结构、在骨软骨交界处的统一潮线以及双相植入物与宿主组织的良好整合性维持更佳的生物功能[9, 35-44]。为了满足生物学要求，理想的骨软骨植入物应同时具有坚硬的骨质层（以支撑上方覆盖的软骨并与天然骨整合）和软骨层（以允许软骨细胞或 MSC 的种植和增殖，以及软骨细胞外基质的后续沉积）。

53.4 细胞的选择

最直接的细胞来源可能是患者的活检标本，从中可以获得成熟的成骨细胞和软骨细胞。然而，由于获得的细胞数量通常有限，因此在一般情况下不足以直接接种到支架上。此外，原代细胞的扩增也可能导致其分化能力的丧失。例如，关节软骨细胞的扩增可能导致其去分化为纤维细胞[45-47]。为了克服此类与去分化相关的潜在问题，可以使用三维培养来维持细胞表型并避免去分化[48]。最常见的方法是使用各种支架来提供三维培养条件[49, 50]，并在培养过程中结合使用补充的生长因子[51]、生物反应器[52]、机械应力刺激细胞[53, 54]以及使用低

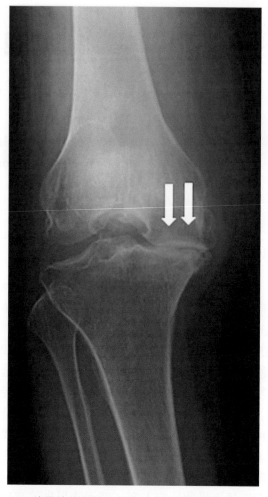

图 53.2 膝骨关节炎的放射学检查。在骨关节炎中，软骨组织丢失（关节间隙变窄）和软骨下骨的改变，如常见的硬化、囊性变和新骨形成（骨赘）等（箭头）

氧浓度环境[55, 56]等。此外，即使软骨细胞失去了分化表型，去分化的软骨细胞也可以通过三维支架结合生长因子的复分化培养过程重新获得其分化表型[57, 58]。

作为另一种选择，干细胞可能会提供更有希望的替代方案[59, 60]。具体而言，MSC 具有分化为多种结缔组织细胞类型的能力，包括骨骼、软骨、肌腱、肌肉和脂肪组织[10, 61]。这些细胞可以从各种组织中分离出来，如骨髓、骨骼肌、滑膜、脂肪组织和脐带血[5, 6, 61-64]。此外，也可以考虑同种异体 MSC[10, 65]或诱导多能干细胞[66, 67]。然而，就临床前和临床安全性而言，并没有太多使用这类细胞的证据，因此有必要对这类细胞进行进一步的研究。

53.5　材料的选择

一些利用两种不同生物材料开发杂交双相支架的方法已经提出，其中每种生物材料都足以与各自的周围组织相整合[68]。很多特定类型的软骨和骨组织再生材料通常由具有良好生物相容性和生物可降解的聚合物制成。对于软骨层，通常使用基于天然或合成聚合物材料的支架。另一方面，对于软骨下骨层支架材料的选择，其初始的机械强度、良好的骨内长入性以及与周围天然骨组织的整合性都是非常重要的。如陶瓷、玻璃和金属都是常用的软骨下骨层支架材料。另外，类似于软骨层的天然或合成聚合物也经常单独或与陶瓷结合使用[36, 37, 69-72]。

天然聚合物可以为细胞和组织提供自然发生的环境，从而具有促进细胞的增殖和分化的潜能[73, 74]。此外，天然聚合物通常含有特定的分子结构域，可以在细胞发育的不同阶段支持和引导细胞[14, 68]，因此可以增强支架与宿主组织之间的生物相互作用。但这类材料的生物力学性能通常较弱，没有其他材料那么坚硬[14]。常用的天然聚合物材料包括胶原、明胶、糖胺聚糖、壳聚糖、淀粉、透明质酸、海藻酸盐和细菌来源的聚合物（羟基烷酸酯）等。

与其他材料相比，可生物降解的合成聚合物在开发组织工程支架方面具有诸多优点。其主要优点在于可控的机械性能（如强度和硬度）和降解速度[75]。合成聚合物具有吸引力的另一方面原因是其可以根据细胞迁移或组织生长的速度制备成具有所需孔隙的各种形态[76]。此外，随着诸如静电纺丝法和3D打印机等当前技术的进步，通过简单的支架设计和制造工艺仿生制备具有天然组织结构的支架已成为可能[77-79]。另一方面，由于合成聚合物的疏水表面不支持细胞的附着和增殖，其生物活性受到限制[80-83]。硫酸软骨素[84]、硅酸盐[85]和碱性[81]表面处理方法可以增加合成聚合物的表面亲水性，为组织工程提供合适的支架。常用的可降解合成聚合物包括 PGA、PLGA、PLLA、PCL 和聚乙二醇（poly（ethylene glycol），PEG）等。

陶瓷材料如羟基磷灰石（hydroxyapatite，HA），或磷酸三钙（tricalcium phosphate，TCP）等其他磷酸钙已被广泛用于骨组织工程[86-89]。这些材料具有良好的骨传导性和骨诱导性，可促进骨样组织的形成，并同时增强支架与宿主组织的整合。另一方面，这些支架虽然表现出适当的硬度，但结构完整性较低，易碎且不适合在机械应力下使用[14]。这些支架的降解行为可以通过多孔结构的变化来控制，其多孔结构则可以根据适合骨组织工程的降解动力学进行定制。众所周知，孔隙率的增加会进一步损害生物陶瓷支架的力学性能。这个问题可以通过使用生物降解性聚合物对任何多孔支架进行渗透或涂层改性来解决[90-92]。

53.6　现状和问题

目前已经有许多通过生物治疗修复受损软骨的研究，其中一些已经进入临床应用阶段。但是，考虑到与单纯的软骨损伤相比，骨关节炎的发病率较高且涉及软骨下骨病变[3, 93-97]，开发出具有临床意义的新型骨软骨修复治疗方法有着非常迫切的需求。在这方面，治疗骨软骨损伤的动物实验和临床试验的数量在近年来逐渐增加[40, 98-102]。此外，我们原创开发了一种由人工骨和基于 MSC 的无支架组织工程复合物（tissue-engineered construct, TEC）组成的混合植入物，并在兔骨软骨缺损模型中证明了其用于骨软骨修复的可行性[12, 103]。我们的实验细节将在接下来的内容中描述。

53.7　我们用于骨软骨修复的 MSC 混合移植物

目前，基于 HA 或 β- TCP 的人工骨已广泛用于临床骨折或骨肿瘤切除后骨缺损的治疗[88, 104, 105]。我们已经开发出一种新型的完全互连的 HA 人工骨，其具有足够的初始强度和优异的成骨能力[88, 89]，并在之前的研究中报道了利用该植入物修复软骨下骨的可行性[88]。此外，我们还开发了一种由滑膜来源 MSC 和由该细胞合成的细胞外基质组成的无支架三维 TEC[6]，并在大型动物模型中证明了利用 TEC 促进软骨修复的可行性[5, 10]。这种 TEC 的制备不需要人工支架，因此它们的植入可以避免或最大限度地减少由外部化学或生物材料引起的潜在副作用的风险。此外，这种 TEC 可与软骨基质高度粘附，植入后的 TEC 可与邻近软骨组织安全整合。因此，我们猜想由 TEC 和完全互连的 HA 人工骨组成的结构可以有效地修复骨软骨损伤，并使用兔骨软骨缺损模型验证了这一猜想（图 53.3）。结果显示，在植入后 6 月，通过混合植入物治疗的骨软骨缺损表现出更快的软骨下骨修复和软骨组织的发育，并与邻近的宿主软骨组织形成了良好的整合（图 53.4）。相反，使用单一 HA 人工骨植入体的对照组在修复骨软骨缺损中，表现出迟缓的软骨下骨修复效果（图 53.4）。此外，该对照组修复的软骨组织与邻近软骨的整合性较差，并含有成簇的软骨细胞，表明植入后 6 月出现早期的骨关节炎样退变。在生物力学方面，6 月后用混合植入物处理的骨软骨修复组织恢复了与正常骨软骨组织相似的组织硬度。因此，我们得出了混合型植入物可显著加速和改善骨软骨修复的结论[103]。

为进一步提高修复质量并缩短成熟时间，应评估人工骨组件的其他选择，并将其与 HA 的结果进行比较。β-TCP 是另一种可以考虑的材料，

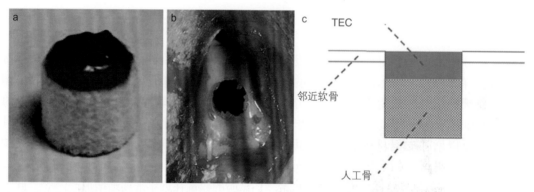

图 53.3 （a）由组织工程复合物（tissue-engineered construct，TEC）和人工骨构建的混合植入物。（b）兔膝关节股骨滑车的骨软骨缺损。（c）TEC 和人工骨植入示意图。引自[103]

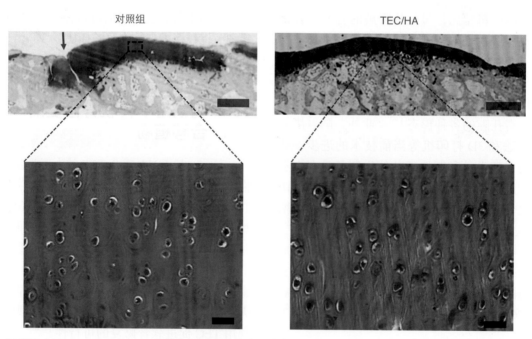

图 53.4 对照组（仅 HA）和 TEC/HA 组修复组织的甲苯胺蓝染色。注意，用 TEC/HA 植入物治疗的缺损中的修复组织与相邻宿主组织的组织整合持续良好，而对照组则显示出较差的整合性（箭头）。TEC/HA 植入物处理的缺损中的细胞形态在陷窝中显示出圆形细胞，而对照组中的细胞形态在陷窝中显示出细胞聚集。标尺 =1 mm（上图）。标尺 =20 μm（下图）。引自[103]

因为它是一种高度生物相容性的材料，可在植入物中提供可吸收的连锁网络，并且比 HA 在体内的吸收速度更快 [89]。因此，使用 β-TCP 可能是更有利的，并且可能在植入后使软骨下骨的重塑更加有效和迅速。与基于 HA 的混合植入物相比，我们假设基于 β- TCP 的混合型植入物与滑膜 MSC 衍生的 TEC 相结合会表现出优越的骨软骨修复，并使用上述兔骨软骨缺损模型对这一假设进行了验证。结果显示，使用 TEC/β- TCP 植入物治疗的骨软骨缺损在 1 月时显示出更快的软骨下骨修复，但是随着时间的推移，软骨组织在植入后的 6 月内逐渐恶化（图 53.5a, b）。另一方面，使用 TEC/HA 治疗的骨软骨缺损在 1 月时显示软骨下骨修复迟缓，但在 2 月时修复质量与 TEC/β- TCP 修复软骨下骨相似（图 53.5a, b）。值得注意的是，与 TEC/β-TCP 植入物相比，TEC/HA 修复的组织在植入后 6 月内一直保持良好的组织学染色，并且在 6 月时表现出更好的生物力学性能（图 53.6）。与我们的假设相反，TEC/HA 混合植入物比 TEC/β-TCP 植入物具有更好的骨软骨修复能力。本研究的结果表明，相比软骨下骨的快速重建，软骨下骨的稳定修复对于长期有效的骨软骨修复具有更

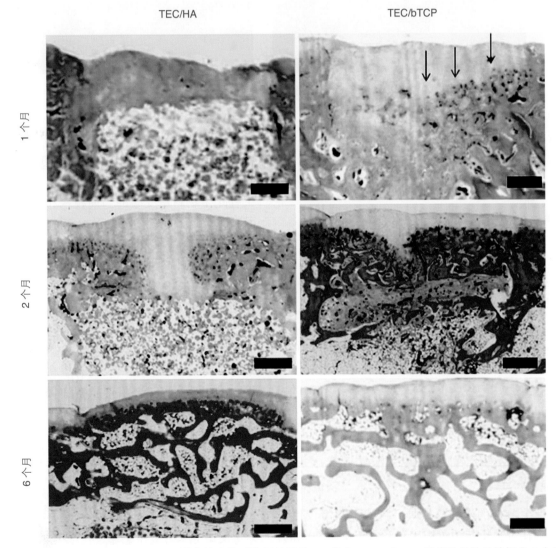

图 53.5　（a）植入 TEC/HA 或 TEC/β-TCP 混合植入物后修复组织的 HE 染色。TEC/β-TCP 治疗的骨软骨缺损在 1 个月时显示出快速的软骨下骨修复，而 TEC/HA 治疗的骨软骨缺损在 1 个月时显示出迟缓的软骨下骨修复，但在 2 个月时的软骨下骨修复质量与 TEC/β-TCP 相似。标尺 =1 mm。（b）TEC/HA 或 TEC/β-TCP 混合植入物术后 6 个月时的修复组织甲苯胺蓝染色。修复组织在 TEC/β-TCP 组中表现为纤维软骨样组织，甲苯胺蓝染色较弱，而在 TEC/HA 组中表现为透明软骨样组织，软骨细胞呈纵列排列。标尺 =1 mm（上图）。标尺 =20 μm（下图）。引自 [12]

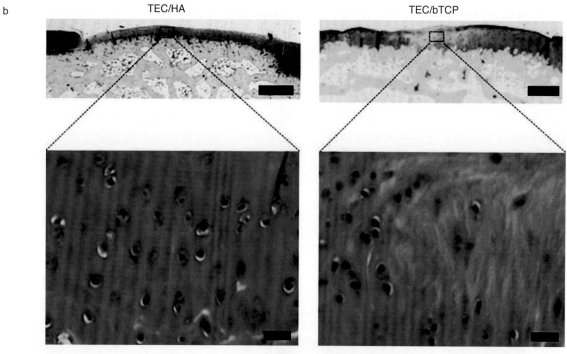

图 53.5 （续）

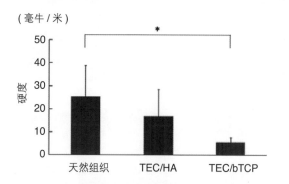

图 53.6　健康兔和 TEC/HA 或 TEC/β-TCP 混合植入物术后 6 月的软骨组织硬度。与 TEC/β-TCP 混合植入物相比，TEC/HA 混合植入物表现出更高的机械性能。*P<0.05。引自 [12]

重要的意义。

53.8 展望

　　骨关节炎的治疗仍然具有挑战性和争议性，考虑到在过去十年中组织工程和基于细胞技术的稳步发展，我们可能为骨软骨修复临床实践提供新的治疗选择。在本章中，我们重点介绍了组织工程化生物材料支架的当前技术和最新进展，以及我们新型的基于 MSC 混合植入物治疗骨软骨病变的方法。在目前已经开发出的许多具有良好前景的支架中，其中一些已经对体内的骨软骨修复起到了很好的作用。此外，近年来的研究不仅专注于材料或细胞的有效性，还应用了一些机械的 [100]、微结构的 [76] 和改变局部微环境的新概念和新技术来设计和制备支架 [106]。因此，更多应用于骨软骨病变的新型植入物有望在不久的将来问世。另一方面，虽然目前已有许多生物材料可用于骨软骨修复，但最适合软骨或软骨下骨层的生物材料尚未得到充分的研究。因此，应该对这些材料进行比较以最终确定理想的材料。这将需要进一步的研究，并应以严谨的方法学进行。

参考文献见本书数字资源。